全国高等职业院校护理类专业第二轮教材

U0741539

妇产科护理

（供护理、助产专业用）

主　编　单伟颖

副主编　陈慧群　孙自红　张爱东　陈爱香

编　者　（以姓氏笔画为序）

冯　蓉（江苏医药职业学院）

孙自红（漯河医学高等专科学校）

张　青（承德医学院附属医院）

张爱东（承德护理职业学院）

陈爱香（长治医学院）

陈慧群（福建生物工程职业技术学院）

单伟颖（承德护理职业学院）

聂晓娅（重庆医药高等专科学校）

徐洁欢（长沙卫生职业学院）

葛文颂（山东医学高等专科学校）

廖　芳（普洱卫生学校）

谭海燕（云南工商学院）

中国健康传媒集团
中国医药科技出版社

内 容 提 要

本教材为"全国高等职业院校护理类专业第二轮教材"之一，系根据本套教材的编写原则要求以及本门课程教学大纲的基本要求，对标国家健康战略、医药市场需求、服务健康产业转型升级，结合教学实际编写而成。本教材分为24章，内容涵盖绪论、女性生殖系统解剖与生理、病史采集与检查、正常产科妇女的护理、异常产科妇女的护理、妇科疾病妇女的护理、计划生育妇女的护理、妇产科常用操作技术、妇产科诊疗及相关手术妇女的护理。本教材为书网融合教材，即纸质教材有机融合电子教材、教学配套资源（PPT、微课、视频、图片等）、题库系统、数字化教学服务（在线教学、在线作业、在线考试），增强了教材内容的丰富性和可读性。

本教材主要供全国高等职业院校护理、助产专业教学使用，也可作为医院、社区、诊所在职护士及各层次护理及相关专业、教学人员的参考用书。

图书在版编目（CIP）数据

妇产科护理/单伟颖主编．—北京：中国医药科技出版社，2023.2

全国高等职业院校护理类专业第二轮教材

ISBN 978 – 7 – 5214 – 3543 – 6

Ⅰ.①妇… Ⅱ.①单… Ⅲ.①妇产科 – 护理学 – 高等职业教育 – 教材 Ⅳ.①R473

中国国家版本馆 CIP 数据核字（2023）第 002426 号

美术编辑　陈君杞

版式设计　友全图文

出版　**中国健康传媒集团** | 中国医药科技出版社

地址　北京市海淀区文慧园北路甲 22 号

邮编　100082

电话　发行：010 – 62227427　邮购：010 – 62236938

网址　www.cmstp.com

规格　889 × 1194mm $\frac{1}{16}$

印张　21 $\frac{1}{2}$

字数　638 千字

版次　2023 年 2 月第 1 版

印次　2023 年 8 月第 2 次印刷

印刷　北京市密东印刷有限公司

经销　全国各地新华书店

书号　ISBN 978 – 7 – 5214 – 3543 – 6

定价　**69.00 元**

获取新书信息、投稿、为图书纠错，请扫码联系我们。

为贯彻落实《国家职业教育改革实施方案》《职业教育提质培优行动计划（2020—2023年）》《关于推动现代职业教育高质量发展的意见》等有关文件精神，不断推动职业教育教学改革，对标国家健康战略、对接医药市场需求、服务健康产业转型升级，支撑高质量现代职业教育体系发展的需要，中国医药科技出版社在教育部、国家药品监督管理局的领导下，在本套教材建设指导委员会主任委员西安交通大学医学部李小妹教授，以及长春医学高等专科学校、江苏医药职业学院、江苏护理职业学院、益阳医学高等专科学校、山东医学高等专科学校、遵义医学高等专科学校、长沙卫生职业学院、重庆医药高等专科学校、重庆三峡医药高等专科学校、漯河医学高等专科学校、皖西卫生职业学院、辽宁医药职业学院、天津生物工程职业技术学院、承德护理职业学院、楚雄医药高等专科学校等副主任委员单位的指导和顶层设计下，通过走访主要院校对2018年出版的"全国高职高专院校护理类专业'十三五'规划教材"进行了广泛征求意见，有针对性地制定了第二版教材的出版方案，旨在赋予再版教材以下特点。

1. 强化课程思政，体现立德树人

坚决把立德树人贯穿、落实到教材建设全过程的各方面、各环节。教材编写应将价值塑造、知识传授和能力培养三者融为一体，在教材专业内容中渗透我国医疗卫生事业人才培养需要的有温度、有情怀的职业素养要求，着重体现加强救死扶伤的道术、心中有爱的仁术、知识扎实的学术、本领过硬的技术、方法科学的艺术的教育，为人民培养医德高尚、医术精湛的健康守护者。

2. 体现职教精神，突出必需够用

教材编写坚持现代职教改革方向，体现高职教育特点，根据《高等职业学校专业教学标准》《职业教育专业目录（2021）》要求，以人才培养目标为依据，以岗位需求为导向，进一步优化精简内容，落实必需够用原则，以培养满足岗位需求、教学需求和社会需求的高素质技能型人才准确定位教材。

3. 坚持工学结合，注重德技并修

本套教材融入行业人员参与编写，强化以岗位需求为导向的理实教学，注重理论知识与岗位需求相结合，对接职业标准和岗位要求。在教材正文适当插入临床案例，起到边读边想、边读边悟、边读边练，做到理论与临床相关岗位相结合，强化培养学生临床思维能力和操作能力。

4. 体现行业发展，更新教材内容

教材建设要根据行业发展要求调整结构、更新内容。构建教材内容应紧密结合当前临床实际要求，注重吸收临床新技术、新方法、新材料，体现教材的先进性。体现临床程序贯穿于教学的全过程，培养学生的整体临床意识；体现国家相关执业资格考试的有关新精神、新动向和新要求；满足以学生为中心而开展的各种教学方法的需要，充分发挥学生的主观能动性。

5. 建设立体教材，丰富教学资源

依托"医药大学堂"在线学习平台搭建与教材配套的数字化资源（数字教材、教学课件、图片、视频、动画及练习题等），丰富多样化、立体化教学资源，并提升教学手段，促进师生互动，满足教学管理需要，为提高教育教学水平和质量提供支撑。

本套教材凝聚了全国高等职业院校教育工作者的集体智慧，体现了凝心聚力、精益求精的工作作风，谨此向有关单位和个人致以衷心的感谢！

尽管所有参与者尽心竭力、字斟句酌，教材仍然有进一步提升的空间，敬请广大师生提出宝贵意见，以便不断修订完善！

数字化教材编委会

主　编　单伟颖

副主编　陈慧群　孙自红　张爱东　陈爱香

编　者　（以姓氏笔画为序）

冯　蓉（江苏医药职业学院）

孙自红（漯河医学高等专科学校）

张　青（承德医学院附属医院）

张爱东（承德护理职业学院）

陈爱香（长治医学院）

陈慧群（福建生物工程职业技术学院）

单伟颖（承德护理职业学院）

聂晓娅（重庆医药高等专科学校）

徐洁欢（长沙卫生职业学院）

葛文颂（山东医学高等专科学校）

廖　芳（普洱卫生学校）

谭海燕（云南工商学院）

前言 PREFACE

妇产科护理是通过诊断并处理女性对现存和潜在健康问题的反应、为妇女健康需求提供服务的一门综合性应用科学，强调以"家庭为中心"的整体护理模式，是护理、助产及相关专业的主干课程和核心课程。

为贯彻落实《国家职业教育改革实施方案》《职业教育提质培优行动计划（2020—2023 年)》《关于推动现代职业教育高质量发展的意见》等有关文件精神，不断推动职业教育教学改革，对标国家健康战略、医药市场需求、服务健康产业转型升级，支撑高质量现代职业教育体系发展的需要，本教材精心遴选编写队伍，集百家所长编写而成。

本教材由来自全国 11 所医药类高等职业院校的长期从事妇产科护理教学和临床一线资深妇产科医疗护理工作人员共同编写而成。教材编写严格遵循高等职业院校护理职业目标、教学大纲的内容要求，参考国内外最新资料，密切结合临床护理实践，内容突出"三基""五性"和"以学生为主体，以教师为主导"的教育理念。本教材遵循"立德树人，融入思政元素；力求先进，优化教材内容；注重执业，凸显'岗课赛证'；精准定位，培养技能型人才；创新模式，提升学生创新能力；丰富资源，优化增值服务内容"的编写原则，优化教材结构，精心组织教材内容。

本教材分为 24 章，内容涵盖绪论、女性生殖系统解剖与生理、病史采集与检查、正常产科妇女的护理、异常产科妇女的护理、妇科疾病妇女的护理、计划生育妇女的护理、妇产科常用操作技术、妇产科诊疗及相关手术妇女的护理。本教材编写特色如下：第一，全面贯彻习近平新时代中国特色社会主义思想、社会主义核心价值观，将立德树人融入教材当中。第二，紧密结合临床实际，注重知识更新。严格遵循高职高专护理专业人才培养目标、教学大纲的内容要求，编写内容覆盖护士执业考试大纲内容，密切结合临床护理实践，参考国内外最新资料，并在借鉴近几年各版相关教材的基础上进行编写。第三，科学组建编写团队，尽显学科专业特色。通过吸纳临床一线医疗护理人员及学校理论课教师组成编写队伍，既能保证及时精准掌握妇产科护理临床实践，又能充分体现护理专业特色及理论功底。第四，充分利用数字化方式，提高教材使用效度。充分利用数字化技术、搭载"医药大学堂"智能化教学服务平台和资源，增强纸数资源的协同性，进一步提高教材载容量，使知识获取渠道多元化，打造具有新时代内涵的高等职业教育融合教材。设置"情境导入""本章小结""目标检测"等，助力学生护士资格证考试，培养学生评判性思维和分析并解决临床问题的能力和创新意识。第五，实施"岗课赛证"融通，推动综合育人。秉持"以岗定课，以课育人，以赛导课，以证验课"四位一体、综合育人的原则，培养高素质技术技能人才，满足新时代党和国家对职业教育的新要求。

本教材主要供全国高等职业院校护理、助产专业教学使用，也可作为医院、社区、诊所在职护士及各层次护理及相关专业、教学人员的参考用书。

本教材在编写过程中得到了参编院校同仁的大力支持和帮助，保证了教材及数字化教学资源的顺利完成，在此谨致真诚的谢意。由于编者水平所限，教材中难免存在疏漏、不足之处，恳请各兄弟院校同道和广大读者批评、指正。

编 者
2022 年 9 月

CONTENTS **目录**

1

第一章　绪　论 _e微课

PPT

⊙ 学习目标

通过本章内容学习，学生能够：

1. 复述妇产科护理发展史中的重要事件。
2. 陈述妇产科护理范畴、特点及学习方法。
3. 举例说明"以家庭为中心产科护理"的内涵。

　　妇产科护理是现代护理的重要组成部分，它是与内科护理、外科护理及儿科护理齐头并进的临床课程，是护理专业、助产专业的主干课程和核心课程，是临床护理中涉及范围广、专业性及实践性较强的一门学科。

一、妇产科护理发展史

　　妇产科护理最早起源于产科护理。自有人类以来，就有专人参与照顾妇女的生育过程，这就是早期的产科及产科护理雏形。约在公元前 1500 年，古埃及 Ebers 古书中记载了古埃及民间对缓解产科阵痛的处理、胎儿性别的判断及妊娠诊断方法，也有关于分娩、流产、月经以及一些妇科疾病处理方法的描述，这是最早记述医学、妇产科学及妇产科护理发展的史书。公元前 460 年，"医学之父"希波克拉底（Hippocrates）的医学著作中记录了古希腊妇产科学以及他反对堕胎的誓言，同时记录了关于阴道检查和妇科疾病的治疗经验。公元前 50—公元前 25 年，古罗马的 Celsus 描述了子宫的结构，并记述了使用烙术治疗宫颈糜烂的方法。印度外科学家 Susruta 于公元 500 年首次报告了产褥感染，并分析感染原因，强调助产人员在接生前必须修剪指甲和洗净双手。此后随着社会的进步和医学的发展，医学和护理学逐渐摆脱了宗教和神学色彩，患病妇女开始求助于医疗机构。12 世纪医学学堂建立后，助产知识开始获得了较为广泛的传播。同时，简易的妇产科解剖教材也随之出现。14 世纪，埃及医学资料记述了利用尿液检测妊娠的方法。1625 年，H. Van Roonhyze 著《现代妇科和产科学》，记述了为子宫破裂实行剖宫产术、膀胱阴道瘘修补术等内容。此后，剖腹探查术开始兴起。W. Hunter（1718—1783）医师开始将妇科学与产科学结合起来。C. White（1728—1813）首先提出产科无菌手术的概念和产褥感染的理论。至 19 世纪，J. Simpson（1811—1870）通过自身实验创立了麻醉学，使外科及妇产科学的发展达到了新阶段。1600—1900 年间，妇产科及妇产科护理与医学总体发展密不可分。

　　我国医学发展历史悠久，早在公元前 1300—公元前 1200 年间，以甲骨文撰写的卜词中就有王妃分娩时染疾的记载，这是我国关于妇产科疾病的最早记录。晋朝太医令王叔和所著的《脉经》里也有不少关于妇科疾病病因和诊断的描述。隋朝巢元方所著的《诸病源候论》中记录了有关妇人杂病、妊娠病、产病、难产及产后病等妇产科疾病病因、病理方面的解释。唐朝孙思邈的《千金要方》中有三卷专论"妇人方"：上卷论妊娠和胎产，中卷论杂病，下卷论调经。昝殷于唐朝大中初年（公元 8 世纪中叶）所著的《经效产宝》是我国现存最早的一部中医妇产科学专著，从此时起产科与内科分开；至宋朝嘉祐 5 年（公元 1060 年），产科正式成为独立学科。从宋朝至清朝约 1000 年间，随着中医学的发展，妇产科学也发展到一定阶段，不乏妇产科专著，其中以宋代陈子明的《妇人大全良方》和清代乾隆御纂的《医宗金鉴·妇科心法要诀》的内容最为系统、详尽，反映了我国当时中医妇科学的发展水平。

　　近代妇产科学与妇产科护理的发展更加迅速。妇女所选择的分娩场所由家庭转为医院，参与产科护理的人员在各方面也发生了根本性变化。最初由有生育经历但未经培训的女性参与产科护理过程，转变为需要由受过专业训练、具备特殊技能的护理人员参与产科护理工作，由此，助产工作开始规范化。19 世纪末至 20 世纪早期，西医妇产科学开始渗入我国医疗实践。1929 年，我国在北平成立了第一所国立助产学校。1949 年以后，党和政府高度重视妇女儿童保健工作，随着人口出生率的不断增长，综合医院妇产科和妇产科专科医院规模越来越大，大批助产士应运而生。20 世纪以来，我国妇产科学在林巧稚、王淑贞等著名妇产科学专家的带领下飞跃发展。围生医学的发展、产前诊断技术的进步以及人类辅助生殖技术的成熟，使产科护理学的范畴不断扩大，产科护理理念日益更新。而伴随着外科微创技术的发展、医疗设备的进步以及各种新药物的研制，信息学、数字化、电子通信、远程医疗、计算机技术等与临床及护理的结合，各类妇科疾病的诊治水平不断提高，随之对妇科患者的护理技术水平要求也相应提高。此外，妇女保健学的建立、计划生育措施的改进、胎心监护仪器的应用以及循证护理学的发展等，都对妇产科护理提出了更高、更广泛的要求，同时也为妇产科护理的未来发展开辟了广阔空间。

　　为适应医学模式转变和社会发展过程中人们对生育、健康及医疗保健需求的变化，妇产科护理由单纯的"疾病护理"转变为"以人的健康为中心的护理"，护士工作场所由医院扩大到了家庭、社区和社会，工作内容也从传统地、机械地、被动地执行医嘱、完成分工的常规技术操作和对病人的躯体护理扩展到提供整体化护理，从生理、心理、社会、精神、文化与发展等多方面全面评估护理对象，制定和实施个体化护理方案，不断提高护理水平，满足护理对象的需求。开展"以家庭为中心的产科护理"（family - centered maternity care），是当代护理学中最具典型意义的整体化护理，代表了妇产科护理的发展趋势。"以家庭为中心的产科护理"指确定并针对个体、家庭、新生儿等在生理、心理、社会等方面的需要及调适，向他们提供具有安全性和高质量的健康照顾，尤其强调提供促进家庭成员间的凝聚力和维护身体安全的母婴照顾。

💡 素质提升

中国妇产科学的开拓者和奠基人

　　林巧稚，女，1901 年生，福建厦门人，生前系北京协和医院妇产科主任、中国医学科学院副院长、著名临床医学家和医学教育家、中国科学院首届学部委员。她是中国现代妇产科学的主要开拓者和奠基人，北京协和医院第一位中国籍妇产科主任及首届中国科学院院士中唯一的女性，1973—1977 年担任世界卫生组织医学研究顾问。林院士专注于胎儿宫内呼吸窘迫、女性生殖道结核、滋养细胞肿瘤和其他妇科肿瘤研究。她一生醉心医学研究与实践、仁心济世、严谨求实、刻苦钻研、孜孜不倦，为我国妇产科学的创建和发展倾注了大量心血，积极筹建北京妇产医院，为我国妇产科学界培养了一代又一代优秀接班人，造福了亿万妇女儿童。她称自己是"一辈子的值班医生"，并将一生都献给了祖国的医学事业，践行医者仁心。她终生未曾婚育，却接生了 5 万多名婴儿，被尊称为"万婴之母""中国医学圣母"。

二、妇产科护理的范畴

　　妇产科护理是通过诊断并处理女性对现存和潜在健康问题的反应、为妇女健康提供服务的科学，是现代护理学的重要组成部分。

1. 研究对象 生命中各阶段不同健康状况的女性，以及相关家庭成员和社会成员。

2. 主要范畴 研究女性在生命周期的妊娠、分娩、产褥期及非妊娠阶段和计划生育中的生理、病理、心理及社会等方面的问题，并且对其进行护理评估，做出护理诊断，实施护理措施，最终达到护理目标。因此，妇产科护理包括孕产妇的护理、妇科疾病妇女的护理、计划生育指导及妇女保健等内容。

3. 主要任务 保障妇女在整个生命周期的不同生理阶段健康、安全、幸福，保证胎儿、新生儿健康成长。

三、妇产科护理的特点

妇产科护理作为一门独立的学科，其研究内容及对象有特殊之处，该学科的特点可以归纳为以下几个方面。

1. 研究内容的整体性 妇产科护理主要讲述女性独特的生理、病理和心理状况，但女性生殖器官作为女性身体的重要组成部分，与身体其他脏器和系统有着密切的联系。如妇女月经来潮既是子宫内膜发生变化引起，又是由下丘脑－垂体－卵巢等一系列神经内分泌调节作用于子宫的结果，其中任何一个环节出现异常，均能影响正常月经的来潮。另外，妇产科护理虽然人为地分为产科护理、妇科护理、计划生育和妇女保健四大部分，但各部分之间并不是孤立存在的，而是通过女性生殖系统的生理和病理有机地联系在一起。一些产科疾病和妇科疾病多有互为因果的关系，在护理内容与方法上也有许多共同之处。例如，分娩时骨盆底软组织损伤可导致子宫脱垂；慢性输卵管炎症又能引起输卵管妊娠等。

2. 具有较强的理论基础 妇产科护理不仅具有医学特征，而且还具有独立和日趋完整的护理及相关理论体系。诸如家庭理论、Orem 自我护理模式、Roy 的适应模式及 Maslow 人类基本需要层次论等，都是妇产科护理活动的指导理论。例如，强调"针对个案不同需求提供不同层次服务，最终使其具备不同程度的自理能力"是 Orem 自我护理模式的核心思想的体现。

3. 妇产科护理不仅是临床护理，同时也是预防医学 许多妇产科疾病可通过预防措施早发现或减轻病痛。本教材中涉及预防医学的内容随处可见，如妊娠期妇女定期进行产前检查能预防妊娠期并发症的发生；对分娩期妇女的恰当护理能预防难产和减少产伤的发生；各章节有关疾病的健康教育内容、遗传咨询和筛查等内容的安排，为及早发现胎儿遗传性疾病和先天畸形等提供了预防指导；计划生育相关内容的安排，为生育期女性和家庭预防不良妊娠，提高人口素质提供了很好的预防保健知识。

4. 护理对象的特殊性与兼顾性 妇产科护理对象主要是女性，涉及女性一生各个阶段。女性不同时期有不同的心理和生理特点，应注意根据女性不同时期的特点进行护理。女性生殖系统疾病患者更易出现害羞、焦虑、忧郁等心理问题，而很多心理问题恰好是导致疾病的重要因素，如妇科肿瘤患者担心手术治疗会影响婚育和夫妻感情；又如患者患病部位的隐私性，也是妇产科护理工作者需要注意的方面。此外，产科护理对象既包括孕产妇，也包括胎儿和新生儿，这两者在生理与病理变化上既相互独立又相互影响，作为产科护理工作者，在考虑护理问题与护理措施时，既要保护孕、产妇的健康与安全，也要保障胎儿在子宫内的正常发育以及新生儿的健康，两者同样重要且息息相关。

5. 护理对象的广泛性 产科护理越来越提倡"以家庭为中心"的理念，妊娠、分娩不仅是孕、产妇个人行为，也是孕、产妇及其家庭共同参与的家庭行为，在护理工作中要考虑为家庭成员提供相应的护理支持，鼓励家庭成员积极参与妊娠、分娩全过程，以促进产后新家庭的建立与和谐发展。

四、妇产科护理的学习方法

妇产科护理是一门实践性很强的学科，对护士的专业实践能力、责任心及职业道德等方面提出了较高的要求。

1. 具备前导课程基础　学习妇产科护理必须具备社会人文学科、医学基础学科、基础护理学、内科护理学、外科护理学等相关知识。

2. 坚持理论联系实际　在实施整体护理过程中，能灵活运用所学知识，针对个体差异提供个性化护理，最大限度地满足护理对象的需求。

3. 熟悉和运用相关理论　妇产科护理具有独立的护理及相关理论体系，如家庭理论、Orem 自我护理模式、Roy 的适应模式及 Maslow 人类基本需要层次论等，都是妇产科护理活动的指导理论。同学们应该精通、熟悉这些理论并在实践中运用、发展这些理论。

五、妇产科护理对护士的素质要求

妇产科护理作为一门专业性较强的临床课程和工作内容，要求妇产科护士在不断加强自身专业知识和护理技能学习的同时，更应注重综合素质的提升。

1. 要有高尚的职业道德及进取精神　要求护士有高度的事业心和责任感，热爱本职工作，尊重生命；富有同情心和爱心，能热忱、周到地为患者服务；要有终身学习的理念，刻苦学习、不断进取。

2. 要有良好的专业素质和职业技能　广博的知识、精湛的技术，较高的理论水平和业务操作能力是保障母婴安全的基础。

3. 要有独立的护理思维与判断能力　对待工作心中有数，忙而不乱，井井有条，具有较强的应变能力和处理能力。

4. 要有健康的身体和乐观的心态　能应对繁忙、紧张的工作；善于与人合作共事，情绪稳定。妇产科工作既需要合作者的支持、协助，又需要护理对象的理解、配合，医护合作、护患协作尤为重要，工作中应该注意态度，控制情绪，营造和谐气氛。

5. 要有关心、尊重、体贴患者和保护患者隐私的职业素养　妇产科护理对象为女性，护士应积极维护患者尊严，为其保守秘密；涉及暴露私密部位的操作时应做好解释工作，有效遮挡，保护患者隐私。

妇产科护理要求护士必须具备较强的综合素质，在医学科学飞速发展的大环境下，要求护士树立终身学习的意识，持之以恒地钻研业务，熟练掌握实践技能。妇产科护理质量关乎人口与社会的可持续发展，妇产科护士任重而道远！

目标检测

答案解析

一、A 型题

1. 妇产科护理中，下列起源最早的内容是（　　）
   A. 胎儿护理　　　　B. 计划生育　　　　C. 妇女保健
   D. 产科护理　　　　E. 妇科护理

2. 现代妇产科护理中，下列最具典型意义的整体化护理是（　　）
   A. 以疾病为中心的产科护理　　　　B. 以产妇为中心的产科护理
   C. 以家庭为中心的产科护理　　　　D. 以优生优育为中心的产科护理
   E. 以胎儿为中心的产科护理

二、名词解释

1. 妇产科护理
2. 以家庭为中心的产科护理

三、简答题

1. 简述妇产科护理的范畴。
2. 简述妇产科护理的特点。

（单伟颖）

书网融合……

本章小结	微课	题库

第二章　女性生殖系统解剖与生理

PPT

◎ 学习目标

通过本章内容学习，学生能够：

1. 重点把握女性内、外生殖器的解剖及功能；卵巢的功能；雌、孕激素的生理功能。
2. 学会对妇女进行月经期健康教育的方法。
3. 关注女性生殖健康，树立尊重患者、保护患者隐私的观念和意识。

≫ 情境导入

某女，17 岁。骑自行车回家途中，被一辆电动车撞倒。自觉外阴疼痛、行走困难，来门诊就诊。妇科检查发现左侧大阴唇肿胀，可触及 3cm×2cm 的椭圆形包块，较软，触时患者喊疼。其他未见异常。

根据以上资料，请回答：
1. 该患者最可能的临床诊断。
2. 该类患者常见的护理措施。

女性生殖系统包括内、外生殖器及其相关组织。内生殖器位于骨盆腔之内，女性骨盆结构和形态与分娩关系密切。女性生殖系统具有其独特的生理特征，又与其他系统的功能相互影响。了解女性生殖系统解剖和生理相关知识，可以更好地理解妇产科相关健康问题，为后续学习奠定基础。

第一节　女性生殖系统解剖

一、外生殖器

女性外生殖器（external genitalia）又称为外阴，指生殖器官的外露部分。位于两股内侧之间，前为耻骨联合，后为会阴（图 2-1）。

（一）阴阜

阴阜（mons pubis）是耻骨联合前面隆起的脂肪垫。青春期，该部皮肤开始生长有阴毛，分布呈尖端向下的三角形。阴毛为女性第二性征之一，其疏密、色泽存在种族或个体差异。

（二）大阴唇

大阴唇（labium majus）是位于两股内侧一对隆起的皮肤皱襞，起自阴阜，止于会阴。其前端左右融合形成阴唇前联合，后端在会阴体前相互融合形成阴唇后联合。大阴唇外侧面同皮肤，内

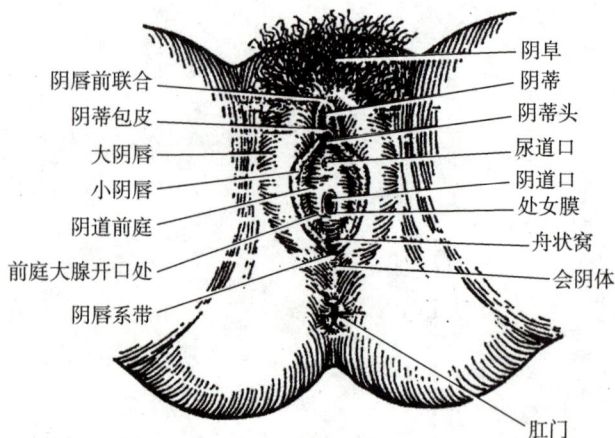

图 2-1　女性外生殖器

（图中标注：阴唇前联合、阴蒂包皮、大阴唇、小阴唇、阴道前庭、前庭大腺开口处、阴唇系带、阴阜、阴蒂、阴蒂头、尿道口、阴道口、处女膜、舟状窝、会阴体、肛门）

含皮脂腺和汗腺，青春期长出阴毛；其内侧面湿润似黏膜。大阴唇皮下为疏松结缔组织和脂肪组织，内含丰富血管、淋巴管和神经，外伤易导致大阴唇血肿，疼痛明显。未产妇两侧大阴唇自然合拢，遮盖阴道口和尿道外口；经产妇因受分娩影响，大阴唇向两侧自然分开；绝经后大阴唇萎缩且阴毛变稀少。

（三）小阴唇

小阴唇（labium minus）是位于大阴唇内侧一对较薄的皮肤皱襞。两侧小阴唇前端相互融合，分为前、后两叶，前叶包绕阴蒂形成阴蒂包皮，后叶形成阴蒂系带。大、小阴唇后端在正中线会合形成阴唇系带，阴道分娩后，此系带不明显。外观色褐、表面湿润、无阴毛生长，神经末梢丰富。

（四）阴蒂

阴蒂（clitoris）位于两侧小阴唇顶端下方，与男性阴茎同源，有勃起性。分为三部分，前端为阴蒂头，显露于外阴，神经末梢丰富，为性反应器官；中间为阴蒂体；后端为两个阴蒂脚。阴蒂富含神经末梢，对性刺激敏感。

（五）阴道前庭

阴道前庭（vaginal vestibule）是两小阴唇之间的菱形区，前为阴蒂，后为阴唇系带。此区域内包含以下各部。

1. 前庭球（vestibular bulb） 又称球海绵体，位于前庭两侧，由具勃起性的静脉丛构成，表面覆盖球海绵体肌。

2. 前庭大腺（major vestibular gland） 又称巴氏腺，位于大阴唇后部，如黄豆大小，左右各一。腺管细长（1~2cm），向内侧开口于前庭后方小阴唇与处女膜之间的沟内，性兴奋时分泌黄白色黏液以润滑阴道口。正常情况不能触及此腺，若腺管口闭塞，可形成囊肿或脓肿。

3. 尿道外口（external orifice of urethra） 位于阴蒂头后下方，前庭前部，呈不规则圆形。尿道后壁有一对并列的尿道旁腺，其分泌物润滑尿道口，此处易潜藏病原菌。

4. 阴道口及处女膜（vaginal orifice and hymen） 阴道口位于前庭后部，尿道口后方，其大小、形状常不规则。阴道口周缘覆有一层较薄的黏膜，称处女膜。膜中央有一小孔，孔的形状、大小及膜的厚薄因人而异。处女膜可因初次性交撕裂或因剧烈运动破裂，可伴有疼痛及少量出血。经阴道分娩后，处女膜进一步撕裂，仅留处女膜痕。

二、内生殖器

女性内生殖器（internal genitalia）包括阴道、子宫、输卵管及卵巢，后二者合称为子宫附件（uterine adnexa）（图2-2）。

（一）阴道

阴道（vagina）为性交器官，也是排出月经血及胎儿娩出的通道。

1. 位置和形态 阴道位于真骨盆下部中央，呈上宽下窄的管道，前壁长7~9cm，与膀胱、尿道相邻，后壁长10~12cm，与直肠贴近。上端包绕宫颈，下端开口于阴道前庭后部。上端包绕宫颈的周围组织，称阴道穹隆，按其位置分为前、后、左、右4部分，其中，后穹隆最深，与子宫直肠陷凹贴近，临床上常通过后穹隆穿刺或引流，用以辅助诊断某些疾病或作为实施手术的途径。

2. 组织结构 阴道壁由黏膜层、肌层和纤维组织膜构成。阴道黏膜层由非角化复层鳞状上皮覆盖，呈淡红色，无腺体，有很多横行皱襞，具有较大伸展性，其上端1/3处受性激素影响而发生周期性变化。阴道肌层由外纵和内环两层平滑肌构成，肌层外面有一层纤维组织膜。阴道壁静脉丛丰富，局部受损后易出血或形成血肿。幼女及女性绝经后因缺乏性激素，阴道黏膜薄、皱襞少、伸展性小、抵抗力差，容易发生感染。

（二）子宫

子宫（uterus）是孕育胚胎、胎儿和产生月经的器官。

（1）矢状断面观

（2）后面观

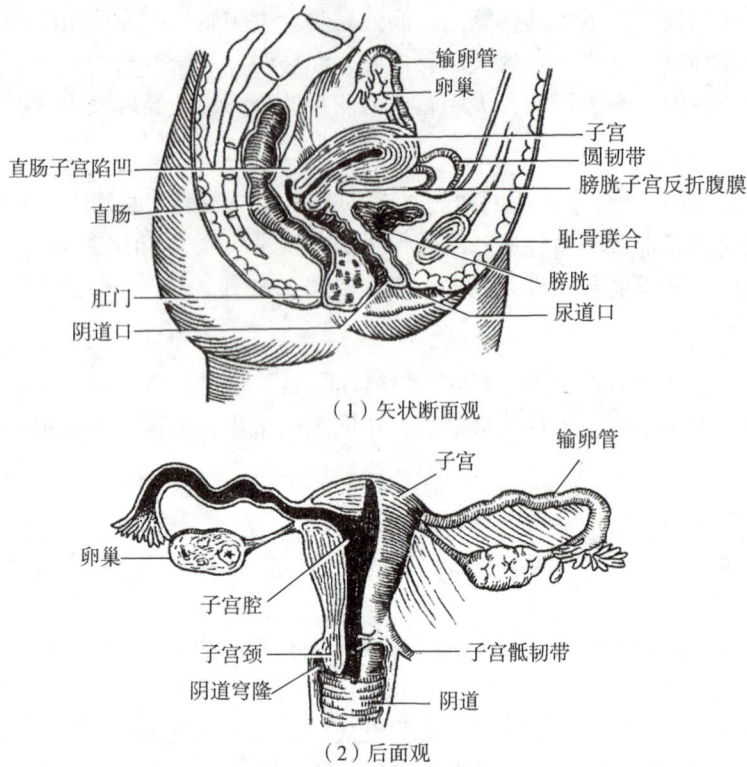

图 2 - 2　女性内生殖器

1. 位置和形态　子宫位于盆腔中央，膀胱与直肠之间，下接阴道穹隆，两侧有输卵管和卵巢，为壁厚、腔小、以肌肉为主的空腔器官。正常呈轻度前倾前屈位，前面扁平、后面稍凸出，呈倒置梨形。成年未孕时子宫重 50 ~ 70g，长 7 ~ 8cm，宽 4 ~ 5cm，厚 2 ~ 3cm，宫腔容量约 5ml。子宫上部较宽，称子宫体，其上端隆突部分，称子宫底，宫底两侧为子宫角，与输卵管相连。子宫下部较窄、呈圆柱状的部分，称子宫颈，习称宫颈。子宫体与子宫颈的比例随年龄发生变化，婴儿期为 1：2，生育期为 2：1，老年期为 1：1。子宫体与子宫颈之间最狭窄的部分，称子宫峡部，非孕期长约 1cm，其上端因解剖上较狭窄，称解剖学内口；其下端因黏膜组织在此处由子宫内膜转变为子宫颈黏膜，称组织学内口。子宫腔为上宽下窄的三角形，两侧与输卵管管腔相通，下端接子宫颈管腔。子宫颈内腔呈梭形，称子宫颈管（cervical canal），其下端称为子宫颈外口（图 2 - 3）。未经阴道分娩妇女的子宫颈外口呈圆形；经阴道分娩妇女的子宫颈外口呈一字形横裂，分为前唇和后唇。

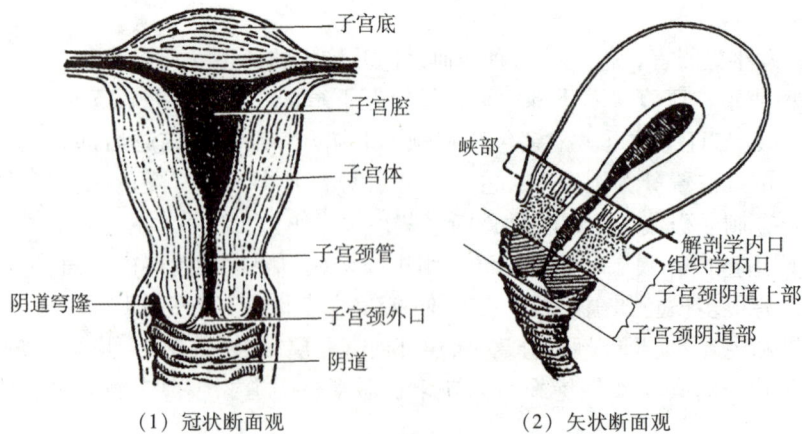

（1）冠状断面观　　　　　（2）矢状断面观

图 2 - 3　子宫各部

2. 组织结构

（1）子宫体　子宫体壁层从内向外分为3层组织。

①黏膜层：即子宫内膜层，为子宫腔最内层，为一层粉红色黏膜组织。分为致密层、海绵层和基底层，表面2/3为致密层和海绵层，统称功能层，青春期后受卵巢激素影响而发生周期性变化；紧靠肌层的1/3，称基底层，对卵巢激素不敏感而无周期性变化。

②肌层：为子宫壁最厚的一层，由平滑肌束和弹性纤维组成，其内有血管穿行。大致分为3层：外层肌纤维纵向排列，内层环行排列，中层各方交织呈网状。产后子宫收缩，可以压迫贯穿其中的血管，起到止血作用。

③浆膜层：最薄，为覆盖子宫底及其前后壁的脏腹膜，与肌层紧贴。在子宫前壁近子宫峡部处，与子宫壁结合疏松，向前反折覆盖膀胱，形成膀胱子宫陷凹，并继续向上与前腹壁腹膜相连续；在子宫后壁近子宫颈后方及阴道后穹隆处折向直肠，形成直肠子宫陷凹，也称道格拉斯陷凹。

（2）子宫颈　主要由结缔组织构成，含少量平滑肌纤维、弹性纤维及血管。子宫颈管黏膜上皮为单层高柱状上皮，黏膜层内有许多腺体能分泌碱性黏液，形成黏液栓阻塞子宫颈管，防止病原体入侵。宫颈黏液的分泌量及性状受卵巢激素影响发生周期性变化。子宫颈阴道部被覆复层鳞状上皮。子宫颈外口柱状上皮与鳞状上皮交界处为子宫颈癌的好发部位。

3. 子宫韧带　包括圆韧带、阔韧带、主韧带和子宫骶韧带（图2-4），4对韧带对于维持子宫在盆腔中的正常位置起重要作用。

（1）圆韧带（round ligament）　呈圆索状，起于两侧子宫角的前面、输卵管近端下方，向前下方伸展达两侧骨盆壁，再穿过腹股沟管止于大阴唇前端，使子宫保持前倾位置。

（2）阔韧带（broad ligament）　为一对翼形的腹膜皱襞。由子宫两侧至骨盆壁，将骨盆分为前、后两部分。阔韧带分为前、后两叶，其上缘游离，

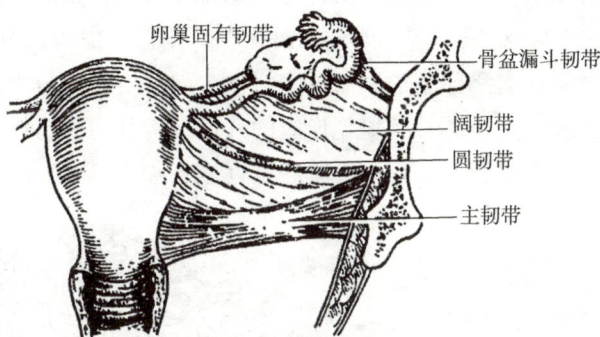

图2-4　子宫各韧带（前面观）

内2/3包裹输卵管，外1/3由输卵管伞端下方向外侧延伸达骨盆壁，称骨盆漏斗韧带或卵巢悬韧带。卵巢内层与子宫角之间的阔韧带稍增厚，称卵巢固有韧带。子宫动、静脉和输尿管均从阔韧带基底部穿过。阔韧带的作用是维持子宫在盆腔的正中位置。

（3）主韧带（cardinal ligament）　又称子宫颈横韧带，位于阔韧带下方，是横行于子宫颈和骨盆侧壁之间的一对短而坚韧的平滑肌与结缔组织纤维束。其作用是固定子宫颈，防止子宫脱垂。

（4）子宫骶韧带（uterosacral ligament）　从子宫体和子宫颈交界处的后上侧方，向两侧绕过直肠到达第2、3骶椎前面的筋膜，向后向上牵引子宫颈，间接维持子宫前倾位置。

（三）输卵管

输卵管（fallopain tube or oviduct）为一对细长而弯曲的肌性管道，是精子与卵子结合的场所及输送受精卵的通道。

1. 位置和形态　输卵管位于子宫阔韧带上缘内，内侧与子宫角相连，外端游离，全长8～14cm。输卵管由内向外分为4部分（图2-5）。①间质部：为潜行于子宫壁内的部分，长约1cm。②峡部：位于间质外侧，长2～3cm，管腔较窄。③壶腹部：位于峡部外侧，管腔较宽大，长5～8cm，为正常情况下精卵结合的部位。④伞部：输卵管的末端，呈漏斗状，开口于腹腔，长1～1.5cm，其游离端有许多指状突起，具有"拾卵"作用。

2. 组织结构　输卵管壁在组织学上分为3层。外层为浆膜层，为腹膜的一部分，即阔韧带上缘；中层为平滑肌层，可有节奏地收缩而引起输卵管由远端向近端蠕动；内层为黏膜层，由单层高柱状上皮组成，分为纤毛细胞、无纤毛细胞、楔状细胞及未分化细胞4种。其中，纤毛细胞的纤毛向子宫腔方向摆动有助于运送卵子和受精卵。输卵管肌肉的收缩和黏膜上皮细胞的形态、分泌及纤毛摆动，均受性激素的影响而有周期性变化。

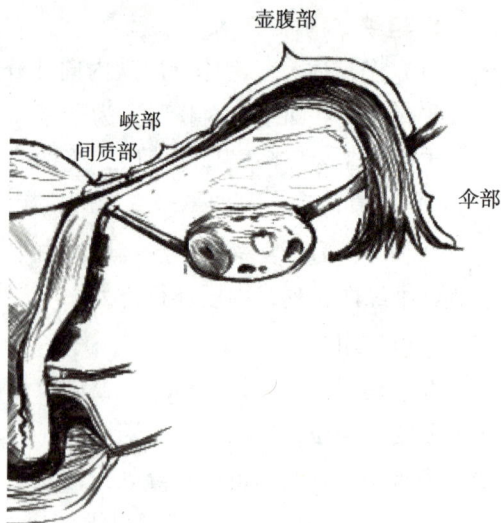

图 2-5　输卵管各部

(四) 卵巢

卵巢 (ovary) 是一对扁椭圆形性腺，是产生与排出卵子并分泌甾体激素的性器官。

1. 位置和形态　卵巢位于输卵管后下方，借由骨盆漏斗韧带和卵巢固有韧带悬于骨盆壁与子宫之间。卵巢大小随年龄及月经周期不同阶段而变化。成年女性卵巢约4cm×3cm×1cm，重5~6g，呈扁椭圆形，灰白色。青春期前，卵巢表面光滑；青春期排卵后，卵巢表面逐渐变得凹凸不平；绝经后，卵巢萎缩变小、变硬。

2. 组织结构　卵巢表面无腹膜覆盖，由单层立方上皮覆盖，称生发上皮。上皮深面有一层致密纤维组织，称卵巢白膜。白膜之下为卵巢实质，分为皮质与髓质两部分。皮质在外，其内由发育程度不同的卵泡、黄体及其退化形成的残余结构及间质组织组成；髓质在中心，含疏松结缔组织及丰富血管、神经、淋巴管及少量平滑肌纤维（图2-6）。

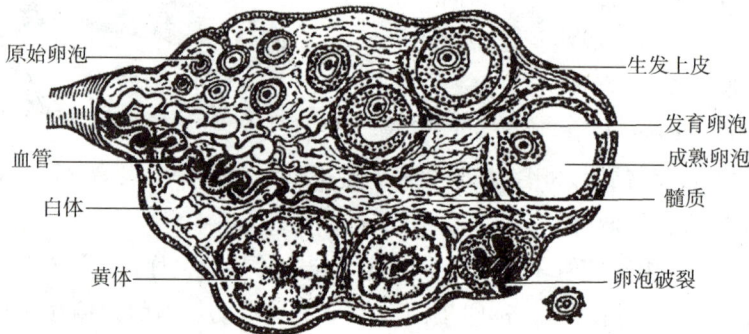

图 2-6　卵巢的结构

三、血管、淋巴和神经

1. 血管　女性内、外生殖器官的血液供应主要来自4条动脉，即卵巢动脉、子宫动脉、阴道动脉及阴部内动脉。盆腔静脉均与同名动脉伴行，并在相应器官及其周围形成静脉丛，互相吻合，因此盆腔静脉感染易于蔓延。

2. 淋巴　女性生殖器官和盆腔有丰富的淋巴系统，均伴随相应的血管而行，主要分为外生殖器淋巴与内生殖器淋巴两大组。当内、外生殖器发生感染或肿瘤时，往往沿各部回流的淋巴管扩散或转移，导致相应淋巴结的肿大。

3. 神经　支配外生殖器的神经主要为阴部神经，由第Ⅱ、Ⅲ、Ⅳ骶神经分支组成，与阴部内动脉并行，在坐骨结节内侧下方分成3支，分布于会阴、阴唇及肛门周围。内生殖器主要受交感神经与副交感神经支配。交感神经纤维自腹主动脉前神经丛分出，下行入盆腔分为卵巢神经丛和骶前神经丛，分布于卵巢、输卵管、子宫和膀胱等部。子宫平滑肌有自律活动，完全切除其神经后仍能产生有节律收缩，并能完成分娩活动，临床上可见下半身截瘫的产妇能顺利自然分娩。

四、骨盆

骨盆（pelvis）由骨骼、关节及韧带组成，女性内生殖器官位于其中。女性骨盆除具有支持上半躯体重量、保护盆腔内脏器功能外，也是胎儿经阴道娩出时必经的通道。其大小、形状对分娩有直接影响。

（一）骨盆的组成

1. 骨骼　骨盆由骶骨、尾骨及左右 2 块髋骨组成。骶骨由 5~6 块骶椎融合而成，其上缘向前突出，形成骶岬，是产科骨盆内测量的重要指示点，也是妇科腹腔镜手术的重要标志之一。尾骨由 4~5 块尾椎合成。每块髋骨由髂骨、坐骨及耻骨融合而成；坐骨后缘中点突起部分为坐骨棘，临床上经阴道诊或肛诊可触及，是分娩过程中衡量胎先露下降程度的重要标志；耻骨两降支前部相连所成夹角为耻骨弓，正常角度为 90°~100°（图 2-7）。

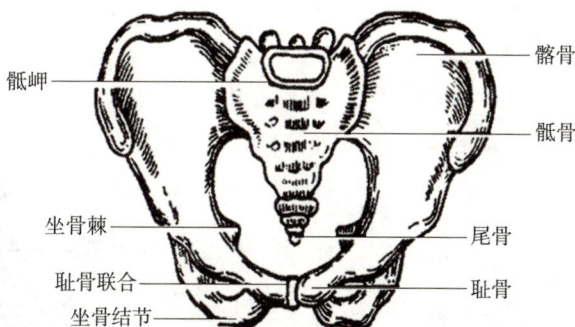

图 2-7　女性正常骨盆（前上观）

2. 关节　包括耻骨联合、骶髂关节和骶尾关节。两耻骨之间由纤维软骨连接，称耻骨联合；连接骶骨和髂骨的关节为骶髂关节，较为牢固；骶骨与尾骨的联合处为骶尾关节，具有一定的活动度，分娩时尾骨可后移。

3. 韧带　骨盆各关节周围均有韧带附着。其中，骶骨、尾骨与坐骨结节之间的骶结节韧带和骶骨、尾骨与坐骨棘之间的骶棘韧带（图 2-8）较为重要。孕期受激素影响，各韧带松弛，有利于胎儿娩出。

（二）骨盆的分界

以耻骨联合上缘、髂耻缘及骶岬上缘的连线为界，将骨盆分为上、下两部分，分界线以上为假骨盆（又称大骨盆），以下为真骨盆（又称小骨盆）。假骨盆为腹腔的一部分，假骨盆与产道无直接关系，测量假骨盆某些径线可作为间接了解真骨盆大小的参考。真骨盆有上、下两口，即骨盆入口和骨盆出口。骨盆两口

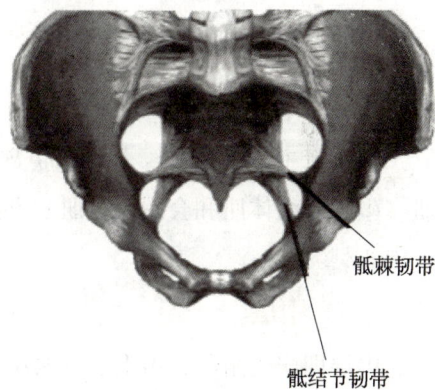

图 2-8　骨盆的韧带

之间为骨盆腔，呈前浅后深形态，骨盆腔前壁是耻骨联合及耻骨支，两侧为坐骨、坐骨棘和骶棘韧带，后壁是骶骨和尾骨。真骨盆为胎儿娩出的骨产道，其大小及形态对胎儿阴道分娩有直接影响。

（三）骨盆的类型

骨盆形态、大小的差异受遗传、营养、生长发育、疾病等的影响。通常将骨盆分为四种类型：女性型、男性型、扁平型、类人猿型（图 2-9）。其中，女性型骨盆最常见，占我国妇女骨盆类型的 52.0%~58.9%。女性型骨盆较男性型骨盆宽而浅，有利于胎儿的娩出。

五、骨盆底

骨盆底（pelvic floor）由多层肌肉和筋膜组成，封闭骨盆出口（图 2-10），有尿道、阴道及直肠穿行，其功能为承载盆腔脏器并使之保持正常位置。分娩时处理不当可损伤骨盆底，严重者影响盆腔脏器

位置及功能。骨盆底前方为耻骨联合和耻骨弓，后方为尾骨尖，两侧为耻骨降支、坐骨升支及坐骨结节，由外向内分为 3 层组织。

（1）女性型　　　　　（2）扁平型　　　　　（3）类人猿型　　　　　（4）男性型

图 2 - 9　骨盆的 4 种基本类型

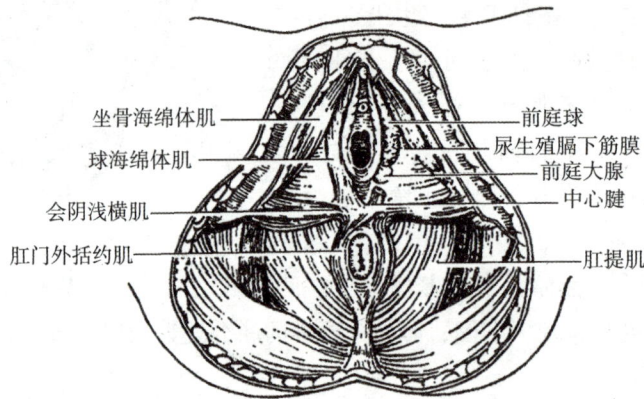

图 2 - 10　骨盆底组织

（一）外层

外层位于外生殖器、会阴皮肤及皮下组织的下面，由会阴浅筋膜及其深面的 3 对肌肉（球海绵体肌、坐骨海绵体肌和会阴浅横肌）和肛门外括约肌组成。各肌肉的肌腱汇合于阴道外口与肛门之间，形成中心腱。

（二）中层

中层即尿生殖膈，由上、下两层坚韧筋膜及位于其间的一对会阴深横肌和尿道括约肌组成，覆盖于骨盆出口前部三角平面上，有尿道与阴道穿过。

（三）内层

内层即盆膈，为骨盆底最内层，由肛提肌及其内、外面各覆一层筋膜组成，最为坚韧，有尿道、阴道及直肠穿过。每侧肛提肌由耻尾肌、髂尾肌和坐尾肌 3 部分组成，两侧相互对称，汇合后呈漏斗形。在骨盆底肌肉中，肛提肌起最重要的支托作用，且因部分肌纤维在阴道与直肠周围交织，还具有加强肛门与阴道括约肌的作用。

会阴（perineum）也是骨盆底的一部分，指阴道口与肛门之间的软组织，由外向内逐渐变窄呈楔状，厚 3～4cm，表面为皮肤及皮下脂肪，内层为会阴中心腱，又称会阴体。妊娠期会阴组织变软有利于分娩，分娩时伸展变薄，极易撕裂，应加强保护，避免会阴裂伤。

六、邻近器官

女性生殖器官与盆腔其他器官不仅在解剖位置上相邻，而且血管、淋巴及神经也有密切联系。当某一器官发生病变时，可累及其邻近器官，手术时也应该注意避免损伤邻近器官。

1. 尿道（urethra）　位于耻骨联合和阴道前壁之间，从膀胱三角尖端开始，穿过尿生殖膈，止于阴道前庭部的尿道外口。女性尿道短（长 4~5cm）而直，尿道外口又邻近阴道口，易引起泌尿系统感染。

2. 膀胱（urinary bladder）　位于耻骨联合与子宫之间，其大小、形状、位置可因充盈状态及邻近器官的情况而变化。膀胱充盈时可凸向骨盆腔甚至腹腔，妨碍妇科检查或在手术中易误伤，故妇科检查及手术前须排空膀胱；若经腹部行盆腔器官 B 型超声检查，则需膀胱充盈。

3. 输尿管（ureter）　为一对细长的肌性圆索状管道，长约 30cm，粗细不一。输尿管自肾盂起始，在腹膜后沿腰大肌前面偏中线侧下行，于骶髂关节处经过髂外动脉起点的前方进入骨盆腔继续下行，于阔韧带基底部转向前内方，距子宫颈旁约 2cm 处，在子宫动脉下方与之交叉，再经子宫颈阴道上部的外侧 1.5~2.0cm 处，斜向前内穿越输尿管隧道进入膀胱。在行高位结扎卵巢血管或结扎子宫动脉时应谨防损伤输尿管。

4. 直肠（rectum）　位于盆腔后部，上接乙状结肠，下续肛管，全长 15~20cm，位于子宫、阴道与骶骨之间。肛管长 2~3cm，其周围有肛门内、外括约肌及肛提肌。肛门外括约肌为骨盆底浅层肌的一部分。妇科手术及分娩处理时均应注意避免损伤肛管、直肠。

5. 阑尾（vermiform appendix）　通常位于右髂窝内，上接盲肠，远端游离，长 7~9cm，其游离远端靠近右侧输卵管和卵巢，因此，患阑尾炎时可能会波及右侧子宫附件。阑尾位置、长短、粗细变化较大，妊娠时增大的子宫可将阑尾推向外上侧。

第二节　女性生殖系统生理

一、女性一生各阶段的生理特点

女性从胚胎形成到衰老是一个渐进的生理过程，体现了下丘脑－垂体－卵巢轴发育、成熟和衰退的过程。根据其年龄和生理特点，将女性一生划分为 7 个阶段，但各阶段并无明显界限。

（一）胎儿期

胎儿期（fetal period）指从精卵结合至胎儿娩出。受精卵是由父系和母系来源的 23 对染色体组成的新个体，其中 1 对为性染色体。性染色体 X 与 Y 决定着胎儿的性别，即 XX 合子发育为女性，XY 合子发育为男性。

（二）新生儿期

出生后 4 周内，称新生儿期（neonatal period）。因女性胎儿在母体内受到卵巢、胎盘所产生性激素的影响，出生后几日内的女性新生儿会表现为外阴较丰满、乳房略隆起及少许泌乳、少量阴道流血，这些变化短期内可自行消退，属正常生理现象。

（三）儿童期

从出生 4 周到 12 岁左右为儿童期（childhood）。8 岁之前，儿童体格迅速增长和发育，但因性腺轴功能处于抑制状态，生殖器官仍为幼稚型。儿童后期，约 8 岁之后，卵巢内的卵泡有一定发育并分泌性激素，但不成熟也不能排卵。乳房和内生殖器在卵巢性激素刺激下开始发育，女性特征开始显现。

（四）青春期

青春期（adolescence or puberty）指生殖器官、内分泌、体格和心理逐步发育成熟的一段时期。世界卫生组织（WHO）规定为 10～19 岁。青春期的发动时间主要取决于遗传因素，也和所处地理环境、个人体质、营养状况及心理因素有关。青春期发动通常在 8～10 岁。此期的生理特点如下。

1. 第一性征发育 即生殖器官的发育。由于促性腺激素分泌量增加及作用增强，卵巢中的卵泡发育，性激素分泌增加，外生殖器从幼稚型变为成人型，阴阜隆起，大阴唇变肥厚，小阴唇变大且有色素沉着；阴道的长度及宽度增加，黏膜增厚，出现皱襞；子宫体明显增大，子宫体占子宫全长的 2/3；输卵管变粗，弯曲度减少；卵巢增大，皮质内有不同发育阶段的卵泡，致使卵巢表面凹凸不平。

2. 第二性征出现 除生殖器官外，女性所特有的征象称为第二性征，其中，乳房发育是女性第二性征的最初特征。此期女孩音调变高，乳房丰满而隆起，出现阴毛及腋毛，骨盆横径的发育大于前后径，胸、肩部的皮下脂肪增多，显现女性特有的体态。

3. 生长加速 由于雌激素、生长激素和胰岛素样生长因子-Ⅰ（IGF-Ⅰ）分泌增加，此期少女身高迅速增长，平均每年生长 9cm，月经初潮后生长渐缓。

4. 月经初潮 第一次月经来潮，称月经初潮，是青春期的重要标志。月经来潮提示卵巢产生的雌激素可达到一定水平并有明显波动，能引起子宫内膜剥脱而产生月经。但此时中枢系统对雌激素的正反馈机制尚未成熟，故月经周期多不规律且多为无排卵。此外，青春期女孩发生较大心理变化，出现性意识，情绪和智力发生明显变化，容易激动，想象力和判断力明显增强。

（五）性成熟期

性成熟期（sexual maturity）又称为生育期，起自 18 岁左右，历时约 30 年，是卵巢生殖功能与内分泌功能最旺盛的一段时期。此期卵巢开始周期性排卵，并分泌性激素。生殖器官及乳房在卵巢分泌的性激素的作用下发生周期性变化。

（六）绝经过渡期

绝经过渡期（menopausal transition period）指卵巢功能开始衰退、出现绝经趋势至最后一次月经的时期，可始于 40 岁，历时短至 1～2 年，长至 10 余年。因卵巢功能逐渐衰退，出现月经不规律。最终因卵巢功能耗竭，月经永久性停止，称绝经。从卵巢功能开始衰退至绝经后 1 年的时期，称围绝经期。此期由于性激素不足，易出现潮热出汗、情绪不稳定、失眠头痛等症状，称绝经综合征。

（七）绝经后期

绝经后期（postmenopausal period）指绝经后的生命时期。一般 60 岁以后进入老年期，卵巢功能衰竭，雌激素水平低落，除整个机体发生衰老改变，生殖器官也进一步萎缩老化，表现为：雌激素水平不足，难以维持女性第二性征；阴道黏膜变薄、局部抵抗力减弱，易发生老年性阴道炎；骨代谢失常可引起骨质疏松和骨折等。

二、卵巢的周期性变化及内分泌功能

卵巢是女性性腺，具有生殖功能和内分泌功能，即可产生并排出卵子及分泌女性激素。

（一）卵巢的周期性变化

从青春期开始到绝经前，卵巢在形态和功能上发生周期性变化，称卵巢周期。

1. 卵泡发育及排卵的周期性变化

（1）卵泡的发育与成熟 新生儿出生时卵巢内约有200万个卵泡，儿童期至青春期后多数卵泡退化，仅剩下约30万个。至性成熟期，每月会有一批卵泡发育，一般只有一个优势卵泡发育成熟并排卵，其余卵泡发育到一定阶段自行退化，称卵泡闭锁。妇女一生中只有400~500个卵泡发育成熟并排卵。

（2）排卵 卵细胞和它周围的卵丘颗粒细胞一起被排出的过程，称排卵（ovulation）。排卵多发生在下次月经来潮前14日左右。排卵前36小时黄体生成素（LH）分泌达到高峰，是即将排卵的可靠指标。发育成熟的卵泡逐渐移向卵巢表面并向外凸起，卵巢表面的卵泡壁变薄并破裂，卵细胞连同透明带、放射冠及小部分卵丘内的颗粒细胞被排出，进入腹腔。排卵一般两侧卵巢交替，也可由一侧卵巢连续排出。

（3）黄体形成及退化 排卵后卵泡液流出，卵泡腔内压下降，卵泡壁塌陷，卵泡壁的卵泡颗粒细胞和卵泡内膜细胞向内侵入，周围由结缔组织的卵泡外膜包围，共同形成黄体。排卵后7~8日黄体发育达高峰，直径为1~2cm。若排出的卵子受精，黄体功能是维持妊娠所必需，直至妊娠3个月末黄体退化；若排出的卵子未受精，黄体于排卵后9~10日开始退化，血管减少、黄色减退、细胞变性、组织纤维化，黄体变为白体。正常月经周期中，黄体寿命平均为14日。黄体衰退后，性激素分泌量下降，子宫内膜剥脱出血，卵巢中又有新的一批卵泡开始发育，开始新的周期。

2. 卵巢性激素分泌的周期性变化

卵巢主要合成和分泌3种甾体激素：雌激素（estrogen）、孕激素（progesterone）及少量雄激素（androgen）。排卵前，雌激素的主要来源为卵泡膜细胞和颗粒细胞；排卵后，黄体细胞分泌大量孕激素和雌激素。

（1）雌激素 在一个卵巢周期中出现两个高峰。卵泡早期，雌激素分泌量很少，随卵泡发育，分泌雌激素量逐渐增加，于排卵前分泌量出现第1高峰。排卵后，循环中的雌激素出现暂时下降，排卵后1~2日，随着黄体的形成，循环中雌激素又逐渐上升，约在排卵后7~8日黄体成熟时，雌激素分泌达第2高峰，此峰值低于第1峰。以后，随黄体萎缩，雌激素水平迅速下降，在月经前降至最低水平。卵巢主要合成雌二醇（E_2）及雌酮（E_1），体内尚有雌三醇（E_3），其中，E_2的生物活性最强，E_3系E_2和E_1的降解产物。

（2）孕激素 包括孕酮和孕二醇，其中，孕酮是卵巢分泌的具有生物活性的主要孕激素，孕二醇是孕酮的降解产物。卵泡期孕激素量极微，排卵后，随着黄体的形成，孕激素分泌量开始增加，在排卵后7~8日黄体成熟时分泌量达高峰，此后逐渐下降，到月经来潮时降至最低水平。

（3）雄激素 女性雄激素主要来源于肾上腺，卵巢亦可分泌少量雄激素，即睾酮、雄烯二酮和脱氢表雄酮。排卵前，血中雄激素水平升高，促进非优势卵泡闭锁，并可提高性欲。

（二）卵巢分泌的性激素的生理作用

1. 雌激素

（1）子宫内膜 使子宫内膜腺体和间质增生及修复。

（2）子宫肌 促使子宫发育；促进子宫平滑肌细胞增生、肥大，使肌层变厚、血运增加，加强子宫收缩力；增强子宫平滑肌对缩宫素的敏感性。

（3）子宫颈 使子宫颈口松弛，宫颈黏液分泌量增加，质地稀薄，拉丝度增长。

（4）输卵管 促进输卵管发育及上皮分泌，加强输卵管肌层节律性收缩的振幅。

（5）卵巢 协同卵泡刺激素（FSH）促进卵泡发育。

（6）阴道上皮 促进阴道上皮细胞增生和角化，使其黏膜增厚，细胞内糖原量增加以维持阴道酸性环境。

（7）外生殖器 促进大、小阴唇的发育、着色增加。

（8）第二性征　促进乳腺腺管增生，使乳头、乳晕着色，促进其他第二性征发育。

（9）下丘脑及垂体　对下丘脑、垂体有正负反馈的双重调节作用，控制促性腺激素的分泌。

（10）代谢作用　促进水钠潴留；调节血脂代谢，降低血浆总胆固醇水平；调节钙磷代谢，维持和促进骨基质代谢。

2. 孕激素

（1）子宫内膜　使增殖期的子宫内膜转化为分泌期内膜，为孕卵着床做准备。

（2）子宫肌　降低子宫平滑肌的兴奋性及妊娠子宫对缩宫素的敏感性，减少子宫收缩，有利于受孕后胚胎及胎儿在子宫内生长发育。

（3）子宫颈　使子宫颈口闭合，宫颈黏液分泌量减少，性状较黏稠，拉丝易断。

（4）输卵管　抑制输卵管肌层节律性收缩的振幅。

（5）阴道上皮　加快阴道上皮细胞脱落。

（6）乳房　促进乳腺腺泡发育。

（7）下丘脑及垂体　在黄体期对下丘脑、垂体有负反馈作用，抑制垂体促性腺激素的分泌。

（8）代谢作用　促进水钠排泄。

（9）体温　孕激素可兴奋下丘脑体温调节中枢，使基础体温在排卵后升高 0.3～0.5℃，可作为判定排卵日期的标志之一。

3. 雄激素

（1）对生殖系统功能的影响　青春期时，可促进阴阜、阴蒂、阴唇的发育及阴毛、腋毛的生长。但雄激素过多会对雌激素产生拮抗作用。此外，雄激素与女性性欲有关。

（2）对机体代谢功能的影响　雄激素可促进蛋白质合成和肌肉生长，刺激骨髓中红细胞增生；性成熟期前促进长骨骨基质生长和钙的保留，性成熟期后促进骨骺闭合，使生长停止。

三、月经及月经的临床表现

月经（menstruation）是指伴随卵巢周期性变化而出现的子宫内膜周期性脱落及出血。

（一）正常月经的临床表现

规律的月经是生殖功能成熟的重要标志。月经初潮多在 13～15 岁，初潮年龄的迟早主要受遗传因素控制，营养、体重等因素亦起着重要作用，近年月经初潮年龄有提前趋势。两次月经第 1 日的间隔时间为一个月经周期（menstrual cycle），周期长短因人而异，一般为 21～35 日，平均为 28。每次月经持续时间为经期，正常为 2～8 日，平均为 4～6 日。每次月经总失血量为经量，约为 20～60ml。一般认为每月失血量超过 80ml 即为病理状态。月经期一般无特殊症状，但由于经期子宫血流增加、盆腔充血及前列腺素的作用，有些女性可出现下腹及腰骶部下坠感及全身乏力，个别女性还会出现轻度神经系统不稳定症状、膀胱刺激症状、胃肠功能紊乱及鼻黏膜出血、皮肤痤疮等，一般不影响其正常工作和生活。

（二）月经血的特征

月经血开始时量不多、呈暗红色，第 2～3 日量增多且变为鲜红色，终末期量减少、呈褐色。除血液外，月经血还含子宫内膜碎片、宫颈黏液、阴道脱落的上皮细胞。由于月经血含有前列腺素及来自子宫内膜的大量纤维蛋白溶酶可溶解纤维蛋白，月经血具有不凝固的特点，量多时偶有小血凝块。

四、子宫内膜及其他部位的周期性变化

女性生殖器官随卵巢周期性变化而发生相应的周期性改变，其中以子宫内膜变化最为显著（图 2-11）。

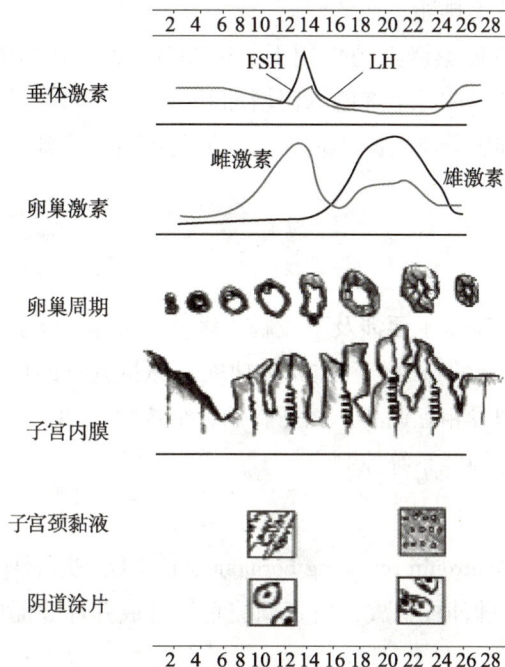

图 2－11　月经周期中激素、卵巢、子宫内膜、宫颈黏液及阴道涂片的周期性变化

（一）子宫内膜的周期性变化 📱 微课

子宫内膜功能层受卵巢激素影响，发生增殖、分泌和脱落的变化。以一个正常月经周期 28 日为例，其组织形态的周期性变化可分为 3 期。

1. 增殖期（proliferative phase）　月经周期第 5 ～ 14 日，对应卵巢周期中的卵泡发育及成熟阶段。行经后子宫内膜剥脱，仅留基底层，此时在雌激素的作用下，内膜上皮、腺体、间质及血管增殖，子宫内膜修复，内膜逐渐增厚，由 0.5mm 增生至 3 ～ 5mm，子宫内膜的增生与修复在月经周期第 2 ～ 3 日即已开始。

2. 分泌期（secretory phase）　月经周期第 15 ～ 28 日，对应卵巢黄体期。排卵后卵巢内黄体形成，分泌雌、孕激素，使子宫内膜在增殖期的基础上进一步发生分泌期改变：内膜进一步增厚，腺体增大、分泌糖原，间质疏松水肿，血管增粗且卷曲，为孕卵着床提供丰富营养。

3. 月经期（menstrual phase）　月经周期第 1 ～ 4 日。如卵子未受精，黄体退化，雌、孕激素撤退，子宫内膜螺旋小动脉持续痉挛。因内膜组织缺血、缺氧，出现局灶性坏死。坏死的内膜从子宫壁剥脱并与血液混合排出而形成月经。

（二）其他生殖器官的周期性变化

1. 宫颈黏液的周期性变化　在卵巢激素的作用下，宫颈黏液也呈现明显的周期性改变。随卵泡发育，雌激素水平逐渐升高，宫颈黏液分泌量增加，性状稀薄透明，易拉丝，至排卵期拉丝度可达 10cm 以上。黏液涂片干燥后，镜下可见羊齿植物叶状结晶，此结晶于月经周期的第 6 ～ 7 日出现，至排卵期最典型。排卵后，受孕激素影响，宫颈黏液分泌量逐渐减少，性状黏稠、拉丝易断。涂片干燥后可见羊齿植物叶状结晶渐变模糊，至月经周期第 22 日左右完全消失，形成成排的椭圆体。

2. 阴道黏膜的周期性变化　受性激素调控，阴道黏膜也发生周期性改变。阴道上皮分为底层、中层和表层。卵泡期在雌激素的影响下，底层细胞增生使上皮增厚，表层细胞角化，其程度在排卵期最明显。角化细胞富含糖原，阴道乳酸杆菌可将糖原分解成乳酸，使阴道保持酸性环境，防止致病菌繁殖。黄体期在孕激素的作用下，表层细胞脱落。阴道上段黏膜对性激素最敏感，临床上可借助阴道脱落细胞的变化了解体内雌激素水平及有无排卵。

3. 输卵管的周期性变化　在卵巢激素的作用下，输卵管的形态及功能也发生周期性改变。雌激素使输卵管黏膜上皮纤毛细胞生长、非纤毛细胞分泌增加并增加肌层节律性收缩振幅；孕激素抑制输卵管黏膜上皮纤毛细胞生长、分泌细胞分泌及减小输卵管收缩的振幅。在雌、孕激素的协同作用下，受精卵才能通过输卵管正常运行达子宫腔。

五、月经周期的调节

月经周期也称为性周期，其调节主要涉及下丘脑、垂体和卵巢。下丘脑分泌的促性腺激素的释放激素（GnRH）调节垂体促性腺激素的释放，调控卵巢功能。卵巢分泌的性激素又对下丘脑、垂体具有反馈调节作用。下丘脑、垂体和卵巢相互调节，相互影响，形成完善而又协调的神经内分泌系统，称下丘脑－垂体－卵巢轴，此轴受中枢神经系统控制。

（一）下丘脑

促性腺激素释放激素（gonadotropin releasing hormone，GnRH）是下丘脑分泌的主要激素，通过垂体门脉系统送达腺垂体。GnRH 呈脉冲式释放，负责调控垂体合成并释放促性腺激素。

（二）垂体

腺垂体在下丘脑激素的调控下，合成并释放促性腺激素和催乳素（prolactin，PRL）。促性腺激素包括卵泡刺激素（follicle – stimulating hormone，FSH）和黄体生成素（luteinizing hormone，LH）。①FSH：刺激卵泡发育，与 LH 协同作用使卵泡成熟，并分泌雌激素。②LH：在与一定量 FSH 的协同作用下，促使成熟的卵泡排卵，使排卵后的卵泡转为黄体并分泌孕激素和雌激素。③PRL：具有促进乳汁合成和分泌的功能。

（三）卵巢

卵巢分泌的雌、孕激素对下丘脑和垂体具有反馈调节作用。

（四）月经周期的调节机制

下丘脑通过脉冲释放 GnRH，调节垂体 FSH 和 LH 的合成分泌；卵巢在 FSH 和 LH 的调控下，发生周期性的排卵并伴有周期性的激素分泌变化。同时，卵巢性激素又对下丘脑和垂体具有反馈调节作用。促进下丘脑、垂体分泌激素增加的作用，称正反馈；反之，使下丘脑、垂体分泌激素减少者，称负反馈。

1. 卵泡期　一次月经周期中黄体萎缩后，雌、孕激素分泌水平降至最低，对下丘脑和垂体的抑制作用解除，下丘脑分泌 GnRH，使垂体 FSH 分泌增加，促进卵泡的发育，雌激素分泌量随之增加，使子宫内膜发生增殖期变化。雌激素分泌的增加对下丘脑及垂体产生负反馈作用，抑制 GnRH 和 FSH、LH 的分泌。当卵泡发育接近成熟时，雌激素分泌达高峰，对下丘脑、垂体产生正反馈作用，刺激垂体产生、释放大量的 FSH 和 LH，形成排卵前分泌峰值。LH 与 FSH 协同，使成熟卵泡破裂排卵。

2. 黄体期　排卵后 24 小时 FSH 与 LH 水平骤降，在少量 FSH 与 LH 的作用下，卵巢黄体逐渐形成并发育，分泌孕激素和雌激素，使子宫内膜在增殖期的基础上进一步发生分泌期改变。排卵后 7～8 日孕激素分泌达到峰值，雌激素形成又一峰值。此时，大量雌、孕激素对下丘脑和垂体产生负反馈作用，使 FSH 与 LH 维持在较低水平，黄体逐渐萎缩，雌、孕激素分泌减少，子宫内膜功能层剥脱出血，月经来潮。此时，雌、孕激素的减少对下丘脑及垂体的抑制作用解除，FSH 略有回升，卵巢内新的一批卵泡开始发育，下一个卵巢周期开始（图 2－12）。

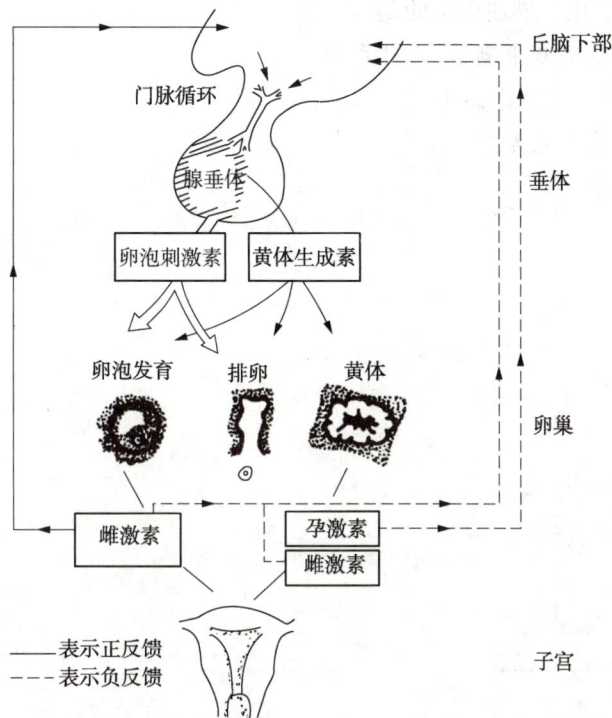

图 2-12 下丘脑 - 垂体 - 卵巢轴之间相互关系示意图

目标检测

答案解析

一、A 型题

1. 精子与卵子相遇、受精的场所是（ ）

    A. 阴道   B. 子宫颈   C. 子宫体

    D. 输卵管   E. 卵巢

2. 外阴部受伤后，最易发生血肿的部位是（ ）

    A. 阴阜   B. 阴蒂   C. 会阴部

    D. 小阴唇   E. 大阴唇

3. 经阴道分娩后，子宫颈外口为（ ）

    A. 圆形   B. 三角形   C. 横椭圆形

    D. 纵椭圆形   E. 一字型横裂形

4. 关于子宫，描述正确的是（ ）

    A. 精子与卵子结合的场所

    B. 分泌性激素

    C. 婴儿期宫体和宫颈的比例为 2:1

    D. 直接维持子宫前倾位置的是子宫骶韧带

    E. 子宫颈外口鳞 - 柱上皮交界处是子宫颈癌的好发部位

5. 关于卵巢的周期性变化，描述正确的是（　　）

    A. 排卵多发生在下次月经来潮前 14 日左右

    B. 排卵后 3 ~ 5 日黄体发育达高峰

    C. 精卵结合后，黄体停止发育

    D. 卵巢不分泌雄激素

    E. 卵泡期分泌孕激素

二、名词解释

1. 月经

2. 月经周期

三、简答题

1. 简述子宫内膜的周期性变化。

2. 简述正常月经的临床表现。

（张爱东）

书网融合……

| 本章小结 | 微课 | 题库 |

第三章　病史采集与检查

PPT

学习目标

通过本章内容学习，学生能够：

1. 重点把握妇产科病史采集的方法和内容；妇产科护理评估的方法和内容；根据有关资料正确确定妇产科常见的护理诊断。

2. 学会识别妇产科心理－社会评估过程中的问题。

3. 提供妇产科就诊女性所需的自我照护的健康知识，护理过程体现人文关怀，注意保护患者隐私。

情境导入

赵女士，53岁，已婚已育。因"月经周期紊乱3个月、阴道不规则流血1个月余"就诊。

根据以上资料，请回答：

1. 该女士健康史采集应包括的内容。

2. 该类女性进行盆腔检查的基本要求。

女性生殖系统的病史采集及检查具有较明显的专科特点，需要护士通过对女性生理－心理－社会等方面进行评估而获得护理对象生理、心理、社会等各方面的资料，运用所学知识和临床评判性思维，分析判断护理对象现存和潜在的健康问题或需求，有针对性地制订护理计划并实施，积极配合医生的诊治，并将上述内容按照有关规定进行记录。护士不仅要熟练掌握健康史采集内容，更要具有良好的沟通交流技巧，进而全面、准确地采集到健康史。护士还需要熟练掌握妇产科专科检查技术，通过人文关怀取得护理对象的配合，获得满意的检查结果。

【概述】

女性出生后经历胎儿期、新生儿期、儿童期、青春期、性成熟期、绝经过渡期和绝经后期7个阶段，不同的生理阶段受到生殖生理、心理－社会及环境变化的影响都有可能导致异常，而采集健康史与检查是护理评估的过程，是为护理对象提供护理的主要依据，也是妇产科护理临床实践的基本技能。每一次接诊患者，均包括病史采集、体格检查、综合分析、确定护理诊断、制定护理计划、实施护理方案和随访评价等环节。

【护理评估】

护理评估是护理程序的基础，是指收集护理对象生理、心理、社会文化、精神状态等方面健康资料并进行分析、整理的过程。通过细致全面的护理评估，可发现和确认护理对象的护理问题，为护理计划的制定和护理措施的实施提供依据。

（一）生理评估

1. 病史采集

（1）病史采集方法　由于女性生殖系统疾病常常涉及患者的隐私，采集病史时护士要做到态度和蔼、语言亲切，关心体贴和尊重患者，要避免第三者在场。以患者本次就诊主诉及相关症状为主展开询问，避免暗示和主观臆测，尽量少用医学术语。对病情严重或不稳定的患者，在初步了解病情后应立即采取紧急护理措施。

（2）病史内容　包括一般项目、主诉、现病史、月经史、婚育史、既往史、个人史和家族史等方面。

①一般项目：包括患者姓名、年龄、民族、籍贯、职业、婚姻、家庭住址、教育程度、宗教信仰、入院日期、入院方式、病史记录日期、病史陈述者等。如患者因疾病原因无法陈述病史，应注明病史陈述者与患者之间的关系。

②主诉：指引起患者本次入院的主要症状或体征及持续时间，是病人感觉最主要、最明显的症状和体征。产科常见的就诊问题有停经、停经后阴道流血和（或）下腹疼痛不适、见红、产后发热伴下腹痛等。妇科常见的症状有外阴瘙痒、阴道流血、白带异常、闭经、下腹痛、下腹部包块及不孕等；也有因体检发现妇科问题的患者。主诉力求简明扼要，通常不超过20字，一般采用症状学名称，围绕主要疾病，突出重点，主要的伴随症状可以带上一笔；若同时存在其他并发症或合并症则不必写入主诉，而应在现病史或既往史中描述，注意与入院诊断相鉴别，如"停经×日，阴道流血×日"或者"体检发现子宫肌瘤×日"。

③现病史：以本次就诊的主要症状及其发展变化情况为主，询问发病的性质、部位、程度、持续时间、导致症状变化的可能原因。通常按时间顺序详细询问伴随症状与主要症状之间的关系，有无就诊过程及其效果。一般情况变化：一般情况如食欲、睡眠、体重、精神、情绪及大小便等。

④月经史：询问初潮年龄、月经周期、经期持续时间及绝经年龄。记录格式：如12岁初潮，月经周期28~35日，持续4~5日，52岁绝经，可简写为 $12\frac{4\sim5}{28\sim35}52$。了解经量多少、经前期有无不适、有无痛经和疼痛部位、性质、程度以及痛经的起始和消失时间。常规询问末次月经（last menstrual period，LMP）时间及其经量和持续时间。对月经异常者应进一步了解再前次月经日期。对绝经后患者应询问绝经年龄、绝经后有无不适、有无白带异常和阴道出血等。

⑤婚育史：包括结婚年龄、婚次、男方健康情况、是否近亲结婚（直系血亲及3代旁系血亲）、同居情况、性病史。生育情况包括足月产、早产、流产次数以及现存子女数，可简写为足-早-流-存，如足月产1次，无早产，流产1次，现存子女1人，可记录为1-0-1-1，也可用孕2产1（G_2P_1）表示。询问分娩方式，有无难产史，新生儿出生情况，有无产后出血或感染史，末次分娩或流产史、采用何种计划生育措施及其效果等。

⑥既往史：指患者既往的健康和疾病情况。内容包括以往一般健康状况、疾病史、预防接种史、手术外伤史、输血史、药物及食物过敏史。特别是与妇产科疾病密切相关的一些疾病史。

⑦个人史：询问患者的生活和居住情况、出生地和曾居住地区、个人特殊嗜好、自理程度、生活方式、睡眠、饮食、营养和卫生习惯等；有无烟酒嗜好。

⑧家族史：了解患者的家庭成员包括父母、兄弟、姊妹及子女的健康状况，询问家庭成员有无遗传性疾病（如血友病、白化病等）、可能与遗传有关的疾病（如糖尿病、高血压等）以及传染病（如结核等），应特别注意是否有与患者同样的疾病。

2. 体格检查

（1）全身体格检查　常规测量体温、呼吸、血压、脉搏、身高和体重；观察患者精神状态、面容、步态、体态、全身发育及毛发分布情况；检查皮肤、淋巴结（特别是左锁骨上淋巴结和腹股沟淋巴结）、头部器官、颈（注意甲状腺是否肿大）、乳房（注意其发育及有无包块或分泌物）、心、肺、脊柱及四肢等。

（2）腹部检查　观察腹壁有无瘢痕、水肿、静脉曲张、妊娠纹等；腹部有无压痛、反跳痛及肌紧张，能否触到肿块及肿块部位、大小、形状、有无压痛等。叩诊时注意鼓音和浊音分布区域，有无移动性浊音存在。必要时听诊了解肠鸣音情况。若为孕妇，可根据孕龄给予相应的检查。

（3）盆腔检查　又称妇科检查，为妇科特有检查。包括外阴检查、阴道窥器检查、双合诊、三合诊、直肠 - 腹部诊等。 🄴 微课

①基本要求：护士应关心体贴患者，做到态度严肃、言语亲切，特别是检查中患者感到疼痛、不适时，一定要向患者做好解释工作，取得患者的配合，检查时认真仔细，动作轻柔；除尿失禁患者外，检查前均应排空膀胱，必要时先导尿；大便充盈者应在排便或灌肠后检查；每检查一人，应更换置于臀部下面的垫单或纸单、无菌手套和检查器械，做到一人一换、一次性使用，避免交叉感染；除尿瘘患者有时需取膝胸位外，一般妇科检查均取膀胱截石位，患者臀部置于检查床边缘，头部略抬高，两手平放于身旁，使腹肌松弛；经期避免行盆腔检查，如为异常出血必须检查时，检查前应先消毒外阴，以防发生感染；未婚妇女一般仅限于直肠 - 腹部诊，禁做双合诊、三合诊和阴道窥器检查。确有检查必要时，应先征得患者及其家属同意后方可用示指进入阴道扪诊，或行双合诊或阴道窥器检查；男护士对患者进行妇科检查时，应有一名女性医务人员在场，以减轻患者紧张心理，避免误会发生。

②检查方法及步骤

A. 外阴部检查：观察外阴发育、阴毛多少和分布情况，有无畸形、水肿、充血、损伤创面、溃疡、赘生物、肿块，观察皮肤、黏膜的色泽和质地，有无色素减退及增厚或萎缩。分开小阴唇，暴露阴道前庭及尿道口、阴道口。必要时可让患者用力向下屏气，观察有无阴道前壁和后壁膨出、子宫脱垂或压力性尿失禁等。

B. 阴道窥器检查：无性生活者未经本人及家属同意，禁用阴道窥器检查。正确放置阴道窥器的方法：先将窥器前后两叶前端合拢，表面涂润滑剂（生理盐水或碘伏液，若拟行宫颈细胞学检查或取阴道分泌物行涂片检查时，不应用润滑剂，以免影响涂片质量和检查结果）；右手持窥器沿阴道后壁成45°斜行缓慢插入阴道（图 3 - 1），边推进边将窥器两叶转正并逐渐张开两叶，暴露宫颈、阴道壁和穹隆部，然后旋转窥器，充分暴露阴道各壁（图 3 - 2）。取出窥器时，先将两叶合拢后再退出。

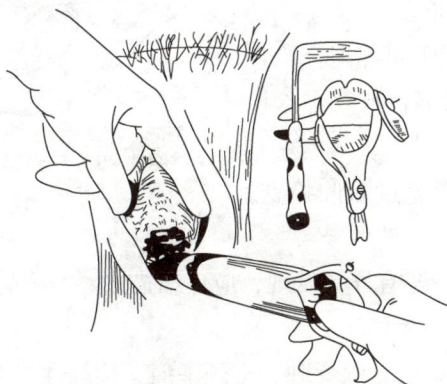

图 3 - 1　分开小阴唇，准备放入阴道窥器　　　　**图 3 - 2　暴露阴道各壁**

检查内容：仔细检查阴道四壁及穹隆部位黏膜的颜色、皱襞，有无溃疡、赘生物、囊肿、阴道隔及双阴道等；注意观察阴道分泌物的量、性质、色泽及有无异味；阴道分泌物异常者应进行涂片或培养找

滴虫、假丝酵母菌、淋菌等。宫颈视诊时应注意观察宫颈大小、颜色、外口形状，有无出血、糜烂、柱状上皮异位、撕裂、外翻、腺囊肿、息肉、赘生物、畸形等，宫颈管内有无出血或分泌物；同时可采集宫颈外口鳞-柱交界部或宫颈分泌物标本行宫颈细胞学检查。

C. 双合诊：检查者一手示指和中指伸入阴道内，另一手放在腹部配合检查的方法，该检查目的为检查阴道、宫颈、宫体、附件、宫旁结缔组织、韧带及盆腔内壁有无异常。

检查内容：检查阴道深度、通畅度、弹性，有无畸形、瘢痕、结节、肿块以及阴道穹隆情况。再扪触宫颈大小、形状、硬度及外口情况，有无宫颈举痛及接触性出血。扪清子宫的位置、形状、大小、活动度、软硬度及有无压痛（图3-3）。扪清子宫后，检查附件区有无肿块、增厚或压痛（图3-4）。正常卵巢偶可扪及，输卵管不能扪及。

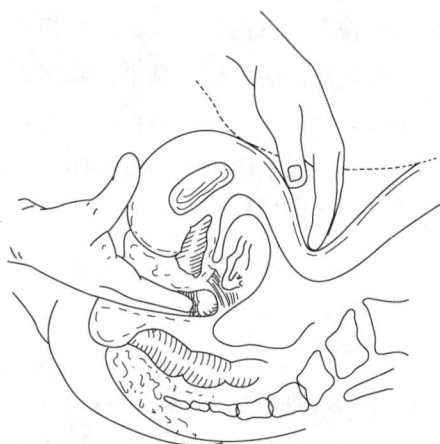

图3-3 双合诊（检查子宫）

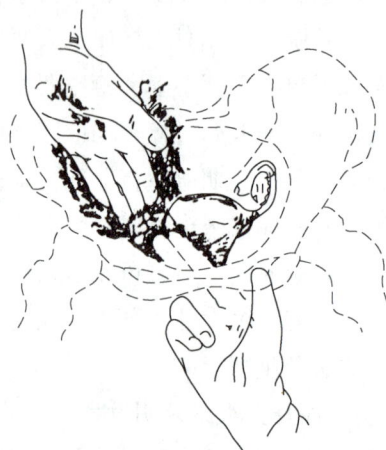

图3-4 双合诊（检查子宫附件）

D. 三合诊：经直肠、阴道、腹部联合检查的方法。检查者将一手示指放入阴道、中指插入直肠以替代双合诊时的阴道内两指，其余检查步骤与双合诊相同（图3-5），是对双合诊检查不足的重要弥补。通过三合诊能扪清后倾或后屈子宫大小，清楚了解盆腔后部的情况，可发现子宫后壁、宫颈旁、直肠子宫陷凹、宫骶韧带和盆腔后部有无病变，估计病变范围，特别是癌肿的浸润范围以及阴道直肠隔、骶骨前方或直肠内有无病变等。三合诊在生殖器官肿瘤、结核、子宫内膜异位症、炎症的检查时尤为重要。

E. 直肠-腹部诊：检查者一手示指伸入直肠，另一手置于腹部配合检查的方法。适用于无性生活史、阴道闭锁、经期或有其他原因不宜行双合诊检查的患者。

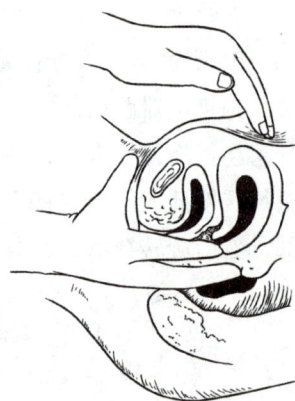

图3-5 三合诊

③记录：产科记录通常以表格形式完成，妇科记录需要通过盆腔检查，将检查结果按生殖器解剖部位顺序进行记录，详见如下。

外阴：发育情况及婚产状况（未婚、已婚未产、经产），若有异常发现，应仔细描述。

阴道：是否通畅，黏膜情况，分泌物量、色泽、性状及有无异味。

宫颈：大小、硬度，有无柱状上皮异位、糜烂、撕裂、息肉、腺囊肿、宫颈举痛、接触性出血等。

宫体：位置、大小、硬度、活动度、形态及有无压痛等。

附件：有无肿块、压痛或增厚，若扪及肿块，应记录其位置、大小、硬度、表面光滑与否、活动度、有无压痛以及与子宫和盆腔的关系，左右两侧要分别记录。

素质提升

树立隐私保护意识，践行妇产人文关怀

　　妇产科疾病主要涉及女性生殖系统，护士开展体格检查、健康教育时，各项诊疗、护理操作往往需要暴露患者隐私部位，病史采集过程还会涉及患者生理、性生活、日常行为和个人信息等重要隐私。护士对患者隐私的保护意识，直接关系到护患之间最基本的尊重和信任，如果处理不当，不仅会影响护患关系，诱发医疗纠纷，还有可能触发家庭矛盾。

　　个人隐私是患者的重要权利，保护患者隐私是妇产科专科护士应具备的职业素质，也是专业服务水平及人文关怀的重要体现。在学习中，大家要有意识地树立人文精神、践行人文关怀，争做专业技能与人文素养兼备的护理人才。

（二）心理社会评估

　　了解患者对健康问题的感受，对自己所患疾病的认识和态度，对住院、治疗和护理的期望和感受，对患者角色的接受程度。评估患者的文化背景、经济情况及社会支持系统；评估患者在就诊过程中遭遇到的困难，是否得到帮助等；评估患者的心理状态，有无焦虑、恐惧、否认、绝望、自责、沮丧、愤怒、悲哀等情绪的变化。患者对妇科检查中的暴露感到害羞、困扰、拖延或拒绝接受，应妥善应对。

【常见的护理诊断/问题】

　　护理诊断是护士使用的名词，是对患者生命历程中所遇到的生理、心理、社会和文化等方面问题的阐述，这些问题可以通过护理措施解决。护理诊断侧重于对病人现存的或潜在的健康问题或疾病的反应做出判断。例如当医生诊断为"产后出血"时，相应的护理诊断应该是"有感染的风险"。当妇产科护士通过评估全面收集护理对象的健康资料后，应对资料加以整理、分析，从而确认健康问题、形成护理诊断。护理诊断可分为现存的、潜在的、健康的和综合的几种类型，既可以按照戈登（Gordon）的11个功能性健康型态分类，也可以按照马斯洛（Maslow）的基本需要层次分类，我国目前使用的是北美护理诊断协会（North American Nursing Diagnosis Association，NANDA）认可的护理诊断。

　　护理诊断的依据多来自护理评估所获得的有关患者健康状况的主观和客观资料，也可以是危险因素。全面、真实、准确地收集资料是确定护理诊断的基础，并且收集资料是一个连续的不间断的过程，应贯穿护理的全程，以体现护理的连续性和整体性。确认相应的护理诊断或护理问题后，护士应按照其重要性和紧迫性排列先后顺序，然后根据其轻重缓急采取相应措施。

【预期目标】

　　预期目标也称为护理目标，是指通过护理干预，护士期望患者达到的健康状态或在行为上的改变，也是护理效果评价的标准。选择的预期目标是妇产科护士和患者双方合作的结果，使患者提高自我护理的能力和适应环境的能力。根据目标所需时间的长短，可将其分为短期目标和长期目标两种。

1. 短期目标　指在较短的时间内（1周或数天甚至更短的时间）能够达到的目标，常常用于住院时间较短、病情变化快者。

2. 长期目标　指需要相对较长时间（数周、数月）才能达到的目标，常常用于妇科出院患者、慢性炎症患者和术后康复患者。

长期目标和短期目标没有绝对的分界，有时长期目标的结果需要一系列短期目标才能更好地实现，护士应根据病情变化、护理评估的结果，调整护理目标，制定护理计划，帮助患者增加实现长期目标的信心。

【护理措施】

护理措施是指有助于实现预期目标的护理活动及其具体实施方法。护士针对患者的症状和体征提出护理诊断，结合护理诊断制定护理措施。通常护理措施分为三类，即：依赖性护理措施、协作性护理措施和独立性护理措施。

护理诊断的提出和护理措施的制定必须符合患者的病情，并随病情变化而随时进行调整。护理措施的制定必须具有科学性、可操作性，且具有针对性和个体差异性，并保证患者的安全和健康服务活动的协调性。

【结果评价】

护理评价即结果评价，是护理程序的最后一个步骤，是对整个护理效果的鉴定，是按预期目标所规定的时间，将护理后护理对象的健康状况与护理的预期目标进行比较并做出评定和修改。对目标部分实现或未实现的原因进行分析，找出问题所在，重新收集服务对象资料，调整护理诊断和护理计划。

1. 停止　对于已解决的护理问题，目标已全部实现，其相应的护理措施可以同时停止。

2. 修订　对护理目标部分实现和未实现的情形进行分析，然后对护理诊断、预期目标、护理措施中不恰当的地方进行修改。

3. 排除　经过分析和实践，排除已经不存在的护理问题。

4. 增加　评价也是一个再评估的过程，根据对所获得资料的判断，可发现新的护理诊断，应将这些诊断及其目标和措施加入护理计划。

在评价过程中应注意总结经验教训，不断改进和提高护理质量，以争取患者早日康复。

考虑到护理评价部分的简洁性及重复性，在后续各疾病护理中，该部分也做省略处理。

目标检测

答案解析

一、A 型题

1. 关于妇产科患者的主诉，描述正确的是（　　）

　　A. 详细询问伴随症状及与主要症状之间的关系

　　B. 患者入院主要症状及体征

　　C. 本次就诊相关的一些疾病史

　　D. 可以写本次就诊的主要诊断

　　E. 记录疾病的发生、发展变化

2. 患者，女，35 岁。足月产 1 次，无流产，早产 1 次，现存子女 2 人，可记录为（　　）

　　A. $1-0-1-2$　G_2P_2　　　　　　　　　　　B. $1-0-1-2$　G_2P_1

　　C. $1-1-0-2$　G_2P_2　　　　　　　　　　　D. $1-1-0-2$　G_2P_1

　　E. $1-0-1-2$　G_1P_1

3. 患者，女，20 岁，未婚，无性生活史，主因下腹坠胀 3 小时于妇科门诊就诊。做盆腔检查时，下列做法正确的是（　　）

　　A. 可做直肠－腹部诊，戴无菌手套

　　B. 协助患者导尿灌肠

　　C. 做双合诊时，注意戴无菌手套

　　D. 由于就诊患者较多，提醒"动作要快，都等着呢"

　　E. 嘱患者平卧于床上，两腿伸直，腹壁放松

二、名词解释

1. 双合诊
2. 三合诊
3. 直肠－腹部诊

三、简答题

简述盆腔检查的基本要求。

（张　青）

书网融合……

| 本章小结 | 微课 | 题库 |

第四章　妊娠期妇女的护理

PPT

情境导入

某女，25 岁，妊娠 32 周，喜仰卧位。今晨起床时突然出现头晕、视物模糊，突然摔倒在地，家属迅速送往医院。医院急诊测定生命体征平稳，意识清楚，心肺功能皆正常。

根据以上资料，请回答：

1. 该患者最可能的临床诊断。
2. 该类患者的护理措施。

第一节　妊娠生理

妊娠（pregnancy）是胚胎和胎儿在母体内发育成长的过程。卵子受精是妊娠的开始，胎儿及其附属物自母体排出是妊娠的终止。临床上，通常以末次月经第一天作为计算妊娠的开始，妊娠全过程约需 40 周（280 日），可分为 3 个时期：①早期妊娠；②中期妊娠；③晚期妊娠。妊娠是一个非常复杂、变化极为协调的生理过程。

一、受精与着床

（一）受精

受精是指精子与卵子的结合过程。受精通常发生在输卵管的壶腹部，排卵后 12 小时之内。

精液射入阴道后，精子经宫颈管、宫腔进入输卵管腔，此过程中精子顶体表面的糖蛋白被生殖道分泌物中的 α、β 淀粉酶降解，同时顶体膜结构中胆固醇与磷脂比率和膜电位发生变化，降低顶体膜的稳定性，此过程称为精子获能，需 7 小时左右。卵子从卵巢排出，经输卵管伞部进入输卵管内，停留在输卵管处等待受精。精子顶体外膜破裂释放出顶体酶，溶解卵子外周的放射冠和透明带，称顶体反应。借助酶的作用，精子穿过放射冠与透明带，进入卵子。一旦精子穿过透明带后，卵子细胞质的皮质颗粒释放溶酶体酶，引起透明带结构改变，阻止其他精子进入透明带，称透明带反应，保证了人类的单精子受精。已获能的精子穿过次级卵母细胞透明带为受精过程的开始，精子进入卵子后，卵子迅速完成第二次减数分裂，精原核与卵原核融合，核膜消失，染色体相互混合，形成受精卵。受精卵的形成标志着新生命的诞生。整个受精过程约需 24 小时。

（二）受精卵的输送与发育

受精卵进行有丝分裂的同时，借助输卵管蠕动和输卵管上皮纤毛摆动，向宫腔方向移动，约在受精后第 3 日，分裂成 16 个细胞的实心细胞团，称桑椹胚，随后早期囊胚形成。约在受精卵后第 4 日，早期囊胚进入宫腔。受精后第 5~6 日，早期囊胚的透明带消失，在宫腔内继续分裂发育成晚期囊胚。

（三）着床

受精后第 6~7 日开始，晚期囊胚透明带消失后逐渐埋入并被子宫内膜覆盖的过程，称受精卵植入，也称受精卵着床（图 4-1）。

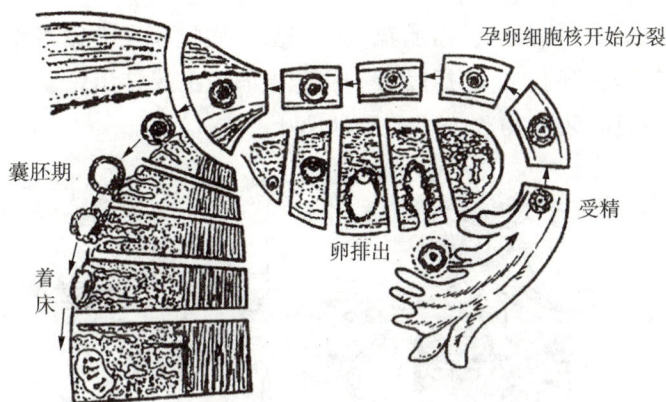

图 4-1 卵子受精与孕卵着床

受精卵着床经过定位、黏附和侵入 3 个过程。①定位：透明带消失，晚期囊胚以其内细胞团端接触子宫内膜。②黏附：晚期囊胚黏附在子宫内膜，囊胚表面滋养细胞分化为两层，外层为合体滋养细胞，内层为细胞滋养细胞。③侵入：滋养细胞穿透侵入子宫内膜、内 1/3 肌层及血管，囊胚完全埋入子宫内膜且被内膜覆盖。

受精卵着床必须具备的条件有：①透明带消失；②囊胚细胞滋养细胞分化出合体滋养细胞；③囊胚和子宫内膜同步发育且功能协调；④孕妇体内分泌足量的雌激素和孕酮。子宫有一个极短的窗口期允许受精卵着床，窗口期指在月经周期第 20~24 日之间，此时的子宫内膜在雌、孕激素的支持下具有容受性，允许受精卵着床。

（四）蜕膜

受精卵着床后的子宫内膜称为蜕膜（decidua），具有保护和营养胚胎的作用。根据其与囊胚的关系，分为 3 个部分（图 4-2）。①底蜕膜（basal decidua）：指与囊胚极滋养层接触的子宫肌层之间的蜕膜，以后发育成胎盘的母体部分。②包蜕膜（capsular decidua）：指覆盖在囊胚表面的蜕膜，在妊娠 14~16 周因羊膜腔明显增大，使包蜕膜和真蜕膜逐渐融合。③真蜕膜（true decidua）：又称壁蜕膜，指除底蜕膜和包蜕膜以外覆盖子宫腔表面的脱膜。

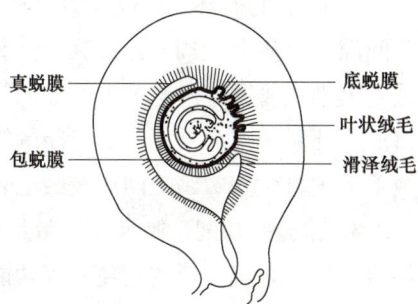

图 4-2 早期妊娠子宫蜕膜与绒毛的关系

二、胎儿附属物的形成及其功能

胎儿附属物指胎儿以外的组织，包括胎盘、胎膜、脐带和羊水，它们对维持胎儿宫内的生命及生长发育起着重要作用。

（一）胎盘

1. 胎盘的构成　胎盘由羊膜、叶状绒毛膜和底蜕膜构成，是母体与胎儿间进行物质交换的重要器官，分为胎儿面和母体面（图4-3）。

（1）羊膜　为附着在胎盘胎儿面的半透明薄膜，在胎盘的最内层，构成胎盘的胎儿部分。附着于绒毛膜板表面，光滑，无血管、神经及淋巴管。

（2）叶状绒毛膜　为胎盘的主要结构，构成胎盘的胎儿部分。绒毛膜由滋养层细胞与滋养层内面的胚外中胚层共同组成，胚胎发育3~21天，为绒毛发育分化最旺盛的时期，绒毛的形成要经历三个阶段，即：一级绒毛、二级绒毛和三级绒毛。随着绒毛不断分支并于其中长出血管，约在受精后3周开始建立胎儿循环。

（3）底蜕膜　构成胎盘的母体部分，占胎盘很小部分。底蜕膜表面覆盖来自固定绒毛的滋养层细胞，与底蜕膜共同形成绒毛间隙的底，称蜕膜板。从此板向绒毛膜伸出蜕膜间隔，不超过胎盘厚度的2/3，将胎盘母体面分成肉眼可见的20个左右的胎盘小叶。

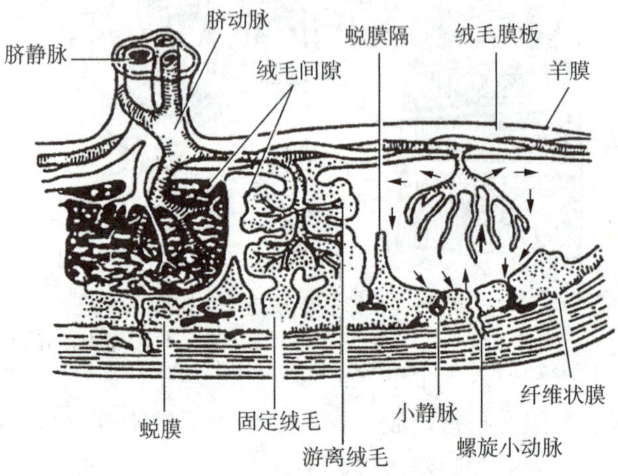

图4-3　胎盘模式图

2. 胎盘的形态　妊娠足月胎盘呈盘状，多为圆形或椭圆形，重450~650g，直径16~20cm，中央厚，边缘薄，平均厚约1~3cm。胎盘的母体面粗糙，呈暗红色，因蜕膜间隔形成若干不规则的浅沟，由18~20个胎盘小叶组成。胎盘的胎儿面光滑，呈灰白色，表面为羊膜，近中央或稍偏处有脐带附着。

3. 胎盘的循环　底蜕膜的螺旋小动脉和小静脉开口于绒毛间隙，动脉内较高的压力把血液喷入绒毛间隙，再散向四周，经蜕膜小静脉回流入母体血液循环，故绒毛间隙中充满母血；胎儿血自脐动脉入绒毛毛细血管网，经与绒毛间隙的母血进行物质交换，再经脐静脉入胎体内。故胎盘有母体和胎儿两套血液循环系统，血液在各自封闭的管道内循环，互不相混。母儿间物质交换是在绒毛间隙进行，间隙有绒毛毛细血管壁、绒毛间质及绒毛表面细胞层，以渗透、扩散和细胞选择的方式进行。

4. 胎盘的功能　胎盘介于胎儿与母体之间，是维持胎儿在母体宫腔内生长发育的重要器官，具有物质交换、防御、合成及免疫等功能。胎盘的物质交换及转运方式主要如下。①简单扩散：即低分子量的物质由高浓度区向低浓度区扩散，不消耗能量，如O_2、CO_2、水、钠钾电解质等。②易化扩散：也是自高浓度区向低浓度区扩散，不消耗能量，但需借助于细胞膜上的载体才能完成，如葡萄糖的转运。③主动运输：指借助于细胞膜上的泵蛋白使物质由低浓度区向高浓度区运输。此过程需消耗能量，如氨基酸、水溶性维生素、钙、铁等。④其他：较大的物质可通过血管合体膜的裂隙，或通过细胞质膜的内陷吞噬后，继之膜融合，形成小泡向细胞内移动等方式转运，如大分子蛋白质、免疫球蛋白等。

胎盘的功能包括气体交换、营养物质供应、排出胎儿代谢产物、防御功能、合成功能等。

（1）气体交换　母儿间的 O_2 和 CO_2 在胎盘中以简单扩散方式交换，相当于胎儿呼吸系统的功能。

（2）营养物质供应　替代胎儿消化系统的功能。葡萄糖是胎儿代谢的主要能源，以易化扩散方式通过胎盘；氨基酸浓度在胎血高于母血，以主动运输方式通过胎盘；脂肪酸能较快地以简单扩散方式通过胎盘；电解质及维生素多数以主动运输方式通过胎盘；胎盘含有多种酶，可将复杂化合物分解为简单物质（如脂质分解为游离脂肪酸）后供给胎儿，也能将简单物质合成（如氨基酸合成为蛋白质）后供给胎儿。

（3）排出胎儿代谢产物　替代胎儿泌尿系统的功能。如尿素、尿酸、肌酐、肌酸等，经胎盘进入母血，由母体排出体外。

（4）防御功能　胎盘可通过阻止母血中某些有害物质进入胎儿血液的方式完成防御功能，但这种防御功能极为有限。各种病毒（如风疹病毒、流感病毒、巨细胞病毒等）及分子量小的对胚胎及胎儿有害的药物，均可通过胎盘影响胎儿，致畸甚至死亡。而细菌、弓形虫、衣原体、螺旋体等虽不能通过胎盘屏障，但可先侵犯胎盘，破坏绒毛结构形成病灶后再进入胎体感染胚胎及胎儿。母血中某些免疫物质如 IgG 可以通过胎盘，使胎儿得到抗体，出生后短时间内获得被动免疫力。

（5）合成功能　胎盘是一个具有内分泌功能的器官，具有合成激素和酶的能力。激素有蛋白激素（如人绒毛膜促性腺激素、人胎盘催乳素等）和甾体激素（如雌激素、孕激素等）；酶有缩宫素酶和耐热性碱性磷酸酶等。人绒毛膜促性腺激素：受精后第 6 日受精卵滋养层形成时，胚胎合体滋养细胞即开始分泌，受精 10 日后可用放射免疫法自母体血清中测出，成为诊断早孕的最敏感方法。着床后 10 周分泌达高峰，持续 10 日左右迅速下降，产后 2 周内消失。

①人绒毛膜促性腺激素（hCG）的功能：维持月经黄体寿命，使月经黄体增大发育成妊娠黄体，增加甾体激素的分泌以维持妊娠；促进雄激素芳香化转化为雌激素，同时刺激孕酮形成；抑制植物血凝素对淋巴细胞的刺激作用，hCG 能吸附于滋养细胞表面，避免胚胎滋养层细胞被母体淋巴细胞攻击；刺激胎儿睾丸分泌睾酮，促进男胎性分化；能与母体甲状腺细胞 TSH 受体结合，刺激甲状腺活性。

②人胎盘催乳素（hPL）：由合体滋养层细胞分泌，于妊娠 5~6 周用放射免疫法可在母体血浆中测出。hPL 随妊娠进展分泌量持续增加，至妊娠 34~36 周达高峰，并维持至分娩，产后迅速下降，约在产后 7 小时即不能测出。hPL 的主要功能：促进乳腺腺泡发育，刺激乳腺上皮细胞合成乳白蛋白等，为产后泌乳做准备；有促胰岛素生成作用，使母血胰岛素浓度增高，促进蛋白质合成；通过脂解作用，提高游离脂肪酸、甘油浓度，抑制母体对葡萄糖的摄取，使多余的葡萄糖运送给胎儿，成为胎儿的主要能源，也成为蛋白质合成的来源；抑制母体对胎儿的排斥作用。可以认为，hPL 是通过母体促进胎儿发育的重要的"代谢调节因子"。

③雌激素和孕激素：妊娠早期由卵巢中的妊娠黄体产生，妊娠 8~10 周后主要由胎盘合成。雌激素与孕激素协同作用，对子宫内膜、子宫肌层、乳腺的变化起重要作用，共同参与妊娠期母体各系统的生理变化。

④其他：胎盘能合成缩宫素酶、耐热性碱性磷酸酶、细胞因子与生长因子等，对胚胎、胎儿的营养及免疫保护有一定作用。

（二）胎膜

胎膜由绒毛膜和羊膜组成，对胎儿起着一定的保护作用。胎膜外层为绒毛膜，与包蜕膜相邻的绒毛在发育过程中因缺乏营养供应而逐渐退化，称平滑绒毛膜，至妊娠晚期与羊膜紧密相贴，但可与羊膜完全分开。胎膜内层为羊膜，羊膜部分覆盖胎盘的胎儿面，为半透明无血管的薄膜，与覆盖胎盘、脐带的羊膜层相连接。

（三）脐带

脐带是连接胎儿与胎盘间的条索状组织，由胚胎发育过程中的体蒂发展而来。脐带一端连接胎儿腹壁脐轮，另一端附着于胎盘的胎儿面，胚胎及胎儿借助脐带悬浮于羊水中。足月胎儿的脐带长 30 ~ 100cm，平均约 55cm，直径 0.8 ~ 2.0cm，表面有羊膜覆盖呈灰白色。内有一条管腔大而管壁薄的脐静脉和两条管腔小而管壁厚的脐动脉，因脐血管较长，使脐带呈螺旋状迂曲。血管周围为含水量丰富的胶样组织，有保护脐血管的作用，称华通胶。脐带是母体与胎儿进行气体交换、营养物质供应及代谢产物排出的重要通道，脐带受压使血流受阻时，可致胎儿缺氧，甚至危及胎儿生命。

（四）羊水

羊水为充满羊膜腔的液体。

1. 羊水的来源 主要有三种途径。①母体血清经胎膜进入羊膜腔的透析液是妊娠早期羊水的主要来源。②来源于胎儿的代谢产物：妊娠中期以后，胎儿肾脏已有排泄功能，产生胎尿，为羊水的主要来源。③妊娠晚期胎儿肺参与羊水的生成，每日 600ml ~ 800ml 液体从肺泡分泌至羊膜腔。

2. 羊水的吸收 主要途径：①约 50% 由胎膜完成；②胎儿吞咽羊水，第 3 ~ 4 个月的胎儿已有吞咽动作，妊娠足月胎儿 24 小时可吞咽羊水 500 ~ 700ml；③胎盘及脐带表面羊膜上皮吸收；④胎儿体表皮肤吸收，但量很少。妊娠中期后，表皮细胞逐渐角化，吸收羊水功能亦减退。

3. 母体、胎儿、羊水三者间的液体平衡 羊水在羊膜腔内不断进行液体交换，以保证羊水不断更新且保持羊水量相对恒定。母儿间的液体交换主要通过胎盘，每小时约 3600ml；母体与羊水的交换主要通过胎膜，每小时约 400ml；羊水与胎儿间主要通过胎儿消化道、呼吸道、泌尿道以及角化前皮肤进行交换。

4. 羊水量、性状及成分 羊水量随妊娠进展渐增，妊娠 38 周约 1000ml，此后羊水量逐渐减少，妊娠 40 周羊水量约 800ml，过期妊娠羊水量明显减少，可至 300ml 以下。妊娠早期羊水为无色澄清液体，弱碱性；足月时略浑浊，内含胎脂、少量激素、胎儿脱落的上皮细胞、毳毛及消化道、呼吸道分泌产物等有形成分。妊娠足月时羊水比重为 1.007 ~ 1.025，pH 为 7.20。利用羊膜腔穿刺抽取羊水，进行细胞学、染色体和酶化学分析，可诊断胎儿某些先天性畸形和其他遗传疾病，并了解胎儿宫内发育状况。

5. 羊水的功能

（1）保护胎儿 ①缓和腹部外来压力或冲击，避免胎儿直接受到损伤；②使临产后宫缩产生的压力均匀分布，防止胎儿局部受压所致的胎儿窘迫；③羊水能稳定羊膜腔内温度；④保持胎儿体内水平衡；⑤防止胎儿肢体粘连。

（2）保护母体 ①减少胎动带给母体的不适感；②在分娩过程中，羊水形成前羊水囊扩张宫口及阴道；③破膜后羊水冲洗阴道，减少感染机会。

三、胚胎、胎儿发育及生理特点

（一）胚胎及胎儿发育分期

妊娠从末次月经第 1 日开始算起，通常比排卵或受精时间提前 2 周，比着床时间提前 3 周。全过程约为 280 日，即 40 周。妊娠 10 周（受精后 8 周）内的人胚称为胚胎，是器官分化、形成的时期。自妊娠 11 周（受精后 9 周）起称为胎儿，是各器官进一步生长、发育成熟的时期。

（二）胚胎及胎儿发育特征

以 4 周（一个妊娠月）为一个孕龄，对胚胎、胎儿发育的特征描述如下。

4 周末：可以辨认出胚盘与体蒂。

8 周末：胚胎初具人形，头约占整个胎体的一半。能分辨出眼、耳、鼻、口、手指及足趾。心脏已形成，超声显像可见早期心脏且有搏动。

12 周末：胎儿身长约 9cm，体重约为 20g。外生殖器已发育。胎儿四肢可活动。

16 周末：胎儿身长约 16cm，体重约为 110g。从外生殖器可确认胎儿性别。开始出现呼吸运动，皮肤菲薄，已长出毛发。部分孕妇已能自觉胎动。

20周末：胎儿身长约25cm，体重约320g。开始出现吞咽、排尿功能，经孕妇腹壁能听到胎心音。自20周至满28周前娩出的胎儿，称有生机儿。

24周末：胎儿身长约30cm，体重约630g。各脏器均已发育，开始有皮下脂肪，但量少。出生后可有呼吸，但生存力极差。

28周末：胎儿身长约35cm，体重约1000g。皮下脂肪沉积不多，眼睛半张开。有呼吸运动，此期出生新生儿易患特发性呼吸窘迫综合征，加强护理可存活。

32周末：胎儿身长约40cm，体重约1700g。面部毳毛已脱，生活力尚可。

36周末：胎儿身长约45cm，体重约2500g。皮下脂肪发育良好，指（趾）甲已达指（趾）端。出生后能啼哭及吸吮，生活力良好。

40周末：胎儿身长约50cm，体重约3400g。发育成熟，皮肤粉红，外观体形丰满，男性睾丸已降至阴囊内，女性大、小阴唇发育良好。出生后哭声响亮，吸吮能力强，能很好存活。

妊娠前20周（即前5个妊娠月）的胎儿身长（cm）=妊娠月数的平方。妊娠后20周（即后5个妊娠月）的胎儿身长（cm）=妊娠月数×5。可依据新生儿身长判断胎儿月份。

（三）胎儿生理特点

1. 循环系统

（1）解剖学特点　脐静脉1条和脐动脉2条，动脉导管出生后闭锁为动脉韧带，卵圆孔在出生后6个月完全闭锁。

（2）血液循环特点　胎儿体内无纯动脉血，而是动静脉混合血。进入心、肝、头部及上肢的血液，含氧量较高、营养较丰富以适应需要；注入肺及身体下半部的血液，含氧量及营养较少。

2. 血液系统

（1）红细胞生成　妊娠早期红细胞主要来自卵黄囊，妊娠10周时在肝脏，以后以骨髓、脾为主要造血器官。妊娠32周以后的早产儿及妊娠足月儿的红细胞数均增多，约为6.0×10^{12}/L。胎儿红细胞生命周期短，仅为成人的2/3，需不断生成红细胞。

（2）血红蛋白生成　妊娠前半期均为胎儿血红蛋白，含胎儿血红蛋白的红细胞对氧有较高的亲和力。至妊娠最后4~6周，成人血红蛋白增多，至临产时胎儿血红蛋白仅占25%。

（3）白细胞生成　妊娠12周胸腺、脾产生淋巴细胞，成为体内抗体的主要来源。妊娠足月时白细胞计数可达$(15 \sim 20) \times 10^9$/L。

3. 呼吸系统　胎儿的呼吸功能是通过母儿血液在胎盘进行气体交换完成的。B型超声于妊娠11周可观察到胎儿胸壁运动，妊娠16周出现能使羊水进出呼吸道的呼吸运动，频率为30~70次/分。胎儿窘迫时出现大喘息样呼吸或暂时停止。

4. 神经系统　胎儿大脑随妊娠进展逐渐发育长大，胚胎期脊髓已长满椎管，但随后的生长缓慢。妊娠24~26周胎儿在宫内已能听见一些声音，妊娠28周胎儿对光开始出现反应，对形象及色彩的视觉出生后才逐渐形成。

5. 消化系统

（1）胃肠道　妊娠11周小肠有蠕动，妊娠16周胃肠功能基本建立，胎儿能吞咽羊水，吸收水分、氨基酸、葡萄糖及其他可溶性营养物质。

（2）肝脏　胎儿肝内缺乏许多酶，不能结合因红细胞破坏产生的大量游离胆红素，胆红素大部分由母体肝脏代谢后排出，少部分在肝内结合，经胆道氧化成胆绿素排入肠道。胆绿素的降解产物导致胎粪呈黑绿色。

6. 泌尿系统　妊娠11~14周胎儿肾脏有排尿功能，妊娠14周胎儿膀胱内已有尿液。胎儿通过排尿参与羊水的循环。

7. 内分泌系统 胎儿甲状腺是最早发育的内分泌腺，于妊娠第 6 周开始发育，妊娠 12 周已能合成甲状腺激素。胎儿肾上腺发育良好，胎儿肾上腺皮质主要由胎儿带组成，能分泌大量甾体激素，与胎儿肝、胎盘、母体共同完成雌三醇合成。妊娠 12 周胎儿胰腺开始分泌胰岛素。

第二节 妊娠期母体的变化

妊娠是一个正常生理过程，为了满足胎儿生长发育的需要，在胎盘产生激素和神经内分泌的影响下，孕妇生理、心理、社会均会发生一系列适应性的变化并为分娩做准备。

一、生理变化

（一）生殖系统

1. 子宫 妊娠后子宫变化最明显，孕育胚胎和胎儿，同时在分娩过程中起着重要作用。

（1）子宫大小 子宫体积非孕时为（7～8）cm×（4～5）cm×（2～3）cm，妊娠足月时可增至 35cm×25cm×22cm；子宫重量从非孕时的 50g 可增至妊娠足月时的约 1100g，增大约 20 倍；宫腔容量由非孕时的 5ml 增至妊娠足月时的约 5000ml，增加约 1000 倍。子宫肌壁厚度非孕时约 1cm，妊娠中期逐渐增厚达 2.0～2.5cm，至妊娠末期又逐渐变薄为 1.0～1.5cm。

（2）子宫形态 由倒置的梨形变为球形或椭圆形。妊娠 12 周后，增大的子宫可在耻骨联合上方触及。妊娠晚期子宫呈长椭圆形且轻度右旋，与乙状结肠和直肠在盆腔左后侧占据有关。自妊娠 12～14 周起，子宫出现不规则无痛性收缩，其特点为稀发、不规律和不对称，随妊娠进展而逐渐增加，但宫缩时宫腔内压力通常为 5～25mmHg，持续时间不足 30 秒，不伴宫颈的扩张，这种生理性无痛宫缩称为 Braxton Hicks 收缩。

（3）子宫峡部 是位于宫体与宫颈之间最狭窄的部位，非孕时长约 1cm，临产后可伸展至 7～10cm，成为产道的一部分，称子宫下段，是产科手术学的重要解剖结构。

（4）子宫颈 妊娠后在激素的作用下，宫颈黏膜充血，组织水肿，宫颈腺体增生，外观肥大，变软呈紫蓝色。妊娠期宫颈黏液增多，形成黏稠的黏液栓，阻止细菌入侵。子宫颈主要成分为胶原丰富的结缔组织，不同时期这些结缔组织重新分布使妊娠期子宫颈关闭，维持至足月，分娩期子宫颈扩张以及产褥期子宫颈迅速复旧。

（5）子宫内膜 受精卵着床后，在孕激素、雌激素的作用下，子宫内膜腺体增大，腺上皮细胞内糖原增加，结缔组织细胞肥大，血管充血，此时的子宫内膜称为蜕膜。

（6）子宫血流量 妊娠期子宫血管扩张、增粗，子宫血流量增加，以适应胎儿–胎盘循环的需要。妊娠早期子宫血流量为 50ml/min，主要供应子宫肌层和蜕膜。妊娠足月时，子宫血流量为 450～650ml/min，其中 80%～85% 供应胎盘。子宫螺旋血管行走于子宫肌纤维之间，子宫收缩时血管被紧压，子宫血流量明显减少。宫缩过强可致胎儿宫内缺氧，而有效的子宫收缩是产后子宫胎盘剥离面迅速止血的主要机制。

2. 卵巢 妊娠期停止排卵，妊娠黄体产生雌激素及孕激素，维持妊娠，10 周后黄体功能由胎盘取代，黄体开始萎缩。

3. 输卵管 妊娠期输卵管伸长，肌细胞没有肥大，故肌层增厚不明显，黏膜上皮细胞变扁平，可出现蜕膜细胞。

4. 阴道黏膜 着色、增厚、皱襞增加，伸展性增加，周围结缔组织变软，为分娩做准备。阴道黏膜上皮增生及脱落细胞增加，分泌物增多呈白色糊状。阴道上皮细胞含糖原增加，乳酸含量增多，使阴道分泌物 pH 降低，不利于一般致病菌生长，但易受白假丝酵母菌感染。

5. 外阴　局部充血，表皮增厚，大、小阴唇色素沉着，结缔组织变软，伸展性增加，有利于分娩时胎儿通过。妊娠时由于增大子宫的压迫作用，盆腔及下肢静脉血回流障碍，部分孕妇可有外阴或下肢静脉曲张，产后多自行消失。

（二）乳房

妊娠期胎盘分泌大量雌激素，刺激乳腺腺管发育；分泌大量孕激素，刺激乳腺腺泡发育。同时，在垂体催乳素、人胎盘催乳素、胰岛素及皮质醇等激素的协同作用下，妊娠早期乳房增大，孕妇自觉乳房发胀或偶有刺痛。乳房浅静脉明显可见。乳头、乳晕增大，着色，乳晕外围的皮脂腺肥大形成散在的结节状小隆起，称蒙氏结节。妊娠末期，尤其在接近分娩期挤压乳房时，可有数滴稀薄黄色乳汁溢出，称初乳（colostrum），乳汁正式分泌在分娩后。

（三）循环系统

1. 心脏　妊娠后期膈肌升高，心脏向左、向上、向前移位，更贴近胸壁，心尖搏动向左移 1～2cm，心肌肥厚，心脏容量从妊娠早期至妊娠末期约增加 10%，心浊音界稍扩大。心脏移位使大血管轻度扭转，加之血流量增加及血液流速加快，部分孕妇心尖区与肺动脉瓣区可闻及柔和的收缩期吹风样杂音，产后逐渐消失。心率于妊娠晚期增加 10～15 次/分。

2. 心排出量　心排出量的增加是妊娠期循环系统最重要的改变。心排出量自妊娠 8～10 周逐渐增加，妊娠 32～34 周达高峰，持续至分娩。左侧卧位心排出量较未孕时约增加 30%。临产后，特别在第二产程产妇屏气用力心排出量显著增加，胎儿娩出后，回心血量剧烈增加，产后 1 小时内心排血量可增加 20%～30%，持续至产后 3～4 天。有基础心脏病的孕妇易在妊娠期和分娩期发生心衰。

3. 血压　妊娠早期及中期血压偏低，妊娠 24～26 周后血压及脉压均轻度升高。孕妇体位影响血压，坐位高于仰卧位。当孕妇长时间处于仰卧位时，增大的子宫压迫下腔静脉，回心血量减少，心排血量随之减少，迷走神经兴奋，出现血压下降、轻微头痛、头晕和心悸等现象，称仰卧位低血压综合征。侧卧位时能解除子宫压迫，减轻症状。因此，妊娠中、晚期鼓励孕妇侧卧位休息。

4. 静脉压　由于增大的子宫压迫下腔静脉使血液回流受阻，加之血容量增加，孕妇股静脉压多升高，可出现下肢酸胀、水肿，且易发生下肢、外阴静脉曲张和痔疮。

（四）血液系统

1. 血容量　孕妇血容量自妊娠 6～8 周开始增加，中期增加较快，妊娠 32～34 周达高峰，约增加 45%，平均约 1450ml，其中血浆增加约 1000ml，红细胞增加约 450ml，血浆增加多于红细胞增加，出现血液稀释，称生理性贫血。妊娠期血液生理稀释有助于增加子宫和其他器官的血流量，利于胎儿宫内生长发育。

2. 血液成分

（1）红细胞　由于血液稀释，妊娠期妇女的红细胞、血红蛋白值和血细胞比容均较非妊娠期妇女低。妊娠期红细胞计数约为 3.6×10^{12}/L（非孕妇女约为 4.2×10^{12}/L），血红蛋白值约为 110g/L（非孕妇女约为 130g/L），血细胞比容为 0.31～0.34（非孕妇女为 0.38～0.47）。

（2）白细胞　自妊娠 7～8 周开始轻度增加，至妊娠 30 周达高峰，约为（5～12）$\times 10^9$/L，有时可达 15×10^9/L，主要为中性粒细胞增多。

（3）凝血因子　妊娠期血液处于高凝状态，应为防止围产期出血做好准备。凝血因子Ⅱ、Ⅴ、Ⅶ、Ⅷ、Ⅸ、Ⅹ均增加，仅凝血因子Ⅺ、ⅩⅢ及血小板计数稍下降。部分孕妇于妊娠晚期可见凝血酶原时间及凝血活酶时间稍缩短，但凝血时间改变不明显。

（4）血浆蛋白　因血液稀释，血浆蛋白减少，主要是白蛋白，约为 35g/L，以后持续此水平直至分娩。

（五）泌尿系统

妊娠期肾血浆流量增加 35%，肾小球滤过率增加 50%，排尿量增加。仰卧位时肾血浆流量与肾小球滤过率增加更为显著，故孕妇夜尿量多于日尿量。肾小球对葡萄糖的滤过能力加强，而肾小管的重吸收能力不能相应增加，尿中有少量糖排出，称妊娠生理性糖尿，需注意与真性糖尿病的区别。

妊娠早期，增大的子宫压迫膀胱，易出现尿频；中期妊娠以后，子宫体高出盆腔，压迫膀胱的症状消失。受雌、孕激素影响，输尿管增粗、变长、弯曲且泌尿系统平滑肌张力降低，蠕动减弱，尿流缓慢，肾盂及输尿管轻度扩张，导致尿液引流不畅，故孕妇易患急性肾盂肾炎，以右侧多见。妊娠末期胎头入盆后，膀胱受压，再次出现尿频，甚至出现尿失禁。

（六）呼吸系统

妊娠中期，孕妇耗氧量增加 10%～20%，肺通气量约增加 40% 以满足孕妇本身及胎儿氧的需要。妊娠期，子宫增大，膈肌上升，肋膈角增宽，肋骨外展，胸腔周径增加，膈肌活动幅度减少，胸廓活动加大。孕妇以胸式呼吸为主，呼吸次数不超过 20 次/分，但呼吸较深。受雌激素影响，呼吸道黏膜充血、水肿，易发生上呼吸道感染。

（七）消化系统

妊娠期受大量雌激素影响，孕妇会出现齿龈肥厚、充血、水肿、易出血等表现；受孕激素影响，胃肠平滑肌张力下降使蠕动减弱，胃排空时间延长，易出现上腹部饱胀感；贲门括约肌松弛，胃内容物反流入食管下段可产生烧灼感；肠蠕动减弱，粪便在大肠内停留时间延长而出现便秘，常引起痔疮或使原有痔疮加重。

（八）内分泌系统

由于大量雌、孕激素对下丘脑、垂体的负反馈作用，促性腺激素分泌减少，故妊娠期间卵巢不再排卵；催乳素可促进乳腺发育，为产后泌乳做准备；促甲状腺激素和促肾上腺皮质激素分泌增加，但无功能亢进的表现，促黑素细胞刺激激素的分泌增加，使孕妇皮肤色素沉着。

（九）皮肤

孕妇体内促黑素细胞刺激激素增加，黑色素分泌增加，使孕妇面颊部、乳头、乳晕、腹白线、外阴等处出现色素沉着。颜面部出现蝶状褐色斑，称妊娠黄褐斑，产后可减退。随着妊娠子宫增大，孕妇腹壁皮肤弹性纤维断裂，使腹壁皮肤出现紫色或淡红色不规律平行略凹陷的条纹，称妊娠纹，产后呈银白或灰白色，持久不退。

（十）骨骼、关节及韧带

妊娠期间骨质通常无改变，仅在妊娠次数过多、过密且未能补充维生素 D 及钙时，会引起骨质疏松。部分孕妇自觉腰骶部及肢体疼痛不适，可能与松弛素使骨盆韧带及椎骨间的关节、韧带松弛有关。部分孕妇耻骨联合松弛，分离致明显疼痛、活动受限，产后往往消失。妊娠晚期由于重心前移，为保持身体平衡，孕妇脊柱前凸，背伸肌群过度活动，腰腹向前，胸部向后，颈部向前，形成典型的孕妇姿势。

（十一）新陈代谢的变化

1. 新陈代谢　基础代谢率自妊娠中期逐渐增高，至妊娠晚期可增高 15%～20%。

2. 体重　妊娠早期体重增加不明显，妊娠足月时体重平均约增加 12.5kg；若每周体重增加超过 500g，需警惕隐性水肿。

3. 糖代谢　孕妇空腹血糖值稍低于非孕妇女；餐后则易出现高血糖、高胰岛素血症；糖耐量试验可见血糖增高幅度大且恢复延迟；妊娠期胎盘产生大量抗胰岛素物质，降低胰岛素降糖效果。

4. 脂肪代谢　血脂增高50%，但妊娠期能量消耗多，体内动用大量脂肪使血中酮体增加，易发生酮血症。

5. 蛋白质代谢　孕妇需要大量蛋白质，以满足母体及胎儿的需要，若蛋白储备不足，可出现显性或隐性水肿。

6. 水代谢　妊娠期机体水分平均增加7L，一般水钠潴留与排泄成适当比例，不引起水肿。但在妊娠末期，因组织间液增加1~2L，可导致水肿发生。

7. 矿物质代谢　胎儿生长发育需要大量钙、磷、铁，足月妊娠胎儿骨骼储存约30g钙，其中80%在妊娠最后3个月内积累。因此，妊娠最后3个月应补充维生素D及钙。妊娠期孕妇约需要1000mg的铁，其中300mg转运至胎盘、胎儿，500mg用于母体红细胞生成，200mg通过各种生理途径（主要为胃肠道排泄）。妊娠期铁的需求主要在妊娠晚期，6~7mg/d，故妊娠期要补充足量的铁，以满足胎儿及母体造血的需要，为分娩和哺乳做准备。

二、心理变化

妊娠期是女性一生中非常特殊的一个时期，是家庭生活的转折点。新生命的诞生使孕妇家庭面临结构与角色的改变，原有的生活状态和互动情形也发生改变，使家庭经济负担加重，家庭中每个成员的心理和社会适应均需进行重新调整。因此，应了解妊娠期孕妇及家庭成员的心理变化，并对其进行正确指导，使孕妇及家庭能妥当地调适，迎接新生命的到来。孕妇常见心理反应如下。

1. 震惊：在妊娠初期无论是否是计划妊娠，几乎所有孕妇都会惊讶或震惊。

2. 心理变化：在惊讶和震惊的同时，孕妇会出现矛盾的心理，尤其是计划外怀孕的妇女。

3. 妊娠进展，尤其在胎动出现后，孕妇真正感受到"孩子"的存在，开始接受妊娠的事实，出现"筑巢反应"，计划为孩子买衣服、床等，学习喂养和生活护理等知识，给孩子起名字等。

4. 由于体内激素水平的变化，孕妇会变得易发怒、哭泣、烦躁、无法控制自己的情绪等，常使丈夫和家属感到困惑和不知所措，严重者影响夫妻间感情。

5. 自己即将成为母亲，孕妇会经常反省自己过去与母亲的关系，通过内省逐渐形成对母亲角色责任的认识，有利于孕妇将来向母亲角色的转变。

美国心理学家鲁宾（Rubi，1984）提出，妊娠期妇女为了接受新生儿的诞生，维特个人及家庭的功能完整，必须完成4项妊娠期母性的心理发展任务：①确保自己及胎儿能安全顺利地度过妊娠期、分娩期；②促使家庭重要成员接受新生儿；③学习对孩子贡献自己；④情绪上与胎儿连成一体。

第三节　妊娠诊断

妊娠期从末次月经的第一日开始计算，约为280日（40周）。依据胎儿生长发育的特点和母体的变化，临床上将妊娠全过程分为3个时期：①早期妊娠，妊娠未达14周；②中期妊娠，第14~27周末；③晚期妊娠，第28周及以后。

一、早期妊娠诊断

早期妊娠也称为早孕，是胚胎形成、胎儿器官分化的重要时期，因此，早期妊娠诊断主要是确定妊娠、胎数、孕龄及排除异位妊娠等病理情况。

（一）临床表现

1. 症状

（1）停经　生育年龄有正常性生活的健康妇女，平时月经周期正常，一旦月经过期，应疑为妊娠。若停经已达 10 日以上，应高度怀疑妊娠。停经是妊娠最早、最重要的症状，但停经不一定就是妊娠，如内分泌失调、产后哺乳期、口服避孕药等也可有停经现象，需注意鉴别。

（2）早孕反应　有 60% 的妇女约在妊娠 6 周出现畏寒、头晕、乏力、嗜睡、食欲不振、喜食酸物或厌恶油腻、恶心、晨起呕吐等症状，称早孕反应，多于妊娠 12 周左右自行消失，可能与 hCG 增多、胃酸分泌减少、胃排空时间延长等有关。

（3）尿频　为妊娠早期子宫增大压迫膀胱所致。妊娠 12 周后，子宫逐渐增大超出盆腔，尿频症状自然消失。

2. 体征

（1）乳房的变化　受雌、孕激素影响，乳房逐渐增大。孕妇自觉乳房胀痛，初孕妇较明显。乳头、乳晕皮肤着色加深，乳晕周围有蒙氏结节出现。哺乳孕妇妊娠后，乳汁明显减少。

（2）生殖器官的变化　于妊娠 6~8 周行阴道窥器检查，可见阴道壁及宫颈充血，呈紫蓝色。双合诊检查宫颈变软，子宫峡部极软，感觉宫颈与宫体似不相连，称黑加征（Hegar sign），是早期妊娠特有的体征变化。妊娠 8 周时全子宫增大变软，子宫约为非孕时的 2 倍，妊娠 12 周约为非孕时的 3 倍，宫底超出盆腔，可在耻骨联合上方触及。

（二）相关检查

1. 妊娠试验　受精卵着床后不久即可用放射免疫学方法测定孕妇血 hCG 水平升高。临床上多采用早早孕试纸法检测孕妇尿液，结果阳性结合临床表现可协助早期妊娠诊断。

2. 超声检查　是目前临床确定早孕最快速、最准确的方法。妊娠早期超声检查的主要目的是确定宫内妊娠、排除异位妊娠，滋养细胞疾病、盆腔肿块等。确定胎数，若为多胎，可通过胚囊数目和形态判断绒毛膜性。阴道超声较腹部超声诊断早孕可提前 1 周，最早于妊娠 4~5 周时可见圆形或椭圆形的妊娠囊；妊娠 5 周，妊娠囊内可见胚芽与原始心管搏动，可确定为早期妊娠、活胎。

3. 宫颈黏液检查　宫颈黏液量少质稠，拉丝度差，涂片干燥后光镜下见到排列成行的椭圆体，未见羊齿植物叶状结晶，则早期妊娠的可能性大。

4. 黄体酮试验　利用孕激素在体内突然撤退能引起子宫出血的原理，对疑为早孕的妇女，每日肌内注射黄体酮 20mg，连用 3~5 日。如停药后 7 日仍未见阴道流血，则早孕的可能性大。如停药后 3~7 日内出现阴道流血，则排除早孕。

5. 基础体温测定　双相型体温的妇女，体温升高相持续 18 日不见下降，早期妊娠可能性大；若持续 3 周不下降，则考虑早期妊娠。基础体温曲线不能反映胚胎的发育情况。

二、中、晚期妊娠诊断

中、晚期妊娠是胎儿生长发育和各器官发育成熟的重要时期，主要的妊娠诊断是判断胎儿生长发育情况、宫内状况和发现胎儿畸形。

（一）临床表现

孕妇有早期妊娠经过，且子宫明显增大，自感胎动，触及胎体，听诊有胎心音。

1. 子宫增大　随着妊娠周数的增加，孕妇腹部隆起，手测宫底高度或尺测耻骨联合上子宫高度可初步估计胎儿大小及孕周（图 4-4）。

2. 胎动　胎儿在子宫内冲击子宫壁的活动称为胎动，是监测胎儿宫内安危的重要指标之一。孕妇多于妊娠 20 周左右开始自觉胎动，胎动每小时为 3 ~ 5 次。妊娠 28 周以后，正常胎动次数≥10 次/2 小时。妊娠周数越多，胎动越活跃，但至妊娠末期胎动逐渐减少。腹壁薄且松弛的孕妇，经腹壁可见胎动。

图 4 - 4　妊娠周数与宫底高度

3. 胎心音　听到胎儿心音可确诊妊娠且为活胎。妊娠 12 周后用多普勒胎心听诊仪可听到胎心音，妊娠 18 ~ 20 周用听诊器可经孕妇腹壁听到胎儿心音。胎心音呈双音，似钟表"滴答"声，速度较快。正常值为 110 ~ 160 次/分，应与子宫杂音、腹主动脉音、脐带杂音、胎盘的血流音相鉴别。

4. 胎体　妊娠 20 周以后，经腹壁可触到子宫内的胎体，至妊娠 24 周后，用四步触诊法可区分胎体不同部分。胎头圆而硬，有浮球感；胎背宽而平坦饱满；胎臀软而宽，形状不规则；胎儿肢体小且有不规则的活动。随妊娠进展，通过四步触诊法能够查清胎儿在子宫内的位置。

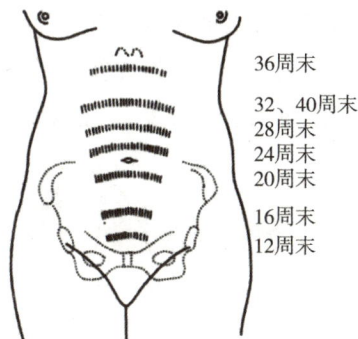

（二）相关检查

1. 超声检查　显示胎儿数目、胎产式、胎先露及胎方位、胎心搏动情况及胎盘位置、分级，测量胎头双顶径、头围、腹围、股骨长等多条胎儿径线，并可测量羊水量，观察胎儿有无明显体表畸形等。超声多普勒法能探出胎心音、胎动音、脐带血流音及胎盘血流音。

2. 胎儿心电图　在胎儿心脏异常的诊断中有较重要价值。于妊娠 12 周后能显示较规律的图形，于妊娠 20 周后检出的成功率高。

三 、胎产式、胎先露、胎方位

妊娠 28 周前，羊水较多，胎体较小，因此胎儿在子宫内活动范围较大，在宫内的位置和姿势易于改变。妊娠 32 周后，羊水相对减少，胎儿与子宫壁贴近，胎儿的姿势和位置相对恒定。分娩前胎儿在宫内的位置正常与否与能否顺利分娩和母婴安全有直接的关系。

（一）胎产式

胎产式指胎儿身体纵轴与母亲身体纵轴的关系（图 4 -5）。两纵轴平行者，称纵产式，占足月妊娠分娩总数的 99.75%；两纵轴垂直者，称横产式，占足月妊娠分娩总数的 0.25%；两纵轴交叉呈角度者，称斜产式，属暂时性胎产式，分娩过程中多数转为纵产式，偶尔转成横产式。

（1）纵产式-头先露　　（2）纵产式-臀先露　　（3）横产式-肩先露

图 4 - 5　胎产式

（二）胎先露

胎先露指最先进入骨盆入口的胎儿部分。纵产式有头先露及臀先露，横产式为肩先露。头先露因胎头屈伸程度的不同，又分为枕先露、肩先露、额先露及面先露（图 4-6）。臀先露因入盆的先露部分不同，又分为混合臀先露、单臀先露、单足先露和双足先露（图 4-7）。偶见头先露或臀先露与胎手或胎足同时入盆，称复合先露。

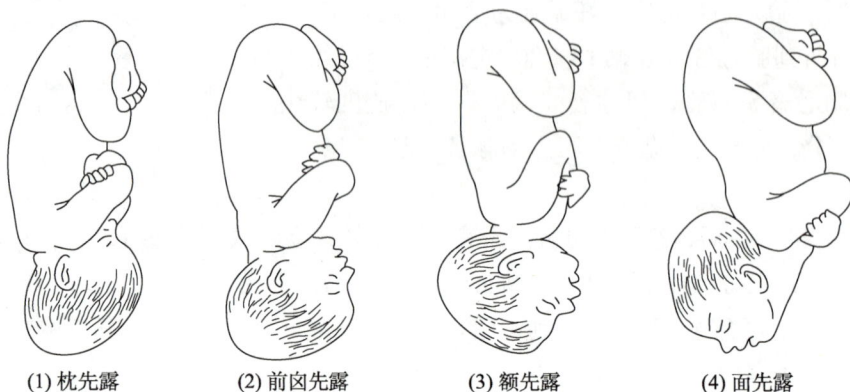

(1) 枕先露　　(2) 前囟先露　　(3) 额先露　　(4) 面先露

图 4-6　头先露种类

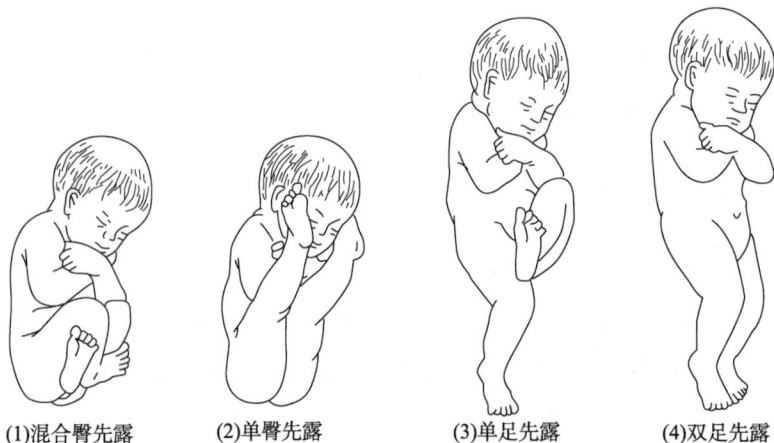

(1)混合臀先露　　(2)单臀先露　　(3)单足先露　　(4)双足先露

图 4-7　臀先露种类

（三）胎方位

胎方位指胎儿先露部的指示点与母体骨盆的关系（简称胎位）。枕先露以枕骨、面先露以颏骨、臀先露以骶骨、肩先露以肩胛骨为指示点。根据指示点与母体骨盆左、右、前、后、横的关系而有不同的胎位。如：枕先露时，胎头枕骨位于母体骨盆的左前方，应称之为枕左前位（LOA），余类推。

胎产式、胎先露、胎方位的种类及关系见图 4-8。

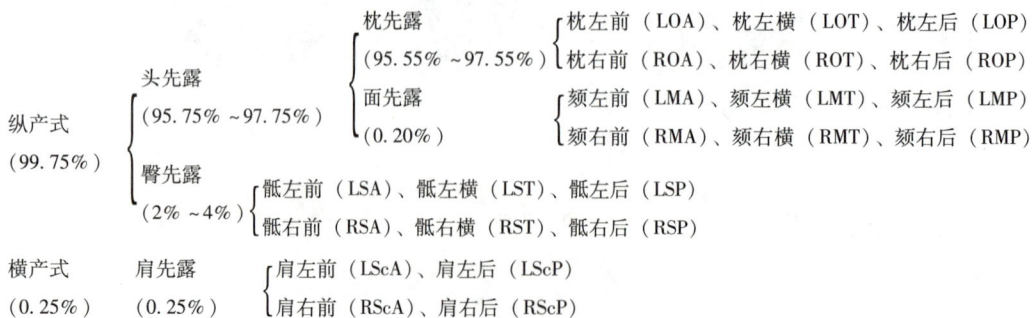

图 4-8　胎产式、胎先露、胎方位的种类及关系

第四节　妊娠期管理

一、围产医学的概念

围产医学是研究在围产期内加强对围产儿及孕产妇的卫生保健,对降低围产期母儿死亡率和病残儿发生率、保障母儿健康具有重要意义。围产期是指产前、产时和产后的一段时间,经历妊娠期、分娩期和产褥期3个阶段。国际上对围产期的定义有4种。围产期Ⅰ:从妊娠满28周(即胎儿体重≥1000g或身长≥35cm)至产后1周。围产期Ⅱ:从妊娠满20周(即胎儿体重≥500g或身长≥25cm)至产后4周。围产期Ⅲ:从妊娠满28周至产后4周。围产期Ⅳ:从胚胎形成至产后1周。我国采用其中的围产期Ⅰ来计算围产期死亡率。

💡 **素质提升**

关注孕产检查,保障孕妇健康

党的二十大提出增进民生福祉,提高人民生活品质,全面推进健康中国建设,要加大民生保障力度,基本公共卫生服务要提质增效,加大防病力度,使人民群众少得病,重点要加强妇幼健康服务。医务工作者是国家健康事业的创造者,应当响应号召,努力学习,关爱孕妇。一个孩子能否顺利降生,将影响整个家庭的幸福,产前检查尤为重要,应做好宣教,与孕妇亲切沟通,给出合理的孕期指导,强化社会责任感,全方位保障孕产妇身心健康。

二、产前检查

(一)生理评估

1. 健康史评估

(1)一般健康史

①年龄:年龄过小,容易发生难产;年龄过大,特别是35岁以上的初孕妇,容易并发妊娠期高血压疾病、产力异常,难产及生育先天缺陷儿的机会增加。

②职业:了解孕妇有无接触不良理化因素,如放射线、高温、铅、汞、镉等可能会导致胎儿畸形、出生缺陷。

③既往史及手术史:着重了解孕妇有无高血压、心脏病、糖尿病、结核病、血液病、肝肾疾病、骨软化症等,注意其发病时间及治疗情况,并了解有无腹部外伤史或手术史。

④家族史:询问孕妇有无高血压、糖尿病、精神病、双胎妊娠及其他遗传性疾病。若有遗传病家族史,应及时进行遗传咨询及产前筛查。

⑤月经史:了解孕妇初潮年龄、月经周期及经期、经量,有无痛经及末次月经日期等。

⑥丈夫健康状况:了解丈夫年龄、职业、教育程度;询问血型、有无遗传性疾病及烟酒嗜好;了解用药情况及其对妊娠的态度。

⑦与妊娠有关的日常生活史:了解孕妇的营养与排泄、活动与休息、工作、娱乐、旅行、家庭经济情况等。

（2）产科健康史

①既往孕产史：了解既往的孕产史及分娩方式、有无流产、早产、难产、死胎死产史等，有无异常分娩，新生儿情况等。

②本次妊娠情况：了解本次妊娠后是否有感冒发热等不适，用药情况，早孕反应出现时间、严重程度，自觉胎动时间，有无发热、腹痛、阴道出血、头痛、头晕、心悸、呼吸困难、水肿、阴道流血、异常阴道分泌物等表现。有无烟酒嗜好、放射线接触，病毒感染与疫苗接种情况，是否养宠物等。

③预产期的计算：根据末次月经（LMP）推算预产期，从末次月经第 1 日算起，月份减 3 或加 9，日数加 7（农历加 15）。若孕妇月经不准、记不清末次月经日期或于哺乳期无月经来潮而受孕者，可根据早孕反应出现时间、自觉胎动开始时间、手测子宫底高度或尺测耻上子宫高度、hCG 值，B 型超声测量胎体的头臀长、双顶径等方法进行估计。实际分娩日期与推算的预产期，可能相差 1~2 周。

2. 相关检查

（1）全身检查　观察孕妇发育、身高、营养、步态、精神状态。身材矮小者（145cm 以下）常伴有骨盆狭窄，跛行者可能有脊柱或下肢的畸形；了解心肺功能有无异常；测量血压，若超过 140/90mmHg，或比基础血压高 30/15mmHg，需密切注意；测量体重和检查有无水肿，孕妇每周体重增加超过 500g 需警惕病理性水肿；检查乳房发育状况、乳头有无凹陷及皲裂。

（2）产科检查　主要包括孕妇腹部检查及产道检查。

①腹部检查：孕妇排空膀胱后仰卧于检查床上，头部稍垫高，露出腹部，双腿略屈曲分开，放松腹肌，检查者站在孕妇右侧。 📱微课

A. 视诊：注意腹形及大小，腹部有无妊娠纹、手术瘢痕和水肿。腹部过大者，考虑有无双胎、巨大胎儿、羊水过多等；腹部过小者，可能有胎儿宫内生长受限、孕周推算错误、羊水过少的情况；腹部两侧向外膨出、宫底位置较低者，肩先露的可能性大；腹部向前突出（尖腹，多见于初产妇）或腹部向下悬垂（悬垂腹，多见于经产妇）者，可能存在骨盆狭窄或头盆不称。

B. 触诊：注意腹壁肌肉紧张度，有无腹直肌分离，子宫肌敏感程度。手测估计宫底高度，用软尺测耻上子宫底高度及腹围值。用四步触诊法检查子宫大小、胎产式、胎先露、胎方位以及胎先露部是否衔接。前三步时，检查者面向孕妇；第四步时，检查者面向孕妇足端（图 4-9）。具体触诊步骤如下。

第一步：检查者两手置于宫底部，了解子宫外形并触摸宫底高度，估计胎儿大小与妊娠周数是否相符。然后，以双手指腹相对轻推，判断宫底部的胎儿部分，若为胎头则圆而硬，有浮球感；若为胎臀则宽而软，略不规则。

第二步：检查者双手分别置于孕妇腹部左右侧，一只手掌固定，另一只手指指腹稍用力深按检查，两手交替，分辨胎背及胎儿四肢部分。平坦且饱满者为胎背，可变形的高低不平部分为胎儿肢体，如感到胎儿肢体活动，更易诊断。

第三步：检查者右手拇指与其余 4 指分开，置于孕妇耻骨联合上方，握住胎先露部，进一步查清是胎头或胎臀，并左右推动以确定是否衔接。若胎先露部仍浮动，表示尚未衔接；若胎先露部不能被推动，则已衔接。

第四步：检查者面向孕妇足端，左右手分别置于胎先露部两侧，向骨盆入口方向往下深按，再次判断胎先露部的诊断是否正确，并确定入盆程度。

C. 听诊：妊娠 24 周前，胎心音多在脐下正中或稍偏左、右能听到；妊娠 24 周后，胎心音在靠近胎背上方的孕妇腹壁上听得最清楚。枕先露时，胎心音在脐下左（右）方；臀先露时，胎心音在脐上左（右）方；肩先露时，胎心音在靠近脐部下方听得最清楚（图 4-10）。当腹壁紧、子宫较敏感、确定胎背位置困难时，可借助胎心音及胎先露部综合分析判定胎位。

(1)　　　　　　(2)　　　　　　(3)　　　　　　(4)

图 4 - 9　胎位检查的四步触诊法

②产道检查：包括骨产道检查（骨盆测量）与软产道检查。骨盆大小及其形态是决定胎儿能否经阴道分娩的重要因素之一。骨盆测量主要方法有骨盆外测量和骨盆内测量两种。

A. 骨盆外测量：测量多采用骨盆测量器，操作简便，临床至今广泛应用。主要径线及测量方法如下。

髂棘间径（interspinal diameter，IS）：孕妇取伸腿仰卧位。测量两侧髂前上棘外缘的距离（图4-11），正常值为 23~26cm。

髂嵴间径（intercristal diameter，IC）：孕妇取伸腿仰卧位，测量两侧髂嵴外缘最宽的距离（图4-12），正常值为 25~28cm。

通过髂棘间径和髂嵴间径可间接推测骨盆入口横径长度。

骶耻外径（external conjugate，EC）：孕妇取左侧卧位，右腿伸直，左腿屈曲，测第5腰椎棘突下（相当于米氏菱形窝上角）至耻骨联合上缘中点的距离（图4-13），正常值为 18~20cm。此径线是骨盆外测量中最重要的径线，可间接推测骨盆入口前后径长度。

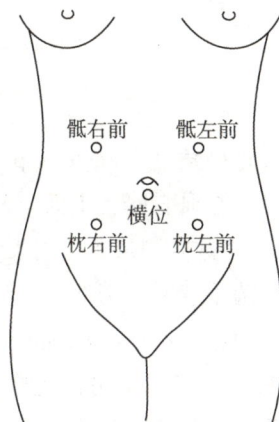

图 4 - 10　不同胎位胎心音听诊部位

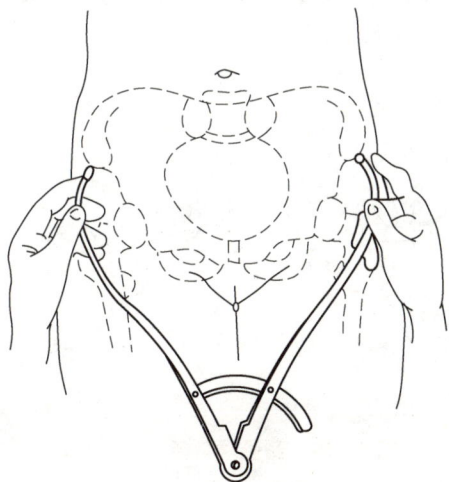

图 4 - 11　测量髂棘间径

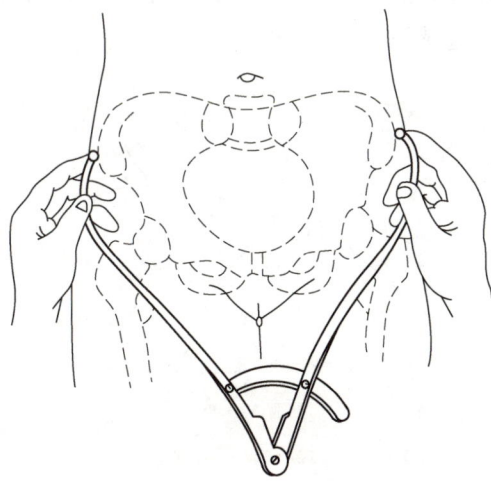

图 4 - 12　测量髂嵴间径

坐骨结节间径（intertuberal diameter，IT）：又称出口横径（transverse outlet）。孕妇取仰卧位，两腿弯曲，双手紧抱双膝，测量两坐骨结节内侧缘间的距离（图4-14），正常值为 8.5~9.5cm。若此径线小于8cm，应加测出口后矢状径（坐骨结节间径中点至骶骨尖端的长度）。若出口后矢状径值与坐骨结

节间径值之和 >15cm，表明骨盆出口狭窄不明显。

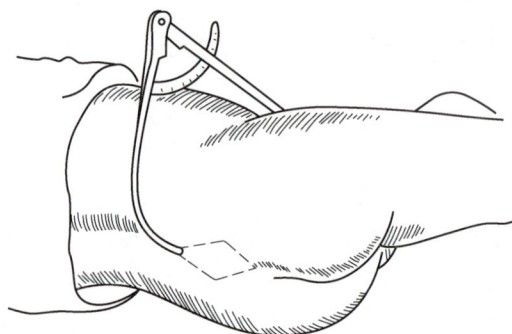

图 4 - 13　测量骶耻外径

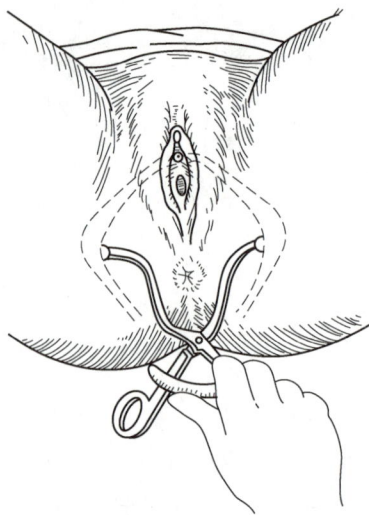

图 4 - 14　测量坐骨结节间径

　　耻骨弓角度（angle of pubic arch）：检查者双手拇指指尖斜着对拢，放置于耻骨联合下缘，左右两拇指平放在耻骨降支上面，两拇指间角度即为耻骨弓角度（图 4 - 15），正常值为90°，小于80°为异常。

　　B. 骨盆内测量：适用于骨盆外测量有狭窄者。测量时，孕妇取仰卧截石位，外阴部消毒。检查者应戴无菌手套并涂滑润油，动作轻柔。主要径线及测量方法如下。

　　对角径（diagonal conjugate，DC）：也称骶耻内径，是耻骨联合下缘至骶岬上缘中点的距离，正常值为12.5～13cm。方法是检查者将一手的示、中指伸入孕妇阴道，用中指尖触及骶岬上缘中点，示指上缘紧贴耻骨联合下缘，用另一手示指正确标记此接触点，抽出阴道内的手指，测量中指尖至此接触点的距离，即为对角径，若测量时阴道内的中指尖触不到骶岬，表示对角径值 >12.5cm（图 4 - 16）。对角径值减去1.5～2cm即为骨盆入口前后径长度，又称真结合径（true conjugate），正常值约为11cm。测量时期以妊娠24～36周、阴道松软时进行为宜。过早测量常因阴道较硬而影响操作；近预产期测量则容易引起感染等。

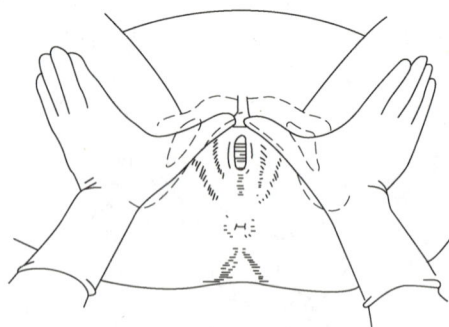

图 4 - 16　测量耻骨弓角度

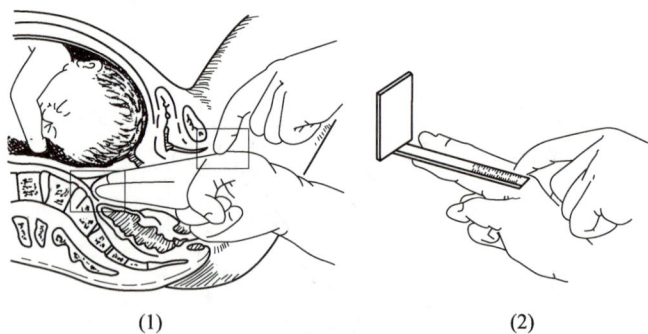

图 4 - 16　测量对角径

　　坐骨棘间径（interspinous diameter）：测量两坐骨棘间的距离，检查者将一手示、中指放在阴道内，分别触及两侧坐骨棘，估计其间的距离（图 4 - 17），正常值约为10cm。此径线代表中骨盆横径。

　　坐骨切迹宽度：即骶棘韧带宽度，为坐骨棘与骶骨下部间的距离，代表中骨盆后矢状径（图 4 - 18）。检查者将阴道内的示指置于骶棘韧带上移动，若能容纳3横指（5.5～6cm）为正常，否则属中骨盆狭窄。

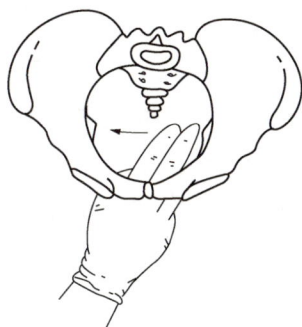

图 4 - 17　测量坐骨棘间径

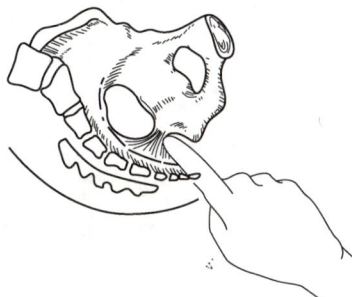

图 4 - 18　测量坐骨切迹宽度

③软产道检查：妊娠期可行阴道检查，特别是有阴道流血和阴道分泌物异常时，主要了解有无先天畸形、囊肿、赘生物等。分娩前阴道检查，可协助确定骨盆大小，宫颈容受和宫颈口开大难度，可进行宫颈 Bishop 评分。

（3）相关检查　评估孕妇血常规、尿常规、肝功能、肾功能、唐氏筛查、糖筛查试验、病毒性肝炎抗原抗体检测以及有合并症时进行的相应检查，如心电图、血清电解质等情况；此外还需注意胎心电子监护、B 型超声检查、羊水检测、胎儿遗传学检查等结果，以全面了解孕妇、胎儿以及胎盘、羊水的情况。

（4）绘制妊娠图　将各项检查结果，包括血压、体重、宫高、腹围、B 型超声测得的胎头双顶径值、尿蛋白、尿雌激素/肌酐（E/C）比值、胎位、胎心率、水肿等项，填于妊娠图中。将每次产前检查时所得的各项数值，分别记录于妊娠图上，绘制成曲线，观察其动态变化，及早发现孕妇和胎儿的异常情况。

（二）心理社会评估

1. 妊娠早期　评估孕妇对妊娠的态度是积极还是消极，以及其影响因素，评估孕妇对妊娠的接受程度，孕妇遵循产前指导的能力，筑巢行为，能否主动地谈论妊娠的不适、感受和困惑，妊娠过程中与家人和朋友的关系等。

2. 妊娠中、晚期　评估孕妇情绪是否稳定，对将为人母和分娩是否做好心理准备，特别是预产期临近时，孕妇对分娩有无担心、焦虑、恐惧，程度如何。此外，还需评估家属尤其丈夫的心理状况，评估孕妇的家庭经济情况、居住环境、宗教信仰以及孕妇在家庭中的角色等，这样才能有针对性地协助准父亲和其他家庭成员成为孕妇强有力的支持者。

三、孕期指导

1. 异常症状的判断　孕妇出现以下症状应立即就诊：阴道出血、妊娠 12 周后仍持续呕吐、寒战发热、腹痛、头痛、眼花、胸闷、心悸、气短、胎动次数突然减少、液体突然自阴道中流出等。

2. 妊娠期营养管理　孕妇的营养状况直接或间接影响自身和胎儿的健康。孕妇应加强营养，进食高热量、高蛋白质、富含维生素饮食，既要避免营养摄入过少，影响胎儿发育，也应避免营养摄入过多，引起胎儿过大造成难产。

（1）妊娠早期妇女的膳食原则　饮食应清淡、适口；少量多餐；碳水化合物充足；富含叶酸食物；戒烟酒，远离吸烟环境等。

（2）妊娠中、晚期妇女的膳食原则　适当增加鱼、禽、蛋、瘦肉、海产品；适当增加含铁丰富食物；保持合理体重增长；戒烟酒、避免刺激性食物等。

3. 清洁与舒适　孕妇应养成良好的卫生与生活习惯，尽可能使整个孕期处在安全、愉悦、清洁、舒适的良好状态中。①应穿着宽松、柔软、舒适、易吸汗的棉、麻、丝质衣裤。②选择轻便、宽松的平底鞋，以感到舒适为宜。③每日淋浴，避免盆浴，勤更换内衣裤，以保持乳房及外阴部的清洁干燥。④养成良好的刷牙习惯，注意用软毛牙刷，防止损伤牙龈。⑤避免接触猫、狗等宠物，以免造成人畜共患疾病。⑥避免去人群拥挤、空气不流通的公共场所，以免造成病原菌传播感染。

4. 活动与休息 一般孕妇可工作或操持家务至 28 周。28 周后应减轻工作量，避免长时间站立或重体力劳动。妊娠期因身心负荷加重，易感疲惫，应保证充足的休息与睡眠。

避免长时间看电视或使用电脑，避免出现睡眠不足或过多等不良生活习惯。孕妇每日应有 8 小时睡眠，并保证 1~2 小时午休。孕妇适当活动可促进血液循环、增进食欲、预防便秘、促进睡眠，且可强化肌肉为分娩做准备，因此，孕妇在妊娠期内应有适量的运动。以户外有氧运动为主，如散步。活动时间与强度以孕妇感到舒适、不疲劳为宜。

5. 胎教 胎教是有目的、有计划地为胎儿的生长发育实施最佳措施的行为。现代科学研究发现，胎儿的眼睛能随传入的光亮而活动，通过腹壁触及手足可使其产生收缩反应，外界音响可传入胎儿听觉器官，并能引起心率、胎动的改变。胎教有很多种方式和途径，包括音乐胎教、呼唤胎教、光照胎教和抚摸胎教等。

6. 用药指导 很多药物可以通过胎盘进入胚胎内，对胚胎、胎儿及新生儿产生不良影响。因此，妊娠期间孕妇应在医生指导下严格选择和使用药物。传统中药中，具有祛瘀、滑利、破血、散气、耗气等功效者，应禁用或慎用。

7. 孕期自我监护 胎心音和胎动计数是孕妇自我监护胎儿宫内情况的重要方法。教会孕妇及其家庭成员听诊胎心音、计数胎动并及时记录，不仅有助于了解胎儿宫内情况，还可以促进孕妇及其家庭成员之间和谐及亲情关系的形成。

8. 性生活指导 妊娠前 3 个月及末 3 个月应避免性生活，防止出现流产、早产及感染。

目标检测

答案解析

一、A 型题

1. 受精卵着床一般发生在受精后第（ ）日
   A. 2~3　　　　　B. 4~5　　　　　C. 6~7　　　　　D. 8~9　　　　　E. 1~2

2. 受精一般发生在排卵后的（ ）小时内
   A. 6　　　　　B. 8　　　　　C. 12　　　　　D. 数　　　　　E. 5

二、名词解释

1. 妊娠
2. 受精
3. 蜕膜

三、简答题

1. 简述胎盘的功能。
2. 简述 hCG 的功能。

四、病例分析

患者，女，30 岁，已婚。因"孕 2 产 0，妊娠 28 周"，今日在门诊常规行产前检查。查体：体温 36.2℃，血压 136/83mmHg，脉搏 80 次/分，呼吸 20 次/分，体重 60kg，身高 155cm，腹围 88cm，宫高 27cm，胎方位 LOA，胎心音 140 次/分，双下肢脚踝有轻微水肿。实验室检查：血常规显示血红蛋白 98g/L。该孕妇既往健康，有高血压家族史，孕前体重 49kg，基础血压 115/70mmHg。

根据以上资料，请回答：

1. 如何指导孕妇自我监测胎儿宫内情况？
2. 如何指导该孕妇休息时的卧位？

（聂晓娅）

书网融合……

| 本章小结 | 微课 | 题库 |

第五章　分娩期妇女的护理

PPT

◎ 学习目标

通过本章内容学习，学生能够：

1. 重点把握影响分娩的四大因素、子宫收缩力的特点、产程分期和第一、二、三产程的临床表现。

2. 学会识别先兆临产和临产，并运用护理程序对上述患者提供整体护理。

3. 在提供护理过程中表现出良好的沟通能力、稳定的工作情绪、医护合作精神。

≫ 情境导入

患者，女，31 岁。因"孕 39^{+3} 周、不规律腹痛 3 小时"入院。产科检查：腹部膨隆，孕足月腹型，宫高 30cm，腹围 100cm，可触及不规律宫缩；骨盆外测量：髂前上棘间径 24cm，髂嵴间径 26cm，骶耻外径 18cm，坐骨结节间径 8.5cm；阴道检查：宫口开大 1.0cm，胎膜未破，宫颈评分 9 分；B 型超声：胎儿双顶径 92mm，胎位 LOA，胎心率 142 次/分。

根据以上资料，请回答：

1. 该患者当前最可能的临床诊断。

2. 该类患者常见的护理措施。

第一节　影响分娩的因素

【概述】

妊娠 28 周（自末次月经第一天开始计算）及以后的胎儿及其附属物从临产开始至全部从母体娩出的过程，称分娩。妊娠满 28 周至不满 37 足周（196～258 日）期间分娩，称早产；妊娠满 37 周至不满 42 足周（259～293 日）期间分娩，称足月产；妊娠达到及超过 42 周（294 日）期间分娩，称过期产。

影响分娩的因素包括产力、产道、胎儿及待产妇的精神心理因素。各因素均正常并能相互适应，胎儿能顺利经阴道自然娩出，称正常分娩。

【产力】

产力是将胎儿及其附属物从子宫内逼出的力量，包括子宫收缩力（简称宫缩），腹肌及膈肌收缩力（简称腹压）和肛提肌收缩力。

（一）子宫收缩力

子宫收缩力是迫使宫颈管短缩直至消失、宫口扩张，胎先露部下降、胎儿和胎盘娩出的主要产力，贯穿整个分娩过程。临产后的正常宫缩具有以下特点。

1. 节律性　节律性宫缩是临产的重要标志之一。正常宫缩是子宫体部不随意的、有节律的阵发性收缩。每次宫缩总是由弱渐强（进行期），维持一定时间（极期），随后由强渐弱（退行期），直至消失进入间歇期（图5－1），间歇期子宫肌肉松弛。如此反复直至结束。宫缩强度随产程进展会逐渐增加，临产开始时，宫缩持续时间约30秒，宫腔压力增高至25～30mmHg，间歇期为5～6分钟，而当宫口开全（10cm）后，宫缩持续可达60秒，宫腔压力增高至100～150mmHg，间歇期缩短至1～2分钟。宫缩时子宫壁血管及胎盘受压，导致子宫血流量减少，但间歇期子宫的血流量又恢复至原水平，胎盘绒毛间隙血容量增加，对胎儿十分有利。

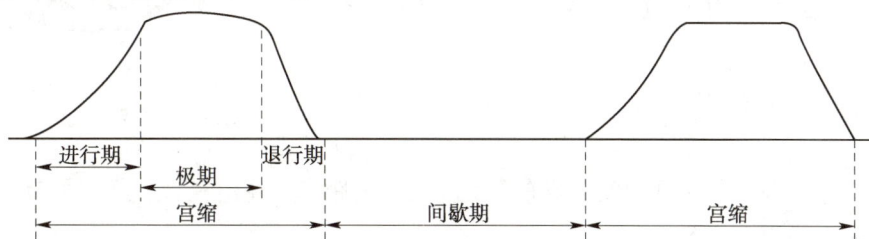

图5－1 临产后正常节律性宫缩示意图

2. 对称性和极性 正常宫缩起自两侧子宫角部，迅速向子宫底中线集中，左右对称，此为宫缩的对称性；然后以每秒约2cm的速度向子宫下段扩散，约15秒均匀协调地遍及整个子宫，此为宫缩的极性。宫缩以子宫底部最强、最持久，向下则逐渐减弱，子宫底部收缩力的强度约为子宫下段的两倍（图5－2）。

3. 缩复作用 子宫体部的肌肉在宫缩时，间歇期虽松弛，但不能完全恢复到原来长度，经过反复收缩，肌纤维越来越短，这种现象称为缩复作用（retraction）。缩复作用的结果，是使宫腔容积逐渐缩小，迫使胎先露部下降，而子宫下段逐渐被拉长、扩张，宫颈管逐渐消失。

（二）腹肌及膈肌收缩力

腹肌及膈肌收缩力（简称腹压）是第二产程时娩出胎儿的重要辅助力量。宫缩时，前羊水囊或胎先露部压迫盆底组织和直肠，反射性地引起排便感，产妇主动屏气并向下用力，腹肌及膈肌收缩使腹压增高，促使胎儿娩出。腹压必须在第二产程尤其第二产程末期宫缩时运用最有效，过早使用腹压不但无效，反而易使产妇疲劳和宫颈水肿，致使产程延长。在第三产程胎盘剥离后，腹压可促使胎盘娩出。

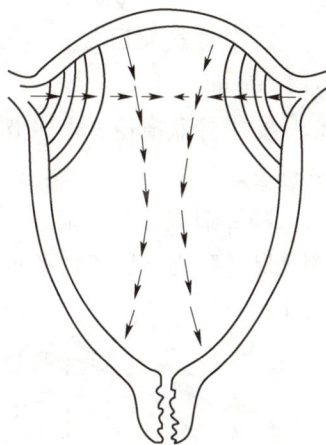

图5－2 子宫收缩的对称性

（三）肛提肌收缩力

肛提肌收缩力可协助胎先露部在骨盆腔进行内旋转。当胎头枕部位于耻骨弓下缘时，在宫缩向下的产力和肛提肌收缩产生的阻力的共同作用下，使胎头仰伸和胎儿娩出。第三产程，胎盘降至阴道时，肛提肌收缩力也有助于胎盘的娩出。

【产道】

产道是胎儿娩出的通道，分为骨产道与软产道两部分。

（一）骨产道

骨产道指真骨盆，其大小、形状与分娩关系密切，骨盆大小与形态对分娩有直接影响，故对于分娩预测，首先应了解骨盆情况是否异常。为了便于了解胎儿娩出的过程，人为地把骨盆分成三个假想平面。

1. 骨盆各平面及其径线

（1）骨盆入口平面　其前面为耻骨横支和耻骨联合上缘，两侧以髂耻缘为界，后面以骶岬和骶骨翼部为界。骨盆入口平面共有4条径线（图5-3）。

①入口前后径：即真结合径，是耻骨联合上缘中点至骶岬上缘中点间的距离，平均为11cm，其长短与分娩关系密切。

②入口横径：是左右髂耻缘间的最大距离，平均为13cm。

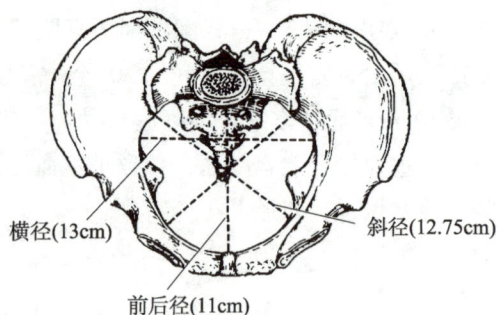

图5-3　骨盆入口平面各径线

③入口斜径：左右各一。左骶髂关节至右髂耻隆突间的距离为左斜径；右骶髂关节至左髂耻隆突间的距离为右斜径。平均为12.75cm。

（2）中骨盆平面　为骨盆最窄平面，是临产后出现异常产程的主要原因。此平面呈前后径长的纵椭圆形，其前方为耻骨联合下缘，两侧为坐骨棘，后方为骶骨下端。有2条径线（图5-4）。

①中骨盆前后径：是耻骨联合下缘中点通过两侧坐骨棘连线中点至骶骨下端间的距离，平均为11.5cm。

②中骨盆横径：也称坐骨棘间径，是两坐骨棘间的距离，平均为10cm，是胎先露下降通过中骨盆的标志。

（3）骨盆出口平面　由两个在不同平面的近似三角区组成。前三角平面顶点为耻骨联合下缘，两侧为耻骨降支；后三角平面顶点为骶尾关节，两侧为骶结节韧带和坐骨结节（图5-5）。骨盆出口平面有4条径线。

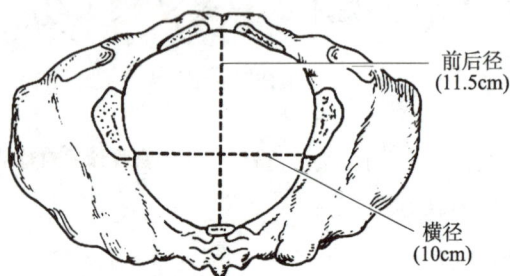

图5-4　中骨盆平面各径线

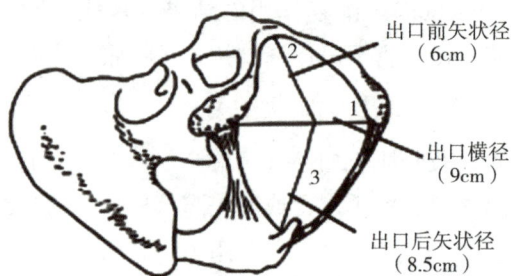

图5-5　骨盆出口平面各径线

①出口前后径：是耻骨联合下缘至骶尾关节间的距离，平均为11.5cm。

②出口横径：是两坐骨结节间的距离，也称坐骨结节间径，平均为9cm。此径线与分娩关系密切，为胎先露部通过骨盆出口的径线。

③出口前矢状径：是耻骨联合下缘中点至坐骨结节间径中点间的距离，平均为6cm。

④出口后矢状径：是骶尾关节至坐骨结节间径中点间的距离，平均为8.5cm。当出口横径稍短，而出口横径与后矢状径之和大于15cm时，一般正常大小胎儿可以通过后三角区经阴道娩出。

2. 骨盆倾斜度　女性直立时，其骨盆入口平面与地平面所形成的角度，称骨盆倾斜度。一般女性的骨盆倾斜度为60°（图5-6）。若骨盆倾斜度过大，常影响胎头衔接和胎儿娩出。

3. 骨盆轴　骨盆轴是连接骨盆各平面中点的假想曲线。此轴上段向下向后，中段向下，下段向下向前（图5-7）。分娩时，胎儿沿此轴娩出，因此，接产时要注意胎儿娩出的助产方向。

图 5 - 6　骨盆倾斜度

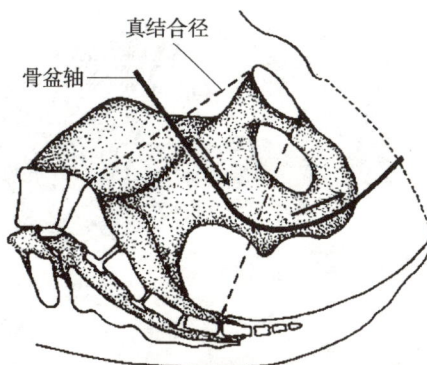

图 5 - 7　骨盆轴

（二）软产道

软产道是由子宫下段、宫颈、阴道、外阴及骨盆底组织构成的弯曲管道。

1. 子宫下段形成　子宫下段由非孕时长约 1 cm 的子宫峡部形成。子宫峡部于妊娠 12 周后逐渐被拉长形成子宫下段。临产后的规律宫缩进一步拉长子宫下段达 7 ~ 10 cm，肌层变薄成为软产道的一部分。由于子宫肌纤维的缩复作用，子宫上段肌壁越来越厚，子宫下段的肌壁被牵拉而越来越薄，由于子宫上下段的肌壁厚薄不同，在子宫内面两者交界处有一环状隆起，称生理性缩复环（图 5 - 8）。正常产程中不易出现此环。

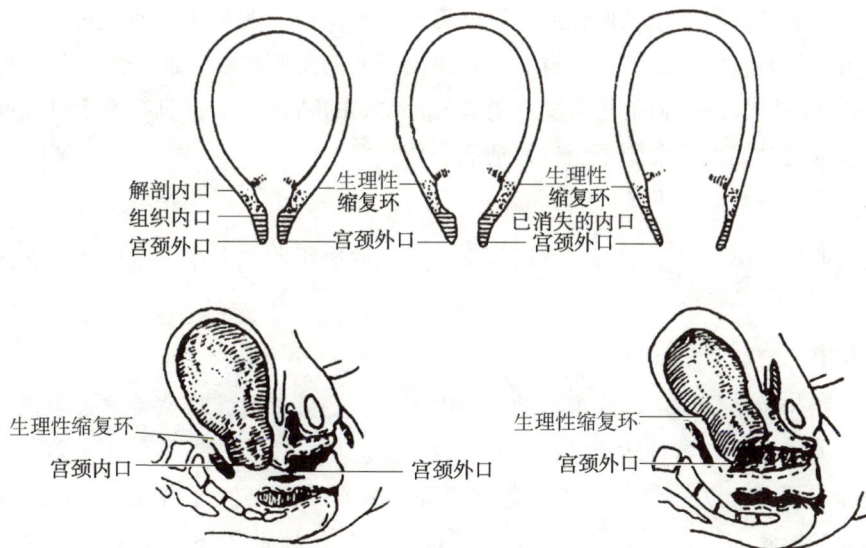

图 5 - 8　生理性缩复环

2. 宫颈的变化

（1）宫颈管消失　临产前的宫颈管长 2 ~ 3 cm，初产妇较经产妇稍长。临产后的规律宫缩牵拉宫颈内口的子宫肌纤维及周围韧带，加之胎先露部前羊水囊呈楔状，致使宫颈内口向上向外扩张，宫颈管形成漏斗状。随后，宫颈管逐渐变短直至消失。

（2）宫口扩张　临产前，初产妇的宫颈外口仅容一指尖。经产妇则能容纳一指。临产后，宫口扩张主要是子宫收缩及缩复向上牵拉的结果。胎膜多在宫口近开全时自然破裂。破膜前，前羊膜囊协助扩张宫口；破膜后，胎先露部直接压迫宫颈，扩张宫口的作用更明显。随着产程的进展，宫口开全

（10cm）时，妊娠足月的胎头方能娩出（图 5 – 9）。

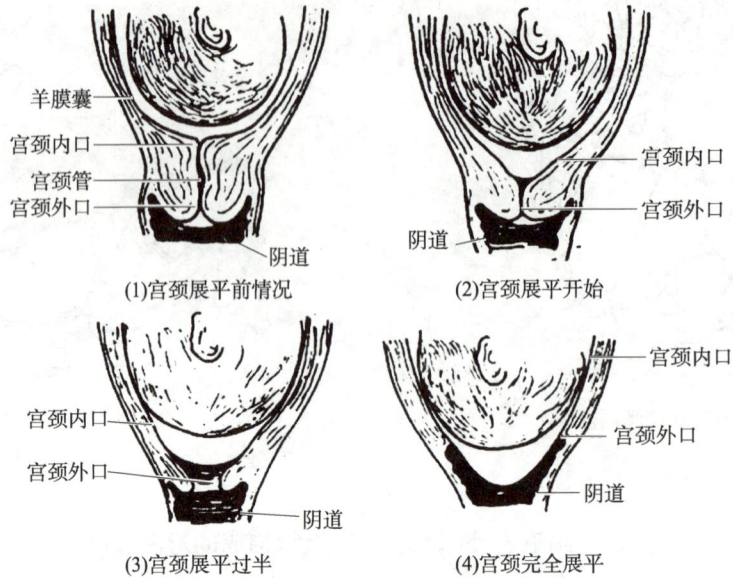

(1)宫颈展平前情况　　　　　　(2)宫颈展平开始

(3)宫颈展平过半　　　　　　(4)宫颈完全展平

图 5 – 9　宫口扩张

初产妇宫颈管消失于宫颈口扩张之前，经产妇因其宫颈管较松软，多为颈管消失与宫口扩张同时进行。

（3）骨盆底、阴道及会阴的变化　在分娩过程中，前羊膜囊和胎先露部先扩张阴道上部，破膜后胎先露部下降直接压迫骨盆底组织，使软产道下段形成一个向前弯的长筒，前壁短、后壁长，阴道外口开向前上方，阴道黏膜皱襞展平使腔道加宽。肛提肌向下及向两侧扩展，肌纤维拉长，使约5cm厚的会阴体变成 2～4mm 薄的组织，以利胎儿通过。阴道及骨盆底的结缔组织和肌纤维于妊娠晚期肥大、血管增粗，血运丰富。分娩时如保护会阴不当，易造成裂伤。

【胎儿】

胎儿能否顺利通过产道，除了产力和产道因素外，还取决于胎儿大小、胎产式、胎先露、胎位及有无畸形。

（一）胎儿大小

分娩过程中，胎儿大小是决定分娩难易的重要因素之一。分娩时，虽然骨盆大小正常，但由于胎儿过大致胎头径线过大，可造成相对性骨盆狭窄而导致难产。

1. 胎头颅骨及囟门　胎头颅骨由两块顶骨、额骨、颞骨及一块枕骨构成。颅骨间膜状缝隙，称颅缝，两顶骨之间为矢状缝，顶骨与额骨之间为冠状缝，枕骨与顶骨间为人字缝，颞骨与顶骨之间为颞缝，两额骨之间为额缝。两颅缝交界空隙较大处，称囟门，位于胎头前方菱形者，称前囟（大囟门），位于胎头后方三角形者，称后囟（小囟门）（图5 – 10）。颅缝与囟门均有软组织覆盖，使骨板间有一定的间隙，胎头因变形而具有可塑性。在分娩过程中，通过颅骨轻度移位重叠使头颅变形，缩小头颅体积，有利于胎头娩出。胎儿过熟致颅骨较硬，胎头不易变形，也可导致难产。

2. 胎头各径线（图5 – 11）

（1）双顶径（BPD）　为两侧顶骨隆突间的距离，为胎头最大横径。临床常用 B 型超声检测此值来判断胎儿大小，妊娠足月时平均值为 9.3cm。

（2）枕额径　为鼻根上方至枕骨隆突间的距离，胎头以此径线衔接，妊娠足月时平均值为 11.3cm。

（3）枕下前囟径　又称小斜径，为前囟中央至枕骨隆突下方的距离。胎头俯屈后以此径线通过产道，妊娠足月时平均值为9.5cm。

（4）枕颏径　又称大斜径，为颏骨下方中央至后囟顶部间的距离。妊娠足月时平均值为13.3cm。

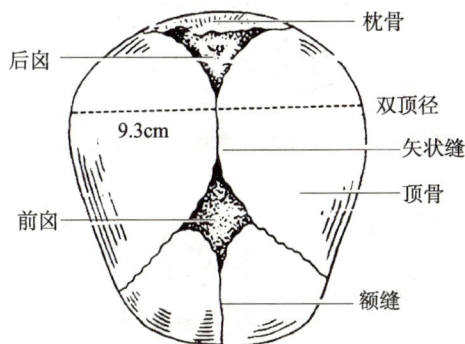

图5-10　胎头颅缝及囟门

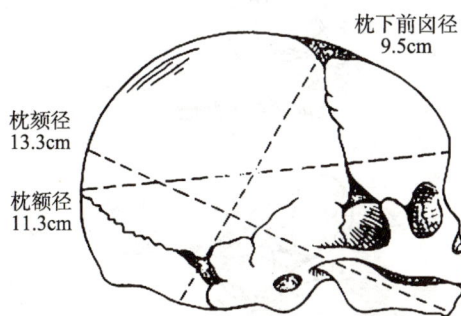

图5-11　胎头主要径线

（二）胎位

由于产道是纵行的管道，纵产式胎儿较易娩出。头先露时胎头先通过产道，较臀先露容易，矢状缝和囟门是确定胎位的重要标志。头先露时，由于分娩过程中颅骨重叠，使胎头变形、周径变小，有利于胎头娩出。臀先露时，较胎头周径小且软的胎臀先娩出，阴道扩张不充分，当胎头娩出时头颅又无变形机会，使随后胎头娩出困难。肩先露时，胎体纵轴与骨盆轴垂直或交叉，妊娠足月活胎不能通过产道，对母儿威胁极大。

（三）胎儿畸形

胎儿某一部分发育异常，如脑积水、连体儿等，由于胎头或胎体过大，通过产道常发生困难。

【精神心理因素】

虽然分娩是正常的生理现象，但对产妇来说是生理、心理双重应激的过程。产妇容易受到难产、分娩疼痛、分娩中出血、分娩意外、胎儿与预期不一致、住院造成的陌生感、医院环境的刺激以及与家人分离的孤独感等的影响。如心率加快、呼吸急促致使子宫缺氧而发生宫缩乏力、宫口扩张缓慢、胎先露部下降受阻、胎儿窘迫等。故在分娩过程中，助产人员应耐心安慰产妇，尽可能消除产妇的焦虑和恐惧，保持良好的精神状态，必要时教会产妇掌握分娩时的呼吸技术及躯体放松技术。研究表明，陪伴分娩能缩短产程，减少产科干预，减少围产期母儿病死率等。条件允许时可开展家庭式产房，允许丈夫或亲属陪伴，使产妇能够顺利度过分娩过程。

第二节　枕先露的分娩机制

分娩机制指胎儿先露部随着骨盆各平面的不同形态，被动地进行一系列适应性转动，以最小径线通过产道的过程。临床上枕先露占95.55%~97.55%，又以枕左前位最多见，故以枕左前位的分娩机制为例进行说明。可分解为7个动作，即衔接、下降、俯屈、内旋转、仰伸、复位及外旋转、胎儿娩出（图5-12）。

1. 衔接　是指胎头双顶径进入骨盆入口平面，胎头颅骨最低点接近或达到坐骨棘水平。胎头呈半俯屈状态进入骨盆入口，以枕额径衔接。由于枕额径大于骨盆入口前后径，胎头矢状缝坐落在骨盆入口右斜径上，胎头枕骨位于母体骨盆左前方。部分初产妇胎头衔接可发生在预产期前1~2周，经产妇多在临产后胎头衔接。若初产妇分娩开始后胎头仍未衔接，应警惕可能存在头盆不称。

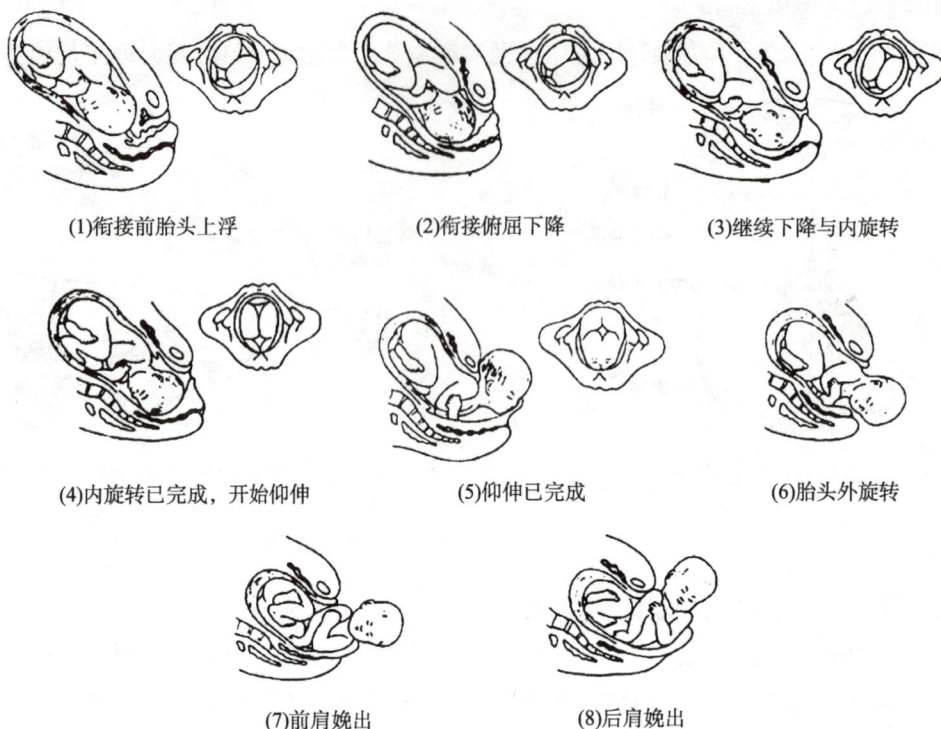

(1)衔接前胎头上浮　　　　　(2)衔接俯屈下降　　　　　(3)继续下降与内旋转

(4)内旋转已完成,开始仰伸　　　(5)仰伸已完成　　　　　(6)胎头外旋转

(7)前肩娩出　　　　　　　(8)后肩娩出

图 5 - 12　分娩机制示意图

2. 下降　是指胎头沿骨盆轴前进的动作。下降是胎儿娩出的首要条件,贯穿整个分娩过程。胎头的下降动作呈间歇性,当子宫收缩时胎头下降,间歇时胎头又稍退回,直至抬头着冠。临床上将胎头下降的程度作为判断产程进展的重要标志。

3. 俯屈　当胎头下降遇到来自骨盆壁、骨盆底和扩张中的宫颈的阻力时,处于半俯屈状态的胎头借杠杆作用进一步俯屈,使胎儿的下颏紧贴胸部,并使胎头衔接时的枕额径(11.3cm)俯屈后变为枕下前囟径(9.5cm),以胎头的最小径线适应产道,有利于胎头进一步下降。

4. 内旋转　是指当胎头下降至中骨盆时,胎头为适应骨盆纵轴而旋转,使其矢状缝与中骨盆及骨盆出口前后径相一致的动作。内旋转的动作在第一产程末完成,主要是为了适应中骨盆与骨盆出口前后径大于横径的特点。肛提肌收缩将胎儿枕部推向阻力小、部位宽的前方,枕左前位的胎头向前旋转45°,后囟转至耻骨弓下方。

5. 仰伸　胎头经过内旋转后,俯屈的胎头达阴道外口,宫缩、腹压继续迫使胎头下降,而肛提肌收缩又将胎头向前推进,两者的合力使胎头沿骨盆轴下段向下向前的方向转向前,胎头枕骨下部达耻骨联合下缘时,以耻骨弓为支点,使胎头逐渐仰伸。当胎头仰伸时,胎儿双肩径沿左斜径进入骨盆入口。

6. 复位及外旋转　胎头娩出时,胎儿双肩径沿骨盆入口左斜径下降。胎头娩出后,胎头枕部向左旋转45°,使胎头与胎肩恢复正常解剖关系,称复位。胎肩在盆腔内继续下降,前(右)肩向前向中线旋转45°使胎儿双肩径转成与骨盆出口前后径相一致的方向,胎头枕部需在外继续向左旋转45°,以保持胎头与胎肩的垂直关系,称外旋转。

7. 胎儿娩出　胎儿完成外旋转后,胎儿前(右)肩在耻骨弓下先娩出,随后胎体侧屈,后(左)肩也由会阴前缘娩出。胎儿双肩娩出后,胎体及胎儿下肢随之顺利娩出,至此完成胎儿分娩的全过程。

第三节　先兆临产、临产的诊断及产程分期 ⓔ微课

【先兆临产】

临产发动前，往往出现一些预示孕妇即将临产的症状，称先兆临产。临产上注意鉴别临产和先兆临产，选择合适的入院时机。

1. 不规律宫缩　特点是收缩力弱，持续时间短（常少于 30 秒）且不恒定，间歇时间长且不规律。宫缩强度不随时间的推移而加重，且通过休息或给予镇静药物能缓解。宫缩引起下腹部轻微胀痛，宫颈管不短缩，宫口不扩张。常出现在夜间，清晨消失。

2. 胎儿下降感　为胎先露进入骨盆入口，宫底位置下降所致。多数初产妇感到胃部失去挤压感，剑突下方与宫底之间可容纳一拳，食量增加，呼吸顺畅。

3. 见红　通常在分娩发动前 24~48 小时（少数在 1 周内），因宫颈内口附近的胎膜与该处的子宫壁分离，毛细血管破裂经阴道排出少量血液，与宫颈黏液混合排出，称见红，是分娩即将开始的征象。如出血量超过月经量，应警惕其他疾病。

【临产诊断】

临产（labor）的重要标志为有规律且逐渐增强的子宫收缩，持续 30 秒或以上，间歇 5~6 分钟，同时伴随进行性宫颈管消失、宫口扩张和胎先露部下降。通过卧床休息和使用镇静剂不能抑制临产。

【产程分期】

总产程即分娩全过程，是指从开始出现规律宫缩直到胎儿、胎盘娩出。临床上分为 3 个产程。

1. 第一产程　又称宫颈扩张期，指从规律宫缩开始到宫颈口开全（10cm）。第一产程又分为潜伏期和活跃期。潜伏期为宫口扩张的缓慢阶段，初产妇一般不超过 20 小时，经产妇不超过 14 小时。活跃期为宫口扩张的加速阶段，可在宫口开至 4~5cm 即进入活跃期，最迟 6cm，直至宫口开全（10cm），此期宫口扩张速度应 >0.5cm/h。

2. 第二产程　又称胎儿娩出期，指从宫口开全至胎儿娩出。初产妇约需 1~2 小时；经产妇一般数分钟可完成，也有长达 1 小时者。未实施硬膜外麻醉镇痛者，初产妇最长不应超过 3 小时，经产妇不应超过 2 小时；实施硬膜外麻醉镇痛者，初产妇最长不应超过 4 小时，经产妇不应超过 3 小时。但需注意，第二产程不可盲目等待产程超过上述标准才进行评估及处理，当初产妇第二产程超过 1 小时即应关注产程进展，超过 2 小时必须由有经验的医师对母胎情况进行全面评估，并进行相应处理。

3. 第三产程　又称胎盘娩出期，从胎儿娩出后到胎盘胎膜娩出，约需 5~15 分钟，不应超过 30 分钟。

第四节　正常分娩妇女的护理

一、第一产程妇女的护理

【临床表现】

1. 规律宫缩　产程开始时，出现伴有疼痛的子宫收缩，习称"阵痛"。开始时宫缩持续时间较短（20~30 秒）且弱，间歇期较长（5~6 分钟）。随着产程的进展，持续时间渐长（50~60 秒）且强度

不断增加，间歇期渐短（2~3分钟）。当宫口近开全时，宫缩持续时间可达1分钟以上，间歇期仅1分钟或稍长。

2. 宫口扩张 是临产后规律宫缩的结果。当宫缩渐频且不断增强时，宫颈管变软、变短、消失，宫颈展平和逐渐扩张。当宫口开全时，宫口边缘消失，与子宫下段及阴道形成宽阔的管腔，有利于胎儿通过。

3. 胎头下降 胎头能否顺利下降，是决定能否经阴道分娩的重要观察项目。胎头下降程度以胎头颅骨最低点与坐骨棘平面的关系标明：胎头颅骨最低点平坐骨棘平面时，以"0"表示；在坐骨棘平面上1cm时，以"-1"表示；在坐骨棘平面下1cm时，以"+1"表示，余依此类推（图5-13）。一般初产妇在临产前胎头已经入盆，而经产妇临产后胎头才衔接。随着产程的进展，先露部也随之下降。胎头于潜伏期下降不明显，于活跃期下降加快，平均每小时下降0.86cm。

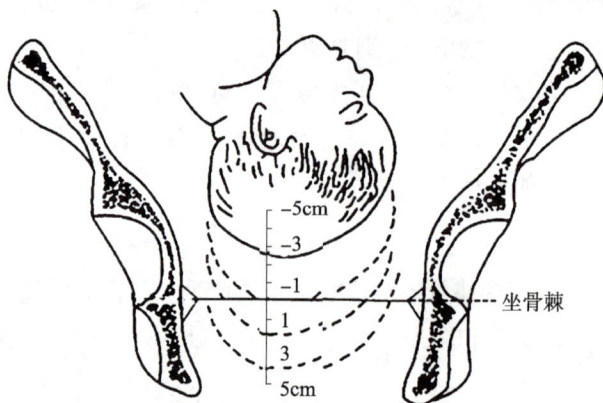

图5-13 胎头高低的判定

4. 胎膜破裂 简称破膜。胎先露部衔接后，将羊水分隔为前、后两部分，在胎先露部前面的羊水量不多，约100ml，称前羊水，形成前羊水的囊，称胎胞。当宫缩继续增强时，前羊水囊的压力增加到一定程度，胎膜破裂。破膜多发生在子宫颈口近开全时。

【护理评估】

（一）生理评估

1. 健康史 了解和记录孕妇的病史，全身及产科情况，重点了解婚育史、此次妊娠情况、有无高危因素、过敏史等。了解宫缩开始的时间、强度、频率。了解骨盆大小、胎先露、胎方位和胎心情况。

2. 身体状况

（1）一般情况

①生命体征：测量孕妇的体温、血压、脉搏和呼吸频率并记录。

②评估孕妇皮肤张力情况，有无水肿。

③疼痛评估：因疼痛是心理因素和生理因素的综合反应，产妇对疼痛的感受因人而异，与产妇的文化背景和社会环境有关。分娩环境、氛围、医护人员及家人的态度可以减轻或增加产妇对疼痛的感知，使产妇出现痛苦表情、呻吟或哭叫等不同表现。根据孕妇的病情和认知水平选择不同的评估工具，对疼痛进行评估。

谁言寸草心，报得三春晖

　　临床工作中，一些专家将疼痛程度分为十二级：一级像蚊虫的叮咬；二级如打麻药以后准备做手术；三级像被小刀划伤一样；四级像被人用巴掌打一耳光；五级像门被夹一下或者是撞到门上；六级像肠胃炎肚子疼痛；七级强痛像被捆绑殴打；八级像女性的痛经；九级像颈肩腰腿痛、神经痛；十级像手指被割断；十一级像阑尾炎的内脏痛；十二级是分娩的痛，是一种难以忍受的疼痛，属于最严重的疼痛级别。生命来之不易，首孝悌，次谨信，是有充分道理的，应善待每一位母亲。作为未来的护理从业者，牢固掌握医学知识，同时践行救死扶伤、不辞艰辛、无私奉献的医学精神，为孕妇提供优质护理，才无愧于"白衣天使"的称号。

　　（2）子宫收缩情况　产程开始时，宫缩收缩力弱，持续时间较短，约30秒，间歇时间较长，为5~6分钟。随着产程的进展，宫缩持续时间渐长，达50~60秒，间歇期渐短，为2~3分钟，且强度增加。当宫口近开全时，宫缩持续时间可长达1分钟或以上，间歇时间仅1~2分钟。

　　产程中需严密观察并记录子宫收缩的情况，包括宫缩持续时间、间歇时间及强度。常用的方法包括如下。

　　①触诊法：助产人员将手掌放于产妇腹壁上直接检查，宫缩时宫体部隆起变硬，间歇期松弛变软，并记录宫缩持续时间、强度、规律性及间歇期时间。每次一般需要连续观察至少3次宫缩，每间隔1~2小时观察一次。

　　②电子胎心监护仪：通过电子监护仪描述宫缩曲线，可以直观观察宫缩强度、频率及持续时间。监护仪有外监护及内监护两种。外监护在临床上应用较广，适用于产程任何阶段，使用方法是将宫缩压力探头固定于产妇腹壁宫体近宫底处，连续描记40分钟，10分钟内出现3~5次宫缩即为有效产力。内监护容易导致宫腔内感染且价格昂贵，因此临床应用较少。观察宫缩不能完全依赖于电子胎心监护仪，对做电子胎心监护的产妇，护士至少要亲自评估1次宫缩。

　　（3）宫口扩张及胎先露部下降　宫口扩张及胎头下降是产程进展的重要标志，是产程图中重要的两项内容，可通过阴道指检了解宫口扩张和胎先露下降情况。临床上多采用产程图（partogram）来描记和反映宫口扩张及胎头下降情况，并指导产程的处理。以横坐标为临产时间（小时），左侧纵坐标为宫口扩张程度，右侧纵坐标为胎先露下降程度（cm）。通过观察产程图中的宫颈扩张曲线和胎先露下降曲线（图5-14），产程进展情况一目了然，有助于及时发现异常产程。

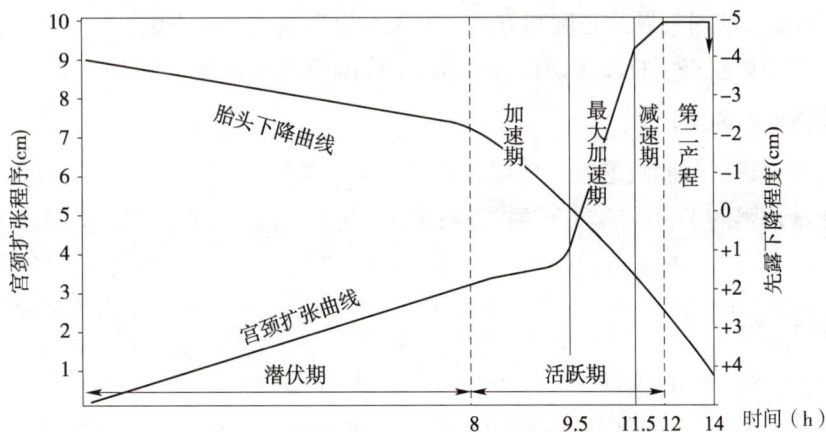

图5-14　宫口扩张与胎先露下降曲线分期的关系

①阴道指检：可了解宫颈软硬度、位置、厚薄及宫颈扩张程度，是否破膜，并确定胎先露、胎方位及胎头下降程度。阴道指检适合在宫缩时进行，潜伏期每 2～4 小时查一次；活跃期每 1～2 小时查一次。具体方法为：产妇取仰卧位，两腿屈曲分开，检查前常规消毒、垫巾。检查者站于产妇右侧，以戴指套的右手示指蘸取润滑剂后，轻轻置于直肠内，拇指伸直，其余各指屈曲以利示指深入。示指向后触及尾骨尖端，了解尾骨活动度，再触摸两侧坐骨棘是否突出并确定胎头高低，然后用指端掌侧探查宫口，摸清其四周边缘，估计宫颈管消退情况和宫口扩张厘米数。未破膜者在胎头前方可触及有弹性的前羊水囊；已破膜者能直接接触胎头，若无胎头水肿，还能扪清颅缝及囟门位置，确定胎方位。

②阴道检查：适用于肛查胎先露、宫口扩张及胎头下降程度不清，疑有生殖道畸形，疑有脐带先露或脱垂，轻度头盆不称经阴道试产 4～6 小时产程进展缓慢者。具体方法为：产妇排空膀胱后，取截石位，消毒外阴和阴道。检查者戴好口罩，消毒双手，戴无菌手套，铺无菌巾后用左（右）手拇指和示指将大小阴唇分开，右（左）手示指、中指蘸消毒润滑剂，轻轻插入产妇阴道，注意防止手指触及肛门及大阴唇外侧。因反复阴道检查可增加感染机会，故每次检查应尽量检查清楚，避免反复插入阴道。

（4）胎膜破裂及羊水观察　胎膜多在宫口近开全或开全时自然破裂，前羊水流出。一旦胎膜破裂，应立即听胎心，并观察羊水的性状、颜色和流出量，记录破膜时间。

（5）胎心监测　临产后应注意监测胎心的频率、规律性和宫缩之后胎心率的变化及恢复的速度等。胎心听取应在宫缩间歇时，潜伏期应每隔 1 小时听胎心 1 次，活跃期宫缩较频繁时，应每 15～30 分钟听胎心 1 次，每次听诊 1 分钟。如胎心异常，应增加听诊次数。临床通常使用电子胎心听诊器进行胎心监测。

3. 相关检查　常规进行血、尿常规检查，血型鉴定，凝血功能检查，心、肝、肾等重要脏器功能检查和胎心监护，必要时行 B 型超声检查。

（二）心理社会评估

因第一产程时间长，孕妇对分娩过程缺乏了解、对分娩结局的未知以及阵痛影响等，可能出现焦虑、烦躁或恐惧。护士应评估产妇是否出现焦虑、紧张等不良情绪。产房陌生的环境和对分娩结局的未知，以及逐渐增强的宫缩所引起的疼痛等，均会导致产妇出现焦虑及恐惧，而这些情绪变化会导致子宫缺氧而出现宫缩乏力，进而会引起产程延长及胎儿宫内窘迫。所以医护人员应及时了解产妇的心理状态，并做出相应的处理，尽可能消除其焦虑和恐惧。

临床常见的心理评估方法如下。

1. 通过观察产妇的行为、身体姿势、感知敏感性、精神状态、对阵痛的反应及家人的关怀等，可以了解产妇的心理状态、应对问题的态度和方式、有无可以依赖的支持系统。

2. 用心理评估量表如状态－特质焦虑量表来评估产妇即刻和经常的心理状态。

【常见的护理诊断/问题】

1. 焦虑　与分娩知识、经验缺乏以及环境、人员陌生等有关。

2. 疼痛　与逐渐增强的子宫收缩和宫颈扩张有关。

【护理措施】

（一）一般护理

1. 保持病房安静、整洁，提供良好的环境，产房保持安静无噪声。

2. 补充液体和热量：护理人员应鼓励产妇少量多次进食，进食高热量、易消化、清淡的食物，并注意摄入足够的水分。

3. 活动与休息：宫缩不强且未破膜时，产妇可在室内适当活动，有助于产程进展和减轻产痛。待产时，产妇的体位应以产妇感到舒适为准。已破膜者应卧床，如果胎头已衔接，取平卧位即可；如胎头未衔接或臀位、横位时，应取臀高位，以免发生脐带脱垂。

4. 维持身体舒适：临产过程中，因频繁宫缩使产妇出汗较多，加之阴道分泌物、羊水外溢等，产妇常有不适感，护理人员应帮助产妇擦汗，经常更换会阴垫和床单。破膜后，为保持会阴部的清洁以增进舒适并预防感染，必要时可给予会阴擦洗。

5. 排尿及排便：应鼓励产妇每 2~4 小时排尿一次，以免膀胱充盈影响宫缩及胎头下降。因胎头压迫引起排尿困难者，必要时可导尿。产妇有便意时，需判断是否有大便及宫口扩张程度，排便时须有人陪伴，嘱产妇不要过早或长时间屏气用力排便，避免加重宫颈水肿。

6. 临产后，由于宫缩频繁，产妇消耗较大，出汗较多，加之其阴道血性分泌物较多及胎膜破裂等因素，均易导致感染的发生，因此在做好基础护理的同时，应注意体温的监测。另外，宫缩时产妇血压会升高 5~10mmHg，间歇期恢复正常，因此产程中还应注意监测血压，一般每隔 4~6 小时测量血压 1 次，但对妊娠期高血压疾病者或其高危人群，应酌情增加测量次数，若血压升高，应通知医师给予相应处理。

（二）心理护理

认真评估，确定焦虑的程度，不能让孕妇独处一室，陪伴分娩的全过程，给予孕妇心理安慰，应用关心和鼓励的语言促使孕妇对分娩充满信心，建立起良好的护患关系。孕妇精神过度紧张，宫缩时喊叫不安，应在宫缩时指导其做深呼吸动作，或用双手轻抚下腹部。

（三）专科护理

1. 观察宫缩 定时连续观察宫缩持续时间、强度、间歇时间、规律性，一般潜伏期每 2~4 小时观察 1 次，活跃期每 1~2 小时观察 1 次，连续观察 3 次宫缩，及时记录。根据宫缩及产程进展确定处理方法，宫缩好，产程进展正常，继续观察；子宫收缩欠佳，产程进展差，若没有破膜，且无明显头盆不称，可以通过人工破膜促进宫缩，若已经破膜，但无明显头盆不称，则可以遵医嘱静脉滴注缩宫素以加强宫缩。

2. 观察宫口扩张和胎先露下降 通过阴道检查判断宫口扩张程度、胎头下降程度及内骨盆的大小，如果胎膜已破，同时还应上推胎头了解羊水情况，并进一步确定胎方位及有无脐带脱垂。

3. 胎心监测 产程处于潜伏期时每 1 小时听胎心 1 次；当宫缩频繁，进入活跃期时每 15~30 分钟听胎心 1 次，每次听胎心的时间是 1 分钟，并做好记录。若为高危妊娠或怀疑胎儿受累、羊水异常，建议用电子胎心监护仪持续监测胎心，通过观察胎心率的变异及宫缩、胎动与胎心变化的关系等，密切监测胎心情况。

4. 破膜及羊水观察 胎膜多在宫口近开全时自然破裂，前羊水流出。一旦胎膜破裂，应立即听胎心，观察羊水性状、颜色和流出量，并记录破膜时间。正常羊水在足月之前为无色、澄清的液体，足月时因混有胎脂、胎儿皮肤脱落细胞、毳毛、毛发等小片物而呈轻度乳白色。若羊水污染，胎心监测正常，宫口开全或近开全，可继续观察。若破膜超过 12 小时尚未分娩，应遵医嘱给予抗生素预防感染。

认真监测并记录胎心、子宫收缩、宫颈扩张和胎头下降程度、破膜及羊水的情况，如有异常情况及时通知医生，并积极寻找原因，协助进行处理。

5. 疼痛护理 进行产前教育及产时指导，教会产妇减轻分娩疼痛的方法如呼吸训练和放松的方法。

（1）一般护理 帮助产妇熟悉环境；协助产妇采取舒适体位，并提供分娩球、分娩凳等支持工具；助产士陪伴在产妇身边，讲解产程注意事项及配合要点，缓解产妇的紧张心情；在不同体位给予产妇腰背部按摩，减轻疼痛。

（2）非药物性分娩镇痛 根据疼痛评估的结果以及产妇的具体情况选用合适的分娩镇痛方法，首选非药物镇痛。如呼吸调节、精神松弛、注意力集中、音乐疗法、慢舞、导乐陪伴分娩、水中分娩等。

（3）药物分娩镇痛　宫口扩张3cm，可在麻醉师监护下行无痛分娩。

二、第二产程妇女的护理

【临床表现】

第二产程的正确评估和处理对母儿结局至关重要，因此应重点关注胎心监护、宫缩、胎头下降、有无头盆不称、产妇一般情况等，避免增加母儿并发症的风险，应该在适宜的时间点选择正确的产程处理。

1. 子宫收缩与破膜　宫口开全后仍未破膜，常影响胎头的下降，应行人工破膜。破膜后宫缩常暂时停止，产妇略感舒适，随后宫缩重现且其频率和强度达到高峰。宫缩每次持续时间可达 1 分钟，间歇期仅 1～2 分钟。

2. 胎儿下降及娩出

（1）排便感　当胎头降至骨盆出口压迫盆底组织时，产妇有排便感，不由自主向下屏气。

（2）胎头拨露　随着产程进展，会阴逐渐膨隆和变薄，肛门松弛。宫缩时胎头露于阴道口，且露出部分不断增大，宫缩间期胎头又缩回阴道内，称胎头拨露。

（3）胎头着冠　随着产程进展，胎头露出部分逐渐增多，宫缩间歇期胎头不再缩回，称胎头着冠，此时胎头双顶径超过骨盆出口（图5－15）。

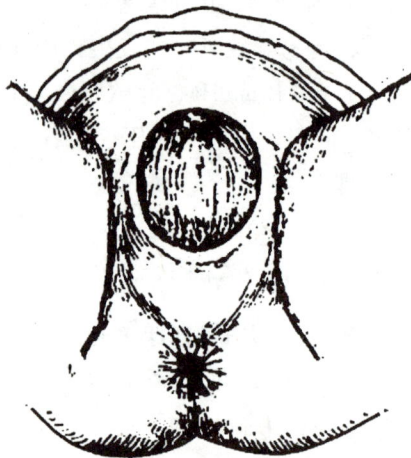

图 5 – 15　胎头着冠

【护理评估】

（一）生理评估

1. 健康史　了解第一产程进展情况和胎儿宫内情况；再次确认产妇是否存在妊娠合并症及并发症。

2. 身体状况

（1）一般状况　观察生命体征，评估产妇的精神状态、配合程度、饮食情况等。

（2）专科评估　了解子宫收缩的持续时间、间歇时间、强度及胎儿情况；询问产妇有无排便感；观察胎头拨露和胎头着冠情况；估计胎儿大小，评估产妇会阴部扩张情况，是否存在水肿，判断是否需要行会阴切开术。

3. 相关检查　用胎儿监护仪监测胎心率及基线变化，发现异常及时处理。

（二）心理社会评估

评估产妇目前的心理状态，有无焦虑、恐惧、急躁情绪，对自然分娩有无信心。

【常见的护理诊断/问题】

1. 疼痛　与宫缩及会阴部伤口有关。

2. 焦虑　与缺乏顺利分娩的信心及担心胎儿健康有关。

3. 有受伤的危险　与分娩中可能发生会阴裂伤、新生儿产伤有关。

【护理措施】

（一）一般护理

第二产程期间，助产士及巡回护士应陪伴在旁，监测生命体征，协助其饮水，帮其擦汗等，促进孕妇舒适。

（二）心理护理

评估孕妇的心理状态，及时告知孕妇产程进展情况，给予鼓励、支持和安慰，缓解孕妇的紧张和恐惧，同时指导孕妇配合接产的方法，促进产程进展。

（三）专科护理

1. 观察产程进展　第二产程所需时间短，较易发生异常，需严密监测。因宫缩频而强，应勤听胎心，最好用电子胎心监护仪监测，观察胎心与宫缩的关系，每 15 分钟记录 1 次。若第二产程延长，出现胎心异常或羊水异常，应通知医师查找原因并及时处理，避免给产妇及胎儿造成不利影响。宫口开全后，胎膜多已自然破裂，如仍未破膜，应行人工破膜以免影响胎头下降。

2. 指导产妇正确使用腹压　宫口开全后，应指导产妇正确用力。方法是让产妇双膝屈曲外展，双脚蹬在产床上，双手握住产床把手。一旦出现宫缩，产妇深吸气屏住，可抬头，双眼注视脐部，并向上拉把手，使身体向下用力如排便状，以增加腹压；切忌挺胸屏气。子宫收缩间歇时，产妇呼气，全身肌肉放松，安静休息。当宫缩再次出现时，再用同样的屏气用力动作，以加速产程的进展。当胎头着冠后，宫缩时不应再令产妇用力，以免胎头娩出过快而使会阴裂伤。

3. 接产准备　初产妇宫口开全，经产妇宫口扩张 6cm 以上且宫缩规律有力时，应指导产妇上产床，产妇和接生人员均应做好接生前的清洁消毒工作。

（1）一般护理　调节并保持产房温度在 25～28℃。注意观察产妇生命体征，减少环境干扰。指导产妇休息，协助适时变换舒适体位，及时排空膀胱，必要时导尿。不限制饮食，鼓励适量摄入流质和半流质饮食，以保持充分体力。

（2）术前产妇准备：会阴消毒　产妇仰卧于产床上（或坐于特制的产椅上），两腿屈曲分开，露出外阴部，在臀下放一便盆或消毒垫，用消毒纱布球蘸消毒液擦洗外阴部，顺序是大小阴唇、阴阜、大腿内上 1/3、会阴及肛门周围。然后用温开水冲洗掉肥皂水，为防止冲洗液流入阴道，用消毒干纱布盖住阴道口，再用碘伏进行消毒，随后取下阴道的纱布球和臀下的便盆或消毒垫，铺消毒巾于臀下（图 5-16）。

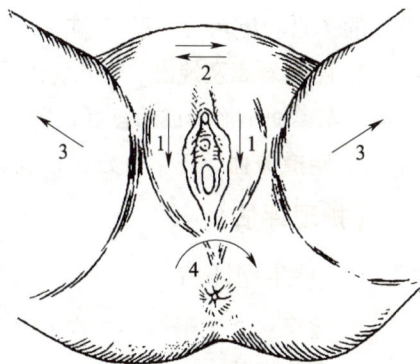

图 5-16　会阴消毒顺序

（3）术前准备：接生人员准备　助产士按常规外科的无菌操作刷手消毒、穿接生衣、戴消毒手套，然后打开产包，铺消毒单。检查产包内用物，按需添加物品如麻醉用物、新生儿吸管、产钳等，并准备新生儿用物。

4. 接产

（1）接产准备　接产人员严格无菌操作原则，保护产妇会阴的同时协助胎头俯屈，让胎头以最小径线（枕下前囟径）在宫缩间歇时缓慢通过阴道口，是预防会阴撕裂的关键；控制胎肩娩出速度，胎肩娩出时也应注意保护会阴。

（2）接产步骤

①接产者站在产妇正面，当出现宫缩，产妇自觉便意感时，指导产妇屏气用力，胎头着冠时，指导产妇适时用力和呼气，并开始保护会阴。应注意个体化指导用力，用手控制胎头娩出速度，同时，左手轻轻下压胎头枕部，协助胎头俯屈和使胎头缓慢下降。当胎头枕部出现在耻骨弓下方时，嘱产妇在宫缩间歇时，稍向下屏气，左手协助胎头仰伸，使胎头缓慢娩出，胎头娩出过程中应适度保护会阴。

胎头娩出后，自鼻根向下颏挤压，挤出口鼻内的黏液和羊水，不宜急于娩出胎肩，应等待胎头自然完成外旋转及复位，使胎儿双肩径与骨盆出口前后径相一致。再次宫缩时，接产者右手托住会阴，左手将胎儿颈部向下牵拉胎头，使前肩从耻骨弓下先娩出；再托胎颈向上，使后肩从会阴前缘缓慢娩出。双肩娩出后，保护会阴的右手放松，然后双手协助胎体及下肢相继以侧位娩出（图5－17）。胎儿娩出后，记录胎儿娩出时间，估计出血量。

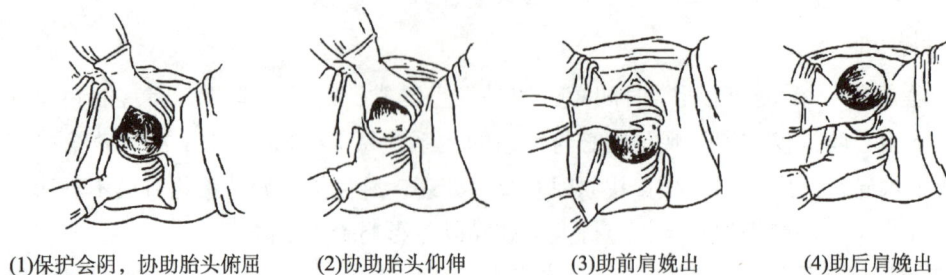

(1)保护会阴，协助胎头俯屈　　(2)协助胎头仰伸　　(3)助前肩娩出　　(4)助后肩娩出

图5－17　接产的步骤

②延迟脐带结扎：胎儿娩出后可待脐动脉无搏动后结扎脐带，有利于胎盘血液送至新生儿，增加新生儿血容量、血红蛋白含量，有利于维持早产儿循环的稳定，并可减少脑室内出血的风险。

③会阴切开的指征　会阴过紧或胎儿过大，产钳或吸引器助产，估计分娩时会阴撕裂不可避免时，或母儿的全般状况急需结束分娩时，可行会阴切开术避免会阴撕裂。

三、第三产程妇女的护理

【临床表现】

1. 子宫收缩　胎儿娩出后，宫底迅速下降至脐平，产妇略感轻松，宫缩暂停数分钟后再次出现。有效的子宫收缩可促进胎盘剥离。

2. 胎盘剥离及娩出　胎儿娩出后宫腔容积突然缩小，而胎盘不能相应缩小，与子宫腔发生错位而发生剥离，剥离面出血形成胎盘后血肿。由于子宫继续收缩，剥离面积继续扩大，直到胎盘完全剥离而娩出。

3. 阴道流血　正常分娩的出血量一般不超过300ml。

【护理评估】

（一）生理评估

1. 健康史　了解第一产程、第二产程的经过及其处理。

2. 身体评估

（1）新生儿　对新生儿进行评估，评估重点包括Apgar评分和一般状况评分。

①Apgar评分：用于判断有无新生儿窒息及窒息的程度（表5－1）。以出生后1分钟内的心率、呼吸、肌张力、喉反射及皮肤颜色5项体征作为评分指标，每项授予分值0分、1分、2分，5项分值相加即为Apgar评分的分值。若评分为8～10分，属于正常；4～7分为轻度窒息，又称青紫窒息；0～3分为重度窒息，又称苍白窒息，需进行新生儿复苏处理，包括清理呼吸道、吸氧、气管内插管、用药等措施才能恢复。对缺氧严重的新生儿，应在出生后5分钟、10分钟时再次评分，直至连续两次评分均≥8分。1分钟评分反映胎儿在宫内的情况；5分钟及以后评分反映复苏效果，与预后密切相关。新生儿Apgar评分以呼吸为基础，皮肤颜色最灵敏，心率是最终消失的指标。临床恶化顺序为皮肤颜色→呼吸→肌张力→喉反射→心率，复苏有效顺序为心率→喉反射→皮肤颜色→呼吸→肌张力。肌张力恢复越快，预后越好。

②评估一般状况：新生儿身长、体重，体表有无畸形等（表5－1）。

表 5 – 1　新生儿 Apgar 评分

体征	0 分	1 分	2 分
心率（次/分）	0	少于 100 次	100 次及以上
呼吸	0	浅慢，不规则	佳
肌张力	松弛	四肢稍屈曲	四肢活动
喉反射	无反射	有些动作	咳嗽、恶心
皮肤颜色	苍白	青紫	红润

（2）胎盘胎膜娩出情况　胎儿娩出后，宫底降至平脐，产妇感到短暂的轻松，再次出现宫缩，宫腔容积变小，胎盘不能相应缩小，与子宫壁发生剥离。

①胎盘剥离的征象：A. 子宫体变硬呈球形，胎盘剥离后降至子宫下段，下段被扩张，子宫体呈狭长形被推向上，宫底升高达脐上。B. 剥离的胎盘降至子宫下段，使阴道口外露的一段脐带自行延长。C. 若胎盘从边缘剥离时有少量阴道流血，若胎盘从中间剥离时则无阴道流血。D. 用手掌尺侧在产妇耻骨联合上方轻压子宫下段时，子宫体上升而外露的脐带不再回缩。

②胎盘娩出的方式：A. 胎儿面娩出式：即胎盘以胎儿面娩出，这种娩出方式多见。胎盘从中央开始剥离，然后向周围剥离，剥离血液被包于胎膜内。其特点是胎盘先娩出，随后见少量的阴道流血。B. 母体面娩出式：即胎盘以母体面娩出，这种方式较少见。胎盘从边缘开始剥离，血液沿剥离面流出，最后整个胎盘反转娩出。其特点是先有较多的阴道流血，随后胎盘娩出。

③胎盘胎膜的完整性：胎盘娩出后评估胎盘胎膜是否完整，有无胎盘小叶或胎膜残留，胎盘周边有无断裂的血管残端，判断是否有副胎盘。

（3）会阴部评估　胎盘娩出后仔细评估会阴部、小阴唇内侧、尿道口、阴道、阴道穹隆及宫颈有无裂伤，会阴切口有无延裂。

（4）产后评估　胎儿娩出 2 小时内是产后出血的高危期，此期有时被称为第四产程。产后 2 小时内，产妇仍应在分娩室内，应注意观察产妇一般情况、脸色、结膜和甲床色泽，重点评估产妇的生命体征、宫缩情况、宫底高度、膀胱是否充盈、阴道出血量、会阴伤口、阴道有无血肿等。产后 2 小时无异常，可将产妇及新生儿送回病房。

（二）心理社会评估

产妇对新生儿的性别、健康及外形是否满意，有无焦虑、烦躁甚至憎恨的情绪，是否能够适应母亲的角色。

【常见的护理诊断/问题】

1. 疼痛　与子宫收缩、分娩阵痛有关。

2. 外周组织灌注不足　与入量少及分娩过程中失血失液有关。

3. 潜在并发症　新生儿窒息、产后出血。

【护理措施】

（一）新生儿护理

1. 清理呼吸道　胎头娩出后应立即将其鼻腔和口腔中的羊水和黏液挤出，胎儿娩出后应继续用吸痰管轻吸新生儿鼻腔和口腔中残余的羊水和黏液，当确认呼吸道内羊水和黏液已吸净而新生儿仍未啼哭时，可轻轻抚触新生儿背部，新生儿大声啼哭，表示呼吸道已通畅。

2. Apgar 评分　新生儿 Apgar 评分为 4～7 分，需清理呼吸道、人工呼吸、吸氧、用药等；0～3 分缺氧严重，需紧急抢救，行气管内插管并给氧。对缺氧较严重的新生儿，应在出生后5分钟、10分钟再分别评分，直至连续两次均≥8分为止。出生后1分钟的Apgar评分主要反映宫内情况，而5分钟及以后评分则是新生儿预后的指标。

3. 处理脐带　结扎脐带可用多种方法，如气门芯、脐带夹等。目前常有以下几种方法。

（1）气门芯结扎法　将气门芯剪成约2mm宽的小橡皮圈，穿一棉线作牵引，浸泡在消毒液中备用。用套有气门芯的血管钳于脐轮上0.5cm处钳夹，在血管钳上0.5cm处断脐，牵引气门芯上棉线，将橡皮圈绕过止血钳顶端向下套住脐带，取下血管钳，挤出脐带残端血后用龙胆紫溶液或75%乙醇消毒脐带断面，最后以无菌纱布覆盖。

（2）棉线结扎法　在距脐根0.5cm处用无菌粗丝线结扎第一道，再在结扎线外0.5cm处结扎第二道，在第二道结扎线外0.5cm处剪断脐带。用75%乙醇消毒脐带根部周围，挤出脐带残余血，用75%乙醇或龙胆紫溶液消毒脐带断面，最后以无菌纱布覆盖，再用脐带布包扎。注意必须扎紧脐带以防止出血，又要避免用力过猛造成脐带断裂。消毒时碘溶液不可接触新生儿皮肤，以免灼伤皮肤。处理脐带时应注意保暖，可用无菌巾擦干新生儿全身的羊水与血迹，以减少体表散热。

4. 一般护理　新生儿处理脐带后擦净面部及足底的胎脂及血迹，打新生儿足印及母亲拇指印于新生儿病历上。对新生儿做详细体格检查，系以标明新生儿性别、体重、出生时间、母亲姓名和床号的手腕带和包被。将新生儿送至母亲的怀抱进行母乳喂养。整个过程中注意新生儿保暖。

（二）心理护理

注意与产妇进行交流、沟通，对产妇娩出畸形儿，给予同情、关心并安慰，引导产妇对新生儿性别的正确认识，以乐观积极的心态迎接新生儿，促进早期亲子关系的建立。

（三）专科护理

1. 协助胎盘娩出　正确处理胎盘娩出，能减少产后出血的发生。当确认胎盘已完全剥离，于宫缩时以左手握住宫底（拇指置于子宫前壁，其余4指放于子宫后壁）并按压，同时右手轻拉脐带，协助娩出胎盘（图5-18）。当胎盘娩出至阴道口时，接产者用双手捧住胎盘，向一个方向旋转并缓慢向外牵拉，协助胎盘胎膜完整娩出。若发现胎膜有部分断裂，用血管钳夹住断裂上端的胎膜，再继续顺原方向旋转，直至胎膜完全娩出。胎盘胎膜娩出后，按摩子宫刺激宫缩以减少出血，同时注意观察并测量出血量。切不可在胎盘尚未完全剥离时用力按揉、下压宫底或牵拉脐带，以免胎盘部分剥离或拉断脐带引起出血。若胎盘未完全剥离而出血多，或胎儿已娩出30分钟胎盘仍未排出，应行人工剥离术。

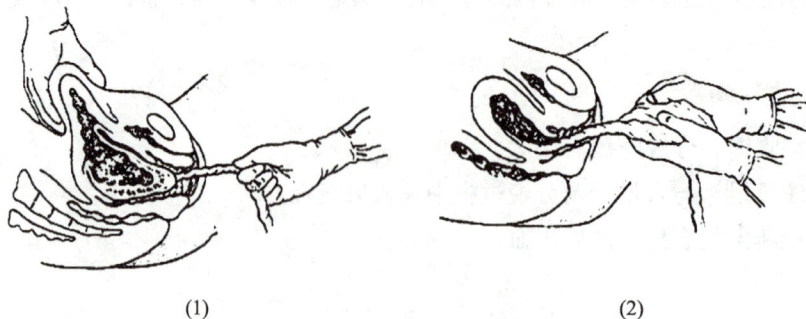

(1)　　　　　　　　　　　　　　　　(2)

图5-18　协助胎盘胎膜娩出

2. 检查胎盘胎膜的完整性　将胎盘铺平，先检查胎盘母体面的胎盘小叶有无缺损。然后将胎盘提起，检查胎膜是否完整。再检查胎盘胎儿面边缘有无血管断裂，以便及时发现副胎盘。若有副胎盘、部分胎盘或大块胎膜残留，应无菌操作伸手入子宫腔取出残留组织。若仅有少量胎膜残留，可给予子宫收缩剂待其自然排除。

3. 检查软产道　胎盘娩出后，应仔细检查软产道，即会阴、小阴唇内侧、尿道口周围、前庭、阴道和宫颈有无裂伤，如有裂伤应逐层缝合。

4. 预防产后出血　正常分娩出血量多不超过 300ml。可在胎儿前肩娩出时给予静脉滴注和肌内注射缩宫素 10～20U，促使胎盘剥离，减少产后出血。若胎儿已娩出 30 分钟，胎盘仍未排出，出血不多时，应排空膀胱，再轻轻按压子宫及静脉注射缩宫素，仍不能排出胎盘时，再行手取胎盘术。

5. 产后护理　产后 2 小时的护理要点如下。①产房观察：重点观察血压、脉搏、子宫收缩情况、阴道流血量、膀胱是否充盈、会阴阴道有无渗血或血肿等，发现异常及时处理。正常分娩出血量大多不超过 300ml。对有产后出血的高危因素（产后出血史、羊水过多、多胎妊娠、巨大胎儿、滞产等）的产妇，可在胎儿前肩娩出时静脉注射缩宫素 10～20U，也可在胎儿娩出后，立即经脐静脉快速注入内加缩宫素 10U 的生理盐水 20ml，能使胎盘迅速剥离而减少出血。②提供舒适：为产妇擦汗更衣，及时更换床单及会阴垫，提供清淡、易消化食物，帮助产妇恢复体力。③情感支持：帮助产妇接受新生儿，协助产妇和新生儿进行皮肤接触和早吸吮，以建立母子情感。

（四）促进舒适

第三产程结束后，清理臀下污物，清洁外阴，为产妇更换衣服，垫好会阴垫，注意保暖，使其安静休息。对产时进食少、出汗多、产程长者及时给予易消化、高营养的温热饮料及食物，以恢复体力。

目标检测

答案解析

一、A 型题

1. 关于足月产的定义，下列说法正确的是（　）

　　A. 妊娠满 37 周至不足 40 周

　　B. 妊娠满 28 周至不足 40 周

　　C. 妊娠满 37 周至不足 42 周

　　D. 妊娠满 28 周至不足 42 周

　　E. 妊娠满 40 周至不足 42 周

2. 关于产力，下列说法正确的是（　）

　　A. 子宫收缩力贯穿分娩全过程

　　B. 腹肌及膈肌收缩力贯穿分娩全过程

　　C. 肛提肌收缩力贯穿分娩全过程

　　D. 早期使用腹肌及膈肌收缩力能加快产程

　　E. 子宫收缩时，全子宫内压力均衡

3. 枕先露的分娩机制包括 7 个动作，依次是（　）

　　A. 衔接、下降、俯屈、内旋转、仰伸、复位及外旋转、胎儿娩出

　　B. 下降、衔接、俯屈、内旋转、仰伸、复位及外旋转、胎儿娩出

　　C. 衔接、下降、俯屈、仰伸、内旋转、复位及外旋转、胎儿娩出

　　D. 衔接、下降、俯屈、内旋转、复位及外旋转、仰伸、胎儿娩出

　　E. 衔接、下降、内旋转、俯屈、仰伸、复位及外旋转、胎儿娩出

4. 关于临产的诊断，下列说法正确的是（　　）

    A. 宫缩力弱，持续时间不恒定

    B. 胎儿下降感

    C. 有规律且逐渐增强的子宫收缩

    D. 宫颈管无变化，宫口未开

    E. 有少量血性分泌物

5. 关于正常分娩，下列说法正确的是（　　）

    A. 破膜多发生在规律宫缩前

    B. 决定能否经阴道分娩的重要观察项目是骨盆大小

    C. 正常分娩阴道出血量一般不超过 500ml

    D. 胎先露能否顺利下降不影响分娩

    E. 宫口扩张是规律宫缩的结果

6. 患者，女，26 岁。主因孕 38^{+2} 周，第一胎，阴道流液 2 小时，无腹痛，未见红，由轮椅推入病房。护士应（　　）

    A. 测量生命体征　　　　　　　　B. 询问病史

    C. 讲解入院宣教　　　　　　　　D. 通知医生听胎心

    E. 为患者准备床单位

二、名词解释

1. 总产程
2. 产力

三、简答题

1. 简述产程的分期。
2. 简述胎盘剥离的征象。

（张　青）

书网融合……

本章小结　　　微课　　　题库

第六章　产褥期母儿的护理 @微课

学习目标

通过本章内容学习，学生能够：

1. 说出产褥期的概念、产褥期妇女生理的变化、新生儿的分类及生理特征。
2. 陈述产褥期妇女及新生儿护理评估的内容、护理诊断。
3. 概括产褥期妇女的心理调适、护理措施及新生儿的护理措施。
4. 应用护理程序对正常产褥期妇女制定护理计划并进行会阴护理及母乳喂养、产后康复操的指导。

情境导入

汪女士，30 岁，G_2P_0，孕 40 周临产入院。入院次日晨 5 时行会阴侧切术，产前助娩一男婴，体重 4000g。产后第 1 日，查体发现，体温 37.8℃，脉搏 70 次/分，呼吸 18 次/分，血压 120/75mmHg；子宫平脐，恶露鲜红色；会阴切口缝合处水肿，无压痛。产妇自述尿量增多，且哺乳时出现下腹部疼痛；乳房胀痛，但无乳汁分泌。产妇住在母婴病房，自感焦虑。

根据以上资料，请回答：

1. 该患者目前存在的护理诊断。
2. 该类患者主要的护理措施。

第一节　正常产褥期妇女的身心变化

【概述】

产妇全身各器官（除乳腺外）从胎盘娩出至恢复或接近正常未孕状态所需的一段时期，称产褥期（puerperium），一般为 6 周。产褥期产妇不仅身体方面发生很大的变化，由于新生儿的出生，产妇和整个家庭成员都将经历心理和社会的适应过程。因此，这段时间是产妇身、心恢复，家庭成员适应的关键时期。护士应在了解产褥期妇女身、心变化的基础上，对产褥期妇女、新生儿进行护理，同时对产妇及与分娩相关的整个家庭成员进行指导，才能保证产褥期母婴健康和家庭幸福。

【护理评估】

（一）产褥期妇女的生理变化

产褥期妇女的身体变化中，以生殖系统和乳房变化最为明显。

1. 生殖系统

（1）子宫　子宫是产褥期变化最大的器官。子宫自胎盘娩出后逐渐恢复至未孕状态的过程，称子宫复旧。子宫复旧包括子宫肌纤维缩复、子宫血管变化、子宫内膜再生和子宫颈的恢复。需时 6~8 周。

①子宫肌纤维缩复：并不是肌细胞数减少，而是其体积缩小、胞质减少所致。胎盘娩出后，子宫底

在脐下1指，因子宫颈外口升至坐骨棘水平，子宫底稍上升，产后第1日平脐，随着肌纤维的不断缩复，子宫体逐渐缩小，以后每日下降1~2cm。产后1周缩小至妊娠12周大小；产后10日降入骨盆腔，在腹部扪不到子宫底；产后6周恢复至非孕时期大小。子宫重量也逐渐减少，分娩后约1000g，至产后1周重约500g，至产后2周重约300g，至产后6周重约50g。

②子宫血管变化：胎盘娩出后，宫缩导致开放的螺旋小动脉和静脉窦压缩变窄，数小时后血管内血栓形成，胎盘剥离处出血逐渐减少直至停止。

③子宫内膜再生：分娩后蜕膜缺血坏死脱落，子宫内膜再生。产后3周，除胎盘附着处外，子宫腔表面均由新生内膜修复。胎盘附着处的子宫内膜至产后6周全部修复。

④子宫颈的恢复：分娩后宫颈松软，呈紫红色，壁薄，形成皱襞，子宫颈外口呈袖口状。产后2~3天宫口可容2指；产后1周，子宫颈内口关闭；产后4周，子宫颈恢复至未孕形态。子宫颈外口分娩时宫颈左右两侧（3点及9点处）易发生轻度裂伤，故初产妇的子宫颈外口由圆形（未产型）变为"一"字横裂形（已产型）。

（2）阴道及外阴 外阴由于分娩时高度伸展而出现轻度水肿和触痛，于产后2~3日逐渐消失。大多数产妇有会阴裂伤或会阴切开，但因会阴部血液循环丰富，切口或裂伤口约在3~5日内均可愈合。处女膜在分娩时撕裂形成残缺的处女膜痕。外阴部分皮肤可能因毛细血管破裂而出现皮下血肿。分娩后，阴道腔扩大，阴道壁水肿，黏膜皱襞消失，导致阴道壁松弛，肌张力低下。产褥期，阴道肌张力逐渐恢复其弹性，但阴道紧张度不能完全恢复成未孕前的状态；阴道腔逐渐缩小；阴道黏膜皱襞约在产后3周重新出现。如在进行母乳喂养的产妇，由于卵巢雌激素的分泌功能不稳定，可能在产后4~6个月出现阴道干燥、性交疼痛等。

（3）盆底组织 盆底组织及筋膜在分娩时过度扩张使弹性减弱，常伴有部分肌纤维断裂。产后1周，水肿和淤血逐渐消失，产褥期如能坚持产后运动，盆底肌肉可恢复至接近非孕状态。如盆底组织有严重断裂或产褥期过早进行重体力劳动，可影响盆底组织的恢复，导致阴道壁膨出甚至子宫脱垂。

2. 乳房 产后乳房的主要变化是泌乳，包括乳汁的产生和射乳。妊娠期间，雌激素、孕激素、胎盘催乳素水平升高，促进乳腺发育及初乳形成，为泌乳做准备。泌乳过程是在垂体分泌的催乳素、促肾上腺皮质激素、人类生长激素、甲状腺素、促卵泡素、促黄体生成素等激素的共同参与下进行的。分娩后血液中雌激素、孕激素及胎盘催乳素水平急剧下降，抑制下丘脑分泌的催乳素抑制因子的释放，使腺垂体催乳素的合成和释放增加，乳房腺细胞开始分泌乳汁。而以后的乳汁分泌则依赖新生儿的吸吮刺激，当新生儿吸吮乳头时，来自乳头的感觉信号经传入神经抵达下丘脑，通过抑制下丘脑分泌的多巴胺及其他催乳素抑制因子，使腺垂体催乳素呈脉冲式释放，促进乳汁分泌。同时，吸吮乳头反射性地引起神经垂体释放缩宫素，缩宫素使乳腺腺泡周围的肌上皮细胞收缩，使乳汁从腺泡通过导管排至乳窦而喷射出乳汁，此过程称为射乳反射。吸吮是射乳反射的关键，不断排空乳房也是维持泌乳的重要条件。而射乳同时也受产妇所见、所闻的新生儿各方面状况的影响，如看见或想到新生儿的可爱、听见新生儿的哭声等，这些刺激传入中枢神经系统，垂体分泌缩宫素导致乳房肌细胞收缩，使乳汁射出增加。相反，如果产妇焦虑、紧张或有疼痛、寒冷等恶性刺激，乳汁分泌就减少或减弱。因此，产妇需要在舒适、放松、良好心情的状态下进行母乳喂养。

3. 血液循环系统 胎盘娩出以后，由于子宫胎盘血液循环结束、子宫缩复及组织间液的回吸收，大量血液从子宫进入产妇的体循环。产后72小时以内（特别是最初的24小时内）血液循环增加15%~25%，因此，产后72小时内心脏的负担明显增加，原有心脏病者易发生心力衰竭。循环血容量在产后2~3周恢复正常。产褥早期产妇的血液仍处于高凝状态，有利于胎盘剥离创面血栓的形成，减少产后出血的发生。纤维蛋白原、凝血酶原、凝血酶于产后2~3周恢复正常。红细胞计数及血红蛋白值逐渐增多，于产后 1 周左右回升。白细胞总数于产褥早期仍较高，可达 $20 \times 10^9/L$，一般于产后 1 ~ 2 周恢复至正常。中性粒细胞增多，淋巴细胞稍减少，血小板数增多。红细胞沉降率于产后 3 ~ 4 周降至正常。

4. 消化系统　产后 1 ~ 2 周内胃肠功能逐渐恢复正常。由于分娩过程中的能量消耗、体液丢失、摄入少等因素，产妇 1 ~ 2 天内常感到饥饿、口渴。产后便秘成为产后妇女常见的问题，其主要原因有妊娠期孕激素的作用使肠蠕动缓慢、分娩过程中进食和饮水少、会阴部的切口和痔疮的疼痛、产褥期缺少运动、腹部和盆底肌肉松弛等。

5. 泌尿系统　胎儿娩出后，母体的肾脏分泌功能增强，妊娠期体内潴留的多余液体主要经肾排出。故产后最初 1 周尿量增多，从平时的 1500ml/24h 可增加到 3000ml/24h。另外，在分娩过程中，胎儿通过产道压迫输尿管和膀胱，致使膀胱黏膜不同程度地水肿、充血，膀胱肌张力下降，膀胱的感觉降低，导致产妇膀胱充盈过度不能被感觉，可出现一次性尿潴留，尤其在产后最初 12 小时。

6. 内分泌系统　胎盘娩出后，产妇血清中雌激素及孕激素水平急剧下降，至产后 1 周时降至未孕时水平。胎盘催乳素于产后 6 小时已测不出。催乳素的分泌因哺乳而异，若产妇哺乳，催乳素虽下降，但仍处于比较高的水平；若产妇不哺乳，垂体催乳素分泌功能 2 周左右消失。

月经的恢复及排卵也与哺乳有关。不哺乳产妇通常在产后 6 ~ 10 周左右月经复潮，在产后 10 周左右恢复排卵。哺乳产妇的月经复潮延迟，有的在哺乳期月经一直不来潮，平均在产后 4 ~ 6 个月恢复排卵。首次月经来潮前多有排卵，故哺乳产妇未见月经来潮却有受孕的可能。

7. 腹壁　腹壁皮肤受妊娠子宫增大的影响，部分弹性纤维断裂，腹直肌呈不同程度分离，使产后腹壁皮肤明显松弛，其紧张度于产后 6 ~ 8 周恢复。妊娠期出现的下腹正中色素沉着在产褥期逐渐消退。初产妇腹部皮肤出现紫红色的妊娠纹，产后 3 ~ 6 个月，紫红色的妊娠条纹逐渐变浅，形成永久性的银白色的妊娠纹。

（二）产褥期妇女的心理调适

产妇产后需要从妊娠期及分娩期的不适、疼痛、焦虑中恢复，需要接纳家庭新成员，这一过程称为心理调适。分娩前产妇担心和恐惧，新生儿的出生使整个家庭在结构、功能上发生了很大的变化，产妇及家庭成员适应新的生活模式。产妇需要从妊娠、分娩的疲劳中恢复，逐渐适应母亲角色，树立做母亲的信心。产妇的心理适应过程受很多因素的影响，如以往的分娩经历、伤口的愈合、体态的恢复、婴儿性别、哺乳情况、健康问题、支持系统的有效与否等；而家庭的其他成员（如新生儿的父亲、祖父母等）也会经历心理的适应过程。因此，护士应将产妇、新生儿及其他家庭成员看成一个整体，提供以"家庭为中心"的整体护理，使父母及其他成员的角色良好适应。产褥期妇女需要依家庭的改变进行调节，并逐渐完成心理适应。

1. 产褥期妇女的心理调适分期　美国心理学家 Rubin 把产褥期妇女的心理调适分为三期。

（1）依赖期　为产后最初的 1 ~ 3 天。此期产妇完全没有接受母亲角色，表现出被动和依赖，没有判断力，刚刚经历过分娩，十分疲倦，需要休息和睡眠。她们喜欢回忆分娩过程，谈论自己的妊娠、分娩感受和获得的分娩经验．需要别人帮助来满足各种需求，对照顾新生儿不感兴趣。在此期，丈夫及家人的关心帮助、医务人员的悉心指导是极为重要的。

（2）依赖－独立期　是母亲从依赖到独立的过渡时期。此期可持续 3 ~ 14 天。分娩前准备充分和获得良性分娩体验可最大限度缩短这一时期。此期母亲身体开始恢复了，已经能够完全控制自己的身体各部功能，表现出较为独立的个性与行为，改变了依赖期中接受特别照顾和关心的状态，开始主动学习和参与护理自己的孩子，独自喂奶而不要帮助，尝试扮演母亲角色。由于诸多因素，产妇这一时期容易产生压抑，压抑的感情加上护理新生儿的疲劳，如果得不到及时的表达和家人的理解，产妇易出现哭泣、焦虑和烦躁等。

（3）独立期　为产后2周至1个月。此期，新家庭形成并运作。产妇形成了母亲角色的雏形，把注意力集中在孩子身上，根据孩子的需要调整自己的生活和身体完全恢复至未孕状态，与她的家庭结合成为一个整体，相互作用从而形成新的生活型态。家庭中，夫妇和孩子相互依赖，相互作用，分享欢乐和责任。

2. 影响产后心理调适的因素　影响产后妇女心理调适的因素有以下几个方面。

（1）产妇的性格特征　产妇的性格以及与新生儿情感连接的结果是影响心理调适的一个重要因素。平静、快乐、积极向上的产妇容易适应产褥期的心理变化；相反，易激动、忧虑、消极的产妇，其适应能力减弱。

（2）新生儿护理知识缺乏　新生儿一出生，常常会出现哭闹，产妇可能缺乏安抚新生儿的知识而不能使新生儿安静，常因此而感到焦虑，再加上喂养、护理知识的欠缺，产妇常抱怨新生儿出生带来的烦恼。

（3）舒适的改变与疲劳　分娩导致的会阴部疼痛、剖宫产切口疼痛及产后的宫缩痛等所致的身体不适，使产妇很难将注意力立刻转向新生儿；产后的最初几日，分娩的经历、对新生儿的护理以及睡眠模式的改变可能造成休息时间减少，产妇常感到疲劳。有些产妇的疲劳可以持续到产后18个月。

（4）以往的经历和其他突发事件　非初次分娩的产妇，其心理调适要快些，而初次分娩的家庭需要在新生儿护理的过程中逐渐适应。另外，如难产或没有预料的剖宫产、多胎以及新生儿与孕期的期望相差太远，如畸形或出生后的性别与产前期望的不一致等，会使产妇感到失望或沮丧，影响产后的心理调适。

（5）支持系统　持续有力的支持系统是产后良好心理适应的一个重要因素，产妇需要生活上的照顾、情感上的支持和鼓励。在产褥期，其社会支持相对减少，其家庭特别是父亲的支持尤其重要。护理人员应该重视父亲的感受，及时发现和鼓励父亲表达自己的感受，鼓励和帮助父亲照顾新生儿并照顾好妻子，帮助其成为一名合格的父亲。此外，护理人员应关注家庭其他成员的支持，使产妇拥有健康的家庭支持系统。

第二节　正常产褥期妇女的护理

【概述】

产褥期护理的目的是帮助产妇及家庭成员适应新生命降临以后的角色转换，使产妇、新生儿和整个家庭成员健康。因此，护士必须在准确评估产妇生理、心理、社会反应的基础上，提供及时、准确的护理。

【护理评估】

（一）生理评估

1. 健康史　护理人员应了解孕前产妇的健康状况；孕期是否定时接受产前检查，有无并发症、合并症及其他特殊状况和处理等；分娩过程是否顺利、分娩方式、产后出血量、会阴有无伤口及新生儿的状况。

2. 临床表现

（1）生命体征

①体温：有些产妇产后24小时内体温可升高，一般不超过38℃，可能与产妇产程延长过度疲劳、

脱水和白细胞增多有关。产后 3～4 日，产妇乳房血管、淋巴管充血，乳房肿大，伴体温 37.8～39℃，称泌乳热，一般持续 4～16 小时，体温即下降，不属病态。如高于正常体温持续时间超过 24 小时或体温超过 38℃者，可能有感染。

②脉搏：产妇脉搏一般在正常范围内，略缓慢，60～70 次/分。脉搏缓慢与胎盘娩出以后胎盘血液循环终止，大量的血液回到体循环，使心脏的输出量增加。如心率增快，应考虑是否为太激动、疲乏、疼痛、出血或者感染等。

③呼吸：产妇的呼吸深而缓慢，一般为 14～16 次/分，是产后腹压降低，膈肌下降，由妊娠期的胸式呼吸变为胸腹式呼吸所致。

④血压：产褥期维持在正常水平，变化不大。如产后血压比产前血压高，有可能是妊娠高血压疾病；如产后血压比产前血压低，可能是脱水、出血等。

（2）排泄　由于产妇产后对膀胱充盈的感觉下降，护士需认真评估膀胱的充盈状况，可以在耻骨联合上方触及软、界限不清的包块，同时伴有子宫底升高、恶露增多等。阴道分娩的产妇有尿意，应随时排尿。若产后 4 小时未排尿或第 1 次排尿尿量少，应再次评估膀胱的充盈情况，防止尿潴留影响子宫收缩，导致产后出血。剖宫产术后产妇应观察尿管是否通畅，尿量及性状是否正常。此外，由于在分娩过程中，进食少、脱水以及产后肠蠕动下降、腹壁肌松弛、产后卧床等原因，产妇有出现便秘的可能。

（3）生殖系统

①宫缩痛：在产褥早期因子宫收缩引起下腹部阵发性剧烈疼痛，称产后宫缩痛。于产后 1～2 日出现，持续 2～3 日后自行消失。经产妇宫缩痛较初产妇明显；多胎、巨大胎儿使子宫过度膨胀或新生儿吸吮乳汁时，产后子宫的收缩增强，其宫缩痛的程度也会增加。评估时应注意疼痛的部位、程度、时间、性质等。

②子宫底高度：应每日在同一时间评估。由于膀胱充盈会使子宫底升高，在评估子宫底高度时应先让产妇排空膀胱，平躺于床上，双膝稍屈曲，腹部放松，评估者一手放在耻骨联合上方，另一只手在脐部轻轻按压（按摩）子宫直到在腹部扣及一圆、硬的包块，即子宫底。胎盘娩出后，子宫圆而硬，子宫底在脐下一指，产后第一日略上升平脐或稍高，以后每日下降 1～2cm 或者一横指宽。产后 10 日，子宫降到盆腔内，在耻骨联合上不能扣及。正常子宫圆而硬，位于腹部中央；若子宫质地软，应考虑是否有产后子宫收缩乏力或子宫复旧不良；子宫偏向一侧，应考虑是否有膀胱充盈；子宫不能如期复原，常提示异常。

③恶露：指分娩以后由于子宫蜕膜的脱落，从阴道排出的血液及坏死的蜕膜组织。护士可通过对会阴垫的观察评估恶露的量、颜色、气味等。活动以后，子宫收缩增强，恶露量会增多。恶露正常有血腥味，但无臭味，持续 4～6 周，总量为 250～500ml。根据其颜色、内容物及出现持续时间的不同，分为血性恶露、浆液性恶露、白色恶露（表 6-1）。

表 6-1　正常恶露的特点

恶露的类型	持续时间	颜色	大体与镜下成分
血性恶露	产后 3 日内	红色	大量血液、坏死蜕膜及少量胎膜
浆液性恶露	产后 4～14 日，持续 10 日左右	淡红色	较多坏死蜕膜组织、宫腔渗出液、宫颈黏液、少量红细胞、白细胞和细菌
白色恶露	产后 14 日以后，持续 3 周左右	白色	大量白细胞、坏死蜕膜组织、表皮细胞及细菌

④外阴：护士应认真评估会阴部是否有红、肿、热、痛等，阴道分娩后出现的会阴水肿一般在产后 2～3 日自行消退。如有会阴伤口者，还应观察伤口有无渗血、分泌物，伤口愈合情况等。若会阴部伤口疼痛加重，局部出现红肿、硬结并有分泌物，应考虑会阴伤口感染。

（4）乳房　乳房评估包括乳房的形态、大小、对称性，尤其注意乳房胀痛的情况、乳头有无异常、乳汁的质和量等。正常乳房两侧对称，形态大小一致，产后 1～2 日乳房较软，以后产妇乳房的变化主要取决于哺乳的状况。

①乳房胀痛：多为乳房过度充盈及乳腺管阻塞所致。若触摸乳房时有坚硬感，并有明显触痛，提示产后哺乳延迟或没有及时排空乳房。产后 1～3 日若没有及时哺乳或排空乳房，产妇可有乳房胀痛。当产妇乳房出现局部红、肿、热、痛时，或有痛性结节，提示患有乳腺炎。

②乳头：评估有无乳头平坦、内陷、乳头水泡及皲裂。产妇在最初几日哺乳后容易出现乳头水泡甚至皲裂，表现为乳头水泡、红肿、裂开，有时有出血，哺乳时疼痛，可能原因是孕期乳房护理不良、哺乳方法不当、用肥皂清洗乳头、潮湿的乳垫未及时更换、使用吸奶器时间过长或吸引力过大等。

③乳汁的质与量：乳汁分为初乳、过渡乳和成熟乳。初乳是指产后 7 日内分泌的乳汁，含丰富的 β－胡萝卜素、蛋白质、矿物质及分泌型 IgA，脂肪和糖含量少，呈淡黄色，质稠，易消化，是新生儿早期最理想的食物。产后 7～14 日分泌的乳汁为过渡乳，蛋白质含量逐渐减少，脂肪和乳糖含量逐渐增多。产后 14 日以后分泌的乳汁称为成熟乳，呈白色，含蛋白质 2%～3%、脂肪 4%、糖类 8%～9%、无机盐 0.4%～0.5% 及维生素等。母乳除含有丰富的营养素以外，还含有大量的免疫抗体，对新生儿的生长发育和抵抗疾病起着重要的作用。产后 1～3 日，每次哺乳新生儿可吸出 2～20ml 初乳，产后 3 日以后乳汁的分泌量逐渐增加，乳汁的分泌与产妇的哺乳次数有很大关系，乳头被刺激越多，乳汁分泌就越多。乳量是否充足，主要评估两次喂乳之间婴儿是否满足、安静，婴儿尿布 24 小时湿 6 次以上，大便每日 2～4 次，体重增长理想等内容。

💡 **素质提升**

母乳喂养健康宣教：关爱母婴健康

早接触，早哺乳，新生儿母乳喂养能促进婴幼儿的身心健康，还能增进母婴感情。世界母乳喂养宣传周是由世界母乳喂养行动联盟（WABA）组织发起的一项全球性的活动，旨在促进社会和公众对母乳喂养重要性的正确认识和支持母乳喂养。目前全球已有 120 个国家参与此项活动。国际母乳喂养行动联盟确定每年 8 月 1—7 日为"世界母乳喂养周"，使全社会积极鼓励和支持母乳喂养，拓宽母乳喂养的内涵，创造一种爱婴、爱母的社会氛围。

作为未来的护理从业者，同学们要有崇高的职业价值感与使命感，要关爱母婴健康，能用爱心进行母乳喂养健康宣教，为家庭、社会做出应有的贡献。

（5）其他　由于分娩过程中进食少、休息欠佳、用力等，分娩结束后，产妇即可感到极度疲劳，表现为嗜睡、饥饿、口渴等；另外由于产妇代谢率增高，皮肤排泄功能旺盛，孕期潴留的水分通过皮肤排出，常在夜间睡眠和初醒时出汗多，称褥汗。褥汗持续 1 周后自行好转。

3. 相关检查

（1）产后 24～48 小时应做血、尿常规的检查，观察产妇有无感染、贫血等情况，必要时行药物敏感试验等。

（2）根据需要进行 B 型超声、彩色多普勒超声、心电图等检查，有助于了解子宫修复情况等。

（二）心理社会评估

部分产妇在产后 2～3 日内发生轻度或中度的情绪反应，称产后压抑。产后压抑的发生可能与产妇体内雌、孕激素水平的急剧下降，产后的心理压力及疲劳等因素有关，要注意评估产妇的心理状态，帮助产妇顺利度过心理调适期。

1. 心理评估

（1）产妇对妊娠、分娩的感受　由于产妇的性格差异及分娩的不同经历，其感受也不一样。妊娠、分娩过程是舒适或者痛苦直接影响产妇母亲角色的转换与适应。

（2）产妇的自我形象　部分产妇分娩以后形体发生改变，形体的恢复影响其对孩子的接纳。

（3）产妇的行为　评估母亲的行为是否适应，如母亲能满足孩子的需要并喜悦，积极有效地锻炼身体，学习护理孩子的知识和技能，为适应性行为。相反，母亲不愿意，不亲自喂养孩子，不护理孩子或表现出不悦、不愿交流、烦躁、食欲差等，为不适应性行为。

（4）产妇对新生儿行为的看法　部分产妇认为，睡觉好、吃奶好、少哭的新生儿就是乖孩子；而常啼哭，哺乳困难，常常需要换尿布的孩子是坏孩子。能正确理解孩子的行为将有利于建立良好的母子关系，如无法正确解释和评价新生儿的行为表现，则不利于母婴情感的连接及母亲角色的适应。

2. 社会评估　评估产妇的家庭、社会支持系统。良好的家庭氛围有助于家庭各成员角色的获得，也有助于建立多种亲情关系，对产妇的心理调适有着重要的作用。

【常见的护理诊断/问题】

1. 尿潴留　与妊娠期胎头压迫膀胱导致膀胱感觉下降有关。

2. 便秘　与肠蠕动减慢及产后活动减少等有关。

3. 母乳喂养无效　与缺乏母乳喂养的知识有关。

4. 知识缺乏　缺乏产褥期护理的知识。

5. 营养失调　与产后不合理饮食，缺乏或过度锻炼有关。

【护理措施】

（一）产后 2 小时内护理

产后 2 小时，应在产房严密观察产妇生命体征，注意子宫收缩及膀胱充盈情况；观察阴道流血量及阴道、会阴有无血肿（发生血肿后的主要表现为伤口严重疼痛，肛门有坠胀感）和新生儿的一般情况。如有异常，及时通知医生处理。协助产妇与新生儿早接触，新生儿于产后 30 分钟内吸吮，促进亲子互动。

（二）一般护理

1. 环境　为产妇提供空气清新、通风良好、温度和湿度适宜、安静的房间；提供整齐、干净、舒适的床铺。

2. 休息与活动　产褥期妇女需要足够的休息，应保证产妇足够的营养和睡眠。为不打扰产妇休息，对产妇和新生儿的护理应集中在同一时间进行。另外，产妇应尽早开始适宜活动，可以促进母体血液循环，预防静脉血栓的发生；有利于膀胱及胃肠道功能的恢复；减少尿潴留、腹胀及便秘。经阴道自然分娩者 6～12 小时可下床轻微活动，产后第 2 日可在室内随意走动，按时做产后健身操；会阴后-侧切开或剖宫产的产妇适当推迟活动时间。但由于产妇产后盆底肌肉松弛，应避免重体力劳动或长时间站立、蹲位活动，以防止子宫脱垂。

3. 饮食　产后 1 小时产妇可进流质饮食或半流质饮食，以后可进普食。食物应富含营养，有足够热量和水分。哺乳产妇应多进蛋白质和汤汁食物，同时补充维生素和铁剂，推荐补充铁剂 3 个月。

4. 排尿与排便

（1）排尿　应鼓励产妇在产后 4 小时内尽早自解小便，以免膀胱充盈影响子宫收缩，若产后 6 小时未解小便可采取以下措施协助其排尿：①鼓励产妇下床排尿；②用温水冲洗外阴及听流水声诱导排尿；③热敷下腹部、按摩膀胱刺激膀胱肌收缩；④针灸关元、气海、三阴交等穴位；⑤遵医嘱肌内注射甲硫酸新斯的明 1mg。如上述方法都无效则给予导尿术，并留置尿管 1~2 日。

（2）排便 产后因卧床休息、食物缺乏纤维素、肠蠕动减弱、盆底肌张力降低等容易发生便秘。为了保持大便通畅应：①鼓励产妇多吃新鲜果蔬、粗纤维食物，多饮水（3000ml/日）；②及早下床进行适宜的活动；③养成规律的排便习惯；④一旦发生便秘，可使用润滑剂及口服缓泻剂。

5. 观察生命体征 密切观察产妇生命体征的变化，一般产后 24 小时以内每 4~6 小时测一次体温、脉搏、呼吸，2~3 日时测量 4 次/日，3 日后测量 2 次/日。正常产妇，其血压测量 1 次/日，如有异常，遵医嘱增加监测次数。

6. 个人卫生 产妇产后出汗多，应勤换内衣裤，衣着舒适、适宜。每日应刷牙、洗脸、梳头、洗脚或者沐浴（正常分娩几小时后就可以沐浴）。接触乳房、抱新生儿、进食之前及换尿布、排便后应洗手，养成良好的卫生习惯。

（三）心理护理

产后护理人员应耐心倾听产妇对分娩经历的诉说，了解产妇对孩子及新家庭的想法，鼓励产妇说出身体及心理的不适，积极回答产妇提出的各种问题。提供自我护理及新生儿护理知识，减少产妇的困惑及无助感。鼓励其积极参与照顾新生儿的活动，帮助其尽快适应母亲角色，建立产妇的自信心。指导丈夫及其他家属参与新生儿的护理及产妇的照护，从而理解产妇的辛劳。

（四）特殊护理

1. 子宫复旧的护理 认真观察子宫底的高度和恶露的特征（量、颜色、气味），了解子宫复旧的情况并记录。即刻、30 分钟、1 小时、2 小时各观察 1 次；以后每 2~4 小时观察 1 次；24 小时以后，酌情减少观察次数，每日至少观察 1~2 次。如血性恶露量多，持续时间长，提示子宫复旧不全或胎盘、胎膜残留，应及时给予子宫收缩剂；若合并感染，恶露有臭味且子宫有压痛，应遵医嘱给予广谱抗生素控制感染。

2. 会阴护理

（1）会阴的清洁护理 每日用温水或低浓度的消毒液（2‰苯扎溴铵、洁尔阴洗液）擦洗外阴，每日 2~3 次。擦洗的原则为由上到下、从内到外，会阴切口单独擦洗，擦过肛门的棉球应弃之。大便后用水清洗会阴，清洗应从前到后，避免将水冲入阴道；勤换会阴垫，勤换内裤，保持会阴部清洁。

（2）会阴伤口的观察 会阴部有伤口者，应每日观察伤口周围有无渗血、血肿、红肿、硬结及分泌物，并嘱产妇健侧卧位。

（3）会阴异常的护理 ①会阴或会阴伤口水肿者用 95% 乙醇或 50% 硫酸镁湿热敷，产后 24 小时红外线照射外阴。②会阴部血肿小者，24 小时后可湿热敷或远红外线灯照射，血肿大者应配合医师切开处理。③会阴伤口有硬结者可用大黄、芒硝外敷或用 95% 乙醇湿敷。④会阴切口疼痛剧烈或产妇有肛门坠胀感应及时报告医生，以排除阴道壁及会阴部血肿。⑤会阴部伤口缝线于产后 3~5 日拆线，伤口感染者，应提前拆线引流，并定时换药。

3. 乳房护理

（1）一般护理 哺乳应尽早进行，一般在产后半小时内。哺乳期建议产妇使用大小适中的棉质乳罩支撑胀大的乳房。每次哺乳前，产妇清洗双手，并用清水将乳头洗净。如乳头处有痂垢，应先用油脂浸软后再用温水洗净，切记避免使用肥皂或乙醇，以免将乳头上蒙氏腺体分泌的润滑剂洗掉。哺乳后，保持乳房干燥，防止组织破损。

（2）异常情况的护理

①平坦及凹陷乳头的护理：此种异常乳头，新生儿很难吸吮到乳头。如果可能应从孕 7 个月开始干预，教会孕妇佩戴乳头罩，可对乳头周围组织起到稳定作用。柔和的压力可使内陷的乳头外翻，乳头经

中央小孔保持持续突起。在哺乳前指导产妇进行乳头伸展和乳头牵拉，可使乳头向外突出，便于新生儿含接。也可用吸奶器帮助乳头向外突出。婴儿饥饿时可先吸吮平坦一侧，因此时婴儿吸吮力强，容易吸住乳头和大部分乳晕。

乳头伸展练习：将两示指平行放在乳头两侧，慢慢地由乳头向两侧外方拉开，牵拉乳晕皮肤及皮下组织，使乳头向外突出。接着将两示指分别放在乳头上侧和下侧，将乳头向上、向下纵向拉开。此练习重复多次，每次做满 15 分钟，每日 2 次。乳头牵拉练习：用一只手托乳房，另一只手的拇指和中、示指抓住乳头向外牵拉，重复 10～20 次，每日 2 次。

②乳房胀痛的护理：很多产妇在产后（从初乳到过渡乳的时间内）出现乳房充血性肿胀。正常的乳房充盈不需要任何处理，只需新生儿吸吮乳汁。如果母乳喂养延迟或新生儿吸吮不够者，乳房的充盈就会加重，导致乳房红、肿胀、疼痛等。乳房肿胀可使乳头变得扁平，导致新生儿含接困难、乳头皲裂、乳腺炎、母乳喂养中断等。因此，应重视乳房胀痛的预防及护理。A. 产妇和新生儿应早接触、早开乳、早吸吮，长时间母婴接触，不分离（尤其是产后 12～72 小时内）。B. 鼓励产妇坚持夜间哺乳，使乳房规律地变软。C. 采用正确的哺乳姿势，频繁哺乳（新生儿频繁有效吸吮乳房）。D. 哺乳前，反向按压软化乳晕。E. 哺乳后冷敷乳房，可减少局部充血、肿胀。不宜热敷。F. 如果乳房肿胀明显，影响新生儿含接或无法吸吮，应帮助产妇用手或吸奶器挤出乳汁。G. 可口服维生素 B_6 或散结通乳的中药，常用方剂为柴胡（炒），当归、王不留行、木通、漏芦各 15g，水煎服，来减轻乳胀。H. 佩戴适宜的乳罩，支托肿胀的乳房，减轻乳房充盈的沉重感。

③乳头皲裂的护理：护士应向产妇讲解导致乳头皲裂的原因，帮助产妇以正确的姿势进行哺乳。轻者可继续哺乳。哺乳前湿敷乳房乳头 3～5 分钟，同时挤出少许乳汁湿润乳晕、乳头，使乳晕、乳头软化，便于新生儿含接；增加哺乳的次数，缩短每次哺乳的时间；哺乳后挤出少许乳汁涂在乳头和乳晕上，短暂暴露使乳头干燥，因乳汁具有抑菌作用，且含丰富蛋白质，能起到修复破损表皮的作用；疼痛严重者，可用吸乳器吸出乳汁喂给新生儿或用乳头罩间接哺乳，在皲裂处涂抗生素软膏或 10% 复方苯甲酸酊，于下次喂奶前洗净。

④急性乳腺炎的护理：轻度乳腺炎者在哺乳前湿热敷乳房 3～5 分钟，并轻轻拍打和抖动乳房，哺乳时先喂患侧乳房，因饥饿时新生儿的吸吮力强，有利于吸通乳腺管。每次哺乳时应充分吸空乳汁，同时增加哺乳的次数，每次哺乳至少 20 分钟。哺乳后要充分休息，饮食要清淡。若病情严重，需药物和手术治疗。

（3）催乳和退乳的护理　对母乳不足者应指导正确的喂哺方法，鼓励母婴接触不分离，勤吸吮，夜间哺乳，调节饮食，多食用汤类，建立产妇母乳喂养的信心。如产妇因疾病或其他原因不能进行母乳喂养者需要退乳，最简单的方法就是停止哺乳，不排空乳房，少进汤汁，但有半数产妇会感到乳房胀痛，可口服镇痛药物，2～3 日后疼痛减轻。目前不推荐用激素或溴隐亭退乳，可选用以下的退乳方法。①生麦芽 60～90g，水煎服，每日 1 剂，连续 3～5 日。②芒硝 250g 分装于两个布袋内，敷于两侧乳房并包扎固定，湿硬后及时更换，直到乳房不胀为止。③维生素 B_6 200mg 口服，每日 3 次，共 5～7 日。

（4）母乳喂养指导　WHO 及我国均提倡母乳喂养。母乳喂养有利于母婴的健康，对于能够进行母乳喂养的产妇进行正确的喂养指导具有重要的意义。

①母乳喂养的优点

对婴儿：A. 母乳不会发生过敏反应；B. 母乳中存在的免疫成分使新生儿免于感染，少患呼吸道、耳、胃肠道疾病；C. 母乳的成分符合新生儿的营养需要；D. 母乳蛋白质、脂肪、碳水化合物比例适宜，容易被消化吸收；E. 母乳不需要储存，不存在细菌污染问题；F. 母乳很少导致新生儿食用过量；G. 母乳喂养的新生儿很少出现便秘。

对产妇：A. 吸吮乳头增加缩宫素的分泌，促进子宫复旧；B. 促进产妇平衡饮食，有利于产后康复；C. 母乳喂养有利于产后体重的恢复；D. 通过哺乳与新生儿接触，便于母婴之间的情感交流，促进母婴情感连接；E. 母乳喂养经济、方便、无菌；F. 母乳喂养可降低更年期发生乳腺癌的危险。

②母乳喂养方法的指导

哺乳时间：原则是按需哺乳。一般产后半小时内开始哺乳，此时乳房内乳量虽少，但通过新生儿吸吮动作可刺激乳汁分泌。早接触、早吸吮及产后72小时的母乳喂养支持、保护，可促进早期和长期母乳喂养成功。哺乳次数应频繁，24小时至少有效喂哺8~12次，包括夜间的哺乳。如果新生儿晚上睡觉时间超过3小时，应将其唤醒进行哺乳，这样有利于产妇乳汁的分泌及新生儿生长发育。吸吮初乳需要长时间，新生儿出生后1~2日每次需要喂哺45~60分钟是正常的。

哺乳方法：哺乳可选用的姿势有摇篮式、橄榄球式、交叉式、侧卧式、半躺式，推荐半躺式哺乳。以母婴舒适的体位进行哺乳时，母亲的手指不要离乳头太近，手贴在乳房下的胸壁上，示指托住乳房，拇指在上方，哺乳前用乳头轻触婴儿的嘴唇，乳头触及婴儿口唇，诱发其觅食反射。当婴儿张开嘴，嘴唇凸起，舌向下的瞬时，将乳头和大部分乳晕送进婴儿口中，同时很快地把婴儿移向乳房；婴儿嘴张得很大，下唇外翻，婴儿舌呈勺状环绕乳头，面颊鼓起呈圆形，含接时可见到上方的乳晕比下方多，有慢而深的吸吮，有时会有暂停，能看到吞咽动作并可以听到吞咽声。

哺乳结束时：用示指轻轻向下按压婴儿下颏，避免在口腔负压情况下拉出乳头而引起局部疼痛或皮肤损伤。哺乳后，挤出少许乳汁涂在乳头和乳晕上。

③母乳喂养注意事项：A. 每次哺乳时都应吸空一侧乳房后，再吸吮另一侧乳房，两侧乳房交替喂哺，保证两边乳房乳汁分泌均衡；B. 每次哺乳后，应将婴儿抱起轻拍背部1~2分钟，排出胃内空气，以防吐奶；C. 哺乳后产妇佩戴合适棉制乳罩；D. 乳汁不足时，应继续有效的母乳喂养，遵医嘱添加配方奶并记录加奶指征，不轻易使用奶瓶奶嘴；E. 哺乳期以10个月至1年为宜。

4. 进行有效的体重管理

（1）合理膳食　产后1小时即可进食，流食或者清淡的半流质饮食，然后过渡到普食。均衡膳食的目的是满足产褥期妇女的康复和新生儿喂养的需要。根据中国营养学会对全体人群营养的九条建议，产妇应增加鱼、禽、蛋、瘦肉和海产品的摄入，适当增加饮奶量，多喝汤水。食物多样，不宜吃辛辣、刺激性食物，忌烟酒，避免喝浓茶或咖啡。除此之外，还应适当补充维生素、矿物质及微量元素。哺乳的产妇与未哺乳的产妇热量相差500kcal。根据热量的需求，制定食谱，有主餐，也有加餐。

（2）制定体重管理计划　护士应与产妇一起根据产妇的身高、体重计算出体重指数，然后根据体重指数制定体重管理的计划。如果产妇较胖，产后的体重以每周减少0.5kg为宜；如产妇较瘦，应根据体重指数进行体重增加，保证母乳喂养及产妇的健康。

（3）适当的产后锻炼　产后应进行有规律、适当强度的活动与锻炼。阴道分娩者产后第1天就可以进行适当的活动，剖宫产者一般3天以后开始。锻炼方式包括：快走、抱宝宝散步、慢跑及产褥期康复操等。产妇应熟悉产褥期康复操（图6-1），此可以增强围绕阴道、尿道肌肉的张力，以预防产后肌肉松弛。运动时应注意运动安全，如有局部疼痛或流血量增加，应及时终止运动，并咨询医护人员。

（4）保持良好的生活方式　出院回家以后，应保持生活有规律。避免晚起晚睡，保持良好心态；如遇困难，积极寻求家人、朋友以及医务人员的帮助。

（五）健康教育

1. 一般指导　护士应在认真评估产妇自我护理及新生儿护理知识和技巧的掌握程度以及对恢复排卵、月经来潮的时间、避孕和对产褥期危险征象等知识的了解的基础上，根据具体情况进行健康指导。产后6周内，应避免重体力劳动，为了满足产妇与新生儿的需要，产妇应选择充足热能的食物，营养素应均衡。

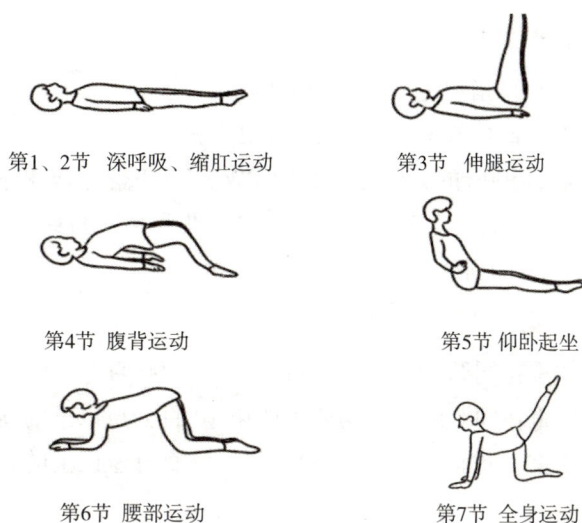

第1、2节　深呼吸、缩肛运动　　　　第3节　伸腿运动

第4节　腹背运动　　　　　　　第5节　仰卧起坐

第6节　腰部运动　　　　　　　第7节　全身运动

图6-1　产褥期康复操

2. 性生活和避孕　产褥期内禁止性生活，产褥期以后开始性生活应采取避孕措施，母乳喂养的夫妻以工具避孕为宜。

3. 教会产妇认识异常症状和体征　向产妇和至少一个家属讲解需要及时就诊的症状和体征，主要有：发热；乳房的红、肿、痛；持续的腹胀；盆腔充盈感；持续的外阴疼痛；尿频、尿急、尿痛；恶露增加、色鲜红或有血块、恶臭等；会阴切口的红、肿、热、痛或下肢的肿、热或者腹部切口的问题等。

4. 产后检查　产后检查主要包括产后访视和产后健康检查两部分。产后访视一般进行3次，分别于出院后3日、产后14日、产后28日进行，主要了解产妇和新生儿的健康状况，其内容包括：①产妇的饮食、睡眠，大小便情况；哺乳情况；子宫复旧与恶露；会阴或腹部切口等；②新生儿的生长、发育状况。如发现异常，及时进行指导与处理或转诊。产后6周，产妇应携婴儿回到分娩医院的门诊进行产后检查，了解产妇各器官的恢复和婴儿的生长发育状况。产后检查包括：①产妇的一般全身检查，如血压、脉搏、血尿常规；②妇科检查，了解生殖器官复旧的情况；③了解母乳喂养情况；④进行计划生育指导；⑤到儿保门诊检查婴儿的生长、发育状况。

第三节　正常新生儿的护理

从脐带结扎到28天内的婴儿称为新生儿（neonate，newborn）。胎龄在满37～42周出生，体重在2500g以上，无任何畸形和疾病的活产婴儿称为正常足月新生儿。

一、正常新生儿的特征

【新生儿的分类】

（一）根据出生时的胎龄分类

胎龄（gestational age，GA）指从末次月经第一天起至分娩时止的时间，通常以周表示。

1. 足月儿　指37周≤GA＜42周的新生儿。

2. 早产儿　指GA＜37周的新生儿，其中GA＜28周称为极早早产儿或者超未成熟儿，34周≤GA＜37周的早产儿称为晚期早产儿。

3. 过期产儿　指 GA≥42 周的新生儿。

（二）根据出生时的体重分类

出生体重（birth weight，BW）指出生 1 小时内的体重。

1. 正常出生体重儿　指 2500g≤BW≤4000g 的新生儿。

2. 低出生体重儿　指 BW＜2500g 的新生儿，其中 BW＜1500g 者称为极低出生体重儿，BW＜1000g 者称为超低出生体重儿或微小儿。低出生体重儿一般为早产儿和小于胎龄儿。

3. 巨大胎儿　指 BW＞4000g 的新生儿。

（三）根据出生时体重和胎龄的关系分类

1. 适于胎龄儿　指出生体重在同胎龄儿平均体重的第 10～90 百分位的新生儿。

2. 小于胎龄儿　指出生体重在同胎龄儿平均体重的第 10 百分位以下的新生儿。

3. 大于胎龄儿　指出生体重在同胎龄儿平均体重的第 90 百分位以上的新生儿。

（四）根据出生后周龄分类

分为早期新生儿和晚期新生儿。

1. 早期新生儿　指出生后 1 周内的新生儿。

2. 晚期新生儿　指出生后 2～4 周末的新生儿。

（五）高危儿

高危儿指已发生或有可能发生危重情况的新生儿。导致高危儿的因素包括母亲方面和新生儿方面。

1. 母亲方面　糖尿病、慢性心肺疾患、高血压史、阴道流血、感染、吸毒及酗酒史者、Rh 阴性血型、妊娠高血压疾病、先兆子痫、子痫；各种难产与助产；分娩过程中使用过镇静剂和（或）止痛剂；有死胎、死产史等。

2. 新生儿方面　窒息、多胎、小于胎龄儿、巨大胎儿、宫内感染等。

【外观特征】

正常新生儿体重在 2500g 以上，身长 47cm 以上，头大；哭声洪亮，有一定的肌张力，四肢屈曲，皮肤红润，毳毛少；耳壳软骨发育良好；乳晕清楚，乳头突起，乳房可扪到结节；足底有较深的足纹，男婴睾丸下降，女婴大阴唇覆盖小阴唇。

【正常新生儿的生理特点】

（一）呼吸系统

新生儿在出生后 10 秒左右发生呼吸运动，以腹式呼吸为主。新生儿呼吸道狭窄，黏膜柔软，血管丰富，纤毛运动差，容易出现气道堵塞、感染、呼吸困难及拒乳。因新生儿代谢快，需氧量多，使呼吸浅而快，每分钟 40～60 次，2 日后降至 20～40 次。因正常新生儿呼吸中枢发育不完善，可有呼吸节律不规则。

（二）循环系统

新生儿出生后循环系统在解剖上和功能上均发生变化。随着呼吸的建立，肺血管阻力下降，肺部血流量增加，卵圆孔和动脉导管出现功能性关闭。由于新生儿耗氧量大，心脏容量小，每次搏出量小，故心率较快，为 120～140 次/分，且易受睡眠、啼哭、发热、吸乳等多种因素影响而发生波动。新生儿血液多集中在躯干及内脏，而四肢较少，四肢容易发冷而呈现青紫色。

（三）消化系统

新生儿口腔小，舌短而宽，双颊脂肪垫发达，有利于吸吮，新生儿吞咽功能完善，但食管不蠕动，胃贲门括约肌不发达，胃呈水平位，哺乳后容易发生溢乳。新生儿胃容量较小，肠道容量相对较大，胃肠蠕动较快，可适应较大量的流质食物的消化，利于乳汁中营养物质的吸收，但肠腔内毒素及消化不全产物容易进入血液循环。新生儿出生后 12～24 小时内开始排出墨绿色黏稠的胎粪，2～3 日内排完。若出生 24 小时仍未见胎粪排出，应排除消化道梗阻畸形。

（四）泌尿系统

新生儿肾单位的数量与成人相似，但其滤过、调节及浓缩功能均较成人低，容易发生水、电解质紊乱。新生儿一般出生后 24 小时内开始排尿，一周内每日排尿次数可达 20 次，易导致脱水。如果出生后48 小时仍未排尿，应查明原因排除摄入量不足和泌尿系统畸形。

（五）血液系统

新生儿血容量、红细胞计数及血红蛋白含量都与脐带结扎的早晚有关，推迟结扎脐带 5 分钟，可使血容量从 78ml/kg 增加至 126ml/kg，且新生儿血红蛋白中胎儿血红蛋白占 70%～80%，出生 5 周后下降至 55%。新生儿出生时白细胞数目较高，第 3 日开始下降，以中性粒细胞为主，产后 1 周中性粒细胞和淋巴细胞几乎相等。

（六）免疫系统

新生儿主动免疫功能尚不完善，自身产生免疫球蛋白能力较差。新生儿在胎儿期通过胎盘从母体获得 IgG，故出生后 6 个月内对多种传染病具有免疫力，如麻疹、风疹、白喉等。其他免疫球蛋白如 IgA、IgM 不能通过胎盘，因此新生儿缺乏 IgA，容易患消化道、呼吸道感染性疾病。新生儿自身产生的 IgM 不足，又缺少补体及备解素，使其对革兰阴性菌及真菌的杀灭能力差，易引起败血症。

（七）体温调节

新生儿体温调节中枢发育不完善，基础代谢较低，皮下脂肪少，体温易受外环境温度的影响而波动。新生儿散热快，室内环境温度过高时，通过皮肤蒸发及出汗散热，易导致体内水分不足，血液浓缩现象，称脱水热；室温过低时，易导致低体温或寒冷损伤综合征。

（八）皮肤黏膜

新生儿出生时皮肤覆盖一层白色胎脂，具有保护皮肤、减少散热的作用。但胎脂如不及时吸收或清除，可分解成脂肪酸刺激皮肤而引起糜烂。新生儿皮肤薄嫩，容易受损伤而发生感染。

（九）特殊生理现象

1. 生理性体重下降　新生儿出生后 2～4 日，由于摄入少，大小便、皮肤及呼吸水分的蒸发，体重较出生体重下降 6%～9%，称生理性体重下降。下降范围一般不超过 10%，4 日后会回升，7～10 日恢复到出生时水平。

2. 生理性黄疸　新生儿出生后，由于体内红细胞破坏增加，产生大量间接胆红素，而其肝内葡萄糖醛酸转换酶活力不足，间接胆红素不能全部结合成直接胆红素而从胆道排出，导致高胆红素血症，致使皮肤、黏膜及巩膜发黄。一般于出生后 2～3 日出现，5～7 日消退，但最迟不超过 2 周，称生理性黄疸。

3. 乳腺肿大及假月经　受母体胎盘分泌的雌、孕激素影响，新生儿出生后 3～4 日，可发生乳腺肿胀，甚至有乳汁样液体分泌，2～3 周后自行消退。女婴出生后 1 周内，阴道可有白带及少量血性分泌物，1～2 日内自然停止，称假月经。

4. 上皮珠、粟粒点、颊脂体　新生儿口腔两面颊部有较厚的脂肪层，称颊脂体。上腭中线两旁有黄白色小点，称上皮珠。齿龈上有白色韧性小颗粒，称牙龈粟粒点。上皮珠和牙龈粟粒点是上皮细胞堆积或黏液腺分泌物积留而成，出生后数周自然消失，勿挑破以防感染。

正常新生儿的生理特征如表6-2所示。

表 6 – 2 　正常新生儿的生理特征

项目	特点
哭声	响亮
肌张力	良好
皮肤	红润、皮下脂肪丰满
毛发	毳毛少、头发分条清
耳廓	软骨发育良好，耳舟成形
指、趾甲	达到或超过指、趾端
乳腺	乳晕清楚，结节 >4mm
跖纹	整个足底遍及足纹
外生殖器	男婴睾丸已降至阴囊，女婴大阴唇遮盖小阴唇

【心理特点】

新生儿对饥饿、不舒适、寒冷等表现出不安、啼哭，并能对照顾者所提供的各种形式的爱做出反应。Erikson 的社会心理发展理论提出：信任 – 不信任阶段是人类发展的最初阶段，此阶段始于新生儿期。满足需要，使新生儿感受良好和愉快是建立信任的基础；相反，不信任感会带到以后的心理 – 社会发展过程中，影响健康人格的形成。而亲子互动在新生儿社会心理发展中起着非常重要的作用。

二、正常新生儿的护理

新生儿一出生，身体就会发生很大的变化来适应新的环境，以满足健康和生存的需要。护士应在了解新生儿的分类及生理、心理变化的基础上对新生儿进行评估和护理，才能使新生儿健康成长。

【护理评估】

（一）生理评估

1. 一般检查　观察新生儿的发育、反应、肌张力、哭声等，检查时注意保暖。

2. 皮肤、黏膜　评估皮肤有无黄染、青紫、苍白、水疱、皮疹，观察口腔黏膜是否完整。正常新生儿皮肤红润，出生时有胎脂覆盖，皮肤呈粉红色。如皮肤苍白或青紫，提示呼吸不畅或心功能不全等。

3. 身长、体重　身长是指头顶最高点至脚跟的距离。正常为 45～55cm，新生儿的身高与遗传等多种因素有关。体重一般在出生后及沐浴后测量裸体体重。正常新生儿出生体重为 2500～4000g。体重 <2500g 可见于早产儿或足月小样儿，体重 >4000g 见于父母身材高大、多胎经产妇、过期妊娠或孕妇合并糖尿病等。

4. 生命体征　一般测腋下温度，每日 2 次，正常体温为 36～37.2℃，低于 36℃ 考虑室温较低、早产儿或感染等，超过 37.5℃ 见于室温高、保暖过度或脱水热。新生儿心率较快，正常为 120～140 次/分，深睡时慢至 100 次/分，啼哭时快至 160 次/分。新生儿正常呼吸为 40～60 次/分，分娩时使用镇静剂或新生儿产伤可使新生儿呼吸减慢；迅速改变室内温度及早产儿可出现呼吸过快；持续性的呼吸过快见于呼吸窘迫综合征等。

5. 身体各部位评估

（1）头面部　评估头颅的外形、大小、形状，有无产瘤、血肿及头皮破损，检查囟门大小和紧张度，有无颅骨骨折和缺损；眼睛有无水肿和脓性分泌物，巩膜有无黄染或出血点；鼻尖有无粟粒疹，鼻翼有无扇动；口腔外观有无唇腭裂，口腔内有无鹅口疮或牙龈粟粒点；外耳有无畸形等。

（2）颈部　评估颈部是否对称、活动度和肌张力。

（3）胸部　评估胸廓形态是否对称，有无畸形，是否出现三凹征；触诊两侧锁骨是否连续、对称；听诊心脏了解心率、心律，有无杂音；听诊肺部了解呼吸音是否清晰，有无干湿啰音等。

（4）腹部　评估腹部外形是否正常，脐带残端有无渗血及脓性分泌物；触诊肝、脾大小；听诊肠鸣音是否正常。

（5）脊柱与四肢　评估脊柱发育是否正常；评估四肢长短、形状，有无畸形，检查活动度是否正常，有无骨折或关节脱位。

（6）肛门及外生殖器　评估肛门有无闭锁或肛裂，外生殖器有无异常，男婴睾丸是否已降至阴囊，女婴大阴唇是否完全遮盖小阴唇等。

6. 肌张力及活动情况　正常新生儿肌张力正常，反应灵敏，哭声响亮。若哭声异常，提示损伤或有其他异常，嗜睡应给予刺激，引起啼哭后观察。

7. 反射　评估各种反射是否存在，了解新生儿神经系统的发育情况。正常新生儿出生时存在一些先天性的反射活动，如觅食、吮吸、吞咽、拥抱、握持等反射。这些反射活动不能正常出现或消退都提示神经系统异常。

8. 体温调节　新生儿体温调节中枢发育不完善。新生儿体表面积相对较大，皮下脂肪少，血管丰富，易散热。寒冷时，因寒战反射未建立，主要依靠棕色脂肪代谢来产热，产热量相对不足。新生儿通过皮肤蒸发和出汗散热，室温过高时，可引起体内水分过多丢失，出现发热，称脱水热。

（二）心理社会评估

通过亲子互动，观察母亲与新生儿的沟通方式与效果，评估母亲是否有喂养并护理新生儿的能力，评估新生儿吸吮能力。

（三）相关检查

1. 听力筛查　可早期发现有听力障碍的新生儿，使其在语言发育的关键期之前就能得到适当的干预。

2. 遗传代谢、内分泌疾病的筛查　目前我国主要筛查的是苯丙酮尿症和先天性甲状腺功能减低症。

【常见的护理诊断/问题】

1. 营养失调：低于机体需要量　与喂养不当，摄入量低于机体需要量有关。

2. 体温调节无效　与新生儿体温调节中枢发育不完善、外界环境温度等有关。

3. 有感染的危险　与新生儿脐部护理不当等有关。

4. 有窒息的危险　与新生儿呛奶、呕吐有关。

【护理措施】

（一）一般护理

1. 保持呼吸道通畅　新生儿出生后，要迅速清除口腔、鼻腔的分泌物及羊水，防止吸入性肺炎。保持新生儿舒适体位，仰卧位时避免颈部前屈或过度后仰；俯卧位时头偏向一侧，双上肢自然屈曲在头两侧（切记不可将上肢固定在包被中）。专人照顾，及时检查、清理鼻孔，保持呼吸道通畅，不可随意将物品放在新生儿口、鼻处或按压胸部。

2. 维持正常体温　新生儿室要空气新鲜，阳光充足，避免对流风。室内保持适中温度（又称"中性温度"）。适中温度是指使机体代谢、氧及能量消耗最低并能维持体温正常的最佳环境温度。正常足月新生儿在穿衣盖被的情况下，室内的中性温度为22~24℃，相对湿度在55%~60%。

3. 合理喂养　生后半小时就可以开奶，尽早开奶可防止新生儿低血糖，并有利于维持正常体温、可刺激母乳的分泌。提倡母乳喂养，母乳喂养是最适合新生儿营养吸收和生长发育的喂养方法。奶量以奶后安静、不吐、无腹胀和理想的体重增长（15~30g/d，生理性体重下降期除外）为标准。母亲因为各种原因不能母乳喂养新生儿时，可选用动物乳如牛、羊乳或其他代乳品喂养，称人工喂养。如果能选择优质乳品，合理调配，注意消毒，也能满足新生儿的营养需求，保证新生儿正常的生长发育。

（二）心理护理

心理护理主要通过父母与孩子间的相互交流进行。应鼓励、指导父母与孩子多说话、与孩子玩游戏，鼓励母亲在生理状况许可的情况下主动、积极地参与护理新生儿的活动，观察新生儿的情绪反应，通过早哺乳、早接触促进婴幼儿的安全感。

（三）缓解症状的护理

1. 建立消毒隔离制度　接触新生儿前后均应洗手，避免交叉感染。入室时应更换衣、鞋。每日用紫外线进行空气消毒1次，每次30~60分钟。每月做空气培养1次。有呼吸道与消化道疾病的患儿应分室居住，并定期对病房进行消毒处理。

2. 做好皮肤护理　新生儿出生后，可用消毒的植物油轻擦皮肤皱褶处和臀部，擦干皮肤给予包裹。每日沐浴1~2次，在喂奶前进行。脐部经无菌结扎后，逐渐干燥，残端3~7天脱落。每日检查脐部，每日沐浴后用75%乙醇消毒脐带残端及脐轮周围，无菌纱布覆盖包扎。如脐部有分泌物，用乙醇消毒后涂1%甲紫使其干燥；脐部有感染，用抗生素；保持脐部皮肤干燥，防止脐炎发生。

3. 预防接种　出生后2~3天接种卡介苗，出生1天、1个月、6个月时，各注射乙肝疫苗1次。

（四）健康教育

1. 一般指导　指导正确的哺乳方法；指导育儿知识，如新生儿保暖、沐浴、换尿布、脐带护理及臀部护理方法等；按计划添加辅食、计划免疫；教会识别新生儿异常等。

2. 新生儿疾病筛查

（1）听力筛查　指导家长携带新生儿进行听力筛查，以便早期发现听力障碍问题，并及时进行适当的干预。

（2）遗传代谢、内分泌疾病的筛查　指导家长携带新生儿进行遗传代谢、内分泌疾病的筛查，以便早期发现相关健康问题，并及时进行适当的干预及治疗。

3. 新生儿家庭访视

（1）访视时间　一般是访视4次，分别为出后1~2日的初访、出生后5~7日的周访、出生后10~14日的半月访和出后27~28日的月访，并建立新生儿健康管理卡和预防接种卡，高危儿或检查发现异常者应增加访视次数。

（2）访视内容　了解新生儿出生情况；观察新生儿面色、呼吸、哭声、吸吮力和大小便等情况；测量身长、体重和体温；查皮肤、黏膜和脐部；检查有无先天性心脏病、先天性髋脱位、马蹄内翻足、唇裂或腭裂等先天性疾病。及时发现异常情况，以便早期诊断、早期治疗。

目标检测

答案解析

一、A 型题

【A1/A2 型题】

1. 产褥期是指（　　）

    A. 从胎盘娩出到全身恢复正常的时期

    B. 从胎儿娩出到恶露干净的时期

    C. 从第二产程到生殖器恢复正常的时期

    D. 从胎儿娩出到全身恢复正常的时期

    E. 从胎盘娩出到产妇全身各器官（除乳房外）恢复或接近未孕状态的时期

2. 初产妇，剖宫产后第 2 日，产后乳汁量少。下列鼓励母乳喂养的措施中，错误的是（　　）

    A. 增加哺乳次数

    B. 多进营养丰富的汤汁饮食

    C. 两次哺乳间给婴儿加少量糖水

    D. 母婴同室

    E. 使产妇保持精神愉快、睡眠充足

【A3/A4 型题】

[3～5 题共用题干]

患者，女，33 岁。为初产妇，于今日自然分娩一女婴。

3. 下列产后指导哺乳的措施中，正确的是（　　）

    A. 按需哺乳　　　　　　　　　　　　B. 两次哺乳间可添加糖水

    C. 若乳汁不够，加补奶粉　　　　　　D. 哺乳后立即换尿布

    E. 哺乳后给予仰卧

4. 在出生后的第 1 日，查房时除（　　）外表明新生儿呼吸正常

    A. 该新生儿以腹式呼吸为主

    B. 该新生儿以胸式呼吸为主

    C. 该新生儿呼吸为每分钟 30 次

    D. 该新生儿呼吸为每分钟 40 次

    E. 该新生儿呼吸为每分钟 50 次

5. 在出生后的第 2 日，产妇发现新生儿轻度黄疸。关于正常黄疸出现时间，你的解释应为出生后（　　）日

    A. 2～3　　　　　B. 5～7　　　　　C. 7～10　　　　　D. 8～12　　　　　E. 10～15

二、名词解释

1. 产褥期

2. 恶露

三、病例分析

患者，女，28 岁，初产妇，母婴同室，顺产后 3 天，身高 158cm，体重 65kg。体温 37.0℃，脉搏

85次/分，呼吸16次/分，血压120/75mmHg。查房时告知护士会阴侧切伤口疼痛，阵发性腹痛，乳房胀痛，已泌乳但量少，食欲差，睡眠不好，感觉特别疲劳，担心自己的体型不能恢复至孕前状态。该女士认为自己奶量不足，新生儿不喜欢母乳，造成新生儿饥饿感总是不能睡长觉，不停地啼哭，特别希望有人把新生儿抱走照顾。

根据以上资料，请回答：

1. 请分析产褥期妇女的心理调适分期。

2. 如何通过对产褥期产妇的健康宣教让产妇树立恢复体型的信心？

（陈慧群）

书网融合……

| 本章小结 | 微课 | 题库 |

第七章　高危妊娠妇女的监测与护理

PPT

通过本章内容学习，学生能够：

1. 重点把握高危妊娠的定义、胎儿宫内状况的监护方法和胎儿窘迫的护理措施。
2. 运用所学知识对高危妊娠妇女进行整体护理。
3. 提供护理过程中具有关爱高危妊娠母儿的专业品质。

》》情境导入

患者，女，39岁。因停经55天，伴疲惫、头晕、乏力来院检查。查尿 hCG 阳性。问诊获知一年前因怀孕28周不明原因死胎，在当地卫生院行引产术。沟通发现孕妇非常担心本次妊娠胎儿的安全。

根据以上资料，请回答：

1. 该患者最可能的临床诊断。
2. 该类患者常见的护理诊断及护理措施。

第一节　高危妊娠妇女的监护

高危妊娠（high risk pregnancy）是指妊娠期有各种危险因素可能危害孕妇、胎儿及新生儿健康或者导致难产的妊娠。具有高危因素的孕妇，称高危孕妇。护士应对孕妇进行危险因素筛查，及时发现高危孕妇并纳入高危妊娠管理系统，以促进良好的妊娠结局。

一、高危妊娠的范畴

高危妊娠的范畴广泛，包括所有的病理产科。

（一）社会经济因素及个人因素

如孕妇及配偶职业稳定性差、收入低、居住条件差、孕妇未婚或独居、营养不良、孕妇年龄<16岁或≥35岁、孕前体重过轻或超重、身高<145cm、受教育时间<6年、家族中有明显遗传性疾病史；孕妇有吸烟、嗜酒、吸毒等不良嗜好；未规范做产前检查者。

（二）疾病因素

1. 不良孕产史　如自然流产、异位妊娠、早产、死胎、死产、剖宫产史或阴道助产史、新生儿死亡、新生儿畸形、巨大胎儿、产后出血、产褥感染史等。

2. 妊娠合并症　如糖尿病、心脏病、贫血、感染性疾病、免疫性疾病、急性阑尾炎、急性胆囊炎、恶性肿瘤、性病、生殖器官发育异常、智力低下、精神异常等。

3. 目前产科情况　如妊娠期高血压疾病、前置胎盘、胎盘早剥、多胎妊娠、胎位异常、母儿血型不合、过期妊娠、产道异常、妊娠期接触大量放射线或化学性毒物、服用过对胎儿有影响的药物等。

（三）心理因素

如焦虑、抑郁、恐惧、沮丧、悲伤等。

二、高危妊娠的监护

高危妊娠监护内容主要包括：优生咨询与产前诊断；筛查妊娠并发症或合并症；评估胎儿生长发育及宫内安危；监测胎盘、脐带和羊水等。

（一）人工监护

1. 确定孕龄　根据末次月经、早孕反应时间、胎动出现时间、B 型超声等推算预产期。

2. 宫底高度与腹围测量　测量孕妇的子宫底高度、腹围，估计胎龄及胎儿大小，了解胎儿宫内发育情况。子宫底高度是从耻骨联合上缘中点到子宫底的弧线长度。腹围是经脐绕腹一周的数值。根据子宫底高度及腹围数值可估算胎儿大小。估算方法是：胎儿体重（g）= 宫高（cm）× 腹围（cm）+ 200。

3. 胎动计数　是孕妇自我监护胎儿宫内情况简便、有效的方法。妊娠 28 周以后，胎动计数 < 10 次/12 时或逐日下降超过 50% 为异常，提示有缺氧的可能。胎儿在缺氧早期躁动不安，胎动次数增加；当缺氧严重时，胎动逐渐减少，表示缺氧在加重。从胎动消失到胎儿死亡一般为 12～24 小时。 🔳微课

4. 胎心听诊　是临床上使用的最简单的监测胎心的方法。听诊胎心时要注意胎心的速率、强弱和节律的变化。

5. 妊娠图　是反映胎儿宫内发育及孕妇健康情况的动态曲线图。将每次产前检查所得的血压、体重、宫底高度、腹围、胎心率、胎位、胎动、水肿、尿蛋白等情况记录于妊娠图上，绘制成标准曲线，观察其动态变化。宫高曲线是妊娠图中最重要的曲线。通常在妊娠图中标出正常妊娠情况下人群的第 10 百分位线和第 90 百分位线检查值，如果检查结果在上述两个标准线之间，提示基本正常；如果高于上线或低于下线就要重视，应指导孕妇积极进行孕期保健，并适当增加检查次数。有些妊娠图还会标出第 50 百分位线。如果测得孕妇的宫高小于第 10 百分位线，连续出现 3 次，提示胎儿生长受限；超过第 90 百分位线，提示胎儿可能过度发育。腹围曲线受到孕妇腹壁厚度、腹部外形、腹壁松弛度等的影响，因此参考价值不如宫高曲线大。

（二）仪器监护

1. B 型超声　为目前应用最广的影像学监测仪器，声像图可反映胎儿数目、胎位、胎心及胎盘的位置及成熟度。测量胎头双顶径、股骨长度、腹围等，估计孕龄及预产期、胎儿体重，还能对无脑儿、脊柱裂、脑积水等畸形进行筛查。

2. 胎儿血流动力学　彩色多普勒超声可以监测胎儿脐动脉和大脑中动脉血流。

3. 胎儿心电图　胎心活动是胎儿在子宫内健康状况的反映，因此，胎儿心电图检查是胎儿监护措施之一。

4. 电子胎心监护（electronic fetal monitoring，EFM）　可以连续记录胎心率的变化，同时观察胎动、宫缩对胎心率的影响。有胎心、胎动异常的孕妇，或高危妊娠孕妇在妊娠末期及临产后均应做胎心电子监护，准确观察和记录胎心率的连续变化。使用胎心电子监护仪时，一般对胎心率和子宫收缩频率同步描记。胎心监护可以在产前进行，也可以在产时进行。

5. 羊膜镜检查　是通过羊膜镜直接窥视羊膜腔内羊水性状。正常羊水为淡青色或乳白色，混有胎粪为黄绿色甚至棕黄色，用以判断胎儿宫内安危情况。

（三）实验室监护

1. 胎盘功能检查　通过孕妇血和尿雌三醇（E_3）测定、孕妇血清胎盘催乳素（hPL）测定、孕妇

血清妊娠特异性 β1 糖蛋白测定、阴道脱落细胞学检查及胎盘酶的测定等方法判断胎盘功能。

2. 胎儿成熟度检查　测定胎儿成熟度的方法，除计算妊娠周数、测量宫高与腹围、B 型超声测量胎头双顶径外，还可经腹壁羊膜腔穿刺抽取羊水，进行以下检测。①卵磷脂/鞘磷脂（L/S）比值：用于评估胎儿肺成熟度，L/S 值 >2 提示胎儿肺成熟。②磷脂酰甘油（PG）测定：>3% 提示肺成熟。③泡沫试验或震荡试验：是一种快速而简便测定羊水中表面活性物质的试验。若两管液面均有完整的泡沫环，提示胎儿肺成熟。

3. 胎儿缺氧检查　常用方法包括胎儿头皮血气测定、胎儿头皮血乳酸测定及胎儿血氧饱和度测定等。

第二节　高危妊娠妇女的护理

【护理评估】

（一）生理评估

1. 病因　仔细评估孕妇年龄、文化程度、职业、月经史、婚姻史、生育史、疾病史，了解妊娠早期是否使用过药物或接触农药及放射性元素，是否有过病毒性感染。了解孕妇家族中有无明显的遗传性疾病、多胎史等。了解孕妇有无吸烟、饮酒等不良生活习惯。

素质提升

以人为本，敬佑生命

母婴安全行动提升计划（2021—2025 年），以高质量发展为主题，促进母婴安全高质量发展，降低孕产妇死亡率和婴儿死亡率，到 2025 年，全国孕产妇死亡率下降到 14.5/10 万，全国婴儿死亡率下降到 5.2‰，为如期实现"健康中国 2030"主要目标奠定坚实基础。进一步提升妇幼健康服务水平，完善危重孕产妇和新生儿救治体系，为妇女儿童提供安全、有效、便捷、温馨的高质量妇幼健康服务，让人民群众的获得感成色更足，幸福感更可持续，安全健康更有保障。

2. 临床表现

（1）症状　询问有无头晕、眼花、恶心、呕吐等不适，了解胎动及宫缩情况，有无阴道流血、流液等。

（2）体征　观察孕妇体态，测量孕妇身高、体重、血压，步态不正常者应注意有无骨盆异常。身高 <145cm 者，容易出现头盆不称。孕妇体重过重或过轻，妊娠和分娩危险性增加。血压 ≥140/90mmHg 为异常。听诊孕妇心脏有无杂音，判断心功能。产科情况：测量宫高、腹围，触诊胎位，听诊胎心音，判断子宫大小是否与孕周相符，子宫过大或过小者应警惕，做进一步检查。

3. 相关检查

（1）实验室检查　血、尿常规及血型检查；肝、肾功能检查；血糖及糖耐量测定；血小板计数、出凝血时间等。

（2）B 型超声检查　从妊娠 22 周起，每周双顶径增加 0.22cm，胎头双顶径达 8.5cm 以上，91% 的胎儿体重超过 2500g。足月妊娠时双顶径为 9.3cm。通过 B 型超声检查还可以了解胎儿有无畸形及胎盘功能分级等。

（3）电子胎儿监护　通过电子胎心监护仪同时描记胎儿心率曲线和宫缩曲线，目的在于及时发现胎儿宫内缺氧，以便采取有效的干预措施。胎心电子监护的结果要从胎心率（fetal heart rate，FHR）基线、基线变异、加速、减速和子宫收缩五个方面进行分析，客观地监测胎心率和预测胎儿宫内储备能力。

①监测胎心率

A. 胎心率基线（baseline of fetal heart rate，BFHR）：指在无胎动和无子宫收缩时，10 分钟以上的胎心率平均值。正常 BFHR 在 110~160 次/分。大于 160 次/分或小于 110 次/分，历时≥10 分钟，称胎儿心动过速或胎儿心动过缓。

B. 胎心率基线变异：是指 BFHR 在振幅和频率上的不规则波动或有小的周期性波动，又称基线摆动，包括胎心率的摆动振幅和摆动频率。摆动振幅指胎心率上下波动的范围，振幅波动范围正常为 6~25bpm；摆动频率指计算 1 分钟内胎心率波动的次数，正常为≥6 次。BFHR 变异表示胎儿有一定的储备能力，是胎儿健康的表现。基线波动活跃则频率增高，基线平直则频率降低或消失，BFHR 变平即变异消失，提示胎儿储备能力丧失。

C. 加速：是指子宫收缩时 FHR 基线暂时增加 15bpm 以上，持续时间≥15 秒，提示胎儿氧供正常，是胎儿良好的表现。加速原因是胎儿躯干局部或脐静脉暂时受压。散发的、短暂的胎心率加速是无害的，但若脐静脉持续受压，则进一步发展为减速。

D. 减速：宫缩时出现 FHR 减慢，可分为三种。a. 早期减速（early deceleration，ED）：指伴随宫缩出现的减速，减速的开始、最低点、恢复和宫缩的起始、峰值和结束同步。早期减速一般认为是胎头受压，脑血流量一时性减少的表现（图 7-1），不受孕妇体位或吸氧的影响而改变。意义：提示胎儿有缺氧的危险。b. 变异减速（variable deceleration，VD）：特点是胎心率减速与宫缩无特定关系，下降迅速且下降幅度大（>70bpm），持续时间长短不一，但恢复迅速（图 7-2）。意义：提示脐带有可能受压。可变换体位继续观察。如果存在变异减速伴有 FHR 基线变异消失，提示可能存在胎儿宫内缺氧。c. 晚期减速（late deceleration，LD）：特点是胎心率减速多在宫缩高峰后开始出现，即胎心率减速滞后于宫缩高峰期，时间差多在 30~60 秒，下降缓慢，下降幅度 <50bpm，持续时间长，恢复缓慢（图 7-3）。意义：提示胎盘功能不良、胎儿缺氧。

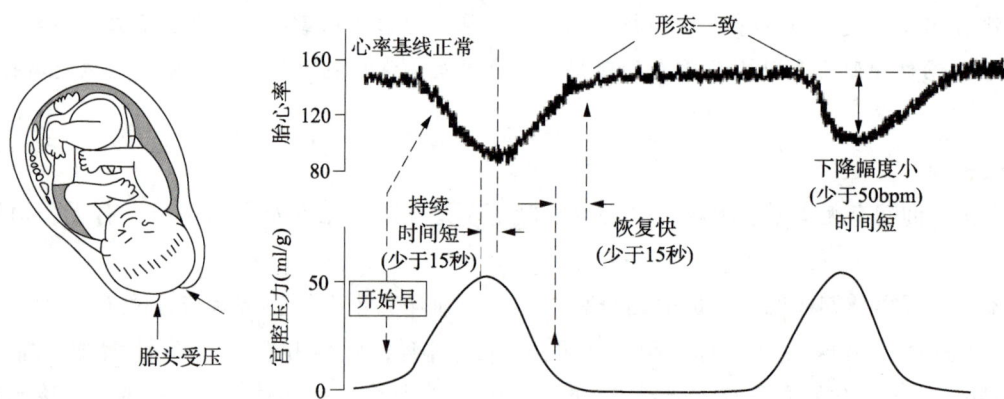

图 7-1 早期减速

②预测胎儿宫内储备能力

A. 无应激试验（non-stress test，NST）：是指在无宫缩、无外界负荷刺激下，对胎儿进行胎心率宫缩图的观察记录，了解胎儿储备能力，用于产前监护。参照 2007 年的加拿大妇产科医师学会指南进行结果判读及处理，包括正常 NST（原来的"有反应型"）、不典型 NST（原来的"可疑型"）、异常 NST（原来的"无反应型"），异常 NST 提示胎儿储备能力差，有死亡的危险，应及时终止妊娠。需要注意的是，异常 NST 结果假阳性率较高，异常时需要复查，延长监护时间，必要时给生物物理评分。

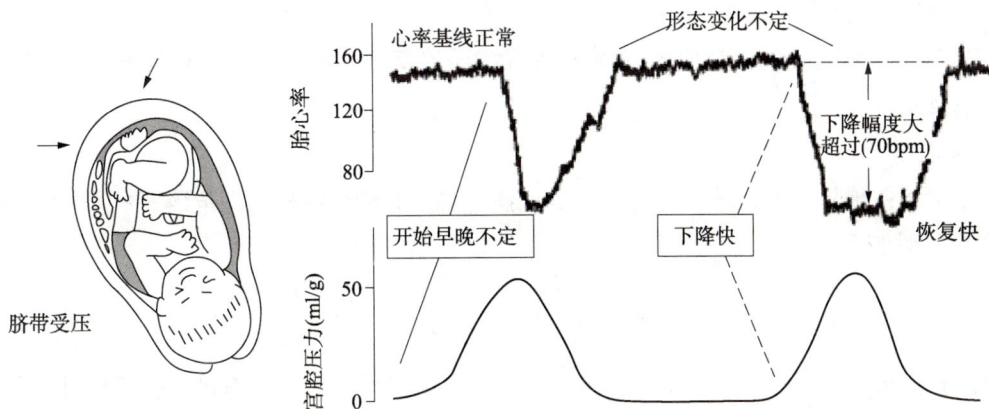

图 7 - 2　变异减速

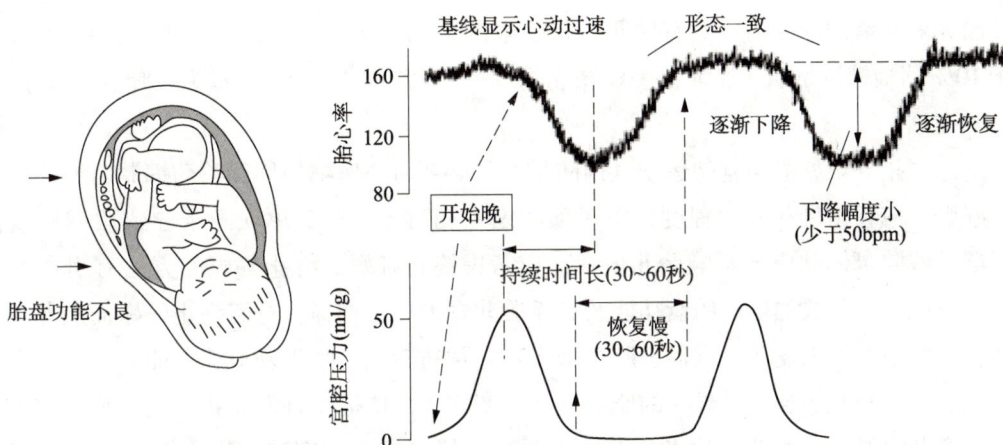

图 7 - 3　晚期减速

B. 宫缩应激试验（contraction stress test，CST）：又称缩宫素激惹试验（oxytocin challenge test，OCT），临产后或用缩宫素诱导宫缩，直至 10 分钟内出现 3 次宫缩，每次持续收缩 30 秒，用胎心监护仪记录胎心率的变化。主要用于产前监护及引产时胎盘功能的评价。结果包括三种。a. 阴性：没有晚期减速或重度变异减速。阴性提示胎盘功能良好，一周内胎儿无死亡风险，可一周后重复此试验。b. 可疑：间断出现晚期减速或重度变异减速；宫缩过频（＞5 次/10 分）；宫缩伴胎心减速，时间＞90 秒；出现无法解释的监护图形。c. 阳性：≥50% 的宫缩伴随晚期减速。阳性则提示胎盘功能减退，但假阳性率高，意义无阴性大，可进行胎盘功能检查综合分析。

（4）雌三醇

①24 小时尿雌三醇（E_3）测定：孕期 E_3 主要由孕妇体内的胆固醇经胎儿肾上腺、肝以及胎盘共同合成。正常值为大于 15mg/24h；若 10～15mg/24h，为警戒值；若 ＜10mg/24h，为危险值，提示胎盘功能严重损害；若 ≤4mg/24h，则将发生胎死宫内。

②随意尿测雌激素与肌酐比值（E/C）：24 小时内 E_3 从尿液排出的量有一定波动，但孕妇每日经肾脏排出的肌酐量较为恒定，因此，随意尿 E/C 比值与 24 小时尿 E_3 值之间有良好的相互关系，且较尿 E_3 能更准确地反映胎儿 – 胎盘单位功能。E/C＞15 为正常，10～15 为警戒值，E/C＜10 为危险值。

③测定孕妇血清中游离雌三醇（E_3）值：采用放射免疫法。妊娠足月时，该值的下限（临界值）为 40nmol/L。若低于此值，表示胎儿胎盘单位功能低下。

（5）羊水检查　羊水中卵磷脂/鞘磷脂比值（L/S）用于评估胎儿肺成熟度。L/S ＞ 2 提示胎儿肺成熟。

4. 处理原则 高危妊娠的治疗原则是预防和治疗导致高危妊娠的病因，以保障母儿安全，降低围产期的患病率及死亡率。

（1）病因处理

①遗传性疾病：预防为主，做到早发现、早干预。对具有遗传性疾病高危因素的孕妇，一般在妊娠16～21周进行羊膜腔穿刺。

②妊娠并发症和妊娠合并症的处理：针对疾病特点进行相应的治疗。

（2）一般治疗

①增加营养：给孕妇高热量、高蛋白、足够维生素及适量微量元素，有助于促进胎儿的生长发育。

②注意休息：以左侧卧位休息为宜，可避免增大的右旋子宫对下腔静脉的压迫，改善肾脏及子宫胎盘血循环，增加雌三醇的合成和排出量。

③提高胎儿对缺氧的耐受力：对有胎儿生长受限的孕妇，间歇吸氧，每日3次，每次30分钟。遵医嘱可给予10%葡萄糖液500ml加维生素C 2g静脉滴注，每日1次，5～7日为一疗程，观察用药效果。

（3）产科处理

①预防早产：指导孕妇避免剧烈运动以预防早产，必要时遵医嘱使用保胎药抑制宫缩等治疗。

②终止妊娠：应权衡母儿安危程度，做多项测定互相对照，避免单项测定导致假阳性或假阴性结果。若妊娠严重威胁母体健康或影响胎儿生存，应考虑终止妊娠。终止妊娠的方法有引产和剖宫产两种。根据产科情况、宫颈成熟度、胎盘功能及有无胎儿窘迫做出选择。对需终止妊娠而胎儿成熟度较差者，可于终止妊娠前使用糖皮质激素促进胎儿肺成熟，预防新生儿呼吸窘迫综合征。

③产时处理：产程开始加强对母儿的监护，观察产妇生命体征、自觉症状、胎心率、宫缩、羊水性状等变化，注意及时给氧。胎儿窘迫者，无论经阴道分娩还是行剖宫产，均应做好新生儿窒息抢救准备。新生儿娩出后首先清理呼吸道，必要时做气管插管加压给氧。对早产儿、胎儿生长受限的新生儿，有感染可能或曾进行抢救的高危儿，均重点监护。

（二）心理社会评估

高危孕妇在妊娠早期担心流产及胎儿畸形，妊娠28周后担心早产、胎死宫内等。孕妇可因为前次妊娠的失败对此次妊娠产生焦虑、抑郁；因为自己的健康与维持妊娠相矛盾而感到恐惧、无助；也可因为不可避免的流产、死胎、死产、胎儿畸形而产生低自尊、悲观失落等情绪。要耐心评估高危孕妇的应对机制、心理承受能力及社会支持系统。

【常见的护理诊断/问题】

1. 有母体与胎儿双方受干扰的危险 与高危妊娠因素导致胎儿宫内窘迫有关。

2. 知识缺乏 孕妇缺乏有关预防、监护高危妊娠的相关知识。

3. 焦虑 与现实或设想的对自身及胎儿的健康威胁有关。

【护理措施】

（一）一般护理

加强饮食指导，改善母儿的营养状况，利于胎儿的生长发育。与孕妇讨论食谱及烹饪方法，尊重其饮食嗜好，同时提出建议供选择。对妊娠合并糖尿病患者则要进行控制饮食及运动指导。建议左侧卧位休息，改善子宫胎盘血供；注意个人卫生，每次大小便后由前向后擦拭；保持室内空气新鲜，通风良好。

（二）心理护理

评估孕妇的心理状态，运用恰当的沟通方式与技巧，鼓励其诉说心里的不悦，收集与孕妇有关的言语和行为信息。与孕妇讨论分析产生心理矛盾的直接或间接原因，指导其正确地应对。采取必要的手段减轻和转移孕妇的焦虑和恐惧，鼓励和指导家人的参与和支持，为孕妇创造一个利于休息和治疗的环境，避免不良刺激。各种检查和操作之前向孕妇解释并提供指导，告知全过程及注意事项。

（三）缓解症状的护理

1. 监护护理 观察生命体征及自觉症状，如孕妇的脉搏、血压、活动耐受力，有无腹痛、阴道流血、高血压、水肿、心力衰竭、胎儿缺氧等症状和体征，有异常及时报告医生并记录处理经过。产时严密观察胎心率、宫缩及羊水的色、量，做好母儿监护。

2. 术前护理 认真执行医嘱并配合处理，为妊娠合并糖尿病孕妇做好血糖监测，正确留取血、尿标本；妊娠合并心脏病者则按医嘱正确给予药物，做好用药观察，间歇吸氧；为前置胎盘患者做好输血、输液准备；需人工破膜、阴道检查、剖宫产术者及时做好用物准备及配合工作；做好新生儿的抢救准备。

（四）健康教育

1. 指导孕妇定期参加孕妇学校学习，通过有针对性的指导，提供相应的信息，帮助孕妇加强自我监护，提高其自我管理的能力。

2. 增加营养，保证胎儿发育需要。对胎盘功能减退、胎儿发育迟缓的孕妇给予高蛋白、高能量饮食，补充维生素、铁、钙及多种氨基酸。对胎儿增长过快者则要控制饮食。

3. 卧床休息，一般取左侧卧位。注意个人卫生，勤换衣裤。

4. 教会孕妇自测胎动。

5. 告知孕妇若出现胎动异常、阴道流血/流液、头晕、心悸等症状时应及时就诊。

目标检测

答案解析

一、A 型题

【A1 型题】

1. 孕妇自我评价胎儿宫内状况的最简便、有效的方法是（　）

    A. 胎儿电子监护　　　　　B. B 型超声　　　　　C. 羊膜镜检查

    D. OCT 检查　　　　　　E. 胎动计数

2. 正常胎心率是（　）

    A. 60～100 次/分　　　　B. 110～160 次/分　　　C. 100～160 次/分

    D. 100～140 次/分　　　　E. 110～180 次/分

【A2 型题】

3. 患者，女，26 岁，孕 35 周，突然阴道不自主流液 4 小时入院。入院后肌内注射地塞米松，目的是（　）

    A. 促进胎儿肾脏发育　　　B. 促进胎儿心脏发育　　C. 促进胎儿肺成熟

    D. 促进胎儿肝脏发育　　　E. 促进胎儿大脑发育

4. 某孕妇, 38 岁, G_2P_0, 孕 40 周临产。该产妇为 (　)
　　A. 高龄初产妇　　　　　B. 低龄初产妇　　　　　C. 高龄经产妇
　　D. 低龄经产妇　　　　　E. 正常初产妇

5. 初孕妇, 34 岁, 妊娠 8 周, 因恐畸形前来询问羊膜腔穿刺情况。关于羊膜腔穿刺的时间, 下列描述正确的是 (　)
　　A. 妊娠 9 周左右　　　　B. 妊娠 12 周左右　　　　C. 妊娠 15 周左右
　　D. 妊娠 18 周左右　　　E. 妊娠 24 周左右

二、名词解释

1. 高危妊娠
2. 基线胎心率

三、简答题

1. 简述高危妊娠孕妇的健康教育。
2. 简述高危妊娠人工监护的内容。

四、病例分析

孕妇, 31 岁, G_2P_0, 妊娠 36 周, 因"阴道流液 2 小时"急诊入院。查体: 体温 36.7℃, 血压 165/120mmHg, 脉搏 78 次/分, 宫高 32cm, 腹围 93cm, 无宫缩, 胎方位 LOA, 胎先露高浮, 胎心音 138 次/分。孕妇非常担心早产对胎儿的影响。

根据以上资料, 请回答:

1. 如何评估胎儿成熟度?
2. 该孕妇可能存在哪些护理诊断/问题?
3. 针对上述护理诊断/问题的主要护理措施有哪些?

(张爱东)

书网融合……

本章小结　　　　　微课　　　　　题库

第八章　妊娠期并发症妇女的护理 🇪微课

PPT

通过本章内容学习，学生能够：

1. 说出自然流产、异位妊娠、妊娠期高血压疾病、早产、过期妊娠的定义及主要病因。
2. 陈述各种妊娠期并发症的临床表现及处理原则。
3. 概括各种妊娠期并发症的护理措施。
4. 区分自然流产及妊娠期高血压疾病的不同类型。
5. 应用护理程序，对妊娠期并发症妇女进行护理评估、提出常见护理诊断/问题、制定护理计划并提供护理照护。

第一节　自然流产

≫ 情境导入

某女，27 岁，G_1P_0，妊娠 10 周。今早乘公交车上班途中感觉有液体自阴道流出并伴有下腹隐痛，如厕时发现少量分泌物为血性，暗红色，浸湿内裤。该女士很紧张，随即入院就诊。入院后查体：hCG（+），宫口未开，子宫如孕两个半月大小，其他未见异常。

根据以上资料，请回答：

1. 该患者最可能的临床诊断。
2. 该类患者常见的护理诊断及护理措施。

【概述】

胚胎或胎儿尚未具有生存能力而终止妊娠者，称流产（abortion）。不同国家和地区对流产妊娠周数有不同的定义。我国将妊娠不满 28 周，胎儿体重不足 1000g 而终止妊娠者称为流产。根据发生的时间，流产分为两种类型：发生在妊娠 12 周前者，称早期流产；发生在妊娠 12 周以后为晚期流产。根据流产发生的方式，流产分为自然流产和人工流产。本节内容仅限于自然流产。胚胎着床后自然流产发生率约为 30%，其中 80% 为早期流产。

🧠 素质提升

人工干预流产行动

国家卫生健康委数据显示，近 5 年来，我国每年人工流产的总数一直徘徊在 950 万左右。其中 25 岁以下的年轻女性占 50% 以上，反复人流手术的女性占 52%。人工流产后，女性在身体上可能面临输卵管阻塞、宫腔粘连、子宫内膜异位症等并发症，且可能导致女性继发不孕。多次重复人工流产会使女性自然流产、早产、胎盘异常及低体重儿等不良妊娠发生的风险也高于常人，潜在危害母婴安全。因此，人工干预流产行动势在必行，要通过加强性教育、普及避孕知识、指导正确及时使用避孕药具等干预行动，尽量使女性避免意外妊娠，呵护女性生殖健康。作为医护工作者，在构建生育友好型社会、加强家庭责任感、社会责任感、民族责任感和人类责任感等方面做出贡献。

【护理评估】

（一）生理评估

1. 病因

（1）胚胎因素　胚胎或胎儿染色体异常是自然流产最常见的原因。早期自然流产中，染色体异常的胚胎占半数以上，多为染色体数目与结构的异常，其中以数目异常为主。若发生流产，多为空孕囊或已退化的胚胎。少数至妊娠足月可能娩出畸形儿，或有代谢及功能缺陷。

（2）母体因素

①全身性疾病：妊娠期高热可引起子宫收缩而发生流产；细菌毒素或病毒通过进入胎儿血液循环，导致胎儿死亡而发生流产。孕妇患严重贫血或心力衰竭可致胎儿缺氧，也可能引起流产。此外，身体或精神的创伤等也可导致流产。

②生殖器官异常：子宫畸形（如子宫发育不良、双子宫、子宫纵隔等）、子宫肌瘤、子宫腺肌病、宫腔粘连等，均可影响胚胎着床发育而导致流产。宫颈重度裂伤、宫颈部分或全部切除术后、宫颈内口松弛等所致的宫颈功能不全，可引发胎膜早破而发生晚期自然流产。

③内分泌异常：女性内分泌功能异常（如黄体功能不全、多囊卵巢综合征等）、甲状腺功能减退、糖尿病血糖控制不良等均可导致流产。

④强烈应激与不良习惯：妊娠期无论严重的躯体（如手术、直接撞击腹部、性交）或心理（过度紧张、焦虑、恐惧、忧伤等精神创伤）的不良刺激均可导致流产。孕妇过量吸烟、酗酒、过量饮咖啡、吸毒等均可能导致流产。

⑤免疫功能异常：包括自身免疫功能异常和同种免疫功能异常。母体妊娠后母儿双方免疫不适应，导致母体排斥胎儿发生流产；母体内有抗精子抗体也常导致早期流产。

（3）父亲因素　有研究证实，精子的染色体异常可以导致自然流产。

（4）环境因素　过多接触放射线，砷、铅、甲醛、苯等化学物质和物理因素（如高温、噪声等），均可能引起流产。

2. 病理

（1）早期流产　胚胎多在排出前已死亡，多伴有底蜕膜出血、周边组织坏死、胚胎绒毛分离，已分离的胚胎组织如同异物，可引起子宫收缩，妊娠物多能完全排出。少数排出不全或完全不能排出者，可导致出血量较多。无胚芽的流产多见于妊娠 8 周前，有胚芽的流产多见于妊娠 8 周后。

（2）晚期流产　多数胎儿排出之前胎儿尚有胎心且胎盘已经成熟，流产时类似正常分娩，首先出现腹痛，后排出胎儿、胎盘；或在没有明显产兆的情况下宫口张开、胎儿排出。少数胎儿排出之前胎心已停止，随后胎儿自行排出；或不能自行排出形成肉样胎块，或胎儿钙化后形成石胎。其他还可见压缩胎儿、纸样胎儿、浸软胎儿等病理表现。

3. 临床表现　主要表现为停经后阴道流血和腹痛，不同流产类型的表现不同。

（1）先兆流产　指妊娠 28 周前先出现少量阴道流血，常为暗红色或血性白带，无妊娠物排出，随后出现阵发性下腹痛或腰背痛。妇科检查：宫颈口未开，胎膜未破，子宫大小与停经周数相符。若经休息与治疗后症状消失，可继续妊娠；若阴道流血量增多或下腹痛加剧，可发展为难免流产。

（2）难免流产 指流产不可避免。在先兆流产的基础上，阴道流血量增多，阵发性下腹痛加剧，或出现阴道流液（胎膜破裂）。妇科检查：宫颈口已扩张，有时可见胚胎组织或胎囊堵塞于宫颈口内，子宫大小与停经周数基本相符或略小。

（3）不全流产 难免流产继续发展，部分妊娠物排出宫腔，还有部分残留于宫腔内或嵌顿于宫颈口处，或胎儿排出后胎盘滞留于宫腔或嵌顿于宫颈口，影响子宫收缩，导致大量出血，甚至发生休克。妇科检查：见宫颈口已扩张，宫颈口有妊娠物堵塞及持续性血液流出，子宫小于停经周数。

（4）完全流产 指妊娠物已全部排出，阴道流血逐渐停止，腹痛逐渐消失。妇科检查：宫颈口已关闭，子宫接近正常大小。

（5）稽留流产 又称过期流产，指胚胎或胎儿已死亡，滞留宫腔内未能及时自然排出者。表现为早孕反应消失，有先兆流产症状或无任何症状，子宫不再增大反而缩小。若已到中期妊娠，孕妇腹部不见增大，胎动消失。妇科检查：宫颈口未开，子宫较停经周数小，质地不软，未闻及胎心。

（6）复发性流产 指与同一性伴侣连续发生3次及3次以上的自然流产。复发性流产大多数为早期流产，少数为晚期流产。虽然复发性流产的定义为连续3次或3次以上，但大多数专家认为连续发生2次流产即应重视并予评估，因其再次流产的风险与3次者相近。

（7）流产合并感染 流产过程中，若阴道流血时间较长，或有组织残留于宫腔内或非法堕胎，有可能引起宫腔感染，常为厌氧菌及需氧菌混合感染，严重感染可扩展至盆腔、腹腔甚至全身，并发盆腔炎、腹膜炎、败血症及感染性休克。

以上流产类型中，后3种属于特殊情况。

4. 相关检查

（1）实验室检查 连续测定血β-hCG、孕激素等动态变化，有助于妊娠诊断和判断预后。

（2）B型超声 超声显像可显示有无胎囊、胎动、胎心等，从而可诊断并鉴别流产类型，有助于正确处理。

5. 处理原则 应根据流产类型的不同进行相应的处理。完全流产一般不需特殊处理。

（1）保胎治疗 适用于先兆流产、复发性流产。要卧床休息，禁止性生活，减少刺激；必要时给予对胎儿危害小的镇静剂如苯巴比妥；对黄体功能不足者，可每日给予黄体酮20mg，肌内注射，以利于保胎；并注意及时进行超声检查，了解胚胎发育情况，避免盲目保胎。

（2）清宫术 适用于难免流产、不全流产、稽留流产，一旦确诊，应尽早清除宫腔内容物。不全流产出血较多者，应在抗休克的同时行清宫术；稽留流产可能并发DIC，应在清宫术前做凝血功能检查，口服雌激素3~5天以提高子宫平滑肌对缩宫素的敏感性、备血。一次刮不净者可于5~7天后再次刮宫。

（3）抗感染 流产合并感染者，出血少者先控制感染再行清宫术；出血多者，抗感染的同时夹出大块的感染组织，减少出血，继续抗感染治疗，待感染控制后彻底清宫。

（4）对因治疗 如为宫颈内口松弛引起流产，应在妊娠14~16周行宫颈内口环扎术；黄体功能不全者应肌内注射黄体酮；甲状腺功能低下者应在孕前及整个孕期补充甲状腺素。

（二）心理社会评估

孕妇因阴道流血、腹痛表现为焦虑不安。担心妊娠结局，可表现出伤心、自责情绪等。

【常见的护理诊断/问题】

1. 有感染的危险 与阴道流血时间长、行宫腔内手术操作等有关。

2. 焦虑 与担心妊娠失败有关。

3. 潜在并发症 出血性休克。

【护理措施】

（一）一般护理

告知患者绝对卧床休息，告知孕妇禁止性生活、灌肠等，以减少对子宫的刺激。为其提供日常生活护理，合理饮食，加强营养，防止贫血，增强机体抵抗力。

（二）心理护理

主动关心孕妇，与其建立良好的护患关系，鼓励孕妇进行开放性沟通，表达其内心感受，宣泄不良情绪。帮助患者及家属接受现实，使其积极配合治疗，顺利度过悲伤期，为再次妊娠做好准备。

（三）缓解症状的护理

1. 先兆流产患者的护理 对住院保胎的孕妇，除给予一般护理外，密切观察其腹痛程度、阴道流血量的变化等，遵医嘱给予孕妇适量镇静剂、孕激素等配合医生进行保胎治疗。

2. 妊娠不能继续者的护理 积极配合医师，采取有效措施，做好终止妊娠术前的准备，协助医生完成手术过程，刮出组织及时送病理检查。术中必要时开放静脉通路，做好输液输血准备。有凝血功能障碍者应予以纠正，然后再行引产或手术。术后严密观察体温、脉搏、血压等，及早发现有无感染征象，遵医嘱进行抗感染治疗；观察阴道流血的量、色、味等，加强会阴部护理，保持会阴部清洁；嘱孕妇流产后 1 个月来院复查，确定无禁忌证后方可开始性生活。

（四）健康教育

与孕妇及家属共同讨论此次流产的原因，讲解流产的相关知识，为再次妊娠做好准备。有复发性流产史的孕妇在下一次妊娠确诊后应卧床休息，加强营养，禁止性生活等，治疗时间应以超过以往发生流产的妊娠月份为限；黄体功能不全者，遵医嘱使用黄体酮治疗；宫颈内口松弛者应行宫颈内口修补术，如已妊娠，可于妊娠 14~16 周行宫颈内口环扎术。

第二节 异位妊娠

≫ 情境导入

患者，女，29 岁，平素月经规律。现停经 44 天，于今晨大便时突感右下腹撕裂样疼痛，出现心慌，被家人急送入院。入院检查：体温 36.3℃，脉搏 110 次/分，血压 80/55mmHg，神清、面色苍白、出冷汗。腹部检查：右下腹压痛、反跳痛，移动性浊音（＋），宫颈举痛（＋），子宫稍大、软，后穹隆饱满，hCG（＋）。

根据以上资料，请回答：

1. 该患者最可能的临床诊断。
2. 该类患者常见的护理诊断及护理措施。

【概述】

受精卵在子宫体腔以外着床发育时，称异位妊娠（ectopic pregnancy），习称宫外孕（extrauterine pregnancy）。异位妊娠与宫外孕的概念略有不同。异位妊娠包括输卵管妊娠、卵巢妊娠、腹腔妊娠、阔韧带妊娠及宫颈妊娠。而宫外孕指子宫以外部位的妊娠，不包括宫颈妊娠。异位妊娠是妇产科常见的急腹症，发病率为 2%~3%，是早期妊娠孕妇死亡的主要原因。近年来，由于异位妊娠得到更早的诊断和处理，患者的存活率和生育保留能力明显提高。

异位妊娠依受精卵在子宫体腔外种植部位的不同而分为：输卵管妊娠、卵巢妊娠、腹腔妊娠、阔韧带妊娠、宫颈妊娠等。其中，输卵管妊娠最常见，约占95%，输卵管妊娠中以壶腹部妊娠最多见，约为78%，其次为峡部、伞部，间质部妊娠少见（图8-1）。本节仅介绍输卵管妊娠。

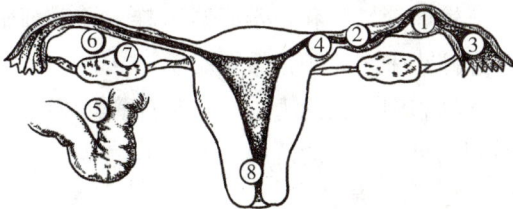

图8-1　异位妊娠部位

【护理评估】

（一）生理评估

1. 病因　任何影响受精卵正常进入宫腔的因素都有可能导致输卵管妊娠。

（1）输卵管炎症　包括输卵管黏膜炎和输卵管周围炎，是引起输卵管妊娠最主要的病因。慢性炎症可以使输卵管管腔黏膜粘连而致管腔变窄，或纤毛缺损，或输卵管与周围粘连，均会妨碍受精卵的顺利通过和运行。

（2）输卵管妊娠史或手术史　有输卵管妊娠史及其相关手术史者，输卵管妊娠的发生率为10%～20%。曾因不孕接受输卵管粘连分离术、输卵管成形术者，再妊娠时易发生输卵管妊娠。

（3）输卵管发育不良或功能异常　输卵管过长、肌层发育差、黏膜纤毛缺乏均可致输卵管妊娠；另外，精神因素可致输卵管痉挛和蠕动异常，干扰受精卵输送。

（4）其他　子宫肌瘤或卵巢肿瘤压迫输卵管，使受精卵运行受阻。输卵管子宫内膜异位可增加受精卵着床于输卵管的可能。

2. 病理　输卵管妊娠时，由于输卵管管腔狭窄，管壁薄，蜕膜形成差，不能适应胚胎的生长发育。因此，当输卵管妊娠发展到一定程度，可出现以下结局。

（1）输卵管妊娠流产　多见于输卵管壶腹部妊娠，常于妊娠8～12周发生。由于输卵管妊娠时蜕膜形成不完整，发育中的囊胚向管腔突出，最终突破包膜而出血（图8-2）。

（2）输卵管妊娠破裂　多见于输卵管峡部妊娠，常于妊娠6周左右发生。囊胚生长时绒毛侵蚀管壁肌层、浆膜层，最终穿破浆膜层，形成输卵管妊娠破裂（图8-3），短时间内可发生大量腹腔内出血，严重时可引起孕妇休克。

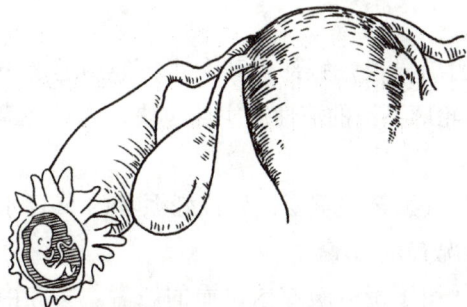

图8-2　输卵管妊娠流产

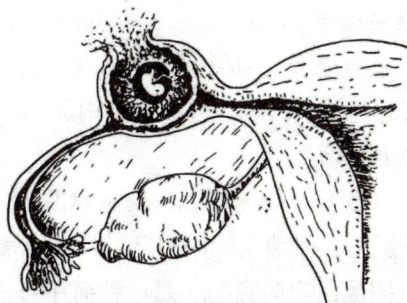

图8-3　输卵管妊娠破裂

（3）陈旧性宫外孕　有时发生输卵管妊娠流产或破裂后未及时治疗，长期反复内出血形成的盆腔血肿、机化变硬，并与周围组织粘连，临床上称"陈旧性宫外孕"。

（4）继发性腹腔妊娠　发生输卵管妊娠流产或破裂后，胚胎被排入腹腔，大部分死亡。但偶尔也有存活者，若存活胚胎的绒毛组织仍附着于原位或排至腹腔后重新种植而获得营养，可继续生长发育，形成继发性腹腔妊娠。

输卵管妊娠和正常妊娠一样，滋养细胞产生的 hCG 维持黄体生长，使甾体激素分泌增加，因此，月经停止来潮，子宫增大变软，但子宫增大与停经月份不相符，子宫内膜出现蜕膜反应。若胚胎死亡，滋养细胞则失去活力，蜕膜自宫壁剥离而发生阴道流血。有时蜕膜随阴道流血呈碎片排出，有时蜕膜完整剥离呈三角形的蜕膜管型排出。

3. 临床表现

（1）症状

①停经：多数患者停经 6～8 周以后出现不规则阴道流血，但有 20%～30% 的患者因月经仅过期几天而否认为停经，或误将异位妊娠时出现的不规则阴道流血误认为月经。

②腹痛：是输卵管妊娠患者就诊的主要症状。输卵管妊娠未发生流产或破裂前，常表现为一侧下腹部隐痛或酸胀感。输卵管妊娠流产或破裂时，患者突感一侧下腹部撕裂样疼痛，常伴有恶心、呕吐。若血液局限于病变区，主要表现为下腹部疼痛，当血液积聚于直肠子宫陷凹处，则出现肛门坠胀感。随着腹腔内积血增多，疼痛亦遍及全腹；当血液刺激膈肌时，可引起肩胛部放射性疼痛及胸部疼痛。

③阴道流血：胚胎死亡后，常有不规则阴道流血，色暗红或深褐色、量少、呈点滴状，一般不超过月经量。阴道流血可伴有蜕膜管型或蜕膜碎片排出，为剥离的子宫蜕膜。

④晕厥与休克：由于腹腔内急性出血及剧烈腹痛，轻者出现晕厥，严重者出现失血性休克。休克程度取决于内出血速度及出血量，出血量愈多，速度愈快，症状出现也愈严重，但症状与阴道流血量不成正比。

⑤腹部包块：当输卵管妊娠流产或破裂后所形成的血肿时间过久，可因血液凝固，逐渐机化变硬并与周围器官发生粘连而形成包块。

（2）体征

①一般情况：由于失血，患者呈贫血貌；腹腔出血不多时血压可代偿性轻度升高，如短时间内有大量出血，可出现面色苍白、体温下降、脉搏细速、血压下降等休克表现。

②腹部检查：下腹有明显的腹膜刺激征，以患侧为甚。出血较多时，叩诊有移动性浊音。有些患者可在下腹触及包块。

③妇科检查：阴道少量出血。输卵管妊娠流产或破裂者，阴道后穹隆饱满，有触痛。宫颈有抬举痛或摇摆痛，是输卵管妊娠的主要体征之一。子宫稍大而软，内出血多时检查子宫有漂浮感。一侧附件可触及边界不清、压痛明显的包块。

4. 相关检查

（1）超声检查　对异位妊娠诊断必不可少，还有助于明确异位妊娠部位和大小，经阴道超声检查较经腹部超声检查准确性高。宫腔内无妊娠囊，附件区可见轮廓不清的液性或实性包块，内见胚囊或胎心搏动即可确诊。

（2）hCG 与孕酮测定　尿或血 hCG 测定对早期诊断异位妊娠至关重要，异位妊娠者的 hCG 水平低于宫内妊娠者；血清孕酮的测定对判断正常妊娠胚胎发育情况有帮助。

（3）阴道后穹隆穿刺　是一种简单可靠的诊断方法，适用于疑有腹腔内出血的患者。腹腔内血液易积聚在子宫直肠陷凹，经阴道后穹隆穿刺抽出暗红色不凝血，说明腹腔内出血。当无内出血、内出血量很少、血肿位置较高或直肠子宫陷凹有粘连时，可能抽不出血液，因此，阴道后穹隆穿刺阴性不能排除输卵管妊娠。

（4）腹腔镜检查　已不再是异位妊娠诊断的金标准，3%～4% 的患者因妊娠囊过小而漏诊，也会因输卵管扩张和颜色改变而误诊，因此，目前很少将腹腔镜作为单纯的检查手段，更多用于手术治疗。

（5）诊断性刮宫 很少应用，仅适用于与不能存活的宫内妊娠的鉴别诊断和超声检查不能确定妊娠部位者。

5. 处理原则 异位妊娠的治疗包括手术治疗、药物治疗和期待治疗。

（1）手术治疗 适用于患者生命体征不稳定或有腹腔内出血征象、诊断不明确者、异位妊娠有进展者（如 hCG 持续升高、附件区大包块等）、随诊困难者等。手术治疗包括保守手术（保留患侧输卵管）和根治性手术（切除患侧输卵管）。保守手术适用于有生育要求的年轻妇女，根治性手术适用于无生育要求的输卵管妊娠、内出血并发休克的急症患者。近年来，腹腔镜手术是治疗异位妊娠的主要方法。

（2）药物治疗

①化学药物治疗：主要适用于早期输卵管妊娠，要求保存生育功能的年轻患者。常用的化学药物是甲氨蝶呤（MTX）、5－FU、米非司酮。药物可以通过抑制滋养细胞增生破坏绒毛，使胚胎组织坏死、脱落、吸收。

②中药治疗：以活血化瘀和消症治疗为主。

（3）期待治疗 适用于病情稳定、血清 hCG 水平较低（＜1500U/L）且呈下降趋势的患者。期待治疗必须向患者说明病情及征得同意。

（二）心理社会评估

由于输卵管妊娠流产或破裂，患者突发剧烈腹痛和急性出血，以及妊娠的终止，患者常表现为恐慌、害怕、焦虑、无助、哭泣等情绪的反应，有的患者还存在自尊问题，担心以后的受孕能力。因此，应评估患者及家属的心理承受能力和情绪反应，评估家庭成员能否给患者提供有力的心理支持。

【常见的护理诊断/问题】

1. 急性疼痛 与输卵管妊娠破裂及血液刺激腹膜有关。

2. 有休克的危险 与腹腔内出血有关。

3. 恐惧 与担心生命安危及手术治疗有关。

4. 有感染的危险 与失血后抵抗力降低有关。

【护理措施】

（一）一般护理

患者应卧床休息，避免因腹部压力增大导致输卵管妊娠破裂。卧床期间，为患者提供日常生活护理。指导患者摄取足够的营养物质，尤其是富含铁、蛋白质的食物，如动物肝脏、豆制品、黑木耳等，以促进血红蛋白的增加，纠正贫血，增强机体抵抗力。

（二）心理护理

1. 术前 向患者及家属解释手术的必要性及手术过程，以减少患者的紧张、恐惧心理，协助患者接受手术治疗方案。

2. 术后 帮助患者接受此次妊娠失败的事实，同时向她们讲解异位妊娠的相关知识，以缓解不良情绪，提高自我保健意识。

（三）缓解症状的护理

1. 手术治疗患者的护理

（1）配合医生积极纠正休克 严重内出血并发休克者，立即给患者取平卧位，给予氧气吸入，注意保暖。快速建立静脉通道，迅速补充血容量，做好交叉配血试验，准备输血。严密监测生命体征变化，每隔 10～15 分钟测量血压、脉搏、呼吸一次，观察患者的神志、意识等状况、并注意尿量的变化。

（2）做好手术前准备　在积极配合医生纠正休克的同时，在短时间内做好急诊手术前准备，如立即禁食禁饮、皮肤准备、药物皮试、配血、留置导尿管、术前给药等；并配合医生行必要的检查，尽快确诊，如做好阴道后穹隆穿刺的术前准备。

（3）术后病情观察　严密观察手术后患者的生命体征，观察伤口有无渗血，有无阴道流血、腹痛、发热等情况。

2. 非手术治疗患者的护理

（1）严密观察病情，及时发现病情变化，及早处理。如腹痛突然加重、肛门坠胀感明显或面色苍白、脉搏加快等应立即报告医生并做好急诊手术准备。

（2）避免刺激，告知患者避免突然改变体位、用力排便等增加腹压的动作，禁止性生活、禁止灌肠，忌按压患者下腹部，减少输卵管妊娠破裂的机会，以免诱发活动性大出血。

（3）遵医嘱按时给予化疗药物治疗，用药期间应用 B 型超声和 β－hCG 进行严密疗效监测，并注意患者的病情变化及药物毒副反应。

（4）保持外阴部清洁，每日擦洗外阴部，指导患者勤换会阴垫，避免感染。

（5）准确留取标本并送检，监测治疗效果。

（四）健康教育

输卵管妊娠的预后在于防止输卵管的损伤和感染。因此，护士要做好健康保健工作，防止发生盆腔感染。嘱患者出院后合理休息，加强营养，纠正贫血；教育患者形成良好的卫生习惯，勤洗浴、勤换内衣，保持外阴清洁，禁止盆浴及性生活 1 个月；输卵管妊娠者约有 10% 的再发生率和 50%～60% 的不孕率，护士需告诫患者，下次妊娠时及时就医。

第三节　妊娠期高血压疾病

>> **情境导入**

患者，女，34 岁，G_1P_0。妊娠 30 周时诊断为妊娠期高血压疾病，自感一般情况尚好，未按医嘱复诊。现妊娠 36 周，因感头晕、眼花、恶心就诊。入院检查：血压 170/120mmHg，脉搏 86 次/分，呼吸 20 次/分，神清，尿蛋白（＋＋＋），血小板 $90×10^9$/L，胎心音 136 次/分，无宫缩，未见红及破水，其余未见异常。

根据以上资料，请回答：

1. 该孕妇当前最可能的临床诊断。

2. 该疾病的治疗原则及其护理措施。

【概述】

妊娠期高血压疾病（hypertensive disorders of pregnancy，HDP）是妊娠与血压升高并存的一组疾病，是妊娠期特有疾病，发生率为 5%～12%。包括妊娠期高血压、子痫前期、子痫、慢性高血压并发子痫前期和妊娠合并慢性高血压。多数患者表现为妊娠期出现一过性高血压、蛋白尿等症状，分娩后随之消失。该病严重影响母婴健康，是引起孕产妇和围产儿发病和死亡率升高的主要原因。

【护理评估】

（一）生理评估

1. 病因　妊娠期高血压疾病的发病原因至今尚未阐明，依据流行病学调查发现，妊娠期高血压疾病可能与以下因素有关。

（1）易发因素　①初产妇；②年轻孕产妇（年龄≤18岁）或高龄孕产妇（年龄≥35岁）者；③精神过度紧张或受刺激致使中枢神经系统功能紊乱者；④寒冷季节或气温变化过大；⑤营养不良，如贫血、低蛋白血症者；⑥有慢性高血压、慢性肾炎、糖尿病等病史的孕妇；⑦体形矮胖者，即体重指数（BMI>24kg/m²）者；⑧子宫张力过高（如羊水过多、双胎妊娠、糖尿病巨大胎儿等）者；⑨家族中有高血压史（母亲或姐妹）。

（2）病因学说　病因主要有以下学说：①子宫螺旋小动脉重铸不足；②炎症免疫过度激活；③血管内皮细胞受损；④遗传因素；⑤营养缺乏；⑥胰岛素抵抗。

2. 病理　本病的基本病理生理变化是全身小血管痉挛和血管内皮损伤。由于小血管痉挛，造成管腔狭窄，周围阻力增大，内皮细胞损伤，通透性增加，体液和蛋白质渗漏，表现为血压上升、蛋白尿、水肿和血液浓缩等。全身各组织器官因缺血、缺氧而受到不同程度的损害，严重时脑、心、肝、肾及胎盘等的病理生理变化可导致抽搐、昏迷、脑水肿、脑出血、心肾衰竭、肺水肿、肝细胞坏死，胎盘绒毛退行性变、出血和梗死，胎盘早期剥离以及凝血功能障碍而导致DIC等。

3. 临床表现　妊娠期高血压疾病的分类与临床表现见表8-1。

表8-1　妊娠期高血压疾病分类与临床表现

分类	临床表现
妊娠期高血压	妊娠20周后出现高血压，收缩压≥140mmHg和（或）舒张压≥90mmHg，并于产后12周恢复正常；尿蛋白（-）；产后方可确诊
子痫前期	妊娠20周后出现收缩压≥140mmHg和（或）舒张压≥90mmHg伴尿蛋白≥0.3g/24h或随机尿蛋白（+） 或虽无蛋白尿，但合并下列任何一项者： 血小板减少（血小板<100×10⁹/L） 肝功能损害（血清转氨酶水平为正常值2倍以上） 肾功能损害（血肌酐水平大于1.1mg/dl或为正常值2倍以上） 肺水肿 新发生的中枢神经系统异常或视觉障碍
子痫	子痫前期基础上孕妇抽搐，不能用其他原因解释
慢性高血压并发子痫前期	慢性高血压孕妇妊娠前无尿蛋白，妊娠后蛋白尿≥0.3g/24h；或妊娠前蛋白尿，妊娠后尿蛋白增加或血压进一步升高或血小板<100×10⁹/L，或出现其他肝肾功能损害、肺水肿、神经系统异常或视觉障碍等严重表现
妊娠合并慢性高血压	妊娠20周以前收缩压≥140mmHg和（或）舒张压≥90mmHg，妊娠期无明显加重；或妊娠20周以后首次诊断高血压持续到产后12周后

子痫是妊娠期高血压疾病进展严重的时期。子痫可分为产前、产时和产后子痫，以产前子痫最常见。子痫发作的典型表现为开始眼球固定，两眼凝视，牙关紧闭，随之口角及面部肌肉痉挛，进而发展为全身及四肢强直性收缩，双手紧握，双臂屈曲，而后出现强烈抽搐，抽搐时呼吸暂停，面部青紫、抽搐约1分钟，而后肌肉松弛，恢复呼吸，但仍处于昏迷状态，患者清醒后表现为烦躁、易激惹。抽搐期间患者神志丧失，易发生唇舌咬伤、摔伤甚至骨折等创伤，昏迷时呕吐可造成窒息或吸入性肺炎。

4. 相关检查

（1）血液检查　包括全血细胞计数、血红蛋白含量、血细胞比容、全血黏度、血电解质及凝血功能检查。

（2）尿常规检查　根据蛋白量，确定病情严重程度；根据镜检出现管型，判断肾功能受损情况。

（3）眼底检查　视网膜小动脉的痉挛程度反映全身小动脉痉挛程度，是反映本病严重程度的一项重要指标。子痫前期孕妇视网膜小动脉痉挛，动脉与静脉的管径比可由正常的 2：3 变为 1：2，甚至达 1：4 或出现视网膜水肿、渗出、出血，甚至出现视网膜剥离。

（4）肝肾功能检查　肝细胞功能受损可致 ALT、AST 升高。肾功能受损时，血清肌酐、尿素氮、尿酸升高。

（5）其他　视患者病情，可做心电图、超声心动图、胎盘功能和胎儿成熟度等检查。

5. 处理原则　治疗原则是休息、镇静、解痉，有指征者降压、利尿，密切监测母胎情况，适时终止妊娠。根据病情轻重，进行个体化治疗。

（1）妊娠期高血压　加强休息，适当应用镇静药，监测母胎情况，必要时住院治疗。

（2）子痫前期　需住院治疗，积极处理，应镇静、解痉，有指征者降压、利尿，密切监测母胎情况，适时终止妊娠。子痫前期患者应住院治疗，防止子痫及并发症的发生。

（3）子痫　是本病最严重的阶段，直接关系到母儿安危，应积极处理。处理原则为控制抽搐，纠正缺氧和酸中毒，在控制血压、抽搐的基础上终止妊娠。一般抽搐控制后即可考虑终止妊娠。

（二）心理社会评估

孕妇及家属由于缺乏对妊娠高血压疾病的正确认识，轻者往往会不重视病情；重者当血压明显升高，出现自觉症状后，孕妇担心自己和胎儿的生命安危而出现紧张、恐惧心理；在接受药物治疗时，既希望得到有效的治疗，又担心药物会给胎儿造成伤害，因此，评估时应了解患者对疾病的认识程度，孕妇及家属的心理状态，家庭和社会支持度等。

【常见的护理诊断/问题】

1. 组织灌流量改变　与全身小动脉痉挛有关。

2. 有母儿受伤的危险　与子痫发作摔伤或昏迷时坠床有关。

3. 焦虑/恐惧　与担心自身及胎儿安全有关。

4. 潜在并发症　胎盘早剥、DIC、脑出血或心、肾衰竭等。

【护理措施】

（一）一般护理

1. 休息　每日睡眠不少于 10 小时，以左侧卧位为宜。

2. 镇静　对于精神紧张、焦虑或睡眠欠佳者，遵医嘱给少量镇静剂。

3. 饮食指导　孕妇每日摄入足够的蛋白质、新鲜蔬菜；非全身水肿者钠盐摄入量不必严格限制，并多吃含铁、钙、锌等微量元素的食品。

4. 加强产前检查　增加产前检查的次数，加强母儿的监测，询问孕妇是否出现头痛、视力改变、上腹不适等症状。嘱患者每日数胎动、测体重及血压，复查尿蛋白。密切观察病情变化。间断吸氧，以增加血氧含量。

（二）心理护理

告知孕妇妊娠期保持心情愉快，耐心回答孕妇和家属提出的疑问，解释治疗的方法和重要性，增强其信心，使其积极配合治疗。与患者多交流沟通，了解其心理需求，尽量给予满足，解除其恐惧心理。

（三）缓解症状的护理

1. 妊娠期高血压的护理

（1）休息、镇静、饮食　同一般护理。

（2）病情观察　住院患者应注意观察有无头痛、头晕、上腹不适等自觉症状，每天监测血压和体重，如体重增加每周超过 0.5kg 者，应注意病情的严重性。每 2 天检查尿蛋白一次。督促孕妇每天数胎动，及时发现异常。

2. 子痫前期的护理

（1）一般护理

①卧床休息，取左侧卧位。将患者安排在避光、安静的单间，各种治疗护理集中进行，避免刺激。床边备好舌钳、开口器、急救车等急救物品。

②严密监测生命体征，观察患者有无头痛、头晕、眼花、恶心、呕吐、视物模糊、意识障碍等表现。

③观察患者有无腹痛、阴道出血等症状，监测胎心、胎动及宫缩情况。

④记录 24 小时尿量，查 24 小时尿蛋白、出凝血时间、肝肾功能等。

（2）用药护理

①解痉：首选药物为硫酸镁，该药有控制子痫抽搐及防止再抽搐的作用。

用药方案：可采用静脉给药或肌内注射。静脉给药首次负荷剂量为 25% 硫酸镁 20ml 加于 10% 葡萄糖注射液 20ml 中，缓慢静脉推注（5～10 分钟）；继而 25% 硫酸镁 60ml 加入 10% 葡萄糖注射液 1000ml 静脉滴注，注意控制滴速，以每小时 1～2g 为宜；25% 硫酸镁 20ml 加 2% 利多卡因液 2ml，臀肌深部注射。24 小时硫酸镁总量一般不超过 25g，用药时限一般不超过 5 日。

毒性反应：若血清镁离子浓度超过 3.5mmol/L，即可发生镁离子中毒。中毒症状首先表现为膝反射减弱或消失。

注意事项：A. 膝反射必须存在；B. 呼吸≥16 次/分；C. 尿量≥17ml/h 或≥400ml/24h；D. 准备解毒剂，即 10% 的葡萄糖酸钙。出现中毒症状时，立刻停药，同时静脉推注 10% 葡萄糖酸钙 10ml。

②镇静：首选地西泮，其有较强的镇静、抗惊厥、肌肉松弛作用，对胎儿及新生儿的影响较小。冬眠药物有助于解痉降压，控制子痫，但氯丙嗪对母儿肝脏有一定的损害，故现仅用于硫酸镁治疗效果不佳者。

③降压：首选肼屈嗪。根据血压监测来调节降压药物的滴速，血压不可低于 130/80mmHg。注意观察有无头痛、心悸、心率加快等降压药物副作用。

④利尿：一般不主张用，仅在全身水肿、急性心衰、肺水肿、脑水肿等时，常用呋塞米、甘露醇（心衰时禁用）等利尿剂。

3. 子痫患者护理　子痫是妊娠期高血压疾病发展最严重的阶段，给母儿生命造成严重威胁，医护人员应分秒必争地抢救患者。

（1）协助医生控制抽搐　患者一旦发生抽搐，应尽快控制。硫酸镁为首选药物，必要时可用有力的镇静药物。

（2）专人护理　保持呼吸道通畅，抽搐或未清醒时将患者头偏向一侧，防止呕吐物误吸；抽搐发作时，防止舌咬伤、坠伤，必要时用舌钳将舌拉住，防止舌后坠堵塞呼吸道，放开口器或在上下齿间放置卷有纱布的压舌板，防止抽搐时咬伤舌唇；保持呼吸道通畅，及时吸出鼻腔和口腔分泌物；上紧床栏，以防摔伤；严密观察并记录抽搐频率、次数，持续时间、昏迷时间。

（3）避免刺激　将患者安置在单人病房，室内置深色窗帘遮光，光线要暗，所有的治疗和护理操作尽量轻柔、集中进行，避免声光刺激诱发抽搐。

（4）严密观察病情　密切观察病情，每 2 小时测量并记录血压、脉搏和呼吸。留置尿管，记录 24 小时出入量。及时、正确地送检血、尿常规及各项特殊检查。及早发现脑出血、肺水肿、急性肾衰竭及 DIC、胎盘早剥等并发症。

（5）终止妊娠的护理　终止妊娠是治疗妊娠期高血压疾病的最有效措施。子痫发作后往往会自然临产，应及时发现临产征兆，做好协助终止妊娠及抢救新生儿的准备。

可根据具体情况选择剖宫产或阴道分娩。终止妊娠的指征：子痫前期孕妇经积极治疗 24～48 小时无明显好转；子痫前期孕妇，孕龄已超过 34 周；子痫前期孕妇，孕龄不足 34 周，胎盘功能减退，而胎儿成熟度检查提示胎儿已成熟者；如胎儿肺不成熟者，可用地塞米松促使胎儿肺成熟后终止妊娠；子痫控制后 2 小时可考虑终止妊娠。

4. 产时及产后护理　阴道分娩者需加强各产程护理。第一产程，应严密观察产妇的血压、脉搏、子宫收缩、胎心及有无自觉症状。第二产程，应尽量缩短产程，避免产妇用力，初产妇可考虑行阴道助产手术。第三产程，必须预防产后出血，可用缩宫素，禁用麦角新碱。产后仍需监测血压，重症患者产后仍有发生子痫的可能，应继续硫酸镁治疗 1～2 天。使用大量硫酸镁的产妇，产后易出现子宫收缩乏力，应严密观察子宫复旧情况，严防产后出血。

（四）健康教育

1. 加强产前检查，做好孕期保健：强调定期产前检查的重要性，注意观察孕妇血压及体重的变化，注意有无水肿及头晕、胸闷、视力改变、上腹部不适等自觉症状。

2. 指导孕妇合理饮食与休息：孕妇饮食应富含优质蛋白质、维生素、铁等，减少脂肪和过量食盐的摄入。有本病高危因素者，可从妊娠 20 周开始补充钙剂 1～2g，可降低妊娠期高血压疾病的发生。休息时宜取左侧卧位，每日睡眠保持在 8～10 小时，以改善胎盘的血液供应。

3. 产后 6 周复诊时除常规检查外，还要复查尿蛋白，必要时做肝、肾功能及心电图检查。产后严格避孕，再次妊娠时间尽量选在血压正常 1 年后，预防疾病复发。

第四节　早　产

【概述】

早产（preterm birth）是指妊娠达 28 周至不足 37 周间分娩者。此期娩出的新生儿称为早产儿，出生体重多在 1000g～2499g，且各器官发育尚不够健全，出生孕周越小，体重越轻，预后越差。国内早产发生率占正常分娩总数的 5%～15%，围产儿死亡中与早产有关者占 75%，防止早产是降低围产儿死亡率的重要环节之一。有些国家将早产时间定为妊娠 24 周或 20 周。

【护理评估】

（一）生理评估

1. 病因　早产按原因可分为自发性早产和治疗性早产，最常见的类型为自发性早产，约占 45%。早产的常见原因包括孕妇、胎儿和胎盘等方面的因素。

（1）孕妇因素　孕妇如合并有感染性疾病（尤其性传播疾病）、子宫畸形、子宫肌瘤，急、慢性疾病及妊娠并发症时易诱发早产，而且若孕妇有吸烟、酗酒不良行为或精神受到刺激以及承受巨大压力时也可发生早产。

（2）胎儿、胎盘因素　胎膜早破、绒毛膜羊膜炎最常见，30%～40% 的早产与此有关。下生殖道及泌尿道感染、妊娠合并症与并发症、子宫过度膨胀及胎盘因素如前置胎盘、胎盘早期剥离、羊水过多、多胎等，均可致早产。

2. 临床表现　早产过程和足月产过程相似，最初为不规则宫缩，常伴有阴道少量流血或血性分泌物，后可发展为规律子宫收缩。临床可分为先兆早产和早产临产两个阶段。

（1）先兆早产　规律或不规律宫缩，并伴宫颈管进行性缩短。

（2）早产临产　需符合下列条件：出现规律子宫收缩（20 分钟≥4 次，或 60 分钟≥8 次），伴宫颈进行性改变；宫颈扩张 1cm 以上；宫颈展平≥80%。

3. 相关检查

（1）B 型超声　检测胎盘功能、羊水量、宫颈长度及宫颈内口情况可预测是否会发生早产；了解胎方位，检测胎儿双顶径、股骨长度，有助于判断胎龄及胎儿体重。

（2）胎心监护仪　可监测宫缩、胎心、胎盘功能及胎儿宫内情况。

4. 处理原则

（1）若胎儿存活，胎膜未破、无胎儿窘迫，无严重妊娠合并症及并发症时，通过休息和药物治疗控制宫缩，尽可能保胎至 34 周。

（2）若胎膜已破，早产已不可避免时，则给予地塞米松促进胎儿肺成熟，预防并发症，提高早产儿存活率。大部分早产可阴道分娩，临产后慎用抑制新生儿呼吸中枢的药物，如吗啡、哌替啶；第二产程行会阴切开，预防新生儿颅内出血等。

（二）心理社会评估

当早产将成为事实时，孕妇会产生自责。同时，由于担心新生儿能否存活、早产可能带给新生儿不利影响等而产生严重的心理负担。因此，应评估孕妇及家属对早产的态度、心理承受能力和情绪反应，评估家庭成员能否给孕妇提供有力的心理支持。

【常见的护理诊断/问题】

1. 有围产儿受伤的危险　与早产儿发育不成熟、抵抗力低有关。

2. 焦虑　与担心早产儿安危有关。

3. 疼痛　与子宫收缩有关。

【护理措施】

（一）一般护理

先兆早产的孕妇，应绝对卧床休息，采取左侧卧位，给予氧气吸入。加强营养，保持心情愉悦，慎做肛查和阴道检查等，以防早产的发生。

（二）心理护理

患者可因担心新生儿能否存活，产生焦虑情绪和内疚感，应安定患者的情绪，讲解分娩过程、治疗程序，早产儿出生后将接受的治疗和护理等，以减轻其焦虑情绪，使其积极配合治疗和护理。同时争取丈夫和家人的配合，提供心理支持。对缺乏护理和照顾早产儿经验而不安者，可提供相关照护技能，以缓解焦虑。

（三）缓解症状的护理

1. 用药护理　先兆早产的治疗主要为抑制宫缩，常用抑制宫缩的药物有以下几类。

（1）硫酸镁　用 25% 硫酸镁 20ml 加于 5% 葡萄糖液 20ml 中，5~10 分钟内缓慢注入静脉（或加入5% 葡萄糖液 100~250ml 中，30~60 分钟缓慢滴注），至宫缩停止。硫酸镁可以降低妊娠 32 周前早产儿的脑瘫风险和严重程度，推荐妊娠32周前早产者常规应用硫酸镁作为胎儿中枢神经系统保护剂。使用时注意药物的毒性反应。

（2）β-肾上腺素受体激动剂　作用机制为激动子宫平滑肌β受体，使子宫肌肉松弛，从而抑制子宫收缩。常用药物有利托君、沙丁胺醇等。这类药物的副作用有心率增快、血压下降、恶心、头痛等，使用时注意药物的剂量和滴速。

（3）钙通道阻滞剂　阻滞钙离子进入肌细胞而抑制宫缩。常用硝苯地平口服，起始量为20mg，后续每次10~20mg，每日3~4次，根据宫缩情况调整。但需要注意心率和血压的变化。

2. 预防早产儿并发症的护理

（1）保胎过程中，应每天监测胎心、数胎动，如有异常及时就诊。

（2）为促进胎儿肺成熟，避免发生新生儿呼吸窘迫综合征，分娩前应遵医嘱给予孕妇糖皮质激素类如地塞米松等。

3. 早产分娩的护理

（1）早产不可避免者，应根据孕妇具体情况尽早决定分娩方式；如胎位异常，估计产程需要较长时间的可选用剖宫产，并做好术前准备。

（2）能经阴道分娩者，为了减少分娩过程中对胎头的压迫，应做好使用产钳和会阴切开术以缩短产程的准备。

（3）做好早产儿复苏和保暖准备。

（四）健康教育

做好孕期保健指导，积极治疗泌尿道、生殖道感染，以免胎膜早破；避免诱发宫缩的活动，如性交、抚摸乳头、抬举重物等；高危孕妇卧床休息，休息时取左侧卧位；加强孕期营养，保持愉快的心情；宫颈内口松弛的孕妇，应于妊娠14~16周行宫颈内口环扎术。

第五节　过期妊娠

【概述】

凡平时月经周期规律，妊娠达到或超过42周（≥294天）尚未分娩者，称过期妊娠（postterm pregnancy）。发生率占妊娠总数的3%~15%。

【护理评估】

（一）生理评估

1. 病因　可能与雌激素分泌不足而孕酮水平增高、头盆不称、胎儿畸形、遗传因素等有关。

2. 病理

（1）胎盘　过期妊娠的胎盘有两种表现。一种是胎盘功能正常，另一种是胎盘功能减退。

（2）羊水　羊水量明显减少，可减少至300ml以下。羊水粪染率明显升高，是足月妊娠的2~3倍。

（3）胎儿　过期妊娠胎儿宫内生长模式有以下3种。

①正常生长：胎盘功能正常时，胎儿继续生长，体重增加可成为巨大胎儿，体重>4000g。

②胎儿过熟综合征：胎盘功能减退时，过熟儿表现为皮肤干燥、松弛、多皱、脱皮；身体瘦长，皮下脂肪少；头发浓密、指（趾）甲长，胎儿容貌似"小老人"。由于羊水粪染，新生儿皮肤黄染。

③胎儿生长受限：小样儿可与过期妊娠共存，过期妊娠增加胎儿的危险性，约 1/3 过期妊娠死产儿为生长受限小样儿。

3. 临床表现

（1）症状　停经超过 42 周。

（2）体征　检查子宫底高度、腹围、胎头是否入盆、胎动和胎心等。

4. 相关检查

（1）B 型超声检查　测量羊水量、胎头双顶径、股骨长度，判断胎盘成熟度，以核实妊娠是否过期。

（2）电子胎心监护　无应激试验（NST）为无反应型，需进一步做缩宫素激惹试验（OCT），出现频繁晚期减速，提示胎儿缺氧。

（3）尿雌三醇测定　E3 < 10mg/24h 或 E/C < 10，提示胎盘功能减退。

（4）胎动计数　胎动数 < 10 次/12 时，提示胎儿宫内缺氧。

5. 处理原则　一旦确诊过期妊娠，应尽快终止妊娠。根据胎盘功能、胎儿大小、宫颈成熟度等综合分析，选择适当的分娩方式。

（二）心理社会评估

超过预产期不能分娩，孕妇及家属担心新生儿的安全和健康，烦躁、焦虑情绪较重，多要求医护人员尽快采取措施终止妊娠。

【常见的护理诊断/问题】

1. 有围产儿受伤的危险　与胎盘功能减退、巨大胎儿等有关。

2. 焦虑　与担心胎儿安危有关。

【护理措施】

（一）一般护理

左侧卧位休息，加强营养，保持心情愉悦；每天监测胎心、自数胎动。

（二）心理护理

向孕妇及家属讲解过期妊娠的危害，说明及时终止妊娠的必要性及终止妊娠的方法，减轻他们的矛盾心理，使他们能接受并配合治疗和护理。

（三）缓解症状的护理

1. 引产护理：Bishop 评分 ≥7 分者，可直接引产；Bishop 评分 <7 分者，引产前先促宫颈成熟。胎头已衔接者先人工破膜，1～2 小时后静脉滴注缩宫素引产。临产后，取左侧卧位，给予吸氧，严密观察产程进展、胎心变化和羊水情况，发现异常及时报告医生，并配合处理。

2. 剖宫产护理：出现胎盘功能减退或胎儿窘迫征象者，无论宫颈条件成熟与否，均应行剖宫产术终止妊娠。做好术前准备及新生儿窒息抢救准备。

3. 过期儿按高危儿加强护理。

（四）健康教育

加强产前检查，准确核算预产期，超过预产期 1 周未临产，及时到医院就诊。妊娠晚期适当活动，预防过期妊娠。教会孕妇自我胎动监测，出现异常及时就诊。

目标检测

一、A 型题

【A1 型题】

1. 早期流产发生的主要病因是 （ ）

    A. 子宫畸形   B. 母儿血型不合

    C. 胎盘梗死   D. 染色体异常

    E. 黄体功能低下

2. 异位妊娠最常发生的部位是 （ ）

    A. 卵巢   B. 宫颈

    C. 腹腔   D. 输卵管

    E. 子宫直肠陷凹

3. 妊娠高血压疾病的基本病理变化是 （ ）

    A. 蛋白尿   B. 高血压

    C. 水肿   D. 全身小动脉痉挛

    E. 眼底出血

【A2 型题】

4. 患者，女，26 岁，G_1P_0，已婚，以往月经规律。现停经 50 天，伴恶心呕吐，妊娠试验 （＋）。近 3 天有少量阴道流血，伴轻度下腹阵发性疼痛。查体：宫口闭，子宫如孕 7 周大小。最可能的诊断是 （ ）

    A. 先兆流产   B. 难免流产

    C. 不全流产   D. 稽留流产

    E. 习惯性流产

5. 患者，女，28 岁，孕 34 周，因“头晕、头痛”就诊。查体：血压 160/115mmHg；实验室检查：水肿 （＋），尿蛋白定量 5.5g/24h，临床诊断为子痫前期。首选的解痉药物是 （ ）

    A. 安定   B. 阿托品

    C. 硫酸镁   D. 冬眠合剂

    E. 卡托普利

【A3／A4 型题】

[6～7 题共用题干]

患者，女，33 岁，G_2P_0。妊娠 30 周，双下肢水肿 （＋＋），血压 130/90mmHg，未遵医嘱休息和用药。妊娠 32 周，血压 160/110mmHg，尿蛋白 （＋＋），双下肢水肿 （＋＋），头痛 1 天。子宫大小符合孕周，胎位正常，胎心音正常，诊断为妊娠期高血压。

6. 下列检查中，对了解此病例严重程度有实际意义的是 （ ）

    A. 眼底检查   B. hCG 测定

    C. 羊水细胞学检查   D. X 线检查

    E. B 型超声检查

7. 关于此病例的治疗原则，正确的是（　　）

  A. 使用 25% 硫酸镁解痉   B. 酌情使用镇静药物

  C. 适时终止妊娠   D. 防止子痫和并发症发生

  E. 以上都是

8. 如上述病例解痉治疗首选药物过量，最早出现的症状是（　　）

  A. 全身肌张力减退   B. 膝反射消失

  C. 尿量减少   D. 呼吸抑制

  E. 心搏骤停

二、名词解释

1. 流产

2. 异位妊娠

3. 早产

三、简答题

1. 简述先兆流产的护理措施。

2. 简述硫酸镁使用的注意事项。

四、病例分析

  患者，女，27 岁，已婚，G_2P_0，平素月经规律。主诉"因停经 54 天、阴道少量出血 3 天于当地医院治疗，保胎无效。今晨突然感觉右下腹撕裂样疼痛，随即出现肛门坠胀感"来院入急诊。查体：体温 36.5℃，脉搏 100 次/分，呼吸 22 次/分，血压 80/60mmHg；妇科检查见阴道内少量暗红色出血，宫颈光滑，右侧附件区扪及包块，下腹压痛、反跳痛，阴道后穹隆饱满，有触痛。hCG（+），阴道后穹隆抽出不凝血。心肺及其他未见异常。

  根据以上资料，请回答：

1. 该患者目前最可能的临床诊断。

2. 该类患者主要的护理诊断。

3. 该类患者相应的护理措施。

（单伟颖）

书网融合……

    本章小结   微课   题库

第九章　胎儿及其附属物异常的护理

PPT

◎· 学习目标

通过本章内容学习，学生能够：

1. 说出前置胎盘、胎盘早剥、胎膜早破、羊水过多、羊水过少、巨大胎儿的定义。
2. 区分前置胎盘、胎盘早剥、胎儿窘迫的类型。
3. 简述前置胎盘、胎盘早剥、胎膜早破、胎儿窘迫的临床表现及处理原则。
4. 运用整体护理程序对胎儿及其附属物异常的孕产妇实施整体护理。
5. 护理工作中展现较好的人文关怀素养、良好的沟通交流能力，具备较高的同理心及较强的团队协作意识。

》 情境导入

王女士，29 岁，孕 32^{+3} 周。因"晨起醒来发现阴道流血 1 小时"入院。查体：血压 120/78mmHg，脉搏 92 次/分，宫高 26cm，腹围 83cm，LOA，胎心音 154 次/分，宫口未开，其他未见异常。

根据以上资料，请回答：

1. 为了进一步明确诊断，该患者当前最需要做的检查。
2. 该类患者主要的护理措施。

第一节　多胎妊娠

【概述】

一次妊娠子宫腔内同时有两个或两个以上胎儿，称多胎妊娠（multiple pregnancy），以双胎妊娠多见。近年来，随着辅助生育技术的广泛开展，多胎妊娠的发生率明显增高。多胎妊娠可引起妊娠期高血压疾病、妊娠期肝内胆汁淤积症、贫血、胎膜早破、早产、产后出血、胎儿发育异常等并发症，属高危妊娠范畴。本节主要讨论双胎妊娠。

💡 素质提升

孕得优、生得安、育得好

《中共中央国务院关于优化生育政策促进人口长期均衡发展的决定》于 2021 年 7 月 20 日发布，作出实施三孩生育政策及配套支持措施重大决策，开启我国人口发展新阶段。三孩生育政策实施后，如何让育龄人口"孕得优、生得安、育得好"？如何保障孕产妇和新生儿健康安全？作为一名未来的护理工作者，应当熟练掌握相关专业知识，精益求精，为保障孕产妇和儿童健康、综合防治出生缺陷、规范人类辅助生殖技术应用保驾护航，为落实国家政策竭尽所能。

【护理评估】

（一）生理评估

1. 病因

（1）遗传　双卵双胎有明显的家族史，其发生率在不同国家、地区、人种之间有一定差异。单卵双胎形成的原因不明，不受遗传、种族、年龄、胎次和医源性影响。

（2）年龄和胎次　年龄大、胎次多的女性发生概率高。

（3）药物　近年来随着辅助生殖技术广泛的开展以及促排卵药物可诱发排卵，双胎妊娠发生率明显增高。

2. 分类

（1）双卵双胎　由两个卵子分别受精形成的双胎妊娠，称双卵双胎（dizygotic twin），约占双胎妊娠的70%。因两个胎儿来源于不同的受精卵，其遗传基因不完全相同，故形成的两个胎儿有区别，如性别、血型可以相同或不同，容貌、性格类型等多种表型不同。胎盘多为两个，也可融合在一起，但血液循环彼此独立、互不相通。胎盘胎儿面有两个羊膜腔，中间隔有两层羊膜和两层绒毛膜，有时两层绒毛膜可融合成一层。

（2）单卵双胎　由一个卵子受精后分裂形成的双胎妊娠，称单卵双胎，约占双胎妊娠的30%。因两个胎儿由同一个受精卵分裂形成，其遗传基因完全相同，故两个胎儿的性别、血型、外貌等均相同。由于受精卵在早期发育阶段发生分裂的时间不同，形成以下4种类型。

①双绒毛膜双羊膜囊单卵双胎：约占单卵双胎的30%。分裂发生在桑葚期，相当于受精后3天内，形成两个独立的胚胎、两个羊膜囊。两个羊膜囊之间隔有两层绒毛膜、两层羊膜，胎盘为一个或两个。

②单绒毛膜双羊膜囊单卵双胎：约占单卵双胎的68%。分裂发生在受精后4~8天，胚胎发育处于胚泡期。胎盘为一个，两个羊膜囊之间仅隔有两层羊膜。

③单绒毛膜单羊膜囊单卵双胎：占单卵双胎的1%~2%。分裂发生在受精后9~13天，此时羊膜囊已形成，两个胎儿共存于一个羊膜腔内，共有一个胎盘。

④联体双胎：受精卵在受精第13日后分裂，此时原始胚盘已形成，机体不能完成分裂成两个，形成不同形式的联体儿，极罕见。发生率为单卵双胎的1/5000。

3. 临床表现

（1）症状　早孕反应较重、持续时间长，压迫症状明显（腰背酸痛、呼吸困难、下肢水肿及静脉曲张等），孕妇自觉胎动频繁，胎动部位不固定。

（2）体征　子宫大于停经周数，妊娠中晚期腹部可触及2个胎头及多个肢体；胎头较小，与子宫大小不成比例；在不同部位可听到两个胎心，其间隔无音区，或同时听诊1分钟，可听到两个频率不同的胎心，两个胎心率相差10次以上。

（3）并发症　包括如下。A. 孕产妇：易发生流产，并发贫血、妊娠期高血压疾病、羊水过多、胎膜早破、胎盘早剥、宫缩乏力、产后出血等。B. 围产儿：易并发早产、胎儿生长受限、双胎输血综合征、脐带异常、胎儿畸形等。分娩时易发生胎头交锁或胎头碰撞。

4. 相关检查

（1）B型超声检查　B型超声是目前双胎妊娠主要的确诊方法。妊娠早期可见到宫腔内有两个妊娠囊及两个原始心管搏动，妊娠中晚期可筛查胎儿结构畸形和确定两个胎儿的胎方位。

（2）多普勒胎心仪　孕12周后可在腹壁不同部位听到两个胎心，且两个胎心率相差10次/分以上。

5. 处理原则

（1）妊娠期　增加产前检查次数，预防贫血及妊娠期高血压疾病的发生，防止早产、产前出血及羊水过多等。

（2）分娩期　密切观察产程进展，监测胎心变化，如发现宫缩乏力或产程延长，应及时处理。第二个胎儿娩出后立即肌内注射或静脉滴注缩宫素，腹部放置沙袋，防止腹压骤降引起休克，同时预防产后出血。

（二）心理社会评估

孕妇和家属常因孕育双胎而兴奋，又会因属于高危妊娠而担心母儿的安危。另外，孕妇也会因孩子出生后的抚养、教育和经济负担等问题而产生忧虑。

【常见的护理诊断/问题】

1. 营养失调低于机体需要量　与双胎妊娠对营养的需求量增加有关。

2. 焦虑　与担心母儿安危、新生儿护理有关。

3. 潜在并发症　胎膜早破、早产、产后出血等。

【护理措施】

（一）一般护理

嘱孕妇妊娠晚期注意休息、避免劳累。鼓励孕妇少量多餐，补充蛋白质、铁、钙、叶酸、维生素等，预防贫血、妊娠期高血压疾病等。

（二）心理护理

关心体贴孕妇，向孕妇及家属讲解目前处理双胎妊娠的医疗护理技术，增强孕妇信心，减轻其焦虑。

（三）缓解症状的护理

1. 妊娠期护理　定期产前检查，监护胎儿生长发育、胎心以及胎位，积极防治早产等妊娠期并发症，及时识别异常情况并协助处理。

2. 分娩期护理　严密观察胎心、胎位、宫缩及产程进展，一旦发现异常，及时汇报医生。第一个胎儿娩出后应立即断脐，以防第二个胎儿失血。助手在腹部固定第二个胎儿的胎位为纵产式，通常再等待 20 分钟左右，第二个胎儿自然娩出。如等待 15 分钟仍无宫缩，可行人工破膜并遵医嘱给予低剂量缩宫素静脉滴注，以促进宫缩。第二个胎儿前肩娩出后，遵医嘱注射缩宫素，同时在腹部放置沙袋，预防产后出血。胎盘娩出后，仔细检查胎盘、胎膜的完整性，并判断是单卵双胎或双卵双胎。产后 2 小时严密观察阴道流血量及宫缩情况，发现异常及时处理。

（四）健康教育

1. 妊娠期　加强营养，避免剧烈运动及过度劳累；妊娠晚期禁止性生活，防止胎膜早破、早产；加强产前检查，注意监测胎心、胎动，出现异常情况及时就诊。

2. 产褥期　注意休息，保持心情愉悦；观察恶露和子宫复旧情况，防止产后出血和感染；促进产后康复；宣传母乳喂养，提供科学育儿知识；指导产妇选择合适的避孕措施。

第二节　胎儿窘迫及新生儿窒息

一、胎儿窘迫

【概述】

胎儿窘迫（fetal distress）是胎儿在子宫内因急性或慢性缺氧危及胎儿健康和生命的综合征，发生率为 2.7% ~38.5%。急性胎儿窘迫多发生在分娩期，慢性胎儿窘迫常发生在妊娠晚期，但在临产后常表现为急性胎儿窘迫。

【护理评估】

（一）生理评估

1. 病因　母体血液含氧量不足、母胎间血氧运输及交换障碍或胎儿自身异常，均可导致胎儿窘迫。

（1）胎儿急性缺氧　为母胎间血氧运输及交换障碍或脐带血液循环障碍所致。常见因素如下。A. 胎盘异常：如前置胎盘、胎盘早剥等。B. 脐带异常：如脐带绕颈、脐带扭转、脐带脱垂、脐带真结、脐带血肿、脐带过长或过短、脐带附着于胎膜等。C. 母体严重血液循环障碍致胎盘灌注急剧减少，如各种原因导致的休克等。D. 缩宫素使用不当，造成宫缩过强及不协调宫缩。E. 孕妇应用过量麻醉药及镇静剂，抑制呼吸。

（2）胎儿慢性缺氧　A. 母体血液含氧量不足，如合并先天性心脏病或伴心功能不全、肺部感染、慢性肺功能不全、哮喘反复发作及重度贫血等。B. 子宫胎盘血管硬化、狭窄、梗死，使绒毛间隙血液灌注不足，如妊娠期高血压疾病、慢性肾炎、糖尿病、过期妊娠等。C. 胎儿严重的心血管疾病、呼吸系统疾病，胎儿畸形，母儿血型不合，胎儿宫内感染、颅内出血及颅脑损伤，致胎儿运输及氧利用能力下降等。

2. 病理　胎儿窘迫是由缺血、缺氧引起的一系列病理生理变化。胎儿对宫内缺氧有一定的代偿能力，缺氧早期或一过性缺氧，胎儿交感神经兴奋，血压上升，心率加快，体内血液重新分布以维持心、脑等胎儿的重要脏器。若缺氧持续，胎儿迷走神经兴奋，动、静脉血管扩张，有效循环血量减少。缺氧使无氧糖酵解增加，导致代谢性酸中毒，乳酸堆积并出现胎儿重要脏器尤其是脑和心肌的进行性损害，如不及时给予干预，则可能造成严重及永久性损害甚至胎死宫内。缺血缺氧后，胎儿肠蠕动加快，肛门括约肌松弛，胎粪排入羊水；重度缺氧可导致胎儿呼吸运动加深、羊水吸入，出生后可发生吸入性肺炎。

妊娠期慢性缺氧使子宫胎盘灌注下降，导致胎儿生长受限，肾血流减少引起羊水减少。脐带因素引起的胎儿缺氧常表现为胎心突然下降或出现反复重度变异减速。

3. 临床表现

（1）急性胎儿窘迫　主要发生在分娩期。

①产时胎心率异常：产时胎心率变化是急性胎儿窘迫的重要征象。应在产时定期听诊胎心或进行连续电子胎心监护，胎心听诊应在一次宫缩之后，持续 60 秒。当出现胎心率基线无变异并且反复出现晚期减速或变异减速或胎心过缓（胎心率基线 <110 次/分），即Ⅲ类电子胎心监护图形时，提示胎儿缺氧严重。

②胎动异常：缺氧初期表现为胎动频繁，继而减弱及次数减少，进而消失。

③羊水胎粪污染：胎儿可在宫内排出胎粪，由于 10% ~20% 的分娩中会出现羊水胎粪污染，故羊水中胎粪污染不是胎儿窘迫的征象。依据胎粪污染程度的不同，羊水污染分为 3 度：Ⅰ度呈浅绿色；Ⅱ度呈黄绿色、浑浊；Ⅲ度呈棕黄色、稠厚。当出现羊水胎粪污染时，可给予连续电子胎心监护，若胎心监护正常，则不需要特殊处理；若胎心监护异常，存在宫内缺氧情况，会引起胎粪吸入综合征，造成胎儿不良结局。

（2）慢性胎儿窘迫　常发生在妊娠晚期，多因孕妇全身疾病和妊娠合并症引起胎盘功能不全或胎儿因素所致。常表现为胎动减慢，胎动计数≥10 次/12 时为正常，<10 次/12 时或减少 50% 者提示胎儿缺氧可能。

4. 相关检查

（1）电子胎心监护　胎心率 >160 次/分或 <110 次/分，出现胎心晚期减速、变异减速或（和）基线缺乏变异，均表示胎儿窘迫。

（2）胎盘功能检查　孕妇一般 24 小时尿雌三醇值急骤减少 30%~40%，或于妊娠晚期连续多次测定雌三醇值在 10mg/24h 以下，提示胎盘功能不良。

（3）胎儿头皮血血气分析　若胎儿头皮血 pH <7.20，PO_2 <10mmHg，PCO_2 >60mmHg，可诊断为胎儿酸中毒。

（4）胎儿生物物理评分　8~10 分提示胎儿健康，5~7 分提示可疑胎儿窘迫，≤4 分提示胎儿窘迫。

（5）胎儿多普勒超声　胎儿脐血流指数升高，提示有胎盘灌注不足，若出现脐动脉舒张末期血流缺失或倒置和静脉导管反向"a"波，提示随时有胎死宫内的危险。

5. 处理原则

（1）急性胎儿窘迫　采取果断措施，改善胎儿缺氧状态。

①一般处理：立即采取相应措施纠正胎儿缺氧，包括改变孕妇体位、吸氧、停止缩宫素使用、抑制宫缩、纠正孕妇低血压等措施，并迅速查找病因，排除脐带脱垂、重度胎盘早剥、子宫破裂等。对于可疑胎儿窘迫者，应持续胎心监护或采取其他评估方法来判定胎儿有无缺氧。

②病因治疗：若为不协调性子宫收缩过强，或因缩宫素使用不当引起宫缩过频、过强，应抑制宫缩。

③尽快终止妊娠：若宫口开全，且骨盆各径线正常，胎头双顶径已达坐骨棘平面以下，应尽快行阴道助产结束分娩；Ⅲ类电子胎心监护图形，但宫口未开全或预计短期内无法阴道分娩者，应立即行剖宫产。

（2）慢性胎儿窘迫　针对病因，结合孕周、胎儿成熟度及胎儿缺氧程度综合判断。

①一般处理：全面检查评估母儿状况，左侧卧位，低流量吸氧，积极治疗妊娠并发症及合并症，加强胎儿监护。

②期待疗法：孕周小、估计胎儿娩出后存活率低，尽量保守治疗延长妊娠周数，同时促进胎儿肺成熟。

③终止妊娠：妊娠近足月或胎儿已成熟，胎动减少，胎盘功能进行性减退，OCT 出现晚期减速或重度变异减速等难以改善的情况时，应行剖宫产术结束妊娠。

（二）心理社会评估

评估孕产妇有无因胎儿缺氧或需要手术而出现焦虑、恐惧、抑郁等心理状态。

【常见的护理诊断/问题】

1. 气体交换受损（胎儿）　与胎盘子宫血流改变、胎儿供血供氧不足有关。

2. 焦虑　与担心胎儿安危有关。

3. 预感性悲哀　与胎儿可能死亡有关。

【护理措施】

（一）一般护理

嘱孕妇取左侧卧位休息，间断吸氧，每次 30 分钟，每日 2~3 次，提高胎儿血氧饱和度。

（二）心理护理

主动关心孕妇，告知产妇及其家属目前胎儿真实情况及预期结果，与其建立良好的护患关系，减轻焦虑，以取得配合。对胎儿不幸死亡的孕妇及家属，提供支持和关怀，帮助孕妇及家属接受现实，顺利度过悲伤期。

（三）缓解症状的护理

1. 急性胎儿窘迫患者的护理　监测胎心变化，迅速查找病因；遵医嘱给予维生素 C 0.5~1.0g 加至 50% 葡萄糖液 80~100ml 中静脉注射，增加胎儿组织对缺氧的耐受力。对使用缩宫素引起宫缩过强而造成胎心率减慢者，应立即停止静脉滴注缩宫素。

2. 慢性胎儿窘迫患者的护理　全面评估母儿情况，包括 NST、多普勒超声及胎儿生物物理评分等，积极治疗妊娠并发症及合并症；加强胎儿监护，注意胎动变化，胎儿情况尚可，孕周小，尽量延长妊娠周数，同时促进胎儿肺成熟。

3. 终止妊娠患者的护理　急性胎儿窘迫者若宫口开全，骨盆测量各径线均正常，胎头双顶径已达坐骨棘平面以下，做好阴道助产手术准备，以防产后出血；若宫口未开全或先露较高，估计短时间内不能经阴道分娩者，协助医生做好剖宫产术准备，做好新生儿护理。慢性胎儿窘迫妊娠近足月，胎儿已成熟，胎盘功能进行性减退，Ⅲ类电子胎心监护图形，胎儿生物物理评分 <4 分者，应剖宫产终止妊娠，协助医生做好剖宫产术各项准备。

（四）健康教育

指导孕妇定期进行产前检查，积极治疗妊娠并发症及合并症，防止胎儿窘迫发生。高危孕妇应酌情增加检查次数。指导孕妇妊娠期居家自我监测胎动，若胎动异常应及时就诊。

二、新生儿窒息

【概述】

新生儿窒息（neonatal asphyxia）是指在分娩过程中由于各种原因导致新生儿出生后不能建立正常呼吸，引起缺氧、酸中毒，严重时可导致全身多脏器损害的一种病理生理状况。新生儿窒息不仅可以造成新生儿器官和组织不同程度的急性缺血缺氧性损害，甚至造成死亡和严重的神经系统损害和发育障碍及认知功能落后，是围产期新生儿死亡和致残的主要原因之一。

【护理评估】

（一）生理评估

1. 病因

（1）母体原因　孕母患有严重贫血、心脏病、糖尿病、妊娠期高血压疾病、前置胎盘、胎盘早剥、骨盆畸形；孕妇年龄 >35 岁或 <16 岁，多胎妊娠等。

（2）分娩因素　脐带受压、打结、脐带绕颈、手术助产如高位产钳术、手术助产或在产程中使用镇静剂或麻醉剂不当等。

（3）胎儿原因　早产儿、巨大胎儿、畸形儿、宫内新生儿感染、羊水或胎粪吸入、重度贫血等也可致出生时窒息。

2. 临床表现　根据新生儿出生后 1 分钟 Apgar 评分情况，分为轻度窒息和重度窒息。

（1）轻度（青紫）窒息　1 分钟 Apgar 评分为 4~7 分，伴脐动脉血 pH <7.20。新生儿面部与全身皮肤呈青紫色；呼吸表浅或不规律；心搏规则有力，心率为 80~120 次/分；对外界刺激有反应，喉反射存在；肌张力好，四肢稍屈。

（2）重度（苍白）窒息　1 分钟 Apgar 评分为 0~3 分，伴脐动脉血 pH <7.00。新生儿皮肤苍白，口唇暗紫；无呼吸或仅有喘息样微弱呼吸；心搏不规则且弱，心率 <80 次/分；对外界刺激无反应，喉

反射消失；肌张力松弛。

3. 相关检查

（1）血气分析　可显示呼吸性酸中毒或代谢性酸中毒，以估计缺氧程度。取新生儿血液进行动脉血气分析，可有 $PaCO_2$ 高和 PaO_2 降低及 pH 降低。

（2）血清电解质测定　常有血清钾、钠、氯、钙、磷、镁和血糖降低。

（3）影像学检查　头颅 B 型超声、CT 或 MRI 有助于评估颅内出血的部位和范围。

4. 处理原则

预防为主，估计胎儿娩出后有窒息的危险时应做好复苏准备。一旦发生新生儿窒息，立即实施新生儿复苏，以降低新生儿死亡率，预防远期后遗症。

（二）心理社会评估

新生儿窒息抢救后大多能恢复，但严重窒息者可遗留较为严重的后遗症，会使产妇及家属产生焦虑、自责、恐惧等情绪。若胎儿不幸死亡，则情感上会受到强烈的创伤。

【常见的护理诊断/问题】

1. 自主呼吸障碍　与呼吸道内存在羊水、黏液导致低血氧症和高碳酸血症有关。

2. 有受伤的危险　与抢救操作、脑缺氧有关。

3. 焦虑　与胎儿（新生儿）病情危重、预后不良有关。

【护理措施】

（一）复苏前准备

分娩前准备好新生儿复苏的设备、物品及药物，并检查新生儿复苏气囊等设备的性能是否完好，是否处于备用状态。

（二）心理护理

向孕产妇及其家属介绍新生儿窒息的相关知识，告知该病可能会引起缺氧缺血性脑病，引起神经系统严重的后遗症，发生神经系统严重的后遗症，如智力低下、听力下降、瘫痪等。耐心解答病情及抢救情况，取得孕产妇及其家属的理解与配合，缓解紧张、焦虑情绪。

（三）缓解症状的护理

1. 快速评估　出生后立即快速评估4项指标：①足月吗？②羊水清吗？③有哭声或呼吸吗？④肌张力好吗？如果以上4项均为"是"，则应快速擦干新生儿，将其与产妇皮肤接触，进行常规护理。如以上4项中有1项为"否"，则需进行复苏。如羊水有胎粪污染，进行有无活力的评估及决定是否气管插管吸引胎粪。

2. 初步复苏　包括5个步骤。

（1）保暖　将新生儿放在辐射保暖台上或因地制宜采取保温措施，如用预热的毯子，减少氧耗。

（2）摆正体位　新生儿的头置于轻度仰伸位，打开气道。

（3）清理呼吸道　在胎肩娩出前，助产者用手将新生儿的口咽、鼻中的分泌物挤出。娩出后，用吸球或吸管先口咽、后鼻清理分泌物。

（4）擦干全身、撤掉湿巾　快速擦干全身，拿掉湿毛巾，进一步保暖，并重新摆正体位。

（5）触觉刺激诱发呼吸　用手拍打或手指轻弹新生儿的足底或摩擦背部2次以诱发自主呼吸，如这些措施无效，表明新生儿处于继发性呼吸暂停，需要正压通气。

初步复苏后评估内容包括：新生儿呼吸、心率、皮肤颜色。

3. 正压通气　新生儿复苏成功的关键是建立充分的通气。正压通气的指征：①呼吸暂停或喘息样呼吸；②心率<100次/分。有以上指征者，要求在黄金一分钟内实施有效的正压通气。如果新生儿有呼吸，心率>100次/分，但有呼吸困难或持续发绀，应清理气道，监测脉搏血氧饱和度，可正常给氧或给予持续气道正压通气，特别是早产儿。

正压通气可以在气囊面罩、T-组合复苏器或气管插管下进行。正压通气的频率为40～60次/分，持续正压通气时间为30秒，然后再次评估新生儿心率。

4. 胸外按压　若经有效的30秒正压通气2次后，新生儿心率<60次/分，在正压通气的同时进行胸外按压。胸外按压的位置在胸骨下1/3（两乳头连线中点下方），避开剑突，按压深度约为胸廓前后径的1/3。按压和放松的比例为按压时间稍短于放松时间，放松时拇指和其他手指不离开胸壁。胸外按压和正压通气的比例应为3∶1，即90次/分按压和30次/分通气。2秒内3次胸外按压加1次正压通气。

按压方法有两种。①拇指法：双手拇指的指端按压胸骨，根据新生儿体型的不同，双拇指重叠或并列，双手环抱胸廓支撑背部。②双指法：右手示、中指2个指尖放在胸骨上进行按压，左手支撑背部。

45～60秒的正压通气和胸外按压后重新评估心率，若心率持续<60次/分，除继续胸外按压外，应给予1∶10000肾上腺素，首选静脉给药。给药后继续正压通气和胸外按压，30秒后再次评估心率。若心率在60～100次/分，应停止心脏按压，继续正压通气；若心率>100次/分，可停止心脏按压和正压通气，给予新生儿常压吸氧。

5. 复苏后护理　复苏后加强新生儿护理，保证呼吸道通畅，密切观察生命体征、面色、神志、血氧饱和度、肌张力、尿量等。合理给氧，注意喂养，做好监护记录。新生儿出生后5分钟Apgar评分有利于估计疗效和预后，若5分钟Apgar评分仍低于6分，新生儿神经系统受损较明显，应注意观察是否出现神经系统症状。

（四）健康教育

加强围产期保健，积极治疗妊娠期高血压疾病、妊娠合并心脏病等可引起胎儿宫内缺氧的并发症、合并症，加强胎儿监护，避免宫内缺氧。对恢复出院的患儿，应指导定期复查，以便发现异常情况及时治疗。

第三节　前置胎盘 📱微课

【概述】

妊娠28周以后，若胎盘附着于子宫下段，其下缘达到或覆盖宫颈内口，其位置低于胎儿先露部，称前置胎盘（placenta previa）。前置胎盘是妊娠晚期阴道流血最常见的原因。国外发病率为0.3%～0.5%，国内报道为0.24%～1.57%。

【护理评估】

（一）生理评估

1. 病因　目前尚不清楚，可能与下列因素有关。

（1）子宫内膜病变与损伤　如多次刮宫、流产、分娩、产褥感染等因素可导致子宫内膜炎或萎缩性病变。当受精卵着床时，子宫蜕膜血管形成不良造成胎盘血供不足，为了摄取足够的营养，胎盘伸展至子宫下段。

（2）胎盘异常　胎盘面积过大或膜状胎盘大而薄延伸至子宫下段；副胎盘延伸至子宫下段接近宫颈内口，双胎妊娠时前置胎盘的发生率较单胎妊娠高1倍。

（3）受精卵滋养层发育迟缓　当受精卵到达宫腔时，因滋养层发育迟缓，尚未达到植入条件，受精卵继续下移，植入于子宫下段发育形成前置胎盘。

（4）辅助生殖技术　促排卵药物的使用导致体内性激素水平改变，造成子宫内膜与胚胎发育不同步，人工植入时可诱发宫缩，导致其着床于子宫下段。

（5）其他因素　吸烟、吸毒者可引起胎盘血流减少，缺氧使胎盘代偿性增大，也可导致前置胎盘。

2. 分类　依据胎盘边缘与宫颈内口的关系，将前置胎盘分为4类（图9-1）。

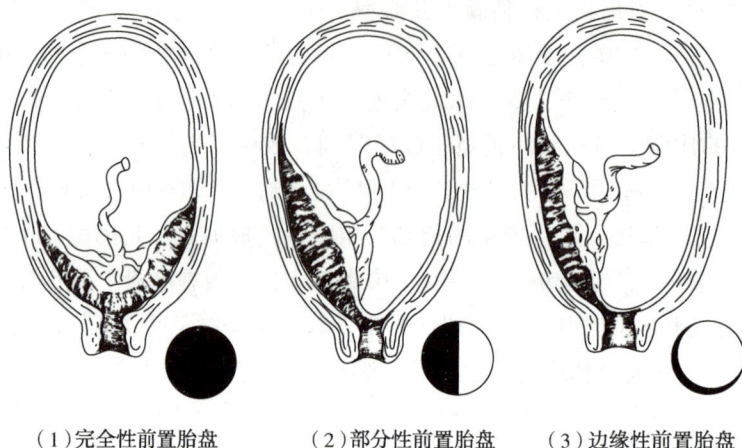

（1）完全性前置胎盘　　（2）部分性前置胎盘　　（3）边缘性前置胎盘

图 9 - 1　前置胎盘的类型

（1）完全性前置胎盘（complete placenta previa）　胎盘组织完全覆盖宫颈内口。

（2）部分性前置胎盘（partial placenta previa）　胎盘组织部分覆盖宫颈内口。

（3）边缘性前置胎盘（marginal placenta previa）　胎盘附着于子宫下段，边缘达到宫颈内口，但未超越宫颈内口。

（4）低置胎盘（low lying placenta）　胎盘附着于子宫下段，边缘距宫颈内口 <2cm。

3. 对母儿的影响

（1）对母体的影响

①植入性胎盘：子宫下段蜕膜不良，胎盘绒毛穿透底蜕膜，侵入子宫肌层，形成植入性胎盘，使胎盘剥离不全而发生产后出血。

②产后出血：剖宫产时，当子宫切口无法避开附着于子宫前壁的胎盘，导致出血量明显增多。胎儿娩出后，子宫下段肌组织菲薄，收缩力差，附着于此处的胎盘不易完全剥离，一旦剥离，开放的血窦不易关闭，常引起产后出血，量多且不易控制。

③产褥感染：细菌经阴道上行侵入靠近宫颈外口的胎盘剥离面，同时多数产妇因反复出血而发生贫血，机体免疫力下降，容易引起产褥感染。

（2）对胎儿的影响　反复出血或一次失血量过多，可导致胎儿窘迫甚至缺氧死亡。早产率和新生儿死亡率增高。

4. 临床表现

（1）症状　妊娠晚期或分娩期无诱因、无痛性出血是前置胎盘的典型症状。阴道流血发生的时间、出血量、发作次数与前置胎盘的类型有关。完全性前置胎盘出血发生时间早，多在妊娠28周左右，反复出血，量较多，有时一次大量阴道流血可致孕妇陷入休克。边缘性前置胎盘初次出血发生时间较晚，多在妊娠37~40周或临产后，量较少。部分性前置胎盘出血时间及出血量介于前两者之间。

（2）体征　反复多次阴道流血者可出现贫血，贫血程度与阴道流血量成正比，大量阴道出血者可发生休克，还可致胎儿窘迫甚至死亡。腹部检查：子宫软，无压痛，子宫大小与妊娠周数相符；胎位及胎心清楚，胎先露高浮，1/3 孕妇合并有胎位异常；胎盘附着于子宫前壁者，可在耻骨联合上方听到胎盘血流音。

5. 相关检查

（1）B 型超声检查　简单、安全、可靠，是目前诊断前置胎盘的首选方法，可清楚显示子宫壁、宫颈、胎先露及胎盘的位置。

（2）产后胎盘及胎膜检查　分娩后检查胎盘，如胎盘边缘见陈旧性紫黑色血块附着，胎膜破口距胎盘边缘的距离 <7cm，则可诊断为前置胎盘。

6. 处理原则　治疗原则为抑制宫缩、纠正贫血、预防感染和适时终止妊娠。

（1）期待疗法　适用于妊娠不足 36 周，胎儿存活，胎儿一般情况良好，阴道出血量不多，一般情况良好的孕妇。目的是在保证孕妇安全的前提下，尽可能延长妊娠周数，以提高胎儿存活率。

（2）终止妊娠　适用于前置胎盘大出血致休克或期待疗法中反复出血者；胎龄达 36 周者或胎龄未达 36 周而出现胎儿窘迫征象者，均应终止妊娠。

（二）心理社会评估

孕妇及家属可因突然阴道流血而感到紧张、焦虑或恐惧，既担心孕妇的健康，又担心胎儿的安危。

【常见的护理诊断/问题】

1. 组织灌注量改变　与阴道反复出血有关。

2. 有感染的危险　与阴道出血、胎盘剥离面接近宫颈口有关。

3. 恐惧　与担心胎儿和自身安危有关。

4. 潜在并发症　胎儿窘迫、早产、产后出血、羊水栓塞等。

【护理措施】

（一）一般护理

嘱孕妇卧床休息，以左侧卧位为宜；间断吸氧；鼓励孕产妇进食富含铁与蛋白质的食物；勤换会阴垫，保持外阴清洁卫生。

（二）心理护理

介绍前置胎盘的相关知识和处理原则，了解孕妇及家属的心理感受，缓解孕妇及家属的紧张、焦虑、恐惧情绪，帮助其树立信心，鼓励其积极配合治疗。

（三）缓解症状的护理

1. 期待治疗患者的护理　嘱患者绝对卧床休息，取左侧卧位；避免各种刺激，禁止肛查及阴道检查，以防诱发宫缩导致出血；遵医嘱用药，如宫缩抑制剂、镇静剂、糖皮质激素等；监测患者生命体征、宫缩、阴道流血情况，监测胎心、胎动，必要时行胎心监护，出现异常情况立即报告医生并配合处理。

2. 终止妊娠患者的护理

（1）阴道分娩者　密切观察宫缩、胎心以及产程进展情况，必要时行阴道助产手术缩短产程，预防产后出血，做好新生儿抢救工作。

（2）剖宫产术者　若患者出现大出血以致休克者，应迅速开放静脉通道并做好输血准备，积极协助医师行剖宫产术结束分娩，并做好母儿监护。

（四）健康教育

1. 加强孕产期指导，避免吸烟、酗酒等不良行为；避免多次刮宫、避免宫内感染，减少子宫内膜损伤或子宫内膜炎症。

2. 保持会阴清洁卫生，防止感染；加强营养，纠正贫血。产后给予母乳喂养指导，指导避孕措施，剖宫产术后需避孕 2 年方可再次受孕。

第四节　胎盘早剥

【概述】

妊娠 20 周后或分娩期，正常位置的胎盘在胎儿娩出前，部分或全部从子宫壁剥离，称胎盘早剥（placental abruption），发病率约为 1%，是妊娠晚期严重的并发症，往往起病急，进展快，若处理不及时可危及母儿生命。

【护理评估】

（一）生理评估

1. 病因　病因目前尚不清楚，可能与下列因素有关。

（1）血管病变　妊娠期高血压疾病、慢性高血压、慢性肾脏疾病或全身血管病变的患者，底蜕膜螺旋小动脉痉挛或硬化，引起远端毛细血管缺血坏死甚至破裂出血，血液在底蜕膜与胎盘之间形成血肿，导致胎盘自子宫壁部分或全部剥离。

（2）机械性因素　孕妇腹部受到外伤、胎儿脐带过短或绕颈等。

（3）宫腔内压力骤降　双胎妊娠的第一个胎儿娩出过快，或羊水过多破膜时羊水骤然流出，使子宫内压力急剧下降，子宫突然收缩，可导致胎盘从子宫壁剥离。

（4）子宫静脉压突然升高　妊娠晚期或临产后，孕妇长时间取仰卧位时，可发生仰卧位低血压综合征。此时由于巨大的妊娠子宫压迫下腔静脉，回心血量减少，血压下降，而子宫静脉淤血，静脉压升高，导致蜕膜静脉床淤血或破裂，部分或全部胎盘自子宫壁剥离。

（5）其他　高龄孕妇、经产妇、吸烟、滥用可卡因，孕妇代谢异常、有血栓形成倾向、子宫肌瘤等也与胎盘早剥发生有关。

2. 病理及病理生理　胎盘早剥的主要病理变化为底蜕膜出血，形成血肿，促使胎盘自子宫壁剥离。根据胎盘剥离出血方式的不同，分成以下几种。

（1）显性剥离或外出血　胎盘剥离面积小，出血量少，出血停止，临床可无症状或症状轻微。若出血继续，胎盘剥离面积继续扩大，胎盘后血肿逐渐增大，血液冲开胎盘边缘及胎膜，经宫颈管流出，表现为阴道出血，称显性剥离。

（2）隐性剥离或内出血　胎盘边缘或胎膜与子宫壁未剥离，或胎头固定于骨盆入口，血液积聚在胎盘与子宫壁之间不能外流，故无阴道出血，称隐性剥离。

（3）混合性出血　当隐性剥离内出血过多时，血液冲开胎盘边缘，经宫颈外口流出，称混合性出血（图 9-2）。

当隐性剥离内出血量急剧增多时，胎盘后血液积聚于胎盘和子宫壁之间，局部压力逐渐上升，血液侵入子宫肌层，导致子宫肌纤维分离、断裂、变性。当血液渗透子宫浆膜层，子宫表面呈现紫蓝色瘀斑，称子宫胎盘卒中。剥离处的胎盘绒毛和蜕膜释放大量组织凝血活酶，进入母体血液循环，激活凝血系统，引起多器官功能障碍。胎盘早剥持续时间越长，促凝物质不断进入母血，激活纤维蛋白溶解系统，产生大量的纤维蛋白原降解产物，引起继发性纤溶亢进。大量凝血因子消耗，最终导致凝血功能障碍。

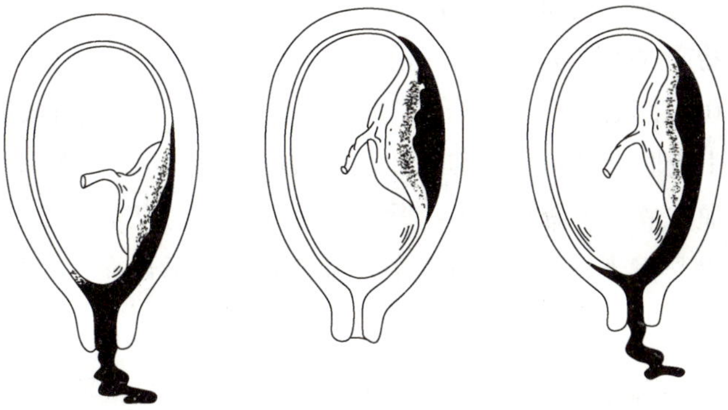

（1）外出血型　　　（2）内出血型　　　（3）混合性出血

图 9 – 2　胎盘早剥的类型

3. 对母儿的影响

（1）对母体的影响

①凝血功能障碍：胎盘早剥是导致孕妇发生凝血功能障碍最常见的原因。从剥离处的胎盘绒毛和蜕膜中释放的大量组织凝血活酶进入孕妇血液循环，激活凝血系统，引起弥散性血管内凝血（DIC）。

②羊水栓塞：羊水经胎盘剥离面开放的血窦进入孕妇血液循环，羊水中的有形成分引起肺栓塞，继而导致肺动脉高压。

③急性肾衰竭：大量出血导致肾脏灌注量急剧减少，肾皮质或肾小管缺血坏死，出现急性肾衰竭。

④产后出血：子宫胎盘卒中易引起产后出血。若并发 DIC，产后出血则难以纠正，易引起休克、多器官功能衰竭等。

（2）对胎儿的影响　胎盘早剥可导致胎儿窘迫、早产、新生儿窒息等的发生率增高。

4. 临床表现

胎盘早剥的典型临床表现是阴道出血、腹痛、可伴有子宫张力增高和子宫压痛。目前临床推荐按照胎盘早剥的 Page 分级标准评估病情的严重程度，见表 9 – 1。

表 9 – 1　胎盘早剥的 Page 分级标准

分级	标准
0 级	分娩后回顾性产后诊断
Ⅰ 级	外出血，子宫软，无胎儿窘迫
Ⅱ 级	胎儿宫内窘迫或胎死宫内
Ⅲ 级	产妇出现休克症状，伴或不伴 DIC

当患者出现胎儿宫内死亡时，其胎盘剥离面积往往超过 50%，近 30% 的患者会出现凝血功能障碍。

5. 相关检查

（1）B 型超声检查　可了解胎盘的部位及胎盘早剥的类型，并可明确胎儿大小及胎儿存活情况。典型声像图显示胎盘与子宫壁间有边缘不清楚的液性低回声区。

（2）电子胎心监护　协助判断胎儿的宫内状况，电子胎心监护可出现胎心基线变异消失、变异减速、晚期减速及胎心率缓慢等。

（3）实验室检查　包括血常规、血小板、凝血功能、肝肾功能及电解质检查等。

6. 处理原则

胎盘早剥严重威胁母儿生命，母儿的预后取决于处理是否及时与恰当。治疗原则为早期识别、积极纠正休克，及时终止妊娠，防治并发症。

（1）纠正休克　建立静脉通道，迅速补充血容量，及时输血，补充凝血因子。

（2）及时终止妊娠　一经确诊为Ⅱ级或Ⅲ级胎盘早剥，应及时终止妊娠。根据孕妇病情轻重、胎儿宫内状况、产程进展、胎产式等决定终止妊娠的方式。

①阴道分娩：适用于0～Ⅰ级患者，宫口已扩张、一般情况良好、估计短时间内能结束分娩者。

②剖宫产：适用于：Ⅰ级胎盘早剥出现其他剖宫产指征者；Ⅱ级、Ⅲ级胎盘早剥，短时间内不能结束分娩者；产妇病情急剧加重危及生命时，不论胎儿是否存活，均应立即实施剖宫产。

（3）并发症的处理　及早发现并积极处理凝血功能障碍、产后出血及急性肾衰竭等并发症。

（二）心理社会评估

胎盘早剥病情发展迅速，病情变化快，孕妇及家属常感到高度紧张及恐惧。

【常见的护理诊断/问题】

1. 组织灌注量不足　与胎盘早剥导致子宫－胎盘循环血量下降有关。

2. 恐惧　与担心母儿安危有关。

3. 潜在并发症　胎儿窘迫、DIC、产后出血、肾衰竭等。

【护理措施】

（一）一般护理

指导孕妇卧床休息，以左侧卧位为宜；吸氧，加强胎儿宫内血氧供应；进食高热量、高维生素、高蛋白、富含铁剂的食物；检查时动作轻柔，减少对子宫的刺激；保持会阴部清洁卫生，会阴擦洗每日2次。

（二）心理护理

主动关心孕妇，向孕妇及家属解释病情，讲解胎盘早剥相关知识，缓解患者及家属的焦虑、恐惧心理，鼓励其积极配合治疗。

（三）缓解症状的护理

1. 休克患者的护理　对处于休克状态的患者，安置中凹卧位，吸氧，同时迅速开放静脉，遵医嘱补充红细胞、血小板、血浆等，积极补充血容量，积极纠正休克。

2. 终止妊娠患者的护理　密切观察患者的心率、血压、宫缩、阴道出血情况，监测胎心，做好剖宫产术的术前准备、术中配合及应急抢救工作，同时做好抢救新生儿的各项准备。胎儿娩出后立即给予缩宫素并按摩子宫，促进子宫收缩。

（四）健康教育

1. 对有妊娠期高血压疾病、慢性高血压、肾病等的孕妇，指导其加强产检；妊娠中晚期，鼓励孕妇适当活动，避免长时间仰卧；避免腹部外伤；人工破膜应在宫缩间歇期进行。

2. 产褥期加强营养，纠正贫血，保持会阴部清洁，预防感染；剖宫产术后需避孕2年方可再次受孕。

第五节　胎膜早破

【概述】

临产前胎膜自然破裂，称胎膜早破（premature rupture of membranes，PROM）。发生在妊娠满37周后者，称足月胎膜早破，占分娩总数的8%；发生在妊娠不满37周者，称未足月胎膜早破（preterm premature rupture of membranes，PPROM），发生率为 7% ～20%。

【护理评估】

（一）生理评估

1. 病因

（1）生殖道感染　是胎膜早破的主要因素。因厌氧菌、衣原体、淋病奈瑟菌等病原微生物上行侵袭胎膜，使局部胎膜张力下降而破裂。

（2）羊膜腔压力增高　如多胎妊娠、巨大胎儿、羊水过多等使羊膜腔压力升高，易引起胎膜早破。

（3）胎膜受力不均　胎位异常、头盆不称等使胎先露不能与骨盆入口衔接，前羊水囊所受压力不均，导致胎膜早破。

（4）创伤　腹部受到撞击、性生活刺激、羊膜腔穿刺不当等均可引起胎膜早破。

（5）营养因素　维生素 C、锌及铜元素缺乏，胎膜抗张能力下降，可导致胎膜早破。

2. 对母儿的影响

（1）对母体的影响　可引起羊膜腔感染、胎盘早剥、剖宫产率增加等。

（2）对胎儿的影响　可引起早产、感染、脐带脱垂和受压、胎儿肺发育不良及胎儿受压等并发症。

3. 临床表现　典型症状为孕妇突感有较多液体自阴道流出，当咳嗽、打喷嚏、负重等致腹压增加时，阴道流液增加。足月胎膜早破阴道检查触不到羊膜囊，上推胎儿先露部，阴道流液量增多。阴道窥器检查可见宫口有液体流出，后穹隆见混有胎脂或胎粪的液体聚积。

4. 相关检查

（1）阴道液酸碱度检查　正常阴道液 pH 为 4.5 ～5.5，羊水 pH 为 7.0 ～7.5，若阴道液 pH≥6.5 时，提示胎膜早破可能性大。

（2）阴道液涂片检查　阴道液涂片干燥后镜检可见羊齿植物叶状结晶。经苏丹Ⅲ染色后可见黄色脂肪小粒，准确率达 95%。

（3）羊膜镜检查　可直视胎儿先露部，看不到前羊膜囊，可诊断为胎膜早破。

5. 处理原则

（1）足月胎膜早破　若无明确的剖宫产指征，则在破膜后 2 ～12 小时内实施引产。有明确的剖宫产指征时，宜行剖宫产终止妊娠。破膜 >12 小时，应给予抗生素预防感染。

（2）未足月胎膜早破

①引产：妊娠 <24 周，胎儿存活率较低，以引产为宜；若妊娠在 24 ～27^{+6}周，根据孕妇及家属意愿、新生儿抢救能力等决定是否引产。

②期待治疗：妊娠 28 ～33^{+6}周，胎儿肺未成熟，无妊娠禁忌证，应行期待治疗。密切监测宫缩、胎心、羊水量等，观察有无感染征象，及时应用抗生素预防感染。使用硫酸镁、沙丁胺醇、利托君等宫缩抑制剂，预防早产。妊娠 35 周前者给予糖皮质激素促进胎儿肺成熟。

③适时终止妊娠：A. 妊娠 34 ～36^{+6}周，胎儿肺成熟、宫颈成熟，无禁忌证者，可引产。B. 不论孕周，出现明显临床感染征象、胎位异常、胎儿窘迫、胎盘早剥等，应立即行剖宫产终止妊娠。

（二）心理社会评估

孕妇及其家属可因不了解病情，担心早产及胎儿安全而产生焦虑、恐惧等情绪。

【常见的护理诊断／问题】

1. 有胎儿受伤的危险　与脐带脱垂、胎儿窘迫、早产儿肺发育未成熟等有关。

2. 有感染的危险　与胎膜早破后，下生殖道内病原微生物上行引起感染有关。

3. 焦虑 与担心胎儿或新生儿的安危有关。

【护理措施】

（一）一般护理

指导孕妇卧床休息，取左侧卧位，头低足高，抬高臀部，预防脐带脱垂；注意个人卫生，保持会阴部清洁卫生，预防感染。

（二）心理护理

主动关心孕妇，向孕妇及家属解释胎膜早破相关知识，鼓励其积极配合治疗，缓解孕妇及家属的紧张、焦虑。

（三）缓解症状的护理

1. 期待疗法患者的护理

（1）病情观察 记录破膜时间，观察羊水性状、颜色、量、气味；监测胎心、胎动，必要时行NST，以了解胎儿宫内安危状况；监测孕妇的体温、脉搏、白细胞计数等，发现异常及时汇报医生并做好处理。

（2）预防感染 破膜超过 12 小时尚未临产者，遵医嘱使用抗生素，如青霉素类、大环内酯类，5 ~ 7 日为一个疗程，可有效延长孕周，减少绒毛膜羊膜炎和新生儿感染的发生率。

（3）促进胎儿肺成熟 妊娠 <35 周者，遵医嘱给予糖皮质激素，如地塞米松或倍他米松，肌内注射，促进胎儿肺成熟。

（4）抑制宫缩 妊娠 <34 周者，遵医嘱给予宫缩抑制剂，配合完成糖皮质激素的促胎儿肺成熟治疗，并行宫内转运至有新生儿 ICU 的医院。

2. 脐带脱垂的预防及护理 脐带脱垂可使脐带受压，胎儿血供障碍，导致胎儿窘迫甚至危及胎儿生命。脐带血液循环阻断超过 7 ~ 8 分钟可致胎死宫内。胎膜早破者，应绝对卧床，取左侧卧位，抬高臀部；密切监测胎心，防止脐带脱垂造成胎儿缺氧。行阴道检查确定有无隐性脐带脱垂，若出现脐带先露或脐带脱垂，应在数分钟内结束分娩。

3. 终止妊娠患者的护理 若已临产或需要终止妊娠时，配合医生做好阴道分娩或剖宫产术前准备、术中配合和术后护理。

（四）健康教育

妊娠期指导孕妇加强孕期卫生保健指导，及时治疗下生殖道感染；注意孕期营养，补充足量的维生素 C、钙、锌和铜等营养素；先露部高浮、双胎妊娠、羊水过多等使子宫过于膨大者，应多休息，避免腹压突然增加，避免外伤；妊娠后期避免性生活；宫颈内口松弛者于妊娠 12 ~ 14 周行宫颈环扎术。

第六节　羊水异常

一、羊水过多

【概述】

妊娠的任何时期羊水量超过 2000ml 称为羊水过多（polyhydramnios），发生率为 0.5% ~ 1%，包括急性羊水过多和慢性羊水过多。

【护理评估】

（一）生理评估

1. 病因

（1）胎儿疾病　包括胎儿畸形、神经肌肉发育不良、代谢性疾病、染色体或遗传基因异常等。明显的羊水过多常伴有胎儿结构异常，以神经系统和上消化道畸形最为常见，如无脑儿、脊柱裂胎儿、食管或小肠闭锁等。

（2）多胎妊娠　双胎妊娠羊水过多的发生率约为10%，是单胎妊娠的10倍，以单绒毛膜性双胎居多。

（3）胎盘脐带病变　胎盘绒毛血管瘤直径>1cm时，15%～30%合并羊水过多。巨大胎盘、脐带帆状附着等也可导致羊水过多。

（4）妊娠合并症　妊娠期糖尿病羊水过多的发病率为13%～36%。母儿ABO或Rh血型不合、胎儿免疫性水肿、妊娠期高血压疾病、严重的贫血等均可致羊水过多。

2. 对母儿的影响

（1）对母体的影响　孕妇易并发妊娠期高血压疾病、胎膜早破、早产、子宫收缩乏力、胎盘早剥、产后出血等。

（2）对胎儿的影响　胎位异常、胎儿窘迫、早产的发生率增加。妊娠中期重度羊水过多的围产儿死亡率超过50%。

3. 临床表现

（1）症状

①急性羊水过多：较少见，常发生在妊娠20～24周。羊水量急剧增加，子宫在数日内迅速增大，孕妇出现明显压迫症状，自觉呼吸困难，不能平卧，甚至出现发绀。孕妇表情痛苦，腹部因张力过大而感到疼痛，行动不便，食量减少。

②慢性羊水过多：较多见，多发生在妊娠晚期。羊水量在数周内缓慢增多，症状较缓和，多数孕妇能适应，常在产前检查时发现。

（2）体征　由于胀大的子宫压迫下腔静脉，影响静脉回流，孕妇下肢及外阴部可出现水肿、静脉曲张。腹部检查见孕妇腹壁皮肤紧张、发亮、变薄，宫高及腹围明显大于同期孕周。触诊子宫壁张力大，液体震荡感明显，胎体有漂浮感，胎位触不清或胎位不正，胎心遥远或听不到。

4. 相关检查

（1）B型超声检查　是羊水过多的重要辅助检查方法，不仅能测量羊水量，还可了解胎儿情况，如无脑儿、脊柱裂及双胎妊娠等情况。若羊水最大暗区垂直深度≥8cm，羊水指数≥25cm，提示羊水过多。

（2）甲胎蛋白（AFP）测定　母血、羊水中AFP值明显增高，提示胎儿可能存在神经管畸形（无脑儿、脊柱裂）、上消化道闭锁等畸形。

（3）胎儿疾病检查　可通过羊水或脐血中的胎儿细胞进行分子遗传学检查，了解胎儿染色体数目、结构有无异常。

（4）其他　检查孕妇Rh、ABO血型，排除母儿血型不合。必要时行葡萄糖耐量试验，以排除妊娠期糖尿病。

5. 处理原则　根据胎儿有无畸形、孕周大小及孕妇自觉症状的严重程度选择治疗方案。

（1）羊水过多合并胎儿畸形者　确诊后应及时终止妊娠。

（2）羊水过多合并正常胎儿者　寻找病因，积极治疗。可用前列腺素合成酶抑制剂减少胎儿排尿，症状严重者可经腹行羊膜腔穿刺放出羊水，缓解压迫症状。

（二）心理社会评估

孕妇由于压迫症状明显，活动受限，会感到烦躁不安；同时，孕妇及家属因担心胎儿和自身健康而感到焦虑。

【常见的护理诊断/问题】

1. 焦虑　与压迫症状严重、胎儿可能畸形有关。

2. 有胎儿受伤的危险　与破膜时易并发胎盘早剥、早产等。

3. 舒适度改变　与子宫增大引起呼吸困难、不能平卧有关。

【护理措施】

（一）一般护理

指导孕妇注意休息，取左侧卧位，给予吸氧；防止便秘，避免腹压增加的活动，预防胎膜早破和早产。

（二）心理护理

主动关心孕妇及家属的心理感受，耐心向其介绍羊水过多的相关知识，缓解孕妇及家属的紧张、焦虑情绪，鼓励其积极配合治疗。

（三）缓解症状的护理

1. 药物治疗患者的护理　定期测量孕妇的体重、宫高、腹围，监测胎心、胎动及宫缩，及早发现胎膜早破、脐带脱垂、早产征象，发现异常，及时汇报医生并协助处理。遵医嘱使用镇静剂、宫缩抑制剂预防早产。妊娠晚期可使用前列腺素合成酶抑制剂（吲哚美辛）抑制胎儿排尿，使羊水量减少，但因吲哚美辛可使胎儿动脉导管闭合，故不宜长期使用。

2. 羊膜腔穿刺放羊水患者的护理　协助医生做好羊膜腔穿刺术前准备及术中配合。放羊水时速度不宜过快，每小时不超过 500ml，一次放羊水量不超过 1500ml。术后为防止腹压骤降引起休克，可在孕妇腹部放置沙袋或用腹带裹紧。

（四）健康教育

1. 告知孕妇妊娠期产前检查的重要性，指导其定期检查，及时发现羊水过多，出现异常，及时就诊。

2. 产褥期注意休息，加强营养，保持外阴清洁，防止产后出血及感染；胎儿畸形者应到优生优育门诊进行遗传咨询，并指导下次妊娠后的注意事项。

二、羊水过少

【概述】

妊娠足月时羊水量少于 300ml 称为羊水过少（oligohydramnios），其发生率为 0.4%～4%。羊水过少严重影响围产儿的预后，若羊水量 <50ml，围产儿病死率高达 80%。

【护理评估】

（一）生理评估

1. 病因

（1）胎儿结构异常　以泌尿系统结构异常最多见，如胎儿先天肾缺如、肾小管发育不全、输尿管或尿道狭窄等导致的少尿或无尿。

（2）胎盘功能异常　过期妊娠、胎盘退行性变等均可导致胎盘功能减退。胎儿生长受限、胎儿宫内慢性缺氧使胎儿肾血流量下降，胎儿尿的生成减少，导致羊水过少。

（3）母体因素　妊娠期高血压疾病可使胎盘血流减少。孕妇脱水、血容量不足或服用某些药物（如前列腺素合成酶抑制剂吲哚美辛、血管紧张素转换酶抑制剂、利尿剂等）均可引起羊水过少。

（4）羊膜病变　某些原因不明的羊水过少与羊膜通透性改变、炎症、宫内感染有关。

2. 对母儿的影响

（1）对母体的影响　导致手术产率和引产率增加。

（2）对胎儿的影响　胎儿畸形、胎儿缺氧等使围产儿病死率明显增高。

3. 临床表现　孕妇于胎动时感觉腹痛，宫高、腹围增长缓慢，腹部检查发现子宫明显小于同期正常孕妇，子宫敏感度较高，轻微刺激即可引发宫缩。临产后，阵痛剧烈，宫缩多不协调，宫口扩张缓慢，产程延长。

4. 相关检查

（1）B 型超声检查　如单一羊水暗区深度≤2cm，羊水指数≤5cm，提示羊水过少。超声检查还可判断有无胎儿畸形及胎儿生长受限。

（2）直接测量　破膜时可以测量羊水量，但直接测量不能做到早期发现。

（3）胎心电子监护　可见 NST 呈无反应型，严重者可出现变异减速或晚期减速。

5. 处理原则　根据胎儿有无畸形及孕周选择治疗方案。羊水过少合并胎儿畸形者，应尽早终止妊娠；羊水过少合并胎儿正常者，应积极寻找病因，尽量延长孕周，必要时终止妊娠。对妊娠未足月者，可采用羊膜腔灌注液体、增加饮水、静脉补液等方法增加羊水量。

（二）心理社会评估

孕妇因胎动时疼痛不适，加之担心胎儿畸形、分娩困难而产生紧张、焦虑。

【常见的护理诊断/问题】

1. 有胎儿受伤的危险　与羊水过少导致胎儿宫内发育迟缓、胎儿窘迫有关。

2. 焦虑　与担心胎儿可能畸形有关。

【护理措施】

（一）一般护理

指导孕妇注意休息，取左侧卧位，以改善胎盘血流量；教会孕妇自我监测胎儿宫内情况的方法。

（二）心理护理

向孕妇及家属解释羊水过少的原因及相关知识，缓解孕妇及家属的焦虑、紧张心理，鼓励其积极配合治疗。

（三）缓解症状的护理

1. 羊膜腔灌注治疗患者的护理　定期测量孕妇的体重、宫高、腹围，评估胎盘功能、胎心、胎动和宫缩的变化，及时发现异常并汇报医生。B 型超声动态监测羊水量，并注意观察有无胎儿畸形。对妊娠未足月、胎儿肺未成熟的患者，遵医嘱进行羊膜腔灌注治疗，以缓解脐带受压及降低羊水胎粪污染率，提高围产儿的存活率。应注意无菌操作，同时应选用宫缩抑制剂预防早产。

2. 终止妊娠患者的护理　羊水过少合并胎儿畸形者，一经确诊应尽早终止妊娠；羊水过少合并正常胎儿者，若妊娠已接近足月、胎儿已成熟，应密切注意胎心和胎动变化，及时终止妊娠；合并胎盘功能严重不良、胎儿窘迫、胎儿生长受限、羊水胎粪污染者，应行剖宫产术终止妊娠。

（四）健康教育

1. 告知孕妇妊娠期产前检查的重要性，指导其定期检查，及时发现羊水过少，出现异常，及时就诊。

2. 产后注意休息，加强营养，防止产后并发症；合并胎儿畸形者应到优生优育门诊进一步进行遗传咨询，指导下次妊娠后，加强产前检查，及时发现胎儿异常。

第七节　巨大胎儿

【概述】

任何孕周胎儿体重超过 4000g，称巨大胎儿（macrosomia）。近年来，营养过剩的孕妇逐渐增多，导致巨大胎儿的发生率增加，国内发生率约为 7%，国外发生率约为 15.1%，男胎高于女胎。

【护理评估】

（一）生理评估

1. 病因　高危因素包括：①孕妇肥胖；②妊娠合并糖尿病，尤其是 2 型糖尿病；③有巨大胎儿分娩史；④经产妇；⑤高龄产妇；⑥父母身材高大；⑦过期妊娠；⑧种族、民族因素。

2. 对母儿影响

（1）对母体的影响　头盆不称发生率增高，剖宫产率增加；孕妇子宫过度扩张，易出现子宫收缩乏力、产程延长，引起产后出血。胎先露长时间压迫产道，容易导致尿瘘或粪瘘。

（2）对胎儿的影响　巨大胎儿常需手术助产，可引起胎儿颅内出血、锁骨骨折、臂丛神经损伤等产伤，严重时甚至死亡。

3. 临床表现

（1）症状　妊娠期孕妇体重迅速增加，常在妊娠晚期出现呼吸困难、自感腹部沉重及两肋胀痛等。

（2）体征　孕妇腹部膨隆明显，宫高 >35cm，触诊胎体大，先露部高浮。若为头先露，多数胎头跨耻征检查为阳性，胎心听诊清晰，但位置较高。

4. 相关检查

（1）B 型超声检查：测量胎儿双顶径、腹围、头围等，可监测胎儿的生长发育状况。巨大胎儿双顶径一般大于 10cm，此时需进一步测量胎儿肩径及胸径，若肩径或胸径大于双顶径，则应警惕难产的发生。

（2）定期监测孕妇的血糖、胎盘功能、羊水量等。

5. 处理原则

（1）妊娠期　对有巨大胎儿分娩史或妊娠期疑为巨大胎儿的孕妇，应监测血糖，排除糖尿病。若确定为糖尿病，应积极治疗，控制血糖。

（2）分娩期　估计胎儿体重 >4000g 且合并糖尿病者，建议剖宫产终止妊娠；估计胎儿体重 >4000g 而无糖尿病者，可经阴道试产。分娩后检查软产道，并预防产后出血。

（3）新生儿处理　新生儿出生后 30 分钟监测血糖，出生后 1~2 小时开始喂糖水，及早开奶，预防新生儿低血糖。

（二）心理社会评估

孕妇及家属因担心胎儿过大易导致难产而感到紧张、焦虑。

【常见的护理诊断/问题】

1. 有受伤的危险　与胎儿过大，可能出现难产有关。

2. 有感染的危险　与产程延长、手术助产、产后出血等有关。

3. 有产后出血的风险　与胎儿过度扩张导致子宫收缩乏力有关。

4. 焦虑　与担心胎儿安危有关。

【护理措施】

（一）一般护理

妊娠期指导孕妇合理饮食，适度运动，控制体重，促进胎儿健康生长发育。

（二）心理护理

耐心解答孕妇及家属的疑问，缓解其紧张、焦虑情绪。必要时允许家属进待产室陪伴，以增强产妇分娩的信心，鼓励产妇在分娩过程中积极配合医护人员，顺利度过分娩期。

（三）缓解症状的护理

1. 妊娠期护理　做好孕期监测，加强妊娠期保健指导。对有巨大胎儿分娩史或妊娠期疑为巨大胎儿的孕妇，严格执行孕期体重管理。早期筛查发现糖尿病，积极控制血糖。合并羊水过多者，应注意有无胎儿畸形，积极处理压迫症状。检查可疑巨大胎儿不建议预防性引产，因为预防性引产并不能改善围产儿的结局，不能降低肩难产率，反而增加剖宫产率。

2. 分娩期护理　①估计胎儿体重 >4000g 且合并糖尿病者，建议剖宫产终止妊娠；②估计胎儿体重 >4000g 而无糖尿病者，胎位正常，产道无异常，可经阴道试产。产程中严密观察产程进展和母儿情况，正确指导产妇用力，防止宫颈水肿及产妇疲劳。产时充分评估，可行会阴切开术，必要时进行产钳助产，同时做好肩难产的应急处理准备。分娩后，仔细检查软产道，预防产后出血。

3. 新生儿护理　加强新生儿观察及护理，预防低血糖。于新生儿出生后 30 分钟监测血糖，早开奶，预防低血糖。新生儿易发生低钙血症，应补充钙剂，常用 10% 葡萄糖酸钙 1ml/kg 加至葡萄糖液体中静脉滴注。

（四）健康教育

妊娠期指导孕妇合理饮食，适当运动，控制体重，适当增加产检次数，动态监测胎儿体重。妊娠合并糖尿病者应积极治疗，控制血糖至理想范围。

目标检测

答案解析

一、A 型题

1. 患者，女，27 岁。妊娠 26 周后腹部膨隆较快，28 周后出现腹部胀痛、呼吸困难及下肢水肿来院就诊。检查宫底位于脐与剑突之间，胎位、胎心不清。首先应考虑（　）

　A. 多胎妊娠　　　　　　　　　　　B. 急性羊水过多

　C. 巨大胎儿　　　　　　　　　　　D. 腹腔积液

　E. 妊娠合并卵巢囊肿

2. 患者，女，28 岁。停经 34 周，反复阴道出血 10 天，加重 2 天，B 型超声提示胎盘组织部分覆盖宫颈内口。门诊以前置胎盘收入院。患者前置胎盘的类型是（　　）

    A. 边缘性前置胎盘　　　　　　　　　　B. 中央性前置胎盘

    C. 完全性前置胎盘　　　　　　　　　　D. 部分性前置胎盘

    E. 低置胎盘

3. 经产妇，32 岁。妊娠 34 周，孕期未建卡产检。因无诱因出现阴道流血 2 小时入院治疗。入院后首选的检查方法是（　　）

    A. X 线片　　　　　　　　　　　　　　B. MRI

    C. 心电图　　　　　　　　　　　　　　D. B 型超声

    E. CT

4. 患者，女，26 岁，孕 32^{+3} 周。晨起醒来发现阴道流血，量较多。入院后查体：宫高 26cm，腹围 83cm，胎心音 154 次/分，未入盆。在进行身体评估时，错误的是（　　）

    A. 检测血压、脉搏、呼吸　　　　　　　B. 腹部检查时注意胎位有无异常

    C. 做输液输血的准备时做阴道检查　　　D. 做肛门检查

    E. 超声检查

5. 初产妇，33 岁，G_1P_0，妊娠 39 周。妊娠期高血压疾病，子痫前期。突感剧烈腹痛，伴阴道出血而就诊。查体：子宫孕足月大，质硬，压痛，胎心音 110 次/分，应考虑的诊断是（　　）

    A. 先兆早产　　　　　　　　　　　　　B. 羊水过多

    C. 完全性前置胎盘　　　　　　　　　　D. 胎盘早剥

    E. 先兆子宫破裂

6. 患者，女，G_2P_1，妊娠 36 周，出现腹痛、阴道流血来诊，诊断为胎盘早剥。此时首要的护理措施是（　　）

    A. 做好阴道检查的准备　　　　　　　　B. 细致全面地了解病史

    C. 立即建立静脉通道　　　　　　　　　D. 做超声检查的准备

    E. 做阴道分娩的准备

7. 初孕妇，36 周，阴道流液 1 个多小时急诊入院。检查：胎心音 140 次/分，无宫缩，骨盆及胎位正常，宫口未开，pH 试纸示液体呈碱性，颜色清亮。首先应采取的处理措施是（　　）

    A. 头低足高卧并继续观察　　　　　　　B. 滴注催产素引产

    C. 立即进行剖宫产　　　　　　　　　　D. 吸氧并用抗生素

    E. 鼓励下床活动

8. 某孕妇，26 岁，妊娠 32 周，突然阴道不自主流液 4 小时入院。入院后医嘱肌内注射地塞米松，其目的是（　　）

    A. 促进胎儿肾脏发育　　　　　　　　　B. 促进胎儿心脏发育

    C. 促进胎儿肺成熟　　　　　　　　　　D. 促进胎儿肝脏发育

    E. 促进胎儿大脑发育

9. 孕妇，28 岁，患妊娠期高血压疾病，孕 36^{+3} 周。临产 2 小时后，出现胎儿窘迫，护士向其及家属解释其原因为（　　）

    A. 早产　　　　　　　　　　　　　　　B. 胎盘老化

    C. 母体血氧含量不足　　　　　　　　　D. 先兆子痫

    E. 脐带受压

10. 某孕妇，35 岁，妊娠 40 周待产，G_1P_0。LOA，子宫口近开全时，胎膜自然破裂，听胎心音 170 次/分，立即给予左侧卧位，吸氧，静脉注射葡萄糖和维生素 C，持续胎心监护，并做好手术助产的准备。此时给予葡萄糖和维生素 C 的目的是（　　）

  A. 加强胎儿对缺氧的耐受性　　　　　　B. 加强母体和胎儿营养

  C. 加强胎儿能量和抵抗力　　　　　　　D. 加强母体对缺氧的耐受性

  E. 加强母体能量和抵抗力

二、名词解释

1. 前置胎盘
2. 胎膜早剥
3. 羊水过多
4. 羊水过少
5. 胎膜早破
6. 巨大胎儿

三、简答题

1. 简述脐带脱垂的预防及护理。
2. 简述新生儿窒息的分度及临床表现。

四、病例分析

患者，女，33 岁，G_2P_1。因"停经 31^{+6} 周，阴道流血 3 天"入院。患者平素月经规则，约 5/35 天，量中，色红，无痛经。LMP：2019 - 04 - 17；EDC：2020 - 02 - 04。孕早期无明显早孕反应，无放射线及其他有害物质接触史，孕 18 周始自觉胎动至今。3 天前无明显诱因下患者出现阴道少量流血，无腹痛。体格检查：体温 36.5℃，脉搏 80 次/分，呼吸 18 次/分，血压 126/88mmHg。产科检查：宫高 31cm，腹围 95cm，估计胎儿大小 3000g，胎方位 LOA，胎心音 140 次/分，强度中，未肛检及阴道检查。辅助检查：B 型超声检查提示胎盘下缘部分覆盖宫颈内口，血红蛋白 101g/L。

根据以上资料，请回答：

1. 该患者目前最可能的临床诊断。
2. 该患者主要的护理诊断。
3. 该患者目前的处理原则。
4. 该患者相应的护理措施。

（冯　蓉）

书网融合……

  本章小结   微课   题库

第十章　妊娠合并症妇女的护理

PPT

学习目标

通过本章内容学习，学生能够：

1. 简述心脏病、糖尿病、贫血、病毒性肝炎与妊娠、分娩之间的互相影响。
2. 判断妊娠合并心脏病患者的心功能分级。
3. 识别早期心力衰竭的表现。
4. 复述妊娠合并乙型肝炎的母婴传播途径。
5. 简述妊娠合并心脏病、糖尿病、贫血、病毒性肝炎的临床表现及处理原则。
6. 运用整体护理程序对妊娠合并症的孕产妇实施整体护理。
7. 护理工作中展现较好的人文关怀素养、良好的沟通交流能力，具备较高的同理心及较强的团队协作意识。

情境导入

陈女士，35 岁，G_2P_1，妊娠 34^{+6} 周。因"自觉头晕、乏力、心悸及食欲减退 2 周余"入院。查体：面色苍白，心率 100 次/分，胎位 LOA，胎心率 137 次/分，骨盆外测量各条径线均正常，血红蛋白 80g/L，红细胞比容 0.25。

根据以上资料，请回答：

1. 该患者最可能的临床诊断。
2. 该类患者主要的护理措施。

第一节　心脏病

【概述】

妊娠合并心脏病（包括妊娠前已患有的心脏病、妊娠后发现或发生的心脏病）是妇女在围产期患有的一种严重的妊娠合并症，是非产科因素导致孕产妇死亡的首要原因，在我国孕产妇死因顺位中位居第二，其发病率在我国约为 1%。妊娠、分娩和产褥期心脏血流动力学的改变，可使心脏病孕产妇的心脏负担加重而诱发心力衰竭，是导致孕产妇死亡的重要原因之一。在妊娠合并心脏病中，先天性心脏病居首位，占 35% ~ 50%，其次是风湿性心脏病、妊娠期高血压疾病性心脏病、围产期心肌病、贫血性心脏病、心肌炎等。

【妊娠、分娩对心脏病的影响】 🅔微课

1. 妊娠期　孕妇血容量于妊娠第 6 周开始逐渐增加，32 ~ 34 周达高峰，较妊娠前增加 30% ~ 45%，此后维持在较高水平，产后 2 ~ 6 周逐渐恢复正常。循环血容量增加可引起心排血量增加和心率增快。妊娠早期主要引起心排血量增加，妊娠 4 ~ 6 个月时增加最多，较孕前增加 30% ~ 50%。孕妇的体位对心排血量影响较大，约5%的孕妇可因体位改变使心排血量减少而出现不适，如"仰卧位低血压综合征"。妊娠末期，孕妇心率每分钟增加10~15次；妊娠晚期随着子宫增大，膈肌升高，心脏向上、向左前移位，导致心脏大血管轻度扭曲；同时，由于心率增快和心排血量增加，导致心脏负荷进一步加重，以致心脏病的孕妇易发生心力衰竭而危及生命。

2. 分娩期　是血流动力学变化最为显著的阶段，也是心脏负担最重的时期。每次子宫收缩有250~500ml液体被挤入体循环，回心血量增加使心排血量增加24%，同时血压增高、脉压增宽及中心静脉压升高。第二产程中，除子宫收缩外，腹肌、骨骼肌的收缩使外周循环阻力增加，产妇屏气致肺循环压力增加。腹腔压力增高，使内脏血液向心脏回流增加，此时心脏前后负荷均显著增加。第三产程，胎儿娩出后子宫体积突然缩小，腹腔内压骤降，大量血液流向内脏，回心血量减少。继之胎盘娩出，胎盘循环停止，子宫收缩使子宫血窦内大量血液进入体循环，导致回心血量骤增，造成血流动力学急剧变化，极易诱发心力衰竭和心律失常。

3. 产褥期　产后3日内，子宫收缩使部分血液进入体循环外，妊娠期体内组织间隙内潴留的液体也开始回流至体循环，使体循环血容量增加；而妊娠期出现的一系列心血管系统的变化尚不能立即恢复至未孕状态，加之产妇伤口和宫缩疼痛、疲劳、新生儿哺乳等影响，仍有发生心力衰竭的可能。

综上所述，妊娠32~34周、分娩期（第一产程末、第二产程）及产褥期的最初3天内心脏负担最重，极易发生心力衰竭，是心脏病孕妇最危险的时期。

【心脏病对妊娠、分娩的影响】

心脏病不影响受孕。心脏病变较轻，心功能Ⅰ~Ⅱ级、无心力衰竭病史、无其他并发症者，在严密监护下可以妊娠。但存在下列情况者，一般不宜妊娠：心脏病变较重、心功能Ⅲ~Ⅳ级、既往有心力衰竭病史、肺动脉高压、严重心律失常、右向左分流型先天性心脏病、并发细菌性心内膜炎、风湿热活动期等。

对不宜妊娠的心脏病患者，一旦妊娠，或妊娠后心功能出现恶化，可能导致流产、早产，血氧含量不足可能导致胎儿生长受限、胎儿窘迫、死胎或新生儿窒息，围产儿死亡率增高，是正常妊娠的2~3倍。某些治疗心脏病的药物可能对胎儿存在潜在的毒性作用，如地高辛可通过胎盘进入胎儿体内。部分先天性心脏病如室间隔缺损、肥厚性心肌病等有较高的遗传性。

【护理评估】

（一）生理评估

1. 心功能分级　美国纽约心脏病协会（New York Heart Association，NYHA）于1994年开始采用两种并行的心功能方案。

第一种依据患者能耐受的日常体力活动状况，将心功能分为4级。

Ⅰ级：一般体力活动不受限制。

Ⅱ级：一般体力活动稍受限制，活动后有心悸、轻度气短，休息时无症状。

Ⅲ级：一般体力活动明显受限制，休息时无不适，轻微日常工作即感不适，心悸、呼吸困难，或既往有心力衰竭史者。

Ⅳ级：一般体力活动严重受限制，不能进行任何体力活动，休息时仍有心悸、呼吸困难等心力衰竭症状。

第二种是根据心电图、负荷试验、X线、B型超声心动图等客观检查结果评估心脏病的严重程度。此方案将心功能分为A、B、C、D四级。

A级：无心血管病的客观依据。

B 级：客观检查表明属于轻度心血管病患者。

C 级：客观检查表明属于中度心血管病患者。

D 级：客观检查表明属于重度心血管病患者。

两种方案可单独使用，也可联合应用，如心功能Ⅱ级 C、Ⅰ级 B 等。

2. 临床表现

（1）症状　妊娠前、妊娠期、分娩期和产褥期等各个时期，患者出现心功能异常的症状，如乏力、心悸、胸闷、气短、活动受限以及呼吸困难、夜间端坐呼吸、咯血等。

（2）体征　如呼吸改变、发绀、杵状指、颈静脉怒张、双下肢水肿、心动过速、心脏舒张期杂音及Ⅱ级以上收缩期杂音、心脏扩大、肝脾肿大等。及时评估胎儿发育、胎心及胎动情况，及时发现有无胎儿缺氧存在。

（3）早期心力衰竭的表现　若出现下述症状与体征，应考虑为早期心力衰竭。

①轻微活动后即出现胸闷、心悸、气短。

②休息时心率每分钟超过 110 次，呼吸每分钟超过 20 次。

③夜间常因胸闷而坐起呼吸，或到窗口呼吸新鲜空气。

④肺底部出现少量持续性湿啰音，咳嗽后不消失。

3. 相关检查

（1）心电图　可提示各种心律失常或心肌受损，如心房颤动、房室传导阻滞、ST 段改变和 T 波异常等。

（2）影像学检查　超声心动图（UGG）检查可精确反映心脏和大血管结构、各心腔大小、心瓣膜结构及功能情况；24 小时动态心电图可协助诊断阵发性或间歇性心律失常及隐匿性心肌缺血；X 线检查可显示心腔大小的变化、心瓣膜结构及功能的情况；B 型超声检查可了解胎儿发育和宫内安危情况。

（3）胎儿电子监护　能够连续观察和记录胎心率的动态变化，预测胎儿宫内储备能力，评估胎儿健康状况。

4. 处理原则　心脏病孕产妇的主要死亡原因是心力衰竭和严重的感染。根据心脏病类型、病情程度、心功能级别、有无手术矫正史等情况，进行妊娠风险评估，确定患者是否适宜妊娠。

（1）非孕期　心脏病变较轻，心功能Ⅰ～Ⅱ级、既往无心力衰竭史、无其他并发症者，妊娠风险级别低者，在严密监护下可以妊娠。对不宜妊娠者，应指导患者采取有效的避孕措施，严格避孕。

（2）妊娠期　对不宜妊娠者应及时终止妊娠，于妊娠 12 周前控制心力衰竭后行人工流产术。妊娠超过 12 周者，应密切监护，积极防治心力衰竭；对病情加重、顽固性心力衰竭者，必要时在严密监护下行剖宫产术终止妊娠。

（3）分娩期

①阴道分娩：心功能Ⅰ～Ⅱ级，胎儿不大，胎位正常，宫颈条件良好者，在严密监护下可经阴道分娩，宫口开全后适时行阴道助产，缩短第二产程，防止心力衰竭及产后出血的发生。

②剖宫产：心功能Ⅲ～Ⅳ级、胎儿偏大、产道条件不佳或合并其他并发症者，应选择剖宫产终止妊娠。

（4）产褥期　产后 3 天内，尤其产后 24 小时内仍是发生心力衰竭的危险时期。产妇应充分休息，加强监护，预防心力衰竭的发生。遵医嘱应用广谱抗生素至产后 1 周。心功能Ⅲ级及以上者，不宜哺乳，应及时退奶。不宜再妊娠者，可在产后 1 周行绝育术。

（二）心理社会评估

随着妊娠进展，孕妇心脏负担逐渐加重，孕产妇及其家属可因缺乏相关知识，担心孕妇能否承受妊娠、胎儿是否健康、能否顺利阴道分娩或是需要手术结束分娩等而产生焦虑甚至恐惧心理。

【常见的护理诊断/问题】

1. 活动无耐力　与心排血量下降有关。

2. 潜在并发症　心力衰竭、感染等。

3. 焦虑　与担心胎儿和自身安全有关。

4. 知识缺乏　缺乏妊娠合并心脏病相关知识。

【护理措施】

（一）一般护理

1. 充分休息　为孕产妇提供安静、舒适的休养环境。指导孕产妇保持情绪稳定，避免过度劳累及情绪激动；保证充足睡眠，每天至少有 10 小时睡眠且中午休息 2 小时，休息时应采取左侧卧位或半卧位。

2. 合理饮食　指导孕妇摄入高蛋白、高维生素、低脂饮食，宜少量多餐，多吃水果蔬菜，防止便秘。合理控制体重，以每周体重增长不超过 0.5kg 为宜，整个孕期孕妇体重增加不超过 10kg。妊娠 20 周后，预防性服用铁剂预防贫血。适当限制食盐摄入量，一般每日食盐量不超过 4～5g。

（二）心理护理

加强护患沟通交流，使孕产妇及其家属及时了解孕产妇目前的身心状况及胎儿情况，缓解其焦虑、紧张的情绪，鼓励其积极配合治疗，以期安全度过妊娠期及分娩期。

（三）缓解症状的护理

1. 非孕期　根据患者心脏病的类型、病情严重程度及心功能等级、是否有手术矫治史等具体情况决定是否可以妊娠。不宜妊娠者，应在妊娠 12 周前行治疗性人工流产。妊娠超过 12 周者，终止妊娠危险性不亚于继续妊娠和分娩，应密切监护，积极预防心力衰竭，使之度过妊娠期与分娩期。对顽固性心力衰竭病例，应与心内科医师配合，在严密监护下行剖宫产术终止妊娠。

2. 妊娠期

（1）加强孕期保健　定期产前检查或家庭访视，妊娠 20 周前每 2 周产前检查 1 次，妊娠 20 周后，尤其是 32 周后，每周检查 1 次，重点了解心脏代偿功能情况及胎儿宫内情况，早期识别有无诱发心力衰竭的各种潜在因素，发现异常应立即入院治疗。孕期经过顺利者，需在妊娠 36～38 周提前住院待产。

（2）消除心力衰竭的诱因　指导孕妇定期测量血压和体重，注意双下肢有无水肿，预防妊娠期高血压疾病；注意保暖，预防上呼吸道感染；纠正贫血；避免过度劳累及情绪激动；保持会阴部清洁卫生；指导孕妇及早识别早期心力衰竭的征象并及时处理。

3. 分娩期

（1）第一产程　①由专人陪伴，鼓励产妇多休息，取左侧卧位。②每 15 分钟测量血压、脉搏、呼吸、心率 1 次，每 30 分钟监测胎心率 1 次。密切观察宫缩、胎头下降及胎儿宫内情况，发现异常及时汇报医生并做好剖宫产术前准备。③严密观察产妇心功能变化，产程开始即应给予高浓度面罩吸氧，或根据医嘱给予强心药物，同时观察用药后的反应。产程开始后，遵医嘱应用抗生素预防感染。

（2）第二产程　①避免产妇屏气用力，鼓励产妇以呼吸及放松技巧减轻不适感，宫口开全后协助医生行会阴切开阴道助产手术以缩短产程，减轻心脏负担。②继续监测生命体征、心功能及胎儿情况，必要时持续监护。③做好新生儿抢救的准备工作。

（3）第三产程　①胎儿娩出后，立即在产妇腹部放置沙袋，持续 24 小时，防止腹压骤降诱发心力衰竭。②预防产后出血：严密观察产妇生命体征、出血量及子宫收缩情况，为防止产后出血过多，可静脉或肌内注射缩宫素 10~20U，禁用麦角新碱，以防静脉压升高。③产后出血过多时，遵医嘱输血、输液，但需注意输注速度和补液量。④严格遵循无菌操作规程，预防发生感染。

4. 产褥期　产后 3 天内，严密监测生命体征及心功能，及早识别早期心衰症状。嘱产妇保证充足的睡眠和休息，取半卧位或左侧卧位。在心脏功能允许的情况下，鼓励产妇早期下床适度活动，以减少血栓的形成。观察子宫收缩、阴道流血量及恶露情况，保持外阴清洁，及时评估膀胱充盈情况。心功能Ⅰ～Ⅱ级的产妇可以母乳喂养，但应避免过度劳累；Ⅲ级或以上者，应及时回乳，指导家属人工喂养的方法，但不宜使用雌激素。遵医嘱预防性应用抗生素及心血管活性药物，严密观察其不良反应。指导少量多餐，清淡饮食，防止便秘。

5. 急性心力衰竭的紧急处理　原则是减少肺循环血量和静脉回心血量、改善肺气体交换、增加心肌收缩力和减轻心脏前后负荷。

（1）体位　病人取半卧位或端坐位，双腿下垂，减少静脉血回流。

（2）吸氧　立即给予高流量鼻导管吸氧。根据动脉血气分析结果调整氧流量，严重者采用无创呼吸机持续加压，增加肺泡内压，加强气体交换，对抗组织液向肺泡内渗透。

（3）遵医嘱用药　孕妇对洋地黄类药物耐受性较差，需注意观察其毒性反应。对妊娠晚期严重心力衰竭者，应与心内科医师联系，在控制心力衰竭的同时，紧急行剖宫产。

（四）健康教育

1. 制订详细的出院计划，不宜妊娠者指导采取有效安全的避孕措施，严格避孕，病情稳定而需绝育者，应于产后 1 周行绝育术。

2. 指导孕妇及家属识别早期心衰的表现及应对措施，发现异常应及时住院治疗。

第二节　糖尿病

【概述】

妊娠合并糖尿病包括 2 种类型。

1. 糖尿病合并妊娠　即在原有糖尿病的基础上合并妊娠，也称孕前糖尿病（pre - gestational diabetes mellitus，PGDM）。

2. 妊娠期糖尿病（gestational diabetes mellitus，GDM）　是指在妊娠期首次发现或发病的糖尿病。妊娠合并糖尿病孕妇中，90% 以上为 GDM，PGDM 患者不足 10%。多数患者血糖于产后恢复正常，但将来患 2 型糖尿病的概率增加，故应定期随诊。

【妊娠与分娩对糖尿病的影响】

1. 妊娠期　妊娠后，孕妇对葡萄糖的需要量较非孕期增加。妊娠早期，由于早孕反应、进食减少等多种因素，空腹血糖较低，部分孕妇可发生低血糖；随着妊娠进展，孕妇体内多种内分泌激素、抗胰岛素样物质增多，机体组织对胰岛素的敏感性下降，胰岛素用量需不断增加。

2. 分娩期　分娩过程中，子宫收缩可消耗大量糖原，产妇进食量减少，脂肪酸氧化分解增强，若不及时下调胰岛素用量，易发生低血糖。临产后，产妇情绪紧张及疼痛，可使血糖发生较大波动，因此产程中应密切监测血糖变化，根据产妇血糖水平调整胰岛素用量。

3. 产褥期　分娩后，随着胎盘娩出，胎盘分泌的抗胰岛素物质迅速消失，全身内分泌激素逐渐恢复到非妊娠期水平，因此胰岛素的需要量应及时减少。

【糖尿病对妊娠与分娩的影响】

糖尿病对母儿的危害及其程度取决于糖尿病病情及血糖控制水平。孕前及孕期血糖控制不满意者，母儿并发症将明显增加。

（一）对孕妇的影响

1. 流产　高血糖可使胚胎发育异常甚至死亡，流产发生率达 15%～30%。

2. 妊娠期并发症　并发妊娠期高血压疾病的发生率为非糖尿病孕妇的 2～4 倍。当并发肾脏疾病时，妊娠期高血压及子痫前期的发病率高达 50% 以上。

3. 感染　是糖尿病的主要并发症。未能较好控制血糖的孕妇极易发生感染，感染亦可加重糖尿病代谢紊乱，甚至诱发酮症酸中毒等急性并发症。

4. 羊水过多　发生率较非糖尿病孕妇增加 10 倍。

5. 糖尿病酮症酸中毒　因妊娠期代谢变化复杂，加之高血糖及胰岛素相对或绝对不足，代谢紊乱进一步发展，导致脂肪分解加速，血清酮体急剧增高，进一步发展为代谢性酸中毒，是孕妇死亡的主要原因。

6. 再次妊娠患 GDM 的风险增加　GDM 孕妇再次妊娠时，复发率高达 33%～69%。远期患糖尿病概率增加，17%～63% 将发展为 2 型糖尿病。

（二）对胎儿的影响

1. 巨大胎儿　发生率高达 25%～42%。其原因为胎儿长期处于母体高血糖状态所致的高胰岛素血症环境中，促进蛋白质、脂肪合成并抑制脂肪分解，导致胎儿躯干过度发育。

2. 胎儿生长受限　发生率为 21%。妊娠早期高血糖可抑制胚胎发育，导致胚胎生长发育落后。

3. 流产和早产　妊娠早期高血糖可使胚胎发育异常，最终导致胚胎死亡而流产。合并羊水过多易发生早产，并发妊娠期高血压疾病、胎儿窘迫等并发症时，常需提前终止妊娠，早产发生率为 10%～25%。

4. 胎儿畸形　胎儿畸形率高于非糖尿病孕妇，严重畸形发生率为正常妊娠的 7～10 倍，与受孕后最初数周血糖水平密切相关，是围产儿死亡的重要原因。

（三）对新生儿的影响

1. 新生儿呼吸窘迫综合征　高血糖刺激胎儿胰岛素分泌增加，形成高胰岛素血症，使胎儿肺表面活性物质产生与分泌减少，致使胎儿肺成熟延迟。

2. 新生儿低血糖　新生儿出生后，高胰岛素血症仍存在，若不及时补充糖，易发生新生儿低血糖，严重时可危及新生儿生命。

【护理评估】

（一）生理评估

1. 症状和体征　妊娠期重点评估孕妇是否存在糖代谢紊乱综合征的表现，即多饮、多食、多尿"三多"症状；孕妇是否发生皮肤瘙痒尤其是外阴瘙痒，是否出现视物模糊等；评估有无产科并发症，如低血糖、高血糖、妊娠期高血压疾病、酮症酸中毒和感染等。确定胎儿宫内发育情况，是否存在巨大胎儿或胎儿生长受限。分娩期重点评估孕妇有无低血糖及酮症酸中毒症状，如心悸、出汗、面色苍白，或恶心、呕吐、视物模糊、呼吸加快且有烂苹果味等。监测产程进展、子宫收缩、胎心率等有无异常。产褥期主要评估有无低血糖或高血糖症状，有无产后出血及感染征兆，评估新生儿状况。

2. 糖尿病严重程度与预后评估　根据 White 分类法，根据患者发生糖尿病的发病年龄、病程长短以及是否存在血管并发症等进行分期，有助于判断病情严重程度及预后。

表 10-1　妊娠合并糖尿病的分类

分类	发病年龄（岁）、病程（年）、血管合并症或其他
A	妊娠期出现或发现的糖尿病
B	显性糖尿病，20 岁以后发病，病程 < 10 年
C	发病年龄为 10 ~ 19 岁，或病程达 10 ~ 19 年
D	10 岁前发病，或病程 ≥20 年，或合并单纯性视网膜病
F	糖尿病性肾病
R	眼底有增生性视网膜病变或玻璃体积血
H	冠状动脉性心脏病
T	有肾移植史

3. 相关检查

（1）血糖测定　孕妇具有 GDM 高危因素或医疗资源缺乏的地区，建议于妊娠 24 ~ 28 周首先检查 FPG（fasting plasma glucose，FPG）。FPG ≥5.1mmol/L，可以直接诊断为 GDM，不必行葡萄糖耐量试验。

（2）75g 口服葡萄糖耐量试验（oral glucose tolerance，OGTT）　对所有尚未被诊断为 PGDM 或 GDM 的孕妇，在妊娠 24 ~ 28 周以及 28 周后首次就诊时行 OGTT。

方法：禁食 12 小时后，口服葡萄糖 75g（溶于 300ml 水中，5 分钟内服完），分别抽血查空腹、服糖后 1 小时、服糖后 2 小时的血糖水平。诊断标准：空腹及服糖后 1 小时、2 小时的血糖值分别为 5.1mmol/L、10.0mmol/L、8.5mmol/L，任何一点血糖值达到或超过以上标准即可诊断为 GDM。

（3）糖化血红蛋白检查　可以反映取血前 2 ~ 3 个月的平均血糖水平，可作为评估糖尿病控制情况是否良好的指标。

（4）胎儿监护　B 型超声、胎儿电子监护仪、胎盘功能检查和羊水比值测定，了解胎儿发育、宫内安危状况和胎儿成熟度。

（5）其他　定期进行肝肾功能检查、眼底检查、尿蛋白检查及尿酮体检查。

4. 处理原则

（1）妊娠前判断糖尿病的类型和程度，确定能否妊娠，不宜妊娠者应严格避孕。

（2）可以妊娠的孕妇应加强产前检查，积极控制血糖在正常或接近正常范围内。大多数 GDM 孕妇通过生活方式干预即可使血糖达标，避免使用口服降糖药物，必要时首选胰岛素治疗。

（3）在确保母儿安全的前提下，尽量延长孕周以接近预产期，无异常者 39 周后终止妊娠。无特殊情况建议阴道分娩，有合并高危因素者行剖宫产。新生儿留脐血，GDM 新生儿无论出生时状况如何，均为高危儿。

（二）心理社会评估

孕妇及其家属会因血糖水平不稳定，担心饮食控制及使用胰岛素等会影响胎儿发育等而产生紧张、焦虑心理。

【常见的护理诊断/问题】

1. **知识缺乏**　缺乏血糖监测、饮食控制、合理运动等相关知识。

2. **有感染的危险**　与血糖增高，机体对感染的抵抗力下降有关。

3. **营养失调：低于或高于机体需要量**　与血糖代谢异常有关。

4. **潜在并发症**　低血糖、酮症酸中毒等。

【护理措施】

（一）一般护理

1. 饮食指导　饮食控制是糖尿病治疗的基础。多数 GDM 患者仅需要通过控制饮食量与种类，即能控制血糖在理想范围。根据体重计算每日需要的热量，孕前超重的孕妇，妊娠期每日需 25～30kcal/kg；孕前肥胖的孕妇，每日能量摄入应减少 30%，但不低于 1600～1800kcal。控制每日碳水化合物的摄入，占总能量的 35%～45%。通常建议分配的三餐及三次点心热量：早餐摄入 10% 热量，午餐、晚餐各30%，点心（3 次）占 30%。碳水化合物应选择血糖指数较低的粗粮，如玉米面、荞麦、薯类和杂豆类；蛋白摄入应使优质蛋白占每日总蛋白的 50% 以上，如鱼、蛋、肉、牛奶、黄豆制品等；烹调油宜选用植物油，可加餐少量核桃、杏仁等硬果类食物；选择含水分较多的茎叶类蔬菜、果瓜，限制含糖较高的水果，并相应减少主食量；提倡低盐饮食。同时每日补充钙剂 1～1.2g、叶酸 5mg、铁剂 15mg 和维生素等微量元素。

2. 适度运动　运动疗法能改善妊娠期糖尿病患者对葡萄糖的有效利用，可降低血糖水平，是 GDM 的综合治疗措施之一。运动方式以有氧运动最佳，但以不引起心悸、宫缩和胎心率变化为宜，如瑜伽、散步、上臂运动和太极拳等。每日运动量和时间尽量保持恒定，以餐后 30 分钟为宜，每次 30～40 分钟，避免劳累，以免发生低血糖。通过合理的饮食控制和适度的运动，使孕期体重增加控制在 10～12kg内。先兆流产或合并其他严重并发症者不宜采取运动治疗。

（二）心理护理

指导孕妇和家属了解妊娠合并糖尿病的相关知识，掌握自我管理技能，鼓励参与妊娠糖尿病专业团队的管理；与孕产妇及家属沟通，鼓励孕产妇表达内心的感受，耐心倾听，发现自我管理中存在的问题并及时予以指导纠正，消除孕产妇及家属的焦虑，鼓励其配合治疗。

（三）缓解症状的护理

1. 非孕期　妊娠前应寻求孕前咨询，详细评估糖尿病的严重程度，确定是否适宜妊娠。依据 White分类法，病情达到 D、F、R 级，妊娠后易造成胎儿畸形、胎儿智力障碍、死胎等，并能加重原有病情，故不宜妊娠；对于器质性病变较轻、血糖控制良好者，可在积极治疗和密切监护的情况下继续妊娠。

2. 妊娠期

（1）孕妇监护　加强产前检查，妊娠早期每周产前检查 1 次至第 10 周，妊娠中期每 2 周检查 1 次，妊娠 32 周后每周检查 1 次。指导患者坚持自我血糖监测，同时做好记录。妊娠期血糖控制目标：餐前及餐后 2 小时血糖值为 3.3～5.3mmol/L、餐后 2 小时血糖值为 4.4～6.7mmol/L；夜间血糖不低于3.3mmol/L；HbA1c < 5.5%。指导孕妇定期进行产科检查，依据病情程度定期进行监测其血糖和胎儿发育等。

（2）胎儿监护　观察孕妇宫高、腹围变化，通过 B 型超声检查和胎儿电子监护，监测胎儿宫内情况。

（3）合理用药　在饮食治疗 3～5 天后，测 24 小时末梢血糖，若空腹 ≥ 5.3mmol/L，或餐后 2 小时 ≥ 6.7mmol/L，应及时加用胰岛素治疗。为避免发生低血糖和酮症酸中毒，应规范使用胰岛素。使用后注意观察胰岛素的不良反应，发现异常应及时报告医生并协助处理。

3. 分娩期

（1）终止妊娠的时机　无需胰岛素治疗的 GDM 孕妇，若血糖控制理想、母儿安全，在严密监测下可等待至预产期，到预产期仍未临产者，引产终止妊娠。PGDM 及需胰岛素治疗的 GDM 孕妇，若血糖控制良好且无母儿并发症，严密监测下，妊娠 39 周后可终止妊娠；若血糖控制不良，或伴有母儿并发症，应根据病情决定终止妊娠的时机。

（2）分娩方式　糖尿病不是剖宫产的指征，决定阴道分娩者，应密切观察产程进展，避免产程过长，一般不超过 12 小时。

（3）分娩期护理　临产后一般应停用皮下注射胰岛素，改为小剂量胰岛素 1.0U/h 持续静脉滴注。分娩时鼓励产妇进食，保证热量供应。胎儿胎肩娩出时，遵医嘱给予缩宫素，预防产后出血。

（4）新生儿护理　新生儿无论体重大小均按高危儿处理，注意保暖和吸氧，尽早开奶。新生儿出生后，在 30 分钟内行末梢血糖检测，根据血糖监测情况定时滴服葡萄糖液预防低血糖。密切观察有无低血钙、高胆红素血症及新生儿呼吸窘迫综合征等症状。

4. 产褥期

（1）调整胰岛素用量　产褥期胎盘娩出后，母体内抗胰岛素激素迅速下降，需重新评估胰岛素的需要量。根据产妇血糖情况及时调整用量，一般产后 24 小时内胰岛素用量减至原用量的 1/2，48 小时减少至原用量的 1/3，多数在产后 1~2 周，胰岛素用量逐渐恢复至非孕期水平。

（2）预防产褥感染　糖尿病患者抵抗力下降，应加强会阴护理，保持外阴清洁，观察体温、恶露、子宫复旧和伤口情况，遵医嘱应用抗生素。

（四）健康教育

指导产妇定期复查，提供避孕指导，尤其 GDM 孕妇再次妊娠时，复发率高达 33%~69%，远期患糖尿病概率增加 17%~63%，GDM 患者发展成为 2 型糖尿病、心血管疾病的发生率也高。

第三节　缺铁性贫血

【概述】

贫血（anemia）是由多种病因引起，通过不同的病理过程，使人体外周血红细胞容量减少，低于正常范围下限的一种常见的临床症状。贫血是妊娠期较常见的合并症，以缺铁性贫血最常见。妊娠期贫血的诊断标准不同于非孕期妇女，WHO 规定孕妇外周血血红蛋白 <110g/L 及血细胞比容 <0.33 即为妊娠期贫血。根据血红蛋白水平分为轻度贫血（100~109g/L）、中度贫血（70~99g/L）、重度贫血（40~69g/L）、极重度贫血（<40g/L）。

【贫血与妊娠的相互影响】

妊娠可使原有贫血病情加重，而贫血使孕产妇抵抗力降低，对妊娠、分娩、手术和麻醉的耐受力降低，可使妊娠和分娩的风险增加。孕妇轻度贫血，对胎儿影响不大；重度贫血可导致贫血性心脏病、妊娠期高血压疾病性心脏病、产后出血、失血性休克、产褥感染等的发生率增加，危及孕产妇生命。

【护理评估】

（一）生理评估

1. 病因　妊娠期铁的需要量增加是孕妇缺铁的主要原因。妊娠期需铁约 1000mg，其中妊娠期血容量增加需铁 650~750mg，胎儿生长发育需铁 250~350mg。孕妇每日可从饮食中摄取铁 10~15mg，而机体吸收利用率只有 10%，即 1~1.5mg，因此孕妇每日需从食物中摄入铁至少 4mg。即使妊娠中晚期铁的最大吸收率已达 40%，仍不能满足母儿需求，若不及时补充铁剂，易造成贫血。

2. 临床表现

（1）症状　轻度贫血患者多无明显症状，严重贫血可表现为面色苍白、头晕、乏力、耳鸣、水肿、心悸、气短、食欲缺乏、腹胀、腹泻等症状，甚至出现贫血性心脏病、妊娠期高血压疾病性心肌病、胎儿生长受限、胎儿窘迫、早产、死胎和死产等并发症相应的症状。同时，贫血可使孕产妇抵抗力低下，导致各种感染性疾病。

（2）体征　皮肤黏膜苍白，以睑结膜、口唇和甲床较明显，也可能出现皮肤毛发干燥、指甲脆薄、口腔炎和舌炎，严重者出现呼吸、心率加快及肝脾肿大等。

3. 相关检查

（1）外周血象　呈小红细胞低血红蛋白性贫血，血红蛋白 $<110g/L$，红细胞 $<3.5 \times 10^{12}/L$ 或血细胞比容 <0.33，即可诊断为妊娠期贫血。

（2）血清铁测定　孕妇血清铁 $<6.5\mu mol/L$ 可诊断为缺铁性贫血。血清铁下降可以出现在血红蛋白下降以前，是缺铁性贫血的早期表现。

（3）骨髓检查　骨髓象表现为红细胞系统呈轻度或中度增生活跃，以中、晚幼红细胞增生为主，骨髓铁染色可见细胞内外铁均减少，尤其以细胞外铁减少明显。

4. 处理原则

（1）补充铁剂　口服给药为主。血红蛋白 $>70g/L$ 者，可以口服给药，如硫酸亚铁、多糖铁复合物、琥珀酸亚铁等。对妊娠后期重度缺铁性贫血或因严重胃肠道反应不能耐受口服铁剂者、口服铁剂无效者，可选择右旋糖酐铁或山梨醇铁深部肌内注射。

（2）输血　血红蛋白 $<70g/L$ 者，建议输血。接近预产期或短期内需行剖宫产者，可少量多次输红细胞悬液或全血，以迅速纠正贫血，以免加重心脏负担诱发急性左心衰竭。

（3）产时及产后处理　重度贫血产妇于临产后应配血备用。严密监护产程进展，防止产程延长，必要时行阴道助产以缩短第二产程。当胎儿前肩娩出后，肌内注射缩宫素 $10 \sim 20U$。若产后出血量较多，应及时输血。

（二）心理社会评估

评估孕产妇及其家属对缺铁性贫血的认知程度；了解孕妇及其家属在不同妊娠期的心理反应，评估家庭、社会支持系统是否完善等。

【常见的护理诊断/问题】

1. 知识缺乏　缺乏妊娠合并贫血的保健知识及服用铁剂重要性的相关知识。

2. 活动无耐力　与贫血引起的疲倦有关。

3. 有胎儿受伤的危险　与贫血引起的头晕、眼花等症状有关。

【护理措施】

（一）一般护理

鼓励孕妇多摄取高铁、高蛋白、高维生素的食物，以改善缺铁症状，如动物肝脏、蛋类、黑木耳、海带、紫菜、绿叶蔬菜、海带、紫菜、红枣等。同时摄入富含维生素 C 的深色蔬菜、水果，以促进铁的吸收和利用。

（二）心理护理

加强护患沟通，耐心倾听孕产妇主诉，缓解孕产妇的紧张、焦虑情绪，增强孕产妇的信心，鼓励其积极配合治疗。

（三）缓解症状的护理

1. 非孕期　孕前应积极治疗慢性失血性疾病如月经过多，改变长期偏食等不良饮食习惯，适度增加营养，积极预防产后出血和感染，必要时补充铁剂，以增加铁的储备。

2. 妊娠期

（1）指导患者正确服用铁剂　铁剂的补充应首选口服制剂。建议妊娠 4 个月后，每日遵医嘱服用铁剂，同时服维生素 C 促进铁的吸收。铁剂对胃黏膜有刺激作用，应饭后或餐中服用。服用铁剂后，由于铁与肠内硫化氢作用而形成黑色便，应予以解释。服用抗酸药时须与铁剂交错时间服用，用药期间忌饮茶水。对于妊娠末期重度缺铁性贫血或口服铁剂胃肠道反应较重者，可选择右旋糖酐铁或山梨醇铁深部肌内注射。

（2）加强母儿监护　产前检查时定期进行血常规检测，妊娠晚期应重点复查，注意胎儿宫内生长发育状况的评估，积极预防各种感染。

3. 分娩期　临产前遵医嘱给予维生素 K_1、卡巴克洛（安络血）、维生素 C 等药物，并配新鲜血备用，必要时考虑输血。产前输血以浓缩红细胞为最好，输血不可过多过快。严密观察产程，加强胎心监护，第二产程酌情给予阴道助产。当胎儿前肩娩出时，遵医嘱肌内或静脉注射宫缩剂，以加强宫缩，减少出血。

4. 产褥期

（1）密切观察子宫收缩及阴道流血情况，遵医嘱使用缩宫素促进子宫收缩，防止产后出血；遵医嘱应用抗生素预防和控制感染。

（2）指导母乳喂养，对于重度贫血不宜哺乳者，指导正确退乳及人工喂养的方法，如口服生麦芽冲剂或芒硝外敷。

（3）增加休息和营养，避免疲劳。加强亲子互动，提供避孕指导，避免产后抑郁。

（四）健康教育

1. 加强营养保健，改变不良饮食习惯，增加富含铁、蛋白质及维生素 C 的食物，积极治疗慢性失血性疾病，如月经过多、消化不良等。合理安排工作及活动量，重度贫血患者需卧床休息，避免因头晕、乏力引起意外伤害。

2. 加强产褥期保健，保持会阴部清洁，预防感染；合理饮食，加强营养，增强机体抵抗力；监测血红蛋白和全身情况，坚持治疗及随访。

第四节　病毒性肝炎

【概述】

病毒性肝炎是由多种肝炎病毒引起的，以肝实质细胞变性坏死为主要病变的传染病。根据病毒类型分为甲型、乙型、丙型、丁型、戊型肝炎等，其中以乙型肝炎最常见。我国约 8% 的人群是慢性乙肝病毒（hepititis B virus，HBV）携带者。病毒性肝炎在孕妇中较常见，是妊娠期妇女肝病和黄疸最常见的原因。母婴传播是 HBV 的主要传播途径，我国高达 50% 的慢性 HBV 感染者由因母婴传播造成。由于妊娠妇女特殊的生理变化，乙型肝炎在妊娠期容易进展为重型肝炎，是我国孕产妇死亡的主要原因之一。

【妊娠、分娩对病毒性肝炎的影响】

妊娠期某些生理变化可使肝脏负担加重或使原有肝脏疾病的病情复杂化，从而发展为重症肝炎。

1. 妊娠早期由于早孕反应，孕妇进食减少，体内蛋白质等营养物质相对不足，而妊娠期孕妇新陈代谢率增高，营养物质消耗增多，肝内糖原储备降低，导致肝脏抗病毒能力下降。

2. 妊娠期孕妇体内产生大量内源性雌激素需经肝脏灭活，胎儿代谢产物也需经母体肝内解毒，进一步加重肝脏的负担。妊娠期内分泌系统变化，可激活体内 HBV。

3. 妊娠期某些并发症、分娩时的体力消耗、酸性代谢产物增多和产后出血等，均可加重肝脏负担。

【病毒性肝炎对妊娠、分娩的影响】

1. 对孕产妇的影响　妊娠早期可使早孕反应加重；若发生在妊娠晚期，可使妊娠期高血压疾病发生率增高，可能与肝脏对醛固酮的灭活能力下降有关。病情严重者，因肝功能受损影响凝血因子合成，导致凝血因子降低，易发生产后出血；若妊娠晚期合并肝炎，易发展为重症肝炎，孕产妇死亡率增加，病死率可高达 60%。

2. 对围产儿的影响　妊娠早期患病毒性肝炎，胎儿畸形发生率高于正常妊娠 2 倍。肝功能异常的孕产妇，流产、早产、死胎、死产的发生率增加，围产儿死亡率高达 4.6%。妊娠期病毒通过胎盘垂直传播给胎儿，围产期感染的婴儿，部分将转为慢性病毒携带状态，容易发展为肝硬化或原发性肝癌。

3. 乙型肝炎的传播途径

（1）垂直传播　是 HBV 通过胎盘引起的母婴传播。

（2）产时传播　是 HBV 母婴传播的主要途径，占 40%～60%。胎儿通过接触母血、阴道分泌物、羊水，或分娩过程中子宫收缩使胎盘绒毛破裂，母血进入胎儿血液循环，引起新生儿感染。

（3）产后传播　可能与母乳喂养和接触母亲唾液传播。关于母乳喂养问题，多年来一直争议较多，近年来有证据显示，新生儿经主动、被动免疫后，母乳喂养是安全的。

【护理评估】

（一）生理评估

1. 症状和体征　甲型病毒性肝炎的潜伏期为 2～7 周（平均 30 天），起病急、病程短、恢复快。乙型病毒性肝炎潜伏期为 6～20 个月，病程长、恢复慢、易发展为慢性肝炎。临床上孕妇常出现不明原因的食欲减退、恶心、呕吐、腹胀、厌油腻食物、乏力和肝区叩击痛等消化系统症状；重型肝炎多见于妊娠晚期，起病急、病情重，常表现为畏寒发热、皮肤及巩膜黄染、尿色深黄、食欲极度减退、频繁呕吐、腹胀、腹腔积液、肝臭气味、急性肾衰竭及不同程度的肝性脑病症状，如嗜睡、烦躁、神志不清甚至昏迷。

2. 相关检查

（1）肝功能检查

①血清中 ALT、AST：血清中丙氨酸转氨酶（ALT）、天冬氨酸转氨酶（AST）等升高，其中，ALT 是反映肝细胞损伤程度最常用的敏感指标。1% 的肝细胞发生坏死时，血清 ALT 水平即可升高 1 倍。

②血清中总胆红素水平：提示肝细胞的坏死程度。若出现胆红素持续升高而转氨酶下降的"酶胆分离"现象，提示重型肝炎的肝细胞坏死严重，预后不良。

③凝血酶原时间（PT）及凝血酶原时间百分活度（PTA）：对监测病情进展及预后有较大价值。PTA 的正常值为 80%～100%，＜40% 是诊断重型肝炎的重要诊断指标之一，＜20% 则提示预后不良。

（2）血清病原学检测及其临床意义

①甲型病毒性肝炎：急性期患者血清中抗 HAV - IgM 阳性具有诊断意义。

②乙型病毒性肝炎：患者感染 HBV 后血液中可出现一系列有关的血清学标志物（表 10 - 2）。

表 10 - 2　乙型肝炎病毒血清病原学检测及其意义

项目	血清学标志物及意义
HBsAg	HBV 感染的特异性标志，见于慢性肝炎、无症状病毒携带者
HBsAb	为保护性抗体，表明机体曾经感染过 HBV 或已接种疫苗，已具有免疫力
HBeAg	血中有 HBV 复制，具有转染性，其滴度反映传染性强弱
HBeAb	血中 HBV 复制趋于停止，传染性降低
HBcAb - IgM	HBV 复制阶段，出现于肝炎早期
HBcAb - IgG	主要见于肝炎恢复期或慢性感染

③丙型病毒性肝炎：血清中检测出单项 HCV 抗体多为既往感染，不可作为抗病毒治疗的证据。

④丁型病毒性肝炎：急性感染时抗 HDV - IgM 出现阳性，慢性感染者抗 HDV - IgM 呈持续阳性。

⑤戊型病毒性肝炎：由于 HEV 抗原监测困难，而抗体出现较晚，需反复监测。恢复期血清内检测出低水平的抗 HEV - IgG。

（3）凝血功能和胎盘功能检查　凝血酶原时间、hPL 及孕妇血或尿雌三醇检测等。

（4）影像学检查　主要是 B 型超声检查，检查胎儿发育情况及胎儿胎盘是否成熟等。必要时可行 MRI 检查，有助于了解病变性质和程度。

3. 处理原则

（1）妊娠期　妊娠早期合并轻症急性肝炎者，经积极治疗后可继续妊娠。慢性活动性肝炎对母儿威胁较大，若治疗后效果不好应考虑终止妊娠。主要采取护肝、对症、支持疗法。妊娠中、晚期合并肝炎，应密切监护肝功能、凝血功能等指标，避免妊娠延期或过期，避免手术、药物对肝脏的影响。

（2）分娩期　非重型肝炎者可阴道分娩。做好预防产后出血的准备，分娩前数日肌内注射维生素 K_1，准备好新鲜血液。经阴道分娩者，宫口开全后适时行助产手术，缩短第二产程；胎儿前肩娩出后立即给予缩宫素预防产后出血。

（3）产褥期　预防产后出血，选用对肝脏损害较小的抗生素预防或控制感染。实施新生儿免疫接种。对 HBsAg 阳性母亲的新生儿，经主动免疫以及被动免疫后，不管产妇 HBeAg 是否阳性，其新生儿均可以进行母乳喂养，无需检测乳汁中有无 HBV DNA。因病情严重不宜哺乳者，应尽早回奶。退乳禁用雌激素等对肝脏有损害的药物。

（二）心理社会评估

评估孕妇及其家属对妊娠合并病毒性肝炎的认知程度，部分孕妇及家属会因担心感染胎儿而产生焦虑、矛盾及自卑心理。

【常见的护理诊断/问题】

1. 知识缺乏　缺乏有关病毒性肝炎感染途径、传播方式、母儿危害和预防保健等的知识。

2. 营养失调：低于机体需要量　与病毒性肝炎所致食欲下降、恶心、呕吐和营养摄入不足有关。

3. 潜在并发症　肝性脑病、产后出血。

【护理措施】

（一）一般护理

重视高危人群，普及病毒性肝炎预防相关知识，开展以切断传播途径为重点的综合性预防措施。重视围婚期生殖健康保健，夫妇一方患有肝炎者应使用避孕套以免交叉感染。已患肝炎的育龄妇女应做好避孕。患急性肝炎者应于痊愈后半年，最好 2 年后在医师指导下妊娠。

（二）心理护理

指导孕妇及其家属了解妊娠与病毒性肝炎之间的相互影响，讲解消毒隔离的必要性及方法，与孕产妇及家属进行有效沟通，告知其采取适当的措施可阻断母婴传播，消除其思想顾虑、紧张和自卑心理，树立信心，积极配合治疗。

（三）缓解症状的护理

1. 妊娠期

（1）休息与活动　嘱孕妇保证休息，适当下床活动，避免劳累。

（2）饮食与营养　加强营养，鼓励患者进食高维生素、高蛋白质、高热量、低脂、低盐食物，有肝性脑病倾向者限制蛋白质摄入，每日 <0.5g/kg。多食蔬菜和水果，保持大便通畅。

（3）加强产前检查，防止交叉感染　设置隔离诊室和隔离产房，向孕妇及家属讲解肝炎对母婴的影响和消毒隔离的重要性，争取患者及家属的理解和配合；严格遵守传染病防治法中的有关规定，严格执行消毒隔离制度，对患者的衣物、排泄物等进行消毒处理。

（4）观察病情、消除诱因　加强监护，预防妊娠期高血压疾病、产后出血和感染等诱发因素。重症肝炎患者应严密观察患者有无性格改变、行为异常和扑翼样震颤等肝性脑病的前驱表现。

（5）遵医嘱用药　妊娠合并重症肝炎患者遵医嘱给予保肝药物，口服新霉素或甲硝唑抑制大肠杆菌，减少游离氨及其他毒素的吸收，严禁肥皂水灌肠。产前 1 周肌内注射维生素 K_1，预防产后出血。

2. 分娩期　密切观察产程进展，避免各种不良刺激，提供无痛分娩措施。宫口开全后，配合医生行阴道助产手术，缩短第二产程，避免软产道损伤及新生儿产伤引起的母婴传播；监测凝血功能，遵医嘱使用缩宫素和维生素 K_1，预防产后出血；胎儿娩出后，留脐血做血清病原学检查及肝功能检查，判断新生儿有无肝炎病毒感染。

3. 产褥期　观察子宫收缩及阴道出血等情况，预防产后出血；遵医嘱继续选用对肝脏损害小的抗生素预防感染；HBsAg 阳性的产妇，其新生儿在出生后 12 小时内注射乙型肝炎免疫球蛋白（hepatitis B immunolobulin，HBIG）和乙型肝炎疫苗后，可实施母乳喂养。不宜哺乳者，退乳禁用雌激素，可口服维生素 B_6、生麦芽或芒硝外敷乳房回乳。

4. 新生儿免疫接种　HBsAg 阳性的产妇的新生儿，应在出生后 24 小时内尽早（最好在出生后 12 小时）注射 HBIG，剂量应不低于 100U，同时在不同部位接种乙型肝炎疫苗。在 1 个月和 6 个月时分别接种第二针、第三针乙型肝炎疫苗，可显著提高阻断母婴传播的效果（表 10 - 3）。

表 10 - 3　新生儿 HBV 母婴阻断方案

母体情况	胎儿情况	接种方案	随访
孕妇 HBsAg（-）	足月新生儿	疫苗行 3 针方案，即 0、1、6 个月各注射 1 次	无需随访
	早产儿且出生体重≥2000g	疫苗行 3 针方案，即 0、1、6 个月各注射 1 次	最好在 1～2 岁再加强一针疫苗
	早产儿且出生体重<2000g	待新生儿体重增至≥2000g 时，实行疫苗 4 针方案，即出生 24 小时内、1～2 个月、2～3 个月、6～7 个月各注射 1 次	可不随访，或最后 1 针后 1～6 个月随访
孕妇 HBsAg（+）	足月新生儿	出生 12 小时内注射 HBIG 100～200IU；并行 3 针方案，即 0、1、6 个月各注射 1 次	7～12 个月随访
	早产儿，无论出生时情况及体重	出生 12 小时内注射 HBIG 100～200IU，3～4 周后重复 1 次；疫苗行 4 针方案，即出生 24 小时内、3～4 周、2～3 个月、6～7 个月各注射 1 次	最后 1 针后 1～6 个月随访

（四）健康教育

1. 出院后，指导产妇继续保肝治疗，遵医嘱按时服药，指导不宜母乳喂养的产妇进行科学的人工喂养方式。

2. 重视围婚期保健，提倡生殖健康，重视高危人群和疫苗接种，增强疾病预防意识。夫妇一方若患有肝炎，宜选择避孕套避孕，避免交叉感染；已患病毒性肝炎的育龄期妇女应避孕，待肝炎痊愈后至少半年，最好 2 年后再妊娠。

目标检测

答案解析

一、A 型题

1. 某孕妇，27 岁，宫内孕第一胎，妊娠合并心脏病。关于预防心力衰竭发生的措施，不妥的是（ ）

A. 积极治疗贫血
B. 常规服用洋地黄
C. 防治呼吸道感染
D. 每日应有 10 小时睡眠
E. 积极预防妊高征

2. 初产妇，29 岁，孕 37 周，妊娠合并心脏病，阴道侧切分娩一活女婴，产后心功能 Ⅱ 级。下列护理措施中，不正确的是（ ）

A. 产后 3 天严密观察心衰的表现
B. 产后 24 小时内绝对卧床休息
C. 不宜母乳喂养
D. 进食富含纤维素食物防便秘
E. 至少住院观察 2 周

3. 患者，女，28 岁，妊娠 10 周，休息时胸闷、气急。查体：心率 128 次/分，呼吸 24 次/分，心界向左侧扩大，心尖区有 Ⅱ 级收缩期杂音，性质粗糙。肺底有少量持续性湿啰音。此时应采取的处理措施是（ ）

A. 控制心衰后终止妊娠
B. 限制钠盐摄入
C. 立即终止妊娠
D. 加强产前监护
E. 控制心衰后继续妊娠

4. 患者，女，26 岁，妊娠 7 个月。孕期检查发现：尿糖（＋＋＋），空腹血糖 7.8mmol/L，餐后 2 小时血糖 16.7mmol/L，诊断为妊娠期糖尿病。该患者最适宜的治疗是（ ）

A. 单纯饮食控制治疗
B. 运动治疗
C. 综合生活方式干预治疗
D. 口服降糖药治疗
E. 胰岛素注射治疗

5. 某孕妇，29 岁。妊娠 30 周，测空腹血糖，两次均大于 5.8mmol/L，诊断为妊娠期糖尿病。下列护理措施中，不恰当的是（ ）

A. 监测血糖变化
B. 控制孕妇饮食
C. 指导正确的口服降糖药方法
D. 告知胰岛素治疗的注意事项
E. 指导患者适度运动

6. 孕妇，23 岁，妊娠合并糖尿病。她向责任护士了解"糖尿病对胎婴儿的影响"情况，错误的描述是（ ）

    A. 畸形儿发生率高

    B. 胎儿胰岛素分泌减少

    C. 围产儿死亡率高

    D. 新生儿易发生反应性低血糖症

    E. 无论体重大小，均按早产儿处理

7. 某妊娠合并糖尿病产妇，孕期无其他合并症，于妊娠 39 周剖宫产一健康男婴。对于该新生儿，应重点监测的内容是（ ）

    A. 大小便   B. 体重

    C. 黄疸   D. 血糖

    E. 糖尿病酮症酸中毒

8. 某孕妇，现妊娠 33 周，近十余日自觉头晕、乏力、心悸及食欲减退。查体：面色苍白，心率 100 次/分，胎位、胎心率及骨盆径线测量均正常，血红蛋白 80g/L，红细胞比容 0.25。首选的治疗为（ ）

    A. 口服叶酸治疗

    B. 少量多次输血

    C. 肌内注射右旋糖酐铁

    D. 口服硫酸亚铁

    E. 肌内维生素 B_{12}

9. 孕妇，23 岁，G_1P_0。20 周来院行产前检查，HBsAg（ + ），HBeAg（ + ），HBcAb – IgM（ + ）。孕妇不断询问乙肝母婴传播途径的相关知识。护士应告知孕妇不是乙肝传播途径的是（ ）

    A. 乳汁传播

    B. 经胎盘传播

    C. 产后接触母亲唾液或汗液传播

    D. 分娩时通过软产道接触母血或羊水传播

    E. 粪 – 口传播

10. 某孕妇，29 岁，既往体健。近 1 年来发现 HBsAg 阳性，但无任何症状，肝功能正常。经过十月怀胎，足月分娩一男婴，体重 4500g。为阻断母婴传播，对此新生儿最适宜的预防方法是注射（ ）

    A. 乙肝疫苗

    B. 丙种球蛋白

    C. 乙肝疫苗 + 丙种球蛋白

    D. 高效价乙肝免疫球蛋白

    E. 乙肝疫苗 + 高效价乙肝免疫球蛋白

二、简答题

1. 简述按照患者能耐受的日常体力活动状况进行的心功能分级。

2. 简述早期心力衰竭的表现。

3. 简述 75g 口服葡萄糖耐量试验的方法及判断标准。

三、病例分析

王女士，27 岁，G_1P_0，妊娠 30 周，有风湿性心脏病病史。体格检查：血压 126/80mmHg，下肢水肿，心率 80 次／分，心律整齐，心尖区可闻及 2/6 级舒张期杂音，肺部无异常，子宫底高度 20cm，胎心率 140 次／分，尿蛋白（±）。

根据以上资料，请回答：

1. 该孕妇最可能的诊断是什么？
2. 妊娠过程中应给予哪些指导措施？

（冯　蓉）

书网融合……

本章小结

微课

题库

第十一章 异常分娩妇女的护理

PPT

学习目标

通过本章内容学习，学生能够：

1. 复述异常分娩、产力异常、产道异常、胎位异常的概念；明确宫缩乏力、宫缩过强的护理评估及护理措施。

2. 识别异常分娩，能运用护理程序对上述患者提供整体护理。

3. 提供护理过程中具有科学的辩证思维、良好的职业素养、极强的沟通协作能力。

情境导入

某女，29 岁，G_1P_0，孕期规律、产检未发现异常。因"妊娠 39^{+2} 周，下腹阵发性疼痛 4 小时"入院待产。入院产科检查提示：枕左前位，先露已衔接，胎膜未破，胎心音 146 次/分，宫口未开。在规律宫缩 14 小时后，查体宫口开大 6cm。4 小时后再次检查：宫口仍为 6cm，宫缩 20~25 秒/5~6 分，胎心音 146 次/分，宫缩高峰时子宫不硬，无明显头盆不称。产妇精神差，入睡困难。

根据以上资料，请回答：

1. 该产妇最可能的临床诊断。

2. 为该类产妇提供的护理措施。

影响分娩的因素主要有产力、产道、胎儿及产妇精神心理因素。这些因素既相互影响，又互为因果关系。任何一个或一个以上因素发生异常，或四个因素间不能相互协调、适应，都会使分娩进展受到阻碍，称异常分娩（abnormal labor），又称难产（dystocia）。顺产和难产在一定条件下可相互转化，若没有及时发现和处理，顺产则变为难产；反之，对于可能发生难产者，经过综合分析与判断、进行正确处理后，可使难产转为顺产。

第一节 产力异常

子宫收缩力是临产后贯穿分娩全过程的主要动力，具有节律性、对称性、极性及缩复作用的特点。任何原因引起子宫收缩的节律性、对称性及极性不正常或收缩力强度、频率变化均称为子宫收缩力异常，简称产力异常（abnormal uterine action）。临床上分为子宫收缩乏力（简称宫缩乏力）和子宫收缩过强（简称宫缩过强）两类，每类又分为协调性子宫收缩和不协调性子宫收缩（图 11-1）。

一、子宫收缩乏力

【概述】

依据在产程中出现时间的不同，将子宫收缩乏力分为两种。①原发性子宫收缩乏力：指产程早期出现子宫收缩乏力，导致宫口不能如期扩张，胎先露不能如期下降，产程延长。②继发性子宫收缩乏力：指产程开始时子宫收缩正常，当产程进展到某一阶段（多在活跃期或第二产程）子宫收缩力减弱，使产程延长甚至停滞，多伴有胎位或骨盆的异常。

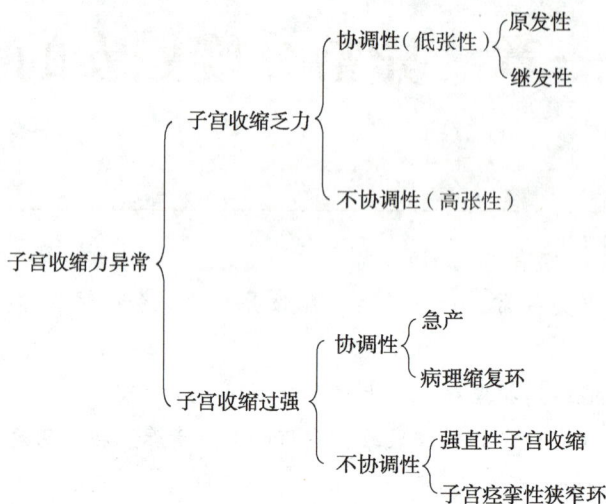

```
                                            ┌─ 原发性
                             ┌─ 协调性（低张性）┤
                             │              └─ 继发性
                  ┌─ 子宫收缩乏力┤
                  │          │
                  │          └─ 不协调性（高张性）
    子宫收缩力异常 ┤
                  │                    ┌─ 急产
                  │          ┌─ 协调性 ┤
                  │          │        └─ 病理缩复环
                  └─ 子宫收缩过强┤
                             │        ┌─ 强直性子宫收缩
                             └─ 不协调性┤
                                      └─ 子宫痉挛性狭窄环
```

图 11 - 1 子宫收缩力异常分类

【护理评估】

(一) 生理评估

1. 病因

（1）子宫肌源性因素 任何影响子宫肌纤维正常收缩能力的因素，如子宫发育不良或畸形（如双角子宫）、子宫肌瘤、子宫肌壁过度伸展（如双胎妊娠、巨大胎儿、羊水过多等）、高龄或经产妇、子宫肌纤维变性等，均可导致子宫收缩乏力。

（2）头盆不称或胎位异常 因胎头下降受阻，胎先露不能紧贴子宫下段及宫颈内口，不能刺激子宫收缩，导致子宫收缩乏力。

（3）精神源性因素 产妇对分娩恐惧、精神过度紧张、对疼痛不能耐受，使大脑皮质功能紊乱，睡眠减少，体力过度消耗，均可导致原发性宫缩乏力，从而影响产程。

（4）药物影响 临产后大剂量使用解痉、镇静、镇痛剂，可直接抑制宫缩，如硫酸镁、哌替啶、苯巴比妥钠、吗啡等的使用。

（5）其他 ①产程时间过长，产妇疲劳，睡眠、进食少，第一产程后期过早使用腹压，膀胱充盈影响胎先露下降等，均可造成宫缩乏力。②临产后，产妇体内雌激素、缩宫素、前列腺素、乙酰胆碱等分泌不足，影响子宫肌细胞收缩，导致子宫收缩乏力。

2. 临床表现

（1）协调性宫缩乏力 又称低张性宫缩乏力。特点为宫缩有正常的节律性、对称性和极性，但收缩力弱，宫腔压力低于 15mmHg，持续时间短，间歇期长，宫缩 < 2 次/10 分。当宫缩高峰时，宫体隆起不明显，按压宫底部肌壁仍可出现凹陷。产妇没有明显腹痛，对胎儿影响不大。常见于中骨盆与骨盆出口平面狭窄、胎先露下降受阻、持续性枕横位或枕后位等头盆不称。此类宫缩多为继发性宫缩乏力。

（2）不协调性宫缩乏力 又称高张性宫缩乏力，多见于初产妇。特点为子宫收缩失去正常节律性、对称性、尤其是极性，宫缩的兴奋点来自子宫下段一处或多处，节律不协调、高频率的宫缩波自下而上扩散，无法产生向下的合力，导致宫缩时宫底部较子宫下段弱，宫缩间歇期子宫不能很好地放松，使宫口扩张受限，胎先露不能如期下降，出现无效宫缩。产妇自觉下腹部持续疼痛、拒按，精神紧张、烦躁不安，产程延长或停滞，严重者出现脱水、电解质紊乱、肠胀气、尿潴留；同时因胎儿 - 胎盘循环障碍，可发生胎儿宫内窘迫，威胁胎儿生命。此类宫缩多为原发性宫缩乏力，对胎儿影响较大。

（3）产程进展异常

①潜伏期延长（prolonged latent phase）：从临产规律宫缩开始至活跃期起点（4~6cm）称为潜伏期。初产妇>20小时、经产妇>14小时称为潜伏期延长。

②活跃期异常：包括活跃期延长（prolonged active phase）和活跃期停滞（protracted active phase）。A. 活跃期延长：从活跃期起点（4~6cm）至宫口开全称为活跃期。活跃期宫口扩张速度<0.5cm/h称为活跃期延长。B. 活跃期停滞：当破膜且宫颈口扩张≥6cm后，若宫缩正常、宫口停止扩张≥4小时，或宫缩欠佳、宫口停止扩张≥6小时，均称活跃期停滞。

③第二产程异常：包括第二产程延长（prolonged second stage）、胎头下降延缓（prolonged descent）和胎头下降停滞（protracted descent）。A. 第二产程延长：第二产程初产妇>3小时、经产妇>2小时（硬膜外麻醉阵痛分娩时，初产妇>4小时、经产妇>3小时），产程无进展（胎头下降和旋转）。B. 胎头下降延缓：活跃期晚期及第二产程，胎头下降速度为初产妇<1cm/h，经产妇<2cm/h。C. 胎头下降停滞：活跃期晚期胎头停留在原处不下降>1小时。

④滞产（prolonged labor）：总产程超过24小时者。

3. 对母儿影响的评估

（1）对产妇的影响

①体力消耗：产妇休息不好，进食少，出现疲乏无力、肠胀气、排尿困难等，严重时可引起脱水、低钾血症或酸中毒。

②产伤：产程时间长，宫颈受压时间长，可导致宫颈水肿、难以扩张或产时发生撕裂。第二产程延长，膀胱被压迫于胎先露部与耻骨联合之间时间过长，易形成膀胱阴道瘘或尿道阴道瘘。

③产后出血：产后宫缩乏力影响胎盘剥离，娩出时子宫壁的血窦关闭，容易引起产后出血。

④产后感染：产程进展慢、滞产、胎膜早破、产后出血以及多次肛查或阴道检查等都增加了产后感染的机会。

（2）对胎儿及新生儿的影响　不协调性宫缩乏力时，子宫收缩间歇期子宫壁不能完全松弛，对子宫-胎盘循环影响大，易发生胎儿窘迫。协调性宫缩乏力容易造成胎头在盆腔内旋转异常，使产程延长，增加手术产机会，导致新生儿产伤、窒息、颅内出血、吸入性肺炎等并发症的发生率明显升高。

4. 相关检查

（1）宫缩及胎心监测　用电子监护仪监测子宫收缩力的节律性、强度和频率改变情况，区别协调性还是不协调性宫缩乏力，利用多普勒胎心听诊仪监测胎心变化，及时发现心率减慢、过快或心律不齐。

（2）实验室检查　尿液检查可出现尿酮体阳性，血生化检查可提示电解质紊乱、二氧化碳结合力降低等。

（3）宫颈成熟度Bishop评分　利用Bishop评分了解宫颈成熟度，判断引产和加强宫缩的成功率（表11-1）。该评分法的满分为13分。得分≥10分，均成功；7~9分，成功率约80%；4~6分，成功率约50%；若产妇得分≤3分，多失败，应改用其他方法。

表 11 -1　宫颈成熟度 Bishop 评分

指标	分数			
	0	1	2	3
宫口开大（cm）	0	1~2	3~4	≥5
宫颈管消退%（未消退为3cm）	0~30	40~50	60~70	≥80

续表

指标	分数			
	0	1	2	3
先露位置（坐骨棘水平＝0）	−3	−2	−1～0	+1～+2
宫颈硬度	硬	中	软	—
宫口位置	后	中	前	—

5. 处理原则 以预防为主。综合评估子宫收缩力、胎儿大小、胎位、骨盆大小以及头盆关系等，综合分析决定分娩方式。无明显头盆不称者，原则上应尽量阴道试产。但如果产程中出现胎儿窘迫而宫口未开全，胎头位置在＋2水平以上，应考虑剖宫产。

💡 **素质提升**

关注分娩方式，助中国产妇安心分娩之旅

WHO根据剖宫产适应证的发病率建议：理想的剖宫产率应在10%～15%，当剖宫产率增加到10%，产妇和新生儿死亡率随之下降，而当剖宫产率超过10%，并没有继续降低死亡率。我国剖宫产率一直都高于WHO的建议，并且地域差异也非常大。根据ACOG阴道手术助产指南（2020版），提高阴道手术助产率能有效降低剖宫产率，改善母儿生存情况。阴道手术助产是指在第二产程利用产钳或胎头吸引器直接牵引胎头以加快或实现胎儿阴道分娩的重要手段，操作时要确保母儿安全、减少分娩并发症。然而，我国阴道手术助产的应用还不够规范，亟需新一代青年医护人员的积极探索、完善规范。当然，单纯追求剖宫产率意义并不大，更重要的是，我们医护人员应从患者角度出发，科学评估每个孕产妇的情况，并根据实际情况，提供最恰当的分娩方式，让每一个孕产妇孕得舒心、产得安心！

（二）心理社会评估

由于宫缩乏力，产程延长，特别是不协调性宫缩乏力产妇会因持续性腹痛、进食差、休息不好而出现情绪急躁甚至痛苦不堪，对阴道分娩失去信心。家属因担心母儿安危，也会表现为焦虑不安，希望尽快解除产妇的痛苦。

【常见的护理诊断/问题】

1. 疼痛 与不协调性子宫收缩致子宫肌纤维间歇期不能完全放松有关。

2. 有体液不足的危险 与产程延长、进食少致电解质紊乱有关。

3. 疲乏 与宫缩乏力、产程延长、产妇体力过度消耗有关。

4. 焦虑 与担心自身和胎儿安全有关。

【护理措施】

（一）一般护理

协助患者进行相关的检查，提供安全舒适的休息环境，重视生活护理，合理饮食，根据病因采取切实有效的护理措施。

（二）心理护理

缓解孕妇焦虑心理可改善子宫收缩状态，因此医护人员应重视评估产妇的心理状况，提供心理支持，及时了解产妇需求并给予帮助和支持；将产程进展情况和护理计划与产妇、家属交流，以便取得理

解与合作，使产妇能积极配合医护人员，增强分娩信心，缓解分娩焦虑。

（三）缓解症状的护理

1. 协调性宫缩乏力的护理措施　首先明确病因。阴道检查宫口扩张和胎先露下降情况，及时发现有无头盆不称或胎位异常，若估计不能从阴道分娩者，应积极做好剖宫产的术前准备。无头盆不称和胎位异常，无胎儿窘迫征象，估计可从阴道分娩者，应做好以下护理。

（1）第一产程的护理

①改善全身情况：提供舒适的环境，鼓励家属尤其是丈夫陪伴分娩，采用温馨的话语、肢体语言，给予产妇鼓励、安慰，缓解精神紧张。A. 休息与饮食：指导产妇在宫缩时运用呼吸减痛法，缓解疼痛；在宫缩间歇期充分放松，以蓄积体能；鼓励产妇多进易消化、高热量饮食；必要时遵医嘱静脉输液，补充营养，纠正电解质紊乱或酸碱平衡失调，及时提醒产妇排空膀胱和直肠。B. 体位与放松：产程中采取自由体位，指导产妇使用分娩球、分娩凳，热敷按摩腰骶部以缓解疼痛，温水泡脚或温水浴，运用各种体位提高舒适度。

②加强子宫收缩：经改善全身情况 2～4 小时后仍宫缩乏力，排除头盆不称、胎位异常和骨盆狭窄，无胎儿窘迫者，遵医嘱加强宫缩。常用的方法如下。A. 人工破膜：宫口扩张≥3cm、胎头已衔接且产程进展缓慢者，可行人工破膜。破膜可使胎头直接紧贴子宫下段及宫颈内口，反射性引起子宫收缩，加速产程进展；破膜前检查有无脐带先露，破膜应在宫缩间歇期进行，破膜后操作者的手留在阴道内等待 1～2 次宫缩，控制羊水缓慢流出，了解有无脐带先露，预防脐带脱垂；破膜同时观察羊水量、性状和胎心变化；破膜后宫缩仍未改善者可考虑应用缩宫素加强宫缩。B. 静脉滴注缩宫素：适用于协调性宫缩乏力且产程延长、头盆相称、无胎儿窘迫者，瘢痕子宫慎用。一般将 2.5U 缩宫素加至 0.9% NaCl 溶液 500ml 中，使每滴液含缩宫素 0.33mU，从 4～5 滴/分开始，根据宫缩强弱逐渐调整滴速，每 15 分钟观察宫缩、胎心、血压、脉搏及产程进展。若子宫收缩不强，则每 15 分钟调整一次，每次增加 4～5 滴，最大剂量通常不超过 60 滴/分（20mU/min），维持宫缩时宫腔内压力达 50～60mmHg，宫缩持续 40～60 秒、间隔 2～3 分钟为宜。缩宫素静脉滴注过程中，应有专人严密观察宫缩、胎心、血压及脉搏变化，有效宫缩后观察宫口扩张及胎先露下降情况并及时记录。若发现血压升高，应减慢滴注速度；若宫缩过强，持续 1 分钟以上或胎心率异常，应立即停止静脉滴注缩宫素。外源性缩宫素半衰期是 1～6 分钟，停药后很快好转。缩宫素有抗利尿作用，使水的重吸收增加，可出现尿少，应警惕水中毒的发生。C. 静脉推注地西泮：地西泮可松弛子宫平滑肌，软化宫颈，促进宫口扩张。适用于子宫颈水肿和扩张缓慢者。通常剂量为 10mg，静脉缓慢推注，与缩宫素联合应用效果更好。D. 其他：刺激乳头，针刺穴位如合谷、三阴交、关元等，亦有增强宫缩的效果。

③剖宫产的准备：有明显头盆不称，或经上述处理，试产 2～4 小时产程仍无进展或出现胎儿窘迫征象，产妇体力衰竭等情况，应立即做好剖宫产的准备。

（2）第二产程的护理　密切观察宫缩、胎心、胎先露下降情况。若无头盆不称，第二产程出现宫缩乏力时，应加强宫缩。若胎头双顶径已通过坐骨棘平面，则等待自然分娩并做好阴道助产及新生儿抢救的准备。若胎头未衔接或出现胎儿窘迫征象，应立即行剖宫产。

（3）第三产程的护理　A. 预防产后出血：当胎儿前肩娩出后，给予缩宫素 20U 静脉滴注或肌内注射，加强子宫收缩，促使胎盘剥离、娩出及子宫血窦关闭，减少产后出血。B. 预防感染：当破膜超过 12 小时、总产程超过 24 小时、肛查或阴道检查操作过多时，应用抗生素预防感染。产后留产房观察 2 小时，密切观察子宫收缩、阴道出血及生命体征等。

2. 不协调性宫缩乏力的护理措施　调节子宫收缩，恢复正常的节律性和极性。遵医嘱给予镇静剂，哌替啶 100mg 或吗啡 10mg 肌内注射，或地西泮 10mg 静脉推注，让产妇充分休息。指导产妇宫缩时做深呼吸、按摩腹部,鼓励陪伴分娩,稳定情绪,减轻疼痛。经过处理多能恢复,为协调性子宫收缩。若不协调性宫缩乏力已纠正,但宫缩较弱时,按协调性宫缩乏力处理。在恢复为协调性宫缩之前,严禁应用缩宫素。

若经上述处理,不协调性宫缩未能纠正,产程仍无进展,或伴有胎儿窘迫或头盆不称,遵医嘱做好剖宫产和抢救新生儿的准备。

(四)健康教育

指导产妇自由体位,进食流质或半流质饮食,增加能量,让产妇了解宫缩乏力与饮食及休息的关系;宫缩乏力、产程延长的产妇易发生产褥感染,指导产妇勤换内衣及每日擦洗外阴,保持清洁;教会产妇观察恶露的性状,发现异常及时向医护人员报告。

二、子宫收缩过强

【概述】

子宫收缩过强包括协调性子宫收缩过强和不协调性子宫收缩过强,可引起急产或严重的并发症。

【护理评估】

(一)生理评估

1. 病因　目前尚不十分明确,但与以下因素有关。

(1)产妇精神过度紧张,胎膜早破,产程延长,进行粗暴的、多次宫腔内操作等,均可引起子宫壁某部分肌肉呈痉挛性不协调性收缩过强。

(2)缩宫素使用不当,如产妇对缩宫素过于敏感、剂量过大等,分娩发生梗阻或胎盘早剥血液浸润子宫肌层,均可导致子宫强直性收缩。

(3)经产妇,软产道阻力小,或遗传因素等,导致宫缩过强发生急产。

2. 临床表现

(1)协调性子宫收缩过强　特点为宫缩的节律性、对称性和极性均正常,仅宫缩力量过强(宫腔压力≥60mmHg)、过频(10分钟之内宫缩次数超过5次)。若产道无阻力,产程常短暂,胎儿可迅速通过产道娩出,初产妇总产程<3小时分娩者,称急产(precipitate delivery)。若产道有梗阻或瘢痕子宫,宫缩过强可出现病理性缩复环(pathologic retraction ring),严重者导致子宫破裂。

(2)不协调性子宫收缩过强　①强直性子宫收缩(tetanic contraction of uterus):特点为子宫持续性强直收缩,失去节律性,无间歇期。常见于缩宫素使用不当,产妇表现为烦躁不安,持续性腹痛,腹部拒按。胎方位触不清,胎心音听不清。若合并产道梗阻,可出现病理性缩复环、血尿等先兆子宫破裂征象。②子宫痉挛性狭窄环(constriction ring of uterus):子宫壁局部肌肉持续不放松,痉挛性不协调性收缩形成环状狭窄。多由精神紧张、过度疲劳和不适当使用缩宫剂或粗暴实施阴道内操作导致。子宫痉挛性狭窄环位于胎体狭窄部及子宫上下段交界处如胎儿颈部、腰部(图11-2),此环与病理性缩复环不同,特点是不随宫缩上升。产妇可出现持续性腹痛,烦躁不安,胎心时快时慢,阴道检查时在宫腔内可触及较硬而无弹性的狭窄环。

3. 对母儿的影响

(1)对产妇的影响　协调性宫缩过强,若无产道梗阻,可发生急产,导致软产道裂伤甚至子宫破裂。不协调性宫缩过强,造成强直性子宫收缩或子宫痉挛性狭窄环,可导致胎先露下降受阻、胎盘嵌顿、产程延长及停滞、产后出血、产褥感染及手术产概率增加。

(2)对胎儿及新生儿的影响　子宫收缩过强使子宫胎盘血流减少、子宫痉挛性狭窄环使产程延长,

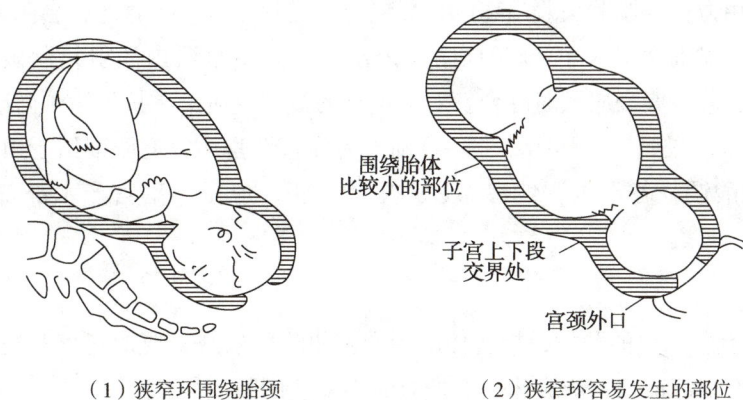

（1）狭窄环围绕胎颈　　　　　（2）狭窄环容易发生的部位

图 11 – 2　子宫痉挛性狭窄环

均可导致胎儿窘迫、新生儿窒息甚至死亡。由于急产胎儿娩出过快，胎头在产道内受到的压力突然解除，可致新生儿颅内出血。接产准备不充分，新生儿易发生感染、骨折、外伤等。

4. 相关检查

（1）胎心监测　观察胎心有无异常。

（2）实验室检查　检查出凝血时间，进行交叉配血等手术前相关检查。

5. 处理原则　预防为主，寻找病因，仔细观察，及时纠正异常。有急产史者应提前住院待产，临产后慎用缩宫素及各种加强宫缩的措施，包括灌肠、人工破膜等。提前做好接产及抢救新生儿窒息的准备。发生强直性子宫收缩或子宫痉挛性狭窄环时，应停止阴道内操作及缩宫剂使用。

（二）心理社会评估

宫缩过频、过强，产程进展过快，产妇及家属毫无思想准备，产妇多有恐惧和无助感，担心胎儿和自身安危。

【常见的护理诊断/问题】

1. 疼痛　与宫缩过频、过强及产道裂伤有关。

2. 焦虑　与担心胎儿和自身安危有关。

3. 有感染的危险　与产道损伤、产程延长、失血过多、机体抵抗力下降等因素有关。

【护理措施】

（一）一般护理

1. 鼓励产妇采用拉梅兹呼吸法，进高热量、易消化吸收的半流质或流质饮食，补充水分和电解质，必要时静脉补充能量。

2. 观察产妇精神状况、监测生命体征；观察子宫收缩的频率、强度；监测胎心；严密观察宫口扩张、胎先露下降情况，是否破膜及羊水性状；如有产道梗阻，可在腹部见有一环状凹陷，即病理性缩复环；评估产妇膀胱是否充盈、有无血尿，有无肠胀气等。发现异常及时汇报医生，及时处理，减少母婴伤害。

（二）心理护理

提供缓解疼痛、减轻焦虑的支持性措施，指导产妇深呼吸，嘱产妇不要屏气，帮助背部按摩，减轻紧张和焦虑；陪伴产妇并加强沟通交流。

（三）缓解症状的护理

1. 协调性子宫收缩过强的护理措施　提前做好接产及新生儿复苏准备。胎儿娩出时，鼓励产妇深呼吸，不要向下屏气用力，控制胎头娩出速度，减慢分娩过程。若发生急产，会阴来不及消毒或胎儿已娩出，新生儿应肌内注射维生素 K_1 10mg，预防颅内出血，并尽早肌内注射精制破伤风抗毒素 1500U。产后仔细检查软产道，若有撕裂应及时缝合。对未消毒的接产，应给予抗生素预防感染。

2. 不协调性子宫收缩过强的护理措施　一旦确诊为强直性宫缩，遵医嘱给予镇静剂如盐酸哌替啶，宫缩抑制剂如 25% 硫酸镁，若不协调性宫缩过强未能纠正，应做好剖宫产术准备和新生儿复苏抢救准备。

（四）健康教育

1. 以预防为主　有急产史的孕妇，提前住院待产，住院后嘱其不要擅自离开病房，以防院外分娩。加强巡视，一旦产妇有临产征象，应卧床，有便意时不要使用腹压。

2. 做好产后保健　产后观察阴道出血量，有急产史者再次妊娠时应做好防范。产褥期注意个人卫生，保持会阴清洁。产后 42 天到门诊复查，并帮助选择合适的避孕措施。

第二节　产道异常

产道包括骨产道（骨盆腔）及软产道（子宫下段、宫颈、阴道、外阴），是胎儿经阴道娩出的通道。产道异常可使胎儿娩出受阻，临床上以骨产道异常多见。

一、骨产道异常

【概述】

骨盆径线过短或形态异常，致使骨盆腔小于胎先露部可通过的限度，阻碍胎先露部下降，影响产程进展，称狭窄骨盆（contracted pelvis）。狭窄骨盆可以是一个或多个径线过短，也可以是一个或多个平面狭窄，临床上要综合分析判断。

【护理评估】

（一）生理评估

1. 分类 📱微课

（1）骨盆入口平面狭窄　以扁平骨盆为代表，主要为骨盆入口平面前后径狭窄。以对角径短为主，将入口平面狭窄分为 3 级（表 11 - 2）。扁平骨盆常见于两种类型。①单纯扁平骨盆：临床多见，骨盆入口呈横扁圆形，骶岬向前下突出，使骨盆入口前后径缩短而横径正常（图 11 - 3）。②佝偻病性扁平骨盆：骨盆入口前后径短呈横的肾形，骶岬向前突，骨盆入口前后径短。骶骨变直向后翘，尾骨呈钩状突向骨盆出口平面。因坐骨结节外翻，耻骨弓角度增大，骨盆出口横径变宽（图 11 - 4）。

（2）中骨盆平面狭窄　较入口平面狭窄更常见，主要见于男型骨盆及类人猿型骨盆，以坐骨棘间径和中骨盆后矢状径狭窄为主，分为 3 级（表 11 - 2）。

表 11 - 2　骨盆三个平面狭窄的分级

分级	入口平面狭窄 对角径	中骨盆平面狭窄 坐骨棘间径	出口平面狭窄		
			坐骨棘间径 + 中 骨盆后矢状径	坐骨结节间径	坐骨结节间径 + 出 口后矢状径
Ⅰ级（临界性）	11.5cm	10cm	13.5cm	7.5cm	15cm
Ⅱ级（相对性）	10.0 ~ 11.0cm	8.5 ~ 9.5cm	12.0 ~ 13.0cm	6.0 ~ 7.0cm	12.0 ~ 14.0cm
Ⅲ级（绝对性）	≤9.5cm	≤8.0cm	≤11.5cm	≤5.5cm	≤11.0cm

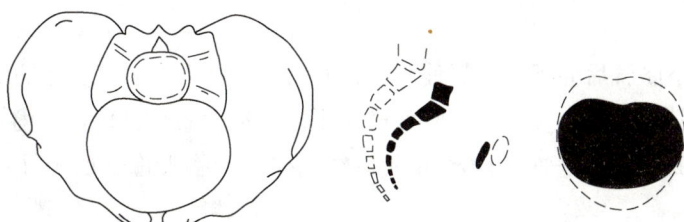

图 11 - 3 单纯扁平骨盆

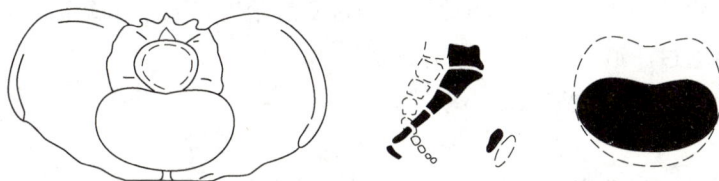

图 11 - 4 佝偻病性扁平骨盆

（3）骨盆出口平面狭窄 常与中骨盆平面狭窄伴行，主要见于男型骨盆，以坐骨结节间径及骨盆出口后矢状径狭窄为主，分为 3 级（表 11 - 2）。中骨盆平面和出口平面的狭窄常见于以下两种类型。①漏斗型骨盆：骨盆入口各径线值正常，中骨盆及出口横径短，两侧骨盆壁向内倾斜，形状似漏斗。常见于男型骨盆，其特点是中骨盆及骨盆出口平面均明显狭窄，坐骨棘间径、坐骨结节间径缩短，耻骨弓角度 <90°，坐骨结节间径与出口后矢状径之和小于 15cm（图 11 - 5）。②横径狭窄骨盆：即骨盆入口、中骨盆及骨盆出口三个平面的横径均狭窄，前后径稍长，坐骨切迹宽，入口平面呈纵椭圆形。中骨盆狭窄影响胎头内旋转，可形成持续性枕横位或枕后位，造成难产。

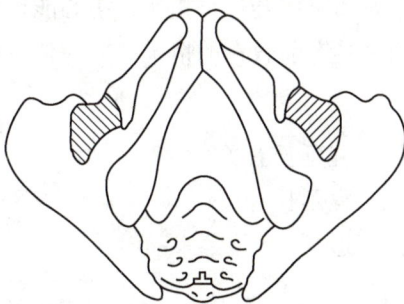

图 11 - 5 漏斗型骨盆

（4）骨盆三个平面狭窄 骨盆外形属女型骨盆，但骨盆入口、中骨盆及骨盆出口平面均狭窄，每个平面径线均小于正常值 2cm 或更多，称均小骨盆，多见于身材矮小、体型匀称的女性。

（5）畸形骨盆 即骨盆失去正常形态，如骨软化症骨盆、外伤及骨关节病所致的偏斜骨盆。

2. 相关检查

（1）全身检查 观察孕妇体型、步态有无异常。身高 <145cm 者警惕均小骨盆；注意有无脊柱及髋关节畸形，米氏菱形窝是否对称；脊柱侧凸或跛行者可伴有偏斜骨盆畸形；骨骼粗壮、颈部短者易合并漏斗型骨盆；米氏菱形窝对称但过扁者易伴有扁平骨盆、过窄者易伴有中骨盆狭窄，两髂后上棘对称突出且狭窄者多是类人猿型骨盆特征。

（2）腹部检查 观察腹部形态，有无尖腹及悬垂腹等。初产妇有尖腹者，提示可能有骨盆入口平面狭窄。测量子宫底高度及腹围，估计胎儿大小；腹部四步触诊判断有无胎位异常，如臀先露、肩先露；评估头盆关系，判断胎先露衔接情况。临产后应持续观察评估胎头下降情况，有无胎头跨耻征阳性。

检查方法：孕妇排空膀胱后仰卧，双腿伸直，检查者一手放在耻骨联合上方，另一手将胎头向骨盆腔方向推压。①胎头跨耻征阴性：胎头低于耻骨联合平面，提示胎头已衔接入盆。②胎头跨耻征可疑阳性：胎头与耻骨联合平面在同一平面，提示可疑头盆不称。③胎头跨耻征阳性：胎头高于耻骨联合平面，表示头盆不称。

不能单凭胎头跨耻征阳性轻易做出诊断，头盆不称提示有骨盆相对性或绝对性狭窄的可能。头盆相称还与骨盆倾斜度和胎方位相关，所以需要观察产程进展或试产后方可做出最后诊断。

（3）B型超声　观察胎先露部与骨盆的关系，通过测量胎头双顶径、胸围、腹围、股骨长，预测胎儿大小，判断胎儿能否通过产道。

（4）胎心监护仪　判断子宫收缩和胎心率情况。

3. 对母儿的影响

（1）对产妇的影响　产道狭窄影响胎先露部衔接和内旋转，容易发生持续性枕横位或枕后位、胎膜早破、宫缩乏力和产程延长；胎先露下降受阻致梗阻性难产，若不及时处理，可发生子宫破裂；胎头长时间嵌顿于产道内，压迫软组织引起局部缺血、水肿、坏死，可致生殖道瘘。

（2）对胎儿、新生儿的影响　产道狭窄和胎位异常易发生胎膜早破、脐带脱垂、早产、胎儿窘迫甚至死亡；产程延长、胎头受压和手术助产使新生儿窒息、颅内出血、产伤及感染的发生率明显增高。

4. 处理原则
骨盆绝对性狭窄已很少见，临床多见的是骨盆临界性或相对性狭窄。分娩时应明确骨盆狭窄的类型和程度，了解产力、胎儿大小、胎方位、胎心率、宫口扩张程度、胎先露下降程度、破膜与否，同时结合年龄、产次、既往分娩史进行综合分析判断，决定分娩方式。

（二）心理社会评估

由于产前检查发现产道狭窄，孕妇和家属会过早担忧，担心能否分娩、是否影响胎儿，常表现出紧张、焦虑甚至恐惧的情绪。了解孕妇接受产前教育的情况，应评估孕妇和家属对选择分娩方式的态度。

【常见的护理诊断/问题】

1. 有感染的危险　与胎膜早破、产程延长有关。

2. 有窒息的危险　与产道异常、产程延长有关。

3. 潜在并发症　子宫破裂、胎儿窘迫。

【护理措施】

（一）一般护理

1. 嘱产妇充分休息，取左侧卧位，宫缩间歇期注意放松；鼓励进食，保证营养及水分的摄入，必要时遵医嘱补充液体、电解质、维生素C，以保持良好体力。

2. 监测生命体征，观察产程进展，判断宫缩下降及宫口扩张情况，注意宫缩强度，监测胎心，发现异常及时汇报医生。

（二）心理护理

在分娩过程中，尽量陪伴、安慰产妇，提供心理支持，详细解答产妇及其家属提出的疑问，告知产程进展情况以及产道异常对胎儿的影响，消除其对未知的焦虑，保持情绪稳定；向产妇及其家属讲清阴道分娩的可能性及优点，增强其自信心和安全感，缓解恐惧心理，顺利度过分娩期。

（三）缓解症状的护理

1. 骨盆入口平面狭窄的护理措施　①绝对性骨盆入口狭窄：对角径≤9.5cm，应遵医嘱做好剖宫产术准备与护理。②相对性骨盆入口狭窄：对角径为 10.0~11.0cm，胎儿大小合适、产力、胎位及胎心均正常，可在严密监护下试产。试产处理及护理要点：专人监护，给予人工破膜或静脉滴注缩宫素，加强宫缩，保持良好体力，一般不用镇静剂、镇痛药；禁忌灌肠；试产2~4小时，密切观察产程进展及胎儿情况，如出现胎儿窘迫、先兆子宫破裂或胎头仍不能入盆，应及时通知医生，遵医嘱做好剖宫产的准备。

2. 中骨盆平面狭窄的护理措施 若宫口已开全，胎头双顶径达坐骨棘水平或更低，应做好阴道手术助产及新生儿窒息复苏的准备；若胎头双顶径未达坐骨棘水平，或出现胎儿窘迫，应行剖宫产术结束分娩。

3. 骨盆出口平面狭窄的护理措施 骨盆出口平面狭窄，阴道试产应慎重。若坐骨结节间径与出口后矢状径之和 >15cm，多数可经阴道助产结束分娩；若两者之和 ≤15cm，足月胎儿不易经阴道分娩，应行剖宫产结束分娩。

4. 均小骨盆的护理措施 若估计胎儿不大、胎位正常、头盆相称、宫缩好，可试产；反之，若胎儿较大、有明显头盆不称、胎儿不能通过产道，应尽早行剖宫产术。

5. 畸形骨盆的护理措施 畸形严重、明显头盆不称者，应及早行剖宫产术。

6. 产后护理措施

（1）预防产后出血、产褥感染、尿潴留 胎儿娩出后，遵医嘱用缩宫素和抗生素，预防产后出血和感染。保持外阴清洁，勤换内裤，每日擦（冲）洗会阴2次，对有留置导尿管的产妇，必须保证导尿管通畅，以防发生尿潴留。

（2）积极预防并发症 胎头在产道压迫时间过长或经手术助产者，新生儿均应按难产儿护理，严密观察有无颅内出血或其他症状，防止发生并发症。

（四）健康教育

1. 指导产妇及家属注意观察新生儿精神状况，应保持环境安静，发现新生儿异常立即通知医生；指导产妇采取合理的避孕措施，要求绝育者，择期行输卵管结扎术。

2. 加强孕期宣教，坚持定期产前检查，及早发现产道异常。尤其让孕妇及家属了解骨盆狭窄可能对母儿造成不良影响，提前入院待产。

二、软产道异常

软产道由阴道、宫颈、子宫下段及骨盆底软组织构成。软产道异常同样可致异常分娩，应于妊娠早期常规行妇科检查，了解软产道有无异常。

1. 阴道异常

（1）阴道横隔或纵隔 较为常见，评估隔膜的厚薄及质地是否影响分娩，隔膜较薄者，分娩时隔膜自行断裂或被挤向一侧，不影响分娩；隔膜厚且坚韧，阻碍胎先露部下降时，则需剪断隔膜或行剖宫产术结束分娩。

（2）阴道尖锐湿疣 妊娠期尖锐湿疣生长迅速，应尽早治疗，行剖宫产术。

（3）阴道囊肿或肿瘤 阴道壁囊肿较大时，阻碍胎先露部下降，可行囊肿穿刺术，严重者应行剖宫产术。

2. 宫颈异常

（1）宫颈粘连、水肿和瘢痕 多为损伤性刮宫、感染、手术或物理治疗所致，可引起宫颈性难产。宫颈水肿者，嘱产妇抬高臀部，减轻胎头对宫颈的压力，也可在宫颈两侧注射0.5%利多卡因5~10ml，待宫口近开全，用手将水肿的宫颈前唇上推，促使其逐渐越过胎头，多可经阴道分娩。若经处理无效，应行剖宫产术。

（2）宫颈坚韧　多见于高龄初产妇，宫颈缺乏弹性或精神过度紧张，使宫颈不易扩张所致。可在宫颈两侧注射 0.5% 利多卡因 5~10ml。无效者行剖宫产术。

（3）宫颈癌　癌肿质硬而脆，分娩时容易导致宫颈裂伤、出血及癌肿扩散。

3. 子宫异常　包括子宫畸形和瘢痕子宫。子宫畸形包括纵隔子宫、双子宫、双角子宫等，易发生子宫收缩乏力、产程异常、子宫破裂等；子宫畸形合并妊娠临产时，严密观察产程，可适当放宽剖宫产指征。瘢痕子宫包括子宫肌瘤剔除术后或有剖宫产史、子宫角切除术后。瘢痕子宫者，评估上次剖宫产指征，若因头盆不称剖宫产者，放宽本次剖宫产指征；若无头盆不称征象，严密观察产程，谨防先兆子宫破裂。

4. 盆腔肿瘤　包括子宫肌瘤和卵巢肿瘤。子宫肌瘤对分娩的影响取决于肌瘤的大小、位置和数目，是否影响胎先露衔接与下降；子宫肌壁间肌瘤影响子宫收缩；合并卵巢肿瘤者在分娩时易引起囊肿蒂扭转、破裂或感染；影响胎先露下降者，行剖宫产术。

第三节　胎位异常

胎位异常（abnormal fetal position）是造成难产的主要原因。分娩时除枕前位是正常胎方位外，其余均为异常胎位，包括胎头位置异常、臀先露及肩先露等。其中以头先露的胎位异常最常见，有持续性枕后位、枕横位、胎头高直位、前不均倾位等。

一、持续性枕后位、枕横位

【概述】

正常情况下，胎头多以枕额径衔接，在下降过程中，胎头枕部遇强有力宫缩，绝大多数能向前旋转成枕前位分娩。但仍有约 5% 胎头枕骨持续不能转向前方，直至分娩后期仍位于母体骨盆后方或侧方，致使分娩发生困难者，称持续性枕后位（persistent occiput posterior position）或持续性枕横位（persistent occiput transverse position）。

【护理评估】

（一）生理评估

1. 病因

（1）骨盆异常与胎头俯屈不良　男型骨盆或类人猿型骨盆入口平面前半部较狭窄，后半部较宽，常以枕后位或枕横位衔接入盆。

（2）其他异常　宫颈肌瘤、头盆不称、前置胎盘、子宫收缩乏力、胎儿过大或过小以及胎儿发育异常等均可影响胎头俯屈及内旋转，形成持续性枕后位或枕横位。

2. 临床表现　产程中表现为产程延长，尤其是活跃期及第二产程延长，同时胎儿枕部压迫直肠，产妇自觉肛门坠胀及排便感，导致过早地使用腹压，出现宫颈水肿、胎头水肿、产妇乏力等；产程延长及手术助产机会增加，胎儿宫内缺氧、新生儿窒息的发生率也会增加。

3. 相关检查

（1）阴道检查及肛门检查　枕后位时，骨盆后部空虚。胎头矢状缝位于骨盆斜径上，前囟在骨盆前方，后囟在骨盆后方；枕横位时，胎头矢状缝位于骨盆横径上，前、后囟分别在骨盆的两侧方（图 11-6）。当胎头水肿、颅骨重叠、囟门不清时，也可以借助胎儿耳廓及耳屏的位置、方向判定胎方位。

若耳廓朝向骨盆后方,为枕后位;若耳廓朝向骨盆侧方,为枕横位。还可借助肛门检查了解骨盆后部情况,协助确定胎方位,肛门检查前用消毒纸覆盖阴道口以避免粪便污染,检查者戴手套用右手示指蘸润滑剂进行检查。

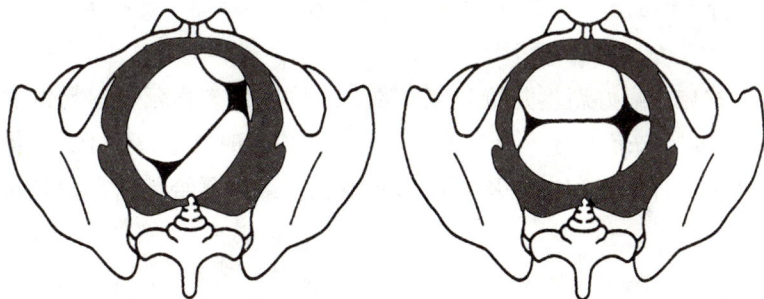

图 11 – 6　持续性枕横位、枕后位

（2）腹部检查　前腹壁容易触及胎儿肢体,胎背偏向母体后方或侧方,且胎心多在胎儿肢体侧闻及。

（3）超声检查　通过超声探测胎头枕部及眼眶位置以明确胎头位置。

4. 处理原则　持续性枕后位、枕横位,无骨盆异常、胎儿不大时,可试产,但应严密观察产程进展,注意宫缩强度、宫口扩张程度、胎头下降及胎心变化等。

（二）心理社会评估

产程延长会挫伤产妇阴道分娩的积极性,对阴道分娩产生恐惧,同时担心产程时间长对胎儿不安全。

【常见的护理诊断/问题】

1. 焦虑　与担心母儿安全有关。

2. 有受伤的危险（母儿）　与产程延长及手术产有关。

【护理措施】

（一）一般护理

分娩过程中,让产妇充分休息,鼓励产妇进食、饮水,必要时遵医嘱给予静脉补液,维持电解质平衡,以保持产妇良好的营养状况。指导产妇向胎儿肢体方向侧卧,利于胎儿枕部转向前方。

（二）心理护理

建立良好的护患关系,提供陪伴分娩;向产妇及家属解释难产发生的原因及应对措施,缓解紧张、焦虑或恐惧情绪;积极纠正异常胎方位,积极试产,及时告知产程进展过程与状况;告知胎心监护仪监测胎心结合羊水性状对发现胎儿窘迫的意义;不能经阴道分娩者,需向产妇及家属解释剖宫产术或阴道手术助产的必要性,取得产妇及家属的理解和配合。

（三）缓解症状的护理

1. 第一产程的护理措施

（1）潜伏期　保证产妇充分休息,增加营养,可注射哌替啶以帮助休息;产妇向着胎儿肢体方向侧卧,以利于枕部转向前方;如宫缩乏力,可使用缩宫素。

（2）活跃期　宫口开全前不宜让产妇过早屏气;排除头盆不称后,在宫口扩张3cm后,可人工破膜同时阴道检查,了解骨盆大小,静脉滴注缩宫素加强宫缩,可能经阴道分娩;如试产时出现胎儿窘迫或经人工破膜、静脉滴注缩宫素等处理效果不佳、每小时宫口开大 <0.5cm 或无进展时，应行剖宫产术结束分娩。

2. 第二产程的护理措施 若产程进展缓慢，胎头双顶径达到坐骨棘平面或更低时，可行徒手将胎头枕部旋转至骨盆前方，等待宫缩后观察胎方位，若转至枕前位，可等待自然分娩；若胎头未能转至枕前位，则转至枕后位，行产钳助产；若胎头双顶径未降至坐骨棘平面，疑有头盆不称，则不宜中高位产钳，应行剖宫产术。

3. 第三产程的护理措施 做好新生儿抢救复苏准备，同时因产程延长容易继发产后宫缩乏力，胎盘娩出后立即给缩宫素，防治产后出血。有软产道裂伤者，应及时修补，给予抗生素预防感染。

4. 产后监测生命体征 注意观察宫缩及阴道出血情况。遵医嘱给予缩宫素和抗生素，预防产后出血和感染。

（四）健康教育

1. 指导产妇定期做产前检查，参加孕妇学校了解分娩经过及分娩机转，指导孕妇及家属正确认识难产及处理方法。

2. 指导产妇注意休息，加强营养，制订新生儿喂养和随访计划，指导产妇和家属注意观察新生儿呼吸、面色和精神状况，发现异常及时处理。

二、臀先露

【概述】

臀先露（breech presentation）是最常见且容易诊断的异常胎位，占妊娠足月分娩总数的 3% ~4%。臀先露以骶骨为指示点，在骨盆的前、侧、后构成骶左（右）前、骶左（右）横、骶左（右）后 6 种胎方位。

根据胎儿双下肢姿势的不同，将其分为三类。①单臀先露：又称腿直先露，最常见，胎儿双髋关节屈曲，双膝关节伸直，以臀部为先露。②完全臀先露：又称混合臀先露，较常见，胎儿双髋关节及膝关节均屈曲，犹如盘膝坐，以臀部和双足为先露。③不完全臀先露：较少见，以单足或双足，单膝或双膝或单足单膝为先露，膝先露多是暂时的，产程开始后即转为足先露。

【护理评估】

（一）生理评估

1. 病因

（1）胎儿发育因素 胎龄愈小，臀先露发生率愈高。臀先露多于妊娠 28 ~32 周转为头先露，并相对固定。无论早产还是足月产，臀先露时先天畸形如无脑儿、脑积水、低出生体重儿的发生率为头先露的 2.5 倍。

（2）胎儿活动空间因素 胎儿活动空间过大或受限均可导致臀先露。双胎及多胎妊娠时，发生率远高于单胎妊娠。羊水过多或过少，胎儿发育异常，经产妇腹壁过于松弛，畸形子宫等，臀先露发生率较高。

2. 临床表现 妊娠晚期孕妇胎动时常有季肋部胀痛感，临产后因胎足及胎臀不能充分紧贴子宫下段、宫颈及宫旁盆底神经丛，宫口扩张缓慢，产程延长，容易发生宫缩乏力。足先露时易出现胎膜早破和脐带脱垂。

3. 相关检查

（1）产科检查 子宫呈纵椭圆形，胎体纵轴与母体纵轴一致。宫底部可触到圆而硬、按压时有浮球感的胎头；若未衔接，在耻骨联合上方可触到不规则、软而宽的胎臀。胎心在脐左（或右）上方听得最清楚。临产后阴道检查，若胎膜已破，可直接触及软而宽且不规则的胎臀，包括肛门、坐骨结节及骶骨等，应注意与面先露相鉴别，准确触及胎儿骶骨对明确胎方位很重要。

（2）超声检查 可确定臀先露的类型，估计胎儿大小。

（二）心理社会评估

胎位异常可导致产程延长、宫缩乏力、胎膜早破或脐带脱垂，产妇担心自身及胎儿的安危，对难产有紧张和恐惧心理。

【常见的护理诊断/问题】

1. 恐惧 与难产或担心胎儿发育异常有关。

2. 有受伤的危险（围产儿） 与可能出现脐带脱垂、胎膜早破、产程延长等有关。

【护理措施】

（一）一般护理

加强产前检查，及时发现并纠正不良胎位或终止妊娠，减少母儿并发症。分娩过程中，让产妇充分休息，鼓励产妇进食、饮水，必要时遵医嘱给予静脉补液，维持电解质平衡，以保持产妇良好的营养状况。正确指导产妇用力，避免体力消耗。

（二）心理护理

建立良好的护患关系，提供陪伴分娩；向产妇及家属解释臀位发生的原因及应对措施，缓解紧张、焦虑或恐惧情绪；及时告知产程进展过程与状况；不能经阴道分娩者，需向产妇及家属解释行剖宫产术或阴道助产手术的必要性，取得产妇的理解和配合，增强产妇的分娩信心。

（三）缓解症状的护理

1. 妊娠期护理措施 妊娠30周前，大部分臀先露能自行转为头位。妊娠30周后仍为臀先露，应采取以下方法矫正。

（1）膝胸卧位 让孕妇排空膀胱，松解腰带，空腹时取膝胸卧位（图11－7）每日2～3次，每次15分钟，连续一周后复查。

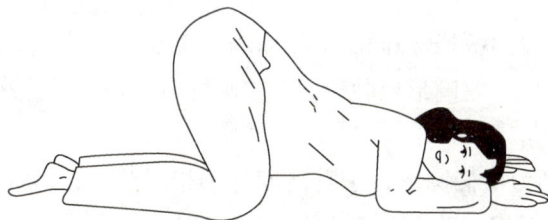

图11－7 膝胸卧位

（2）激光照射或艾灸至阴穴 激光照射两侧至阴穴（足小趾外侧，距趾甲角0.1寸），也可用艾条，每日1次，每次15～20分钟，5次为一疗程。

（3）外倒转术 是医师通过向孕妇腹壁施加压力，用手向前或向后旋转胎儿，使其由臀位或横位转成头位的操作方法。虽然有发生胎盘早剥、脐带缠绕等严重并发症的可能，但发生率低，仍然是一个有价值且相对安全的手术操作。一般建议在妊娠36～37周，排除禁忌证后，在超声及胎儿电子监护仪监护下进行，以提高安全性。

2. 分娩期护理措施 以对产妇和胎儿最小的损伤为原则决定分娩方式。

（1）剖宫产 如有骨盆狭窄、软产道异常、估计胎儿体重超过3500g、不完全臀先露、高龄初产妇、胎儿窘迫、瘢痕子宫、妊娠合并症或者有难产史者，均应选择择期剖宫产。

（2）经阴道分娩 为防止胎膜早破、脐带脱垂，孕妇在待产过程中，宜左侧卧位休息，减少活动，减少阴道检查；一旦破膜，立即抬高臀部，监测胎心，观察羊水的性状，并及时通知医师。在臀位阴道分娩过程中，如果宫口未开全，胎足已脱出阴道口，为使宫颈充分扩张，在外阴消毒后，助产士用手于宫缩时"堵住"阴道口，堵至宫口开全，待阴道充分扩张后，才能让胎臀娩出。在堵臀的过程中，每隔 10~15 分钟监测胎心一次，做好新生儿窒息复苏准备。临产后因先露部不能紧贴子宫下段及宫颈内口，常导致子宫收缩乏力，宫颈扩张缓慢，致使产程延长，手术产机会增多。产后出血、产褥感染及软产道损伤的机会也会增加。

3. 分娩后的护理措施 新生儿出生后检查有无产伤；胎盘娩出后检查胎盘、胎膜的完整性及软产道损伤情况；遵医嘱给缩宫素和抗生素，预防产后出血和感染。

（四）健康教育

1. 指导孕妇定期产前检查，解释孕期矫正胎位的必要性，并指导孕妇采取正确卧位，提高成功率；臀位未能矫正者，应提前入院待产。

2. 指导产妇注意休息与营养，产妇和家属注意观察新生儿呼吸、面色和精神状况，发现异常及时处理。

三、肩先露

【概述】

肩先露（shoulder presentation）是对母儿最不利的胎位，胎体横卧于骨盆入口之上，先露部为肩。占妊娠足月分娩总数的 0.25%。以肩胛骨为指示点，有肩左前、肩左后、肩右前、肩右后 4 种胎方位。除死胎及早产儿胎体可折叠娩出外，足月活胎不可能经阴道娩出。若不及时处理，可导致忽略性肩先露，容易造成子宫破裂，威胁母儿生命。

【护理评估】

（一）生理评估

1. 病因 与臀先露相似，但不完全相同。常见原因：①经产妇腹壁过度松弛；②未足月胎儿，尚未转为头先露；③胎盘前置；④子宫畸形或肿瘤；⑤羊水过多；⑥狭窄骨盆。

2. 相关检查

（1）腹部检查 腹部外形为横椭圆形，子宫高度低于相同孕周，宫底部及耻骨联合上方空虚，腹部一侧触及胎头，另一侧触及胎臀，胎心在脐两侧听诊最清楚。

（2）阴道检查 横位临产时，胎膜多已破，阴道检查可触及胎儿肩胛骨、锁骨、肋骨或腋窝。若胎儿手已脱出阴道，可以"握手"的方法鉴别是胎儿的左手或右手，因为检查者只能和胎儿的同侧的手相握。

（3）超声检查 检查胎头、脊柱、胎心等，准确判断出肩先露，并明确具体胎方位。

（二）心理社会评估

胎位异常可导致产程延长、宫缩乏力，甚至可能出现先兆子宫破裂，产妇担心自身及胎儿的安危，对难产有紧张和恐惧心理。

【常见的护理诊断/问题】

1. 恐惧 与难产或担心胎儿发育异常有关。

2. 有受伤的危险 与内倒转和手术产有关。

【护理措施】

（一）一般护理

加强产前检查，及时发现并纠正不良胎位，及时终止妊娠，减少母儿并发症。

（二）心理护理

建立良好的护患关系，向产妇及家属解释肩先露的应对措施，缓解紧张、焦虑或恐惧情绪。

（三）缓解症状的护理

1. 妊娠期护理措施 定期产前检查，及时纠正肩先露，可用膝胸卧位、激光照射（或艾灸）至阴穴等方法矫正，上述矫正方法无效，试行外倒转术转成头位，并包扎腹部加以固定；若失败应提前入院待产，决定分娩方式。

2. 分娩期护理措施 根据胎产次、胎儿大小、胎儿是否存活、宫口扩张程度、胎膜是否破裂、有无并发症等，综合决定分娩方式。

（1）足月活胎 初产妇，无论宫口扩张程度及胎膜是否破裂，应行剖宫产。经产妇，首选剖宫产，若宫口开至5cm以上，破膜已破，羊水未流尽，胎儿不大，可在硬膜外麻醉下行内转胎位术，转至臀先露后分娩。

（2）出现先兆子宫破裂或子宫破裂征象 无论胎儿死活，为抢救产妇生命，立即行剖宫产术。

（3）胎儿已死、无先兆子宫破裂 需在宫口开全及全麻下，行断头术或碎胎术。术后常规检查软产道有无裂伤，及时修补缝合，预防产后出血及产褥感染。

（四）健康教育

1. 指导孕妇定期产前检查，解释孕期矫正胎位的必要性，指导孕妇采取正确体位，提高矫正成功率；肩先露未能矫正者，应提前入院待产。

2. 指导产妇注意休息与营养，产妇和家属注意观察新生儿呼吸、面色和精神状况，发现异常及时处理。

目标检测

答案解析

一、A 型题

1. 不协调性宫缩乏力时，应选择（ ）

    A. 肌内注射哌替啶   B. 温肥皂水灌肠

    C. 人工破膜   D. 缩宫素引产

    E. 剖宫产

2. 当骨盆外测量坐骨结节间径小于8cm时，应进一步测量（ ）

    A. 骶耻外径

    B. 骨盆出口后矢状径

    C. 骨盆出口前矢状径

    D. 坐骨棘间径

    E. 骶棘韧带宽度

3. 下列不属于胎位异常的是（　　）

    A. 左枕前位　　　　　　　　　　B. 臀位与横位

    C. 持续性枕后位　　　　　　　　D. 持续性枕横位

    E. 前不均倾位

4. 关于均小骨盆，描述正确的是（　　）

    A. 骨盆每条径线比正常值少4cm

    B. 骨盆每条径线比正常值少3.5cm

    C. 骨盆每条径线比正常值少3cm

    D. 骨盆每条径线比正常值少2cm

    E. 骨盆每条径线比正常值少1cm

5. 患者，28岁，孕26周，检查为臀先露。应指导其采取的措施是（　　）

    A. 膝胸卧位　　　　　　　　　　B. 激光照射至阴穴

    C. 外倒转术　　　　　　　　　　D. 等待其自然转成头位

    E. 艾灸至阴穴

二、名词解释

1. 潜伏期延长

2. 均小骨盆

三、简答题

1. 简述协调性子宫收缩乏力治疗过程中缩宫素使用方法及护理措施。

2. 简述臀先露的矫正方法。

四、病例分析

患者，女，34岁，孕39周。枕左前位，胎心音140次/分，规律宫缩21小时，宫口开大3cm。宫缩较初期间歇时间长，10~15分钟1次，持续30秒，宫缩高峰时子宫不硬，经检查无头盆不称，目前一般情况好。

根据以上资料，请回答：

1. 该患者目前最可能的临床诊断。

2. 该患者主要的护理问题。

3. 应为该患者制定的护理措施。

（孙自红）

书网融合……

本章小结　　　微课　　　题库

166

第十二章　分娩期并发症妇女的护理

学习目标

通过本章内容学习，学生能够：

1. 复述产后出血、子宫破裂、羊水栓塞的概念；明确产后出血的病因判断、护理评估及护理措施。

2. 识别分娩期并发症，并运用护理程序对上述患者提供整体护理。

3. 提供护理过程中具有严谨的职业态度、医者仁心的救护理念、良好的医护合作和团队协作能力。

情境导入

孕妇张某，31 岁，G_2P_0，孕期规律产检未发现异常。因规律宫缩 2 小时来诊，当时宫口开大 4cm，1 小时后宫口开全，宫缩正常，在产妇用力下，顺利娩出一女婴，当即有持续性阴道流血，鲜红色，量约 200ml。8 分钟后胎盘自然娩出，出血总量已超过 500ml。产后检查：胎盘、胎膜完整，宫颈裂伤。宫颈修补缝合后阴道仍出血，呈间歇性，暗红色，伴血块，检查子宫时软时硬，宫底升高，张女士面色苍白，乏力，手脚凉，脉搏 115 次/分，血压 80/60mmHg。

根据以上资料，请回答：

1. 该患者最可能的临床诊断。
2. 该类患者常见的护理诊断及护理措施。

第一节　产后出血 微课

【概述】

产后出血（postpartum hemorrhage，PPH）是指胎儿娩出后 24 小时内，阴道分娩者出血量≥500ml，剖宫产者≥1000ml。而正常经阴道分娩的产妇平均失血量为 300～350ml。产后出血是分娩期严重并发症之一，居我国孕产妇死亡原因首位。如胎儿娩出后 24 小时内出血量超过 1000ml，称严重产后出血；如为经缩宫剂、持续性子宫按摩或按压等保守措施无法止血，需要外科手术、介入治疗甚至切除子宫的严重产后出血，称难治性产后出血。国内外文献报道产后出血发病率为 5%～10%，但因临床上估计的产后出血量往往比实际出血量少，产后出血的实际发病率更高。

出血量的测量是从胎儿娩出到产后 24 小时，包括 3 个时间段：胎儿娩出到胎盘娩出前、胎盘娩出到产后 2 小时、产后 2 小时到产后 24 小时。产后出血 80% 以上发生在产后 2 小时内，应留产房观察，注意出血征象，故又将产后 2 小时称为第四产程。

【护理评估】

（一）生理评估

1. 病因 产后出血的原因主要有子宫收缩乏力、胎盘因素、软产道裂伤、凝血功能障碍 4 个方面。这些因素可单独存在，也可并存，还可互相影响或互为因果。

（1）**子宫收缩乏力** 是产后出血最常见的原因，占产后出血总数的 70% ~ 80%。胎儿娩出后，子宫肌纤维收缩使胎盘剥离面迅速缩小，血窦关闭，以控制出血，因此，影响产后子宫收缩和缩复功能的任何因素均可引起子宫收缩乏力性产后出血。常见因素如下。

①全身性因素：产妇精神过度紧张、高龄、体质虚弱或合并慢性全身性疾病等。

②产科因素：产程延长使产妇体力过多消耗；前置胎盘、胎盘早剥、妊娠期高血压疾病、胎膜早破、羊膜腔感染等。

③子宫因素：子宫过度膨胀，如双胎妊娠、巨大胎儿、羊水过多等；子宫病变，如子宫畸形、子宫肌瘤、子宫肌纤维变性等；子宫肌壁的损伤，如剖宫产史、肌瘤剔除术后、产次过多过频等。

④药物因素：临产后过多使用镇静剂、麻醉剂或宫缩抑制剂等。

（2）**胎盘因素**

①胎盘滞留：胎儿娩出后，胎盘多在 15 分钟内娩出，若超过 30 分钟仍不娩出，将影响胎盘剥离面血窦的关闭而导致出血。常见原因如下。A. 胎盘剥离不全：第三产程胎盘尚未完全剥离，过早按压子宫或牵拉脐带而影响胎盘正常剥离，导致胎盘剥离不全。B. 膀胱充盈，使已剥离胎盘滞留宫腔。C. 胎盘嵌顿：子宫颈内口肌纤维环形收缩，使已剥离的胎盘嵌顿于宫腔，多为隐性出血。

②胎盘植入：指胎盘绒毛在子宫附着部位与子宫肌层紧密相连。根据胎盘绒毛侵入子宫肌层的深度，分为粘连性、植入性和穿透性胎盘植入。胎盘绒毛全部或部分黏附于子宫肌层表面，不能自行剥离，称胎盘粘连。绒毛穿透子宫壁表层，植入子宫肌层，称胎盘植入。绒毛穿透子宫肌层到达或超过子宫浆膜面，称穿透性胎盘植入。完全性粘连或植入者出血不多，部分胎盘粘连或植入因已剥离部分血窦开放而未剥离的部分影响子宫收缩导致出血增多。常见原因如下。A. 子宫内膜损伤：多次人工流产史、宫腔感染等。B. 胎盘附着部位异常：胎盘附着于子宫下段、子宫角、子宫颈等。C. 子宫手术史：剖宫产史、子宫肌瘤摘除术后。

③胎盘胎膜残留：副胎盘、部分胎盘小叶或部分胎膜残留于宫腔，影响子宫收缩致出血。

（3）**软产道裂伤** 子宫收缩力过强、产程进展过快（急产）、胎儿过大、胎位异常、接产时未保护好会阴或阴道手术助产（如产钳助产、臀牵引术等）操作不当、软产道静脉曲张、会阴水肿、软产道组织弹性差时，均可致产后出血。

（4）**凝血功能障碍** 任何原发或继发的凝血功能异常均可引起产后出血，见于以下情况。①产科并发症：如妊娠期高血压疾病、胎盘早剥、羊水栓塞、死胎等疾病，可引起 DIC 而导致子宫大量出血。②孕前已存在的疾病：如肝脏疾病、原发性血小板减少、再生障碍性贫血等，因凝血功能障碍可引起手术创伤处及子宫剥离面出血。

2. 临床表现 产后出血的主要临床表现是胎儿娩出后阴道出血，严重者出现失血性休克、严重贫血，或近、远期并发症。

（1）**评估出血量** 常见方法如下。

①面积法：按血湿纱布面积粗略估计失血量，10cm × 10cm（4 层纱）约为 10ml。

②称重法：失血量（ml）＝［胎儿娩出后所有敷料湿重（g）－胎儿娩出前所有敷料干重（g）］/ 1.05（血液比重 g/ml）。

③容积法：用专用的产后聚血器或弯盘收集阴道出血，放入量杯测量出血量。

④休克指数法（shock index，SI）：休克指数＝脉率/收缩压（mmHg）。SI＝1.0，失血量为10%～30%（500～1500ml）；SI＝1.5，失血量为30%～50%（1500～2500ml）；SI＝2.0，失血量为50%～70%（2500～3500ml）。

（2）评估出血原因　根据出血发生的时间，出血特点，出血量与胎儿、胎盘娩出之间的关系，能初步判断引起产后出血的原因，产后出血原因常互为因果。

①子宫收缩乏力：正常情况下胎盘娩出后，宫底平脐或脐下一横指，子宫收缩呈球状、质硬。子宫收缩乏力时，子宫质软、轮廓不清，宫底升高，阴道流血多。按摩子宫及应用缩宫剂后，子宫变硬，阴道流血减少或停止，可确诊为子宫收缩乏力性产后出血。

②胎盘因素：如胎儿娩出后胎盘未娩出，阴道大量出血，应考虑胎盘因素，胎盘部分剥离、嵌顿、胎盘部分粘连或植入、胎盘残留等。胎盘娩出后应常规检查胎盘及胎膜是否完整，确定有无胎盘胎膜残留。胎盘胎儿面如有断裂血管，应考虑副胎盘残留的可能。徒手剥离胎盘时如发现胎盘与宫壁关系紧密，难以剥离，牵拉脐带时子宫壁与胎盘一起内陷，可能为胎盘植入，应立即停止剥离。

③软产道裂伤：当有软产道裂伤时，应立即仔细检查宫颈、阴道及会阴处是否有裂伤。

A. 宫颈裂伤：巨大胎儿、手术助产、臀位牵引等分娩后，常规检查宫颈；裂伤常发生在宫颈3点与9点处，有时可上延至子宫下段、阴道穹隆。

B. 阴道裂伤：检查者用中指、示指压迫会阴切口两侧，仔细检查会阴切口顶端及两侧有无损伤及损伤程度，有无活动性出血；若触及张力大、压痛明显、有波动感的肿物且皮肤表面颜色有改变者为阴道壁血肿。

C. 会阴裂伤：按损伤程度分为4度。Ⅰ度裂伤：会阴部皮肤及阴道入口黏膜撕裂，出血量不多。Ⅱ度裂伤：裂伤已达会阴体筋膜及肌层，累及阴道后壁黏膜，向阴道后壁两侧沟延伸并向上撕裂，解剖结构不易辨认，出血量较多。Ⅲ度裂伤：裂伤向会阴深部扩展，肛门外括约肌已断裂，直肠黏膜尚完整。Ⅳ度裂伤：肛门、直肠和阴道完全贯通，直肠肠腔外露，组织损伤严重，但出血量可不多。

④凝血功能障碍：主要因失血过多引起继发性凝血功能障碍，表现为持续阴道流血，血液不凝；全身多部位出血、身体瘀斑。根据临床表现及血小板计数、纤维蛋白原、凝血酶原时间等凝血功能检测可做出诊断。

（3）失血性休克　健康产妇失血量如不超过其血容量的1/10，一般不引起休克表现。若产程延长，产妇有精神创伤、体力消耗，或合并有贫血、妊娠期高血压疾病、慢性疾病等，则对失血耐受性降低，虽失血量＜500ml，也可出现休克，表现为头晕、心悸、心慌、面色苍白、脉搏细速、血压下降等。

（4）并发症

①贫血：因急性失血，造成外周血红细胞容量减少，出现急性贫血的症状。表现为头晕、乏力、胸闷、心慌、脉搏变快、皮肤黏膜苍白等。

②急性肾损伤：因产后出血引起肾血流灌注不足，造成肾前性肾功能损伤。若低灌注持续，继而发展为急性肾小管坏死，表现为少尿、无尿、氮质血症等。

③希恩综合征：是指产后发生出血多、休克，腺垂体组织易缺氧、变性坏死，致腺垂体功能低下而出现一系列临床综合症状。临床表现为闭经、无泌乳、性欲减退、毛发脱落、第二性征衰退、生殖器官萎缩及畏寒、嗜睡、疲劳、记忆力减退、厌食、恶心、呕吐等。

4. 相关检查

（1）实验室检查　血常规检查，出、凝血时间，纤维蛋白原、凝血酶原时间等。

（2）测量中心静脉压　中心静脉压＜2cmH$_2$O时，提示静脉回流不足，血容量不足。

5. 处理原则　针对出血原因，迅速止血；补充血容量，纠正失血性休克；防止感染。

（二）心理社会评估

发生产后出血，尤其凝血功能障碍引起的皮肤、黏膜、针眼出血时，产妇和家属常会感到惊恐，担心产妇安危，把全部希望寄托于医护人员，希望紧急救助。

【常见的护理诊断/问题】

1. 组织灌注量不足 与阴道大量流血、失血过多有关。

2. 有感染的危险 与出血多、抵抗力下降及手术操作有关。

3. 恐惧 与大量失血担心自身生命安危有关。

4. 潜在并发症 失血性休克、希恩综合征。

【护理措施】

（一）一般护理

1. 卧床休息，注意保暖，病情缓解后指导产妇逐渐增加活动量，适应日常生活；保持病室安静、清洁、空气流通。

2. 加强营养，少量多餐，以富含蛋白质、维生素、铁元素，易消化的饮食为主。

3. 协助产妇及时排空膀胱，促进子宫收缩。

4. 密切监测产妇体温、脉搏、呼吸、血压等生命体征，观察其面色、尿量、阴道出血量、子宫底高度、子宫体硬度及轮廓等，注意有无全身出血倾向；观察恶露的量、颜色、气味及会阴伤口情况，注意是否有感染征象。

（二）心理护理

产妇发生产后出血，体质虚弱，抵抗力下降，自理能力下降，护理人员应多关心产妇，尽量满足其生理及心理方面的需要，增加安全感。指导产妇学会放松技巧，有利于病情缓解；主动向产妇和家属解释病情和采取的治疗措施，减轻其紧张、焦虑心理。

（三）缓解症状的护理

1. 子宫收缩乏力导致产后出血的护理措施

（1）加强宫缩 是子宫收缩乏力最迅速有效的止血方法。

①按摩子宫

A. 腹壁按摩宫底：胎盘娩出后，术者一手置于宫底部，拇指在前，其余四指在后，在下腹部按摩并压迫宫底，挤出宫腔内积血，按摩时应均匀有节律。如效果不佳，可选用腹部 - 阴道双手压迫子宫法。

B. 腹部 - 阴道双手压迫子宫法：一手戴无菌手套伸入阴道，握拳置于阴道前穹隆，顶住子宫前壁，另一手屈掌按压子宫后壁，使宫底前屈，双手相对紧压并有节律地按摩子宫或按压子宫（图 12 - 1）。注意：按压时间以子宫恢复正常收缩并能保持收缩状态为止。按摩时应注意无菌操作，并配合使用宫缩剂。

②应用子宫收缩剂

A. 缩宫素：是预防和治疗产后出血的一线药物。方法：10 ~ 20U 加至 500ml 晶体液中静脉滴注；也可 10U 肌内注射或子宫肌层注射或宫颈注射，但 24 小时总量应控制在 60U 内。

B. 卡贝缩宫素：长效缩宫素九肽类似物，100μg 缓慢静脉推注，或肌内注射，2 分钟起效，半衰期为 1 小时。

C. 麦角新碱：0.2 ~ 0.4mg，肌内注射（心脏病、高血压产妇禁用），静脉推注有较大的副作用，紧急情况下使用。

D. 前列腺素类药物：当缩宫素及麦角新碱无效或麦角禁用时加用，主要包括卡前列素氨丁三醇、米索前列醇和卡前列甲酯等，首选肌内注射。

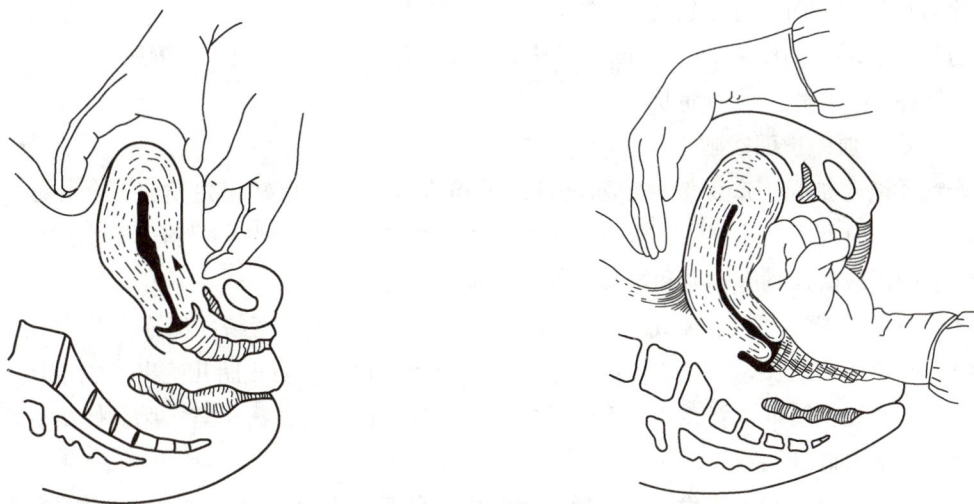

图 12 – 1　腹部子宫按摩法与腹部 – 阴道子宫按摩法

（2）宫腔填塞　包括宫腔纱条填塞和宫腔球囊压迫。

①宫腔纱条填塞：多用于剖宫产术中。助手在腹部固定子宫，术者持卵圆钳将特制大纱条（长1.5～2m，宽6～8cm，4～6层无菌不脱脂棉纱条）送入宫腔，自宫底由内向外依次来回折叠填塞，纱布要填紧，宫腔内不留空隙，纱条尾端留于阴道内。填塞后预防性使用抗生素，24～48小时取出纱条，取出前应先使用麦角新碱、卡前列素氨丁三醇等强有力宫缩剂。

②宫腔球囊压迫：在超声的引导下将导管的球囊部分插入宫腔，球囊内注入无菌生理盐水250～300ml。严密观察宫腔填塞后产妇的生命体征和液体出入量，注意宫底高度及阴道取出宫腔填塞纱条的时间。

（3）盆腔血管阻断

①动脉结扎：包括子宫动脉结扎和髂内动脉结扎。

②动脉栓塞术：行股动脉穿刺插入导管至髂内动脉或子宫动脉，注入新胶海绵颗粒栓塞动脉，栓塞剂经2～3周被吸收，血管复通。

（4）子宫切除术　经积极抢救无效，危及产妇生命时，应及时行子宫次全切除或全切除术，以挽救产妇生命。遵医嘱做好手术的准备、术中配合和术后护理，是胎盘因素引起产后出血的主要处理措施。

2. 胎盘因素导致产后出血的护理措施　胎儿娩出后，疑有胎盘滞留时，立即进行宫腔检查。如胎盘剥离，则立即取出胎盘；如胎盘粘连，可试行徒手剥离胎盘后取出。如胎盘剥离困难，有胎盘植入，停止剥离，根据产妇出血情况及胎盘剥离面行保守治疗或子宫切除术。

3. 软产道裂伤导致产后出血的护理措施　对软产道出现活动性出血的裂伤部位，须按照解剖层次逐层缝合，彻底止血。软产道血肿应切开并清除血肿，彻底止血、缝合，必要时放置引流条。

4. 凝血功能障碍导致产后出血的护理措施　除遵医嘱尽早尽快输新鲜全血、血小板、纤维蛋白原、凝血酶原复合物、凝血因子等积极止血外，还应对因治疗，如发生 DIC，按 DIC 处理。

5. 失血性休克的护理措施

（1）密切观察生命体征，保暖，吸氧，呼救，做好记录。

（2）及时快速补充血容量，迅速开放静脉通道，遵医嘱及时快速输液、输血，补充血容量，纠正低血压。有条件的医院应做中心静脉压指导输血输液。

（3）必要时遵医嘱应用升压药物及肾上腺皮质激素，改善心、肾功能。

（4）抢救过程中随时做好血气检查，及时纠正酸中毒。

（5）防治肾衰竭，如尿量少于 25ml/h，尿比重高，应积极快速补液，监测尿量。

（6）预防感染，一般给大剂量抗生素。

6. 预防产后出血的护理措施

（1）产前预防　加强围产保健，定期进行产前检查，及时治疗妊娠并发症、合并症，有高危因素不宜妊娠者，早孕时及时终止妊娠。对患有贫血、血液系统疾病、肝炎、双胎、羊水过多、妊娠期高血压等疾病的孕妇，应转诊到有输血和抢救条件的医院入院待产。

（2）产时预防　第一产程：密切观察产程进展，消除产妇紧张情绪，保证充分休息，合理使用子宫收缩药物，避免产程延长。第二产程：指导产妇正确使用腹压，防止胎儿娩出过急过快，适时适度做会阴切开。第三产程：胎盘未剥离前，不可过早牵拉脐带或按摩、挤压子宫；胎盘娩出后仔细检查胎盘胎膜完整性，测量出血量。

（3）产后预防　产后出血多发生在产后 2 小时内，胎盘娩出后，密切监测生命体征，包括血压、脉搏、子宫收缩情况、宫底高度、阴道出血量、膀胱充盈情况，及早发现出血和休克。鼓励产妇及时排空膀胱，与新生儿早接触、早开奶，以便反射性引起子宫收缩，减少出血量。

（四）健康教育

与产妇及家属一起制定产后康复计划，包括加强营养，食用高蛋白、高维生素、富含铁剂的食物；适当活动，逐渐增加活动量；出血增加感染的概率，产妇需注意个人卫生；指导产妇学会观察子宫复旧及恶露，发现异常，及时就诊。

第二节　子宫破裂

【概述】

子宫破裂（rupture of uterus）是指在妊娠晚期或分娩期子宫体部或子宫下段发生破裂。常发生于经产妇，是直接威胁产妇及胎儿生命的产科严重并发症。

【护理评估】

（一）生理评估

1. 病因

（1）瘢痕子宫　是近年来导致子宫破裂的常见原因。常见于既往有剖宫产术、子宫肌瘤剔除术、宫角切除术、子宫成形术等的女性。前次手术后伴发感染、切口愈合不良、剖宫产术后间隔时间太短再次妊娠等，临产后发生子宫破裂的风险更高。

（2）胎先露下降受阻　狭窄骨盆、头盆不称、胎位异常、巨大胎儿或胎儿畸形，胎先露部下降受阻，为克服阻力子宫强烈收缩，导致子宫下段过分伸展变薄而发生子宫破裂。

（3）子宫收缩药物使用不当　胎儿娩出前促子宫收缩药物的剂量、使用方法或应用指征不当，或孕妇对药物敏感度高，导致子宫收缩过强。

（4）产科手术损伤　多发生于阴道助产手术不适当或过于粗暴，如忽略性横位时强行内倒转术、宫颈口未开全时行产钳助产或臀牵引术、毁胎术等。对植入性胎盘强行剥离，分娩时施暴力腹部加压，妊娠晚期腹部受外伤等都可引起创伤性子宫破裂。

（5）其他　子宫发育不良、畸形，多次宫腔内操作等，子宫基层菲薄导致子宫自发破裂。

2. 对母儿的影响

（1）对母体的影响　子宫破裂后可引起产妇腹腔内大量出血，若止血不及时，可引起失血性休克、凝血功能障碍、产后出血；出血及破裂口污染使感染发生率增加；破裂口感染、无法修补者需切除子宫；子宫破裂使羊水栓塞发生率明显增加；严重者可引起孕产妇死亡。

（2）对胎儿的影响　强烈的宫缩、子宫破裂、胎盘血流减少影响胎儿氧气的供给，可引起胎儿宫内窘迫甚至胎死宫内。

3. 临床表现　子宫破裂多见于分娩期，部分发生于妊娠晚期。根据原因分为自发性破裂和损伤性破裂。自发性破裂分为三类，即难产性破裂、药物性破裂、瘢痕性破裂。损伤性破裂分为助产手术损伤破裂、助产压腹损伤破裂及腹部外伤性破裂。根据发生的部位，分为子宫体部破裂和子宫下段破裂；根据破裂的时间，分为妊娠期破裂和分娩期破裂；根据破裂的程度，分为不完全性破裂（子宫肌层部分或全层裂开，但浆膜层完整，宫腔与腹腔未相通，胎儿及其附属物仍在宫腔内）和完全性破裂（子宫内膜层、肌层与浆膜层均断裂，使宫腔与腹腔直接相通）。胎儿窘迫是最常见的临床表现，大多数子宫破裂伴有胎心异常。子宫破裂还表现为：电子胎心监护异常、阴道异常出血、宫缩间歇期仍有严重的腹痛、血尿、宫缩消失、孕妇心动过速、低血压、晕厥或休克、胎先露异常、腹部轮廓改变等。

（1）先兆子宫破裂　常见于产程长、有产道梗阻的产妇，表现如下。

①因胎先露下降受阻，强有力的子宫收缩使子宫下段逐渐变薄，而子宫上段增厚变短，在子宫体部和子宫下段之间形成明显的环状凹陷，称病理性缩复环。随着产程进展，此环状凹陷可随着产程进展逐渐上升平脐或脐上，压痛明显（图 12 – 2）。

②子宫呈强直性或痉挛性收缩，产妇烦躁不安，呼吸、心率加快，下腹剧痛难忍。

③胎儿先露部压迫膀胱，使膀胱充血，出现排尿困难及血尿。

④过频、过强的子宫收缩使胎儿血供受阻，无法触清胎体，胎心率加快或减慢或听不清。病理性缩复环、下腹部压痛、胎心率异常和血尿是先兆子宫破裂的四大主要表现，其中以病理性缩复环最为典型。

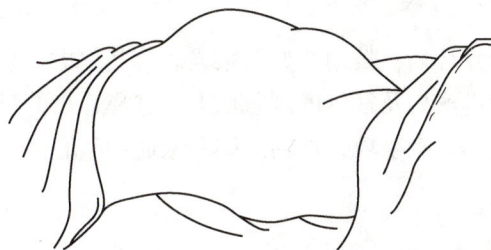

图 12 – 2　先兆子宫破裂时腹部外观

（2）子宫破裂

①不完全性子宫破裂：是指子宫肌层或全层破裂，但浆膜层完整，宫腔与腹腔不相通，胎儿及附属物仍在宫腔内。多见于子宫下段剖宫产切口瘢痕裂开，常缺乏先兆子宫破裂的典型症状和体征，仅在不全破裂处有压痛。若破裂口累及两侧子宫动脉，可导致急性大出血。如破裂发生在子宫侧壁阔韧带两叶间，可形成阔韧带内血肿，查体可在子宫一侧扪及逐渐增大且有压痛的包块，常伴有胎心率异常。

②完全性子宫破裂：是指子宫肌层全层破裂，宫腔与腹腔相通。常发生于瞬间，产妇突然感到下腹部撕裂样疼痛，子宫收缩骤然停止，腹痛暂时缓解。因羊水、血液进入腹腔，随之出现全腹持续性疼痛，同时，产妇出现呼吸急促、面色苍白、脉搏细弱、血压下降等低血容量性休克征象。腹部检查：全腹压痛明显、有反跳痛，腹壁下可清楚扪及胎体，子宫位于侧方，胎心胎动消失。阴道检查：产妇阴道有鲜血流出，胎先露升高，曾开大的宫口缩小，如破裂口位置较低，部分产妇可扪及子宫下段裂口。上

述表现可继发于先兆子宫破裂征象之后，但子宫体部瘢痕裂开多为完全性子宫破裂，常无先兆破裂的征象。穿透性胎盘植入者发生子宫破裂，可表现为持续性腹痛，多伴有胎心率异常，易被误诊为其他急腹症或先兆临产。

4. 相关检查

（1）实验室检查　血常规检查可见血红蛋白下降、白细胞计数增加；尿常规检查可见有红细胞或肉眼血尿。

（2）B 型超声检查　可显示胎儿与子宫的关系，确定子宫破裂的部位。

（3）腹腔穿刺　可证实腹腔内出血。

5. 处理原则

（1）先兆子宫破裂　立即抑制子宫收缩：肌内注射哌替啶100mg，或尽快手术。

（2）子宫破裂　在抢救休克的同时，无论胎儿是否存活，均应尽快手术治疗。

（二）心理社会评估

产妇及家属因剧烈腹痛或大出血感到焦虑、恐惧，因胎儿死亡或需切除子宫而感到悲哀。

【常见的护理诊断/问题】

1. 疼痛　与子宫收缩过强、过频及子宫破裂后液体刺激腹膜有关。

2. 组织灌注量不足　与子宫破裂后大量出血有关。

3. 有感染的危险　与多次阴道检查、大出血致抵抗力下降等有关。

4. 预感性悲哀　与子宫破裂需切除子宫及胎儿死亡有关。

【护理措施】

（一）一般护理

与产妇建立信任的护患关系，严密观察产程进展，及时发现导致难产的诱因，注意胎心率变化。

（二）心理护理

及时告诉产妇及家属相关治疗计划；鼓励产妇及家人表达其焦虑、恐惧与悲伤等情绪。对胎儿死亡者，认真倾听产妇内心感受，帮助产妇及家属度过悲伤期。选择适当的时机向产妇及其家属说明子宫破裂对再次妊娠的影响及下次妊娠的注意事项，帮助产妇和家属调整心态。

（三）缓解症状的护理

1. 先兆子宫破裂的护理措施

（1）待产过程中，出现宫缩过强、下腹部压痛、先兆子宫破裂，应立即报告医生并停止使用缩宫素及一切加速产程的操作，同时密切监测产妇生命体征，遵医嘱给予抑制宫缩药物、吸氧，尽快做好剖宫产术前准备。

（2）协助医师向家属交代病情，获得家属同意，签署知情同意书。

2. 子宫破裂的护理措施

（1）快速建立静脉通道，遵医嘱迅速进行输液、输血、吸氧、保暖、监测生命体征、记录液体出入量等抗休克护理。

（2）无论胎儿是否存活，均应在抢救休克的同时，尽快手术。根据破口大小、是否整齐、有无明显感染等情况，行破口修补术、子宫次全切除或全切除术；快速做好术前准备。

（3）术前、术后遵医嘱给予大量广谱抗生素预防感染。

（四）健康教育

1. 建立完善的孕产妇保健手册，加强围产期保健。

2. 有子宫破裂高危因素者，应指导在预产期前 1～2 周入院待产。

3. 指导产妇注意休息，加强营养，如胎儿死亡，指导产妇回奶，复诊、避孕及再孕计划。剖宫产术、子宫肌瘤摘除术、子宫修补术后应避孕 2 年后再怀孕。

第三节 羊水栓塞

【概述】

羊水栓塞（amniotic fluid embolism，AFE）是由于在分娩过程中羊水进入母体血液循环，引起肺动脉高压、低氧血症、循环衰竭、弥散性血管内凝血（DIC）以及多器官功能衰竭等一系列病理生理变化的过程。羊水栓塞是产科极其严重的分娩并发症，以起病急骤、病情凶险、难以预测、病死率高为临床特点。发病率为（1.9～7.7）/10 万，死亡率为 19%～86%。

【护理评估】

（一）生理评估

1. 病因 羊水栓塞由羊水中的有形物质（胎儿角化上皮、毳毛、胎脂、胎粪等）进入母体血液循环引起，与下列因素有关。

（1）羊膜腔压力增高 临产后，尤其是第二产程子宫收缩时羊膜腔内压力可达 100～175mmHg，当羊膜腔内压力明显超过静脉压时，羊水便有可能被挤入破损的微血管而进入母体血液循环。

（2）血窦开放 分娩时，各种原因引起的子宫颈及子宫壁损伤致血窦破裂，羊水通过破损的血管进入母体血液循环。

（3）胎膜破裂 大部分羊水栓塞发生在胎膜破裂后，羊水可从子宫蜕膜或宫颈管破损的小血管进入母体血液循环。

2. 病理生理 羊水进入母体血液循环后，其中的有形物质阻塞肺小血管，并成为致敏原引起超敏反应，羊水中的促凝物质引起母体凝血机制异常而导致机体发生一系列病理生理变化。

（1）肺动脉高压 羊水中有形物质形成栓子并刺激肺组织产生和释放血管活性物质，使肺血管反射性痉挛，导致肺动脉高压，使右心负荷加重，导致急性右心扩张及充血性右心衰竭；又使左心房回心血量减少，左心排血量明显减少，导致周围血液循环衰竭，使血压下降而出现一系列休克症状，产妇因重要脏器缺血而突然死亡。

（2）过敏样反应 羊水内的抗原成分可引起 I 型变态反应。

（3）炎症损伤 羊水栓塞的炎性介质系统的突然激活，引起类似于全身炎症反应综合征。

（4）弥散性血管内凝血（DIC） 是羊水栓塞的临床特点之一，甚至是唯一的临床表现，也常常是患者最终死亡的主要原因。羊水含有大量促凝物质类似于组织凝血活酶，入母体后激活母体外源性凝血系统，在血管内形成大量微血栓（高凝期），消耗大量凝血因子及纤维蛋白原；同时炎性介质和内源性儿茶酚胺大量释放，触发凝血级联反应，导致 DIC。

3. 临床表现 羊水栓塞常起病急骤、来势凶险。70% 发生在阴道分娩时，19% 发生在剖宫产时。大多数发生在分娩前 2 小时至产后 30 分钟之间。极少数发生在引产、羊膜腔穿刺术中和外伤时。

（1）典型羊水栓塞 以骤然出现低血氧症、低血压（血压与失血量不符合）和凝血功能障碍为特征，也称羊水栓塞三联征。

①前驱症状：30%～40% 的患者出现非特异性前驱症状，如呼吸急促、憋气、胸痛、寒战、呛咳、心慌、头晕、乏力、恶心、呕吐、针刺样感觉、麻木、焦虑、烦躁和濒死感，胎心减速，胎心基线变异消失等。重视前驱症状有助于及早识别羊水栓塞。

②心肺功能衰竭和休克：表现为突发呼吸困难和（或）发绀、心动过速、低血压、抽搐、意识丧失或昏迷、突发血氧饱和度下降、心电图ST段改变及右心受损和肺底部湿啰音等。严重者于数分钟内猝死。

③凝血功能障碍：出现以子宫出血为主的全身出血倾向，如切口渗血、全身皮肤黏膜出血、针眼渗血、血尿、消化道大出血等。

④急性肾衰竭等脏器受损：全身脏器均可受损，除心肺功能衰竭及凝血功能障碍外，中枢神经系统和肾脏是最常见受损的器官。

羊水栓塞以上临床表现有时按顺序出现，有时不按顺序出现，表现具有多样性和复杂性。

（2）不典型羊水栓塞　有些羊水栓塞临床表现并不典型，仅出现低血压、心律失常、呼吸短促、抽搐、心脏骤停、产后出血、急性胎儿窘迫、凝血功能障碍或典型羊水栓塞的前驱症状，当其他原因不能解释时，应考虑羊水栓塞。

4. 相关检查

（1）母血涂片找羊水有形物质　取下腔静脉血或右心房血5ml送检，若发现鳞状上皮细胞、脂肪球等可协助诊断。

（2）床旁胸部X线摄片　可见双肺弥散性点片状浸润影，向肺门周围融合，伴有轻度肺不张和右心扩大。

（3）床旁心电图或心脏彩色多普勒超声检查　提示右心房、右心室扩大，而左心室缩小、ST段下降。

（4）与DIC有关的实验室检查　提示凝血功能障碍。

（5）尸体解剖　可见肺水肿、肺泡出血，主要脏器的组织、血管中找到羊水中有形成分。

5. 处理原则　羊水栓塞的处理原则是维持生命体征和保护器官功能。一旦怀疑羊水栓塞，立即进行抢救，分秒必争。

（二）心理社会评估

产妇常感到极度紧张、恐惧，家属面对突然出现的急重症感到无法理解、愤怒、焦虑、恐惧、无助。

【常见的护理诊断/问题】

1. 气体交换受损　与肺动脉高压、肺水肿有关。

2. 组织灌注量不足　与DIC及失血有关。

3. 有胎儿窘迫的危险　与羊水栓塞和母体血液循环受阻有关。

4. 恐惧　与病情急而凶险、危及产妇生命有关。

【护理措施】

（一）一般护理

1. 患者取半卧位或抬高头肩部，面罩加压给氧，必要时协助医生做气管插管或气管切开术，保障供氧、维持有效呼吸。

2. 严密观察病情，密切观察患者呼吸、面色、血压等生命体征，注意患者主诉，尽早报告医生并做好进一步的抢救准备。

3. 遵医嘱准确、迅速用解痉药物、强心药等。

（二）心理护理

镇定、冷静、有序地护理产妇，避免紧张、慌乱而加重产妇及家属的焦虑、恐惧心理；鼓励产妇，使其增强信心，积极配合医护人员；理解、安慰家属，向其介绍病情及可能出现的后果，需切除子宫时应向产妇及家属耐心解释，征得家属同意。对于猝死的产妇，做好抢救新生儿的工作。

（三）缓解症状的护理

1. 抗过敏　糖皮质激素具有解除痉挛、稳定溶酶体、保护细胞及抗过敏作用，遵医嘱尽早大量应用。

2. 解除肺动脉高压　遵医嘱及时应用解痉药物，减轻肺血管和支气管痉挛。推荐使用磷酸二酯酶 – 5 抑制剂、一氧化氮及内皮素受体拮抗剂等特异性舒张肺血管平滑肌的药物。

3. 抗休克　补充血容量，遵医嘱合理应用血管活性药物。

（1）补充血容量　遵医嘱尽快输入新鲜全血和血浆补充血容量。扩容首选低分子右旋糖酐快速静脉滴注，每日用量为 500 ~ 1000ml。有条件时应测定中心静脉压，了解心脏负荷状况、指导输液量和速度，抽取血液检查羊水有形成分。

（2）升压药物　血容量补充后血压仍不升高，可遵医嘱选用多巴胺或间羟胺加于 5% 葡萄糖液静脉滴注，根据血压调整速度。

4. 纠正酸中毒　抗休克的同时注意纠正酸中毒。遵医嘱抽血送检行动脉血气分析及血清电解质测定，有酸中毒，用 5% 碳酸氢钠 250ml 静脉滴注。

5. 防治心力衰竭　遵医嘱使用毛花苷 C 或毒毛花苷 K，必要时间隔 4 ~ 6 小时重复用药。

6. 纠正凝血功能障碍　积极处理产后出血；及时补充凝血因子；肝素治疗羊水栓塞的争议很大，由于 DIC 早期高凝状态难以把握，不推荐肝素治疗。

7. 器官功能受损的对症支持　包括神经系统保护、稳定血流动力学、血氧饱和度和血糖维持、肝功能支持、血液透析的适时使用、积极防治感染、胃肠功能维护等。

（四）健康教育

1. 指导孕妇加强围产检查，以便及时发现前置胎盘、胎盘早剥、双胎、巨大胎儿、羊水过多等并发症，告知羊水栓塞的危险性及对母儿的影响。

2. 介绍育婴知识和产后个人护理方法，嘱产妇保持会阴部清洁，避免感染发生。

3. 指导产妇产后加强营养，注意休息，逐渐增加活动量以促进身体恢复健康。需再次妊娠者，可在身心状态良好时再怀孕。子宫切除术后的产妇，应进一步解释子宫切除对其生理和心理的影响。

4. 产后 42 天复查尿常规及凝血功能，防止并发症的发生。

目标检测

答案解析

一、A 型题

1. 导致产后出血的首位原因是（　　）

 A. 胎盘残留   B. 胎盘粘连

 C. 宫缩乏力   D. 软产道裂伤

 E. 凝血功能障碍

2. 下列不属于羊水栓塞病因的是（　　）

 A. 胎膜早破   B. 前置胎盘

 C. 子宫强直性收缩   D. 子宫有开放的血管

 E. 孕妇贫血

二、名词解释

1. 产后出血
2. 子宫破裂
3. 羊水栓塞

三、简答题

1. 简述产后出血量的评估方法。
2. 简述羊水栓塞的处理原则。

四、病例分析

张女士，女，29 岁，G_1P_1，足月分娩。分娩中第二产程延长，行会阴侧切助产一男婴，体重 4000g，胎儿娩出 15 分钟后娩出胎盘。产后观察，产妇阴道流出暗红色血，伴有血块，子宫大而软，宫底升高，产妇出现眩晕、打哈欠、口渴、烦躁，之后出现四肢湿冷、面色苍白，脉搏 110 次/分，血压 80/50mmHg，呼吸急促等表现。

根据以上资料，请回答：

1. 该患者目前最可能的临床诊断。
2. 请列出患者目前存在的主要护理问题。
3. 应为患者提供的护理措施。

（孙自红）

书网融合……

| 本章小结 | 微课 | 题库 |

第十三章　异常产褥期妇女的护理 🄔微课

PPT

学习目标

通过本章内容学习，学生能够：

1. 说出产褥感染、晚期产后出血、产褥期抑郁症的概念。

2. 陈述产褥感染、晚期产后出血、产褥期抑郁症的护理诊断及治疗原则。

3. 概括产褥感染、晚期产后出血、产褥期抑郁症的护理措施。

4. 应用护理程序关爱产褥感染、晚期产后出血、产褥期抑郁症妇女，并进行紧急救治及相应的健康宣教。

情境导入

王女士，29 岁。因"阴道分娩后 7 日发热、下腹疼痛 2 日"入院。于 7 日前因足月妊娠、胎膜早破在某医院分娩。破膜后 15 小时临产，因持续性枕横位行会阴侧切胎头吸引器助娩。查体：体温 38.6℃，脉搏 96 次/分，呼吸 22 次/分，血压 128/75mmHg。腹软，宫底平脐，宫体压痛明显。妇科检查：会阴伤口红肿，血性恶露，量多，有臭味。辅助检查：血红蛋白 95g/L，白细胞 21×10^9/L，中性粒细胞 0.80。B 型超声检查结果显示：宫腔内未见残留组织，双附件区未见包块。

根据以上资料，请回答：

1. 该患者最可能的临床诊断。

2. 该类患者常见的护理措施。

第一节　产褥感染

【概述】

产褥感染（puerperal infection）是指分娩时及产褥期生殖道受病原体侵袭，引起局部或全身感染，其发病率约为 6%。产褥病率（puerperal morbidity）是指分娩 24 小时以后的 10 日内，每日测量体温 4 次，间隔时间 4 小时，有两次体温达到或超过 38℃（口表）。产褥病率的主要原因是产褥感染，也可由生殖道以外的感染如泌尿系感染、上呼吸道感染、急性乳腺炎、血栓性静脉炎等原因导致。产褥感染是常见的产褥期并发症，与产后出血、妊娠合并心脏病、妊娠高血压疾病一起被称为产妇死亡的四大原因。

【护理评估】

（一）生理评估

1. 病因

（1）感染诱因　产妇机体免疫力、细菌毒力、细菌数量三者平衡失调时，会导致感染发生。常见诱因有慢性疾病、营养不良、产妇体质虚弱、贫血、孕期卫生不良、妊娠晚期性生活、胎膜早破、频繁的阴道检查、产程延长、产前产后出血、各种产科手术操作、羊膜腔感染等。

（2）病原体　正常女性生殖道内寄生大量的微生物，包括需氧菌、厌氧菌、假丝酵母菌、衣原体、支原体等，可分为致病微生物和非致病微生物两类。产褥感染可为单一的病原体感染，也可为多种病原体的混合感染，其中混合感染多见。常见的病原体有大肠埃希菌、葡萄球菌、需氧性链球菌、厌氧性链球菌、支原体及衣原体等。

（3）感染途径

①外源性感染：指外界病原体侵入生殖道引起的感染。病原体可通过消毒不严或被污染的衣物、用具、各种手术器械等途径侵入机体，临产前性生活也是常见的外源性感染途径之一。

②内源性感染：正常孕妇生殖道内寄生的微生物大多数不致病，当机体抵抗力降低或病原体数量、毒力增加时，非致病微生物即可转化为致病微生物而引发感染。近来研究表明，内源性感染远较外源性感染更重要，因孕妇生殖道内的病原体不仅能导致产褥感染，还可通过胎盘、胎膜、羊水间接感染胎儿，引起流产、早产、胎儿生长受限、胎膜早破、死胎、死产等。

2. 临床表现　发热、疼痛、异常恶露是产褥感染的三大主要症状。其具体的临床表现也因感染部位、感染程度和感染扩散范围的不同而各异。依感染部位，产褥感染分为会阴、阴道、宫颈、腹部伤口、子宫切口局部感染，急性子宫内膜炎，急性盆腔结缔组织炎，腹膜炎，血栓性静脉炎，脓毒血症及败血症等。

（1）急性外阴、阴道、宫颈炎　分娩时会阴部损伤或手术导致感染，多由葡萄球菌和大肠埃希菌引起。外阴炎最常见的是会阴裂伤或切开创口感染，表现为会阴部疼痛、硬结及坐位困难等。

（2）急性子宫内膜炎、子宫肌炎　即子宫感染。病原体经胎盘剥离面侵入，扩散至子宫蜕膜层称为子宫内膜炎，侵入子宫肌层称为子宫肌炎，两者常伴发。子宫内膜炎表现为子宫内膜充血、坏死，阴道内有大量脓性分泌物且有臭味。子宫肌炎表现为腹痛，恶露量多呈脓性，子宫压痛明显，子宫复旧不良，产妇出现高热、寒战、头痛、心率增快、白细胞增多等全身感染的症状。

（3）急性盆腔结缔组织炎、急性输卵管炎　病原体沿宫旁淋巴和血行达宫旁组织引起急性盆腔结缔组织炎，同时累及输卵管时可引起输卵管炎。产妇出现持续高热，寒战、脉速、头痛等全身症状，局部表现为下腹痛伴肛门坠胀。

（4）急性盆腔腹膜炎及弥漫性腹膜炎　炎症进一步扩散，累及子宫浆膜层，形成盆腔腹膜炎；进一步发展成弥漫性腹膜炎。产妇全身中毒症状明显，可有高热、恶心、呕吐、腹胀等。

（5）血栓性静脉炎　可分为盆腔血栓性静脉炎与下肢血栓性静脉炎。盆腔血栓性静脉炎常侵及子宫静脉、卵巢静脉、髂内静脉、髂总静脉及阴道静脉，厌氧菌为常见病原体。病变单侧居多，产后 1 ～ 2 周多见，产妇表现为寒战、高热，症状反复发作可持续数周。局部检查不易与盆腔结缔组织炎相鉴别。下肢血栓性静脉炎常继发于盆腔静脉炎，病变多在股静脉、腘静脉及大隐静脉，表现为弛张热、下肢持续性疼痛，局部静脉压痛或触及硬索状，影响下肢静脉回流，出现下肢水肿、皮肤发白和疼痛，习称"股白肿"。

（6）脓毒血症及败血症　感染血栓脱落进入血液循环可引起菌血症，继而并发脓毒血症，出现迁移性脓肿（肺、脑、肾脓肿）。当病原体大量进入血液循环繁殖并释放毒素引起败血症时，可出现感染性休克症状，如寒战、持续高热、脉细数、血压下降、呼吸急促、尿量减少，多器官受损，严重时可危及生命。

3. 相关检查

（1）血液检查　白细胞计数增高，尤其是中性粒细胞计数升高明显；血沉加快；血清 C - 反应蛋白 > 8mg/L，有助于早期诊断感染。

（2）病原体检查　通过宫腔分泌物、后穹隆穿刺物、脓肿穿刺物等，做细菌培养和药物敏感试验，确定病原体和敏感抗生素，必要时可做血培养和厌氧菌培养。病原体抗原和特异抗体检测可以作为快速确定病原体的方法。

（3）影像学检查　B型超声、彩色多普勒超声、CT、磁共振等检测手段，能对感染形成的炎性包块、脓肿、血栓等做出定位及定性诊断。

4. 处理原则　积极控制感染，改善全身状况。

（1）支持疗法　加强营养，增强全身抵抗力；纠正贫血和水、电解质紊乱。病情严重者可少量多次输注新鲜血液或血浆。

（2）手术治疗　会阴伤口感染或盆腔脓肿者应及时行切开引流术。胎盘胎膜残留时应及时清除宫腔内容物；若患者急性感染同时高热，应先控制感染再行手术操作，避免刮宫等引起感染扩散和子宫穿孔。严重子宫感染，经积极治疗无效，炎症扩散出现不能控制的出血、败血症或脓毒血症时，应及时行子宫切除术，清除感染源，挽救生命。

（3）应用抗生素　未确定病原体时应根据临床经验和临床表现，选择广谱高效的抗生素，然后根据细菌培养和药敏试验的结果，再调整抗生素的种类和剂量。中毒症状严重者可短期应用肾上腺皮质激素。

（4）治疗血栓性静脉炎　在应用大量抗生素的同时可加用肝素钠、尿激酶，或者口服双香豆素、阿司匹林等，用药期间监测凝血功能。除此之外，也可用活血化瘀的中药治疗。

（二）心理社会评估

1. 心理评估　产褥感染影响产妇的产后恢复及母乳喂养，可能会使产妇产生心理上的沮丧、烦躁及焦虑不安情绪，甚至失眠，及时准确地对产妇进行心理评估有助于取得良好的配合并促进康复。

2. 社会评估　产妇对医护人员及家庭支持的依赖性增加，希望得到更多的帮助，故应评估产妇的心理变化及感受，还需评估家属等其他社会支持行为的程度。

【常见的护理诊断/问题】

1. 体温过高　与病原体感染及产后机体抵抗力降低有关。

2. 疼痛　与产褥感染有关。

3. 焦虑　与疾病导致恢复慢及担心照顾孩子的能力受影响有关。

4. 知识缺乏　与缺乏产褥感染预防相关知识有关。

【护理措施】

（一）一般护理

1. 环境与卫生　注意保暖，保持病室安静、清洁、空气新鲜。消毒产房、产妇用物，接产严格无菌操作。保持床单、衣物及用物清洁。产妇保持外阴清洁，及时更换会阴垫。

2. 休息与活动　保证产妇休息，宜取半卧位以利恶露引流及炎症局限。鼓励产妇适当活动，有利于增强机体抵抗力及新陈代谢能力。

3. 营养与饮食　加强营养，给予高蛋白、高热量、高维生素、易消化饮食。鼓励产妇多饮水，保证足够的液体摄入。

（二）心理护理

耐心解答产妇及家属的疑虑，向其介绍病情和治疗护理情况，增加治疗信心；加强与产妇的沟通，鼓励其诉说内心的焦虑；同时改善家庭关系，鼓励家属为产妇提供良好的社会支持。

（三）缓解症状的护理

1. 用药护理 产妇出现高热、疼痛、呕吐时做好症状护理，解除或减轻不适。必要时给予广谱抗生素预防感染。遵医嘱使用抗生素及肝素，注意抗生素使用的时间间隔、给药剂量，维持血液中的有效浓度；使用肝素期间要注意监测凝血功能。出现感染性休克或肾功能衰竭者，应配合医生积极抢救。

2. 手术前后护理 密切观察产后生命体征的变化，每4小时测体温1次。评估脉搏及血压变化，询问是否有恶心、呕吐、腹胀、腹痛等症状。观察并记录恶露的色、量与气味，观察子宫复旧及会阴伤口情况。根据医嘱进行支持治疗，增强抵抗力。配合做好切开引流术、清宫术、子宫切除术的术前准备及术后护理。

（四）健康教育

1. 加强孕期保健及卫生宣传，预防产褥感染 建立良好的个人卫生习惯，每日用温水清洗外阴，使用单独的便盆及会阴清洁用具。临产前3个月避免性生活及盆浴，加强营养，增强体质。及时治疗外阴炎、阴道炎、宫颈炎症等慢性疾病，防止胎膜早破、滞产、产道损伤、产后出血等。

2. 防止医源性感染 任何医疗操作严格遵守无菌要求，减少不必要的阴道检查，正确掌握手术指征。

3. 加强产褥期监测 指导产妇加强产褥期自我监测，必要时到医疗机构检查，及早发现产褥感染征象，如异常恶露、发热、腹痛等，以便及早采取措施。

4. 做好乳房护理 指导产妇做好乳房清洁及皮肤的完整性，进行正确的母乳喂养，定时挤奶，维持泌乳。

5. 鼓励产妇早期下床活动 适当的活动有利于产褥期康复，教会产妇按循序渐进的原则进行早期下床活动，坚持产褥康复操锻炼。自我观察，如有异常情况及时就诊。

第二节　晚期产后出血

【概述】

分娩24小时后，在产褥期内发生的子宫大量出血，称晚期产后出血（late puerperal hemorrhage）。以产后1~2周发病最常见，亦有迟至产后2个月余发病者。阴道流血多为少量或中等量，持续或间断；亦可表现为大量流血，同时有血凝块排出。产妇常伴有寒战、低热，且可因失血过多导致严重贫血或失血性休克。晚期产后出血发生率与各地产前保健及产科质量水平密切相关，近年来随着各地剖宫产率的升高，晚期产后出血的发生率有上升趋势。

【护理评估】

（一）生理评估

1. 病因

（1）胎盘、胎膜残留　为阴道分娩最常见的原因，多发生于产后10日左右，黏附在宫腔内的残留胎盘组织发生变性、坏死、机化，可形成胎盘息肉，当坏死组织脱落时，基底部血管开放暴露，导致子宫大量出血。

（2）蜕膜残留　正常蜕膜多在产后1周内脱落并随恶露排出。若蜕膜剥离不全，长时间残留在宫腔内，继发子宫内膜炎症，影响子宫复旧，引起晚期产后出血。

（3）子宫胎盘附着面复旧不全　胎盘娩出后，子宫胎盘附着部位即有血栓形成，继而血栓机化，出现玻璃样变，血管上皮增厚，管腔变窄、堵塞，胎盘附着部位边缘有内膜向内生长，子宫内膜逐渐修复，此过程需 6~8 周。如胎盘附着面复旧不全，血栓脱落，血窦重新开放，导致子宫大量出血。

（4）剖宫产术后子宫切口愈合不良　多见于子宫下段剖宫产横切口两侧端。引起切口愈合不良造成出血的主要原因有多次剖宫产切口、术中止血不良及横切口选择过低或过高及切口感染等切口局部因素或者切口感染等全身性因素，均可导致肠线溶解脱落，血窦重新开放，出现大量阴道流血，甚至引起休克。常发生在术后 2~3 周。

（5）感染　以子宫内膜炎症多见，感染可引起胎盘附着面复旧不全及子宫收缩欠佳，血窦关闭不全导致子宫大量出血。

（6）其他　产后子宫滋养细胞肿瘤、子宫黏膜下肌瘤、子宫颈癌等，均可引起晚期产后出血。

2. 临床表现

（1）阴道流血　胎盘、胎膜、蜕膜残留引起的阴道流血多发生在产后 10 日左右，表现为血性恶露持续时间延长，反复出血或突然大量出血；由子宫胎盘附着面复旧不全、感染引起的出血多发生在产后 2 周左右，表现为反复多次或突然大量阴道流血；由剖宫产术后子宫切口愈合不良引起的晚期产后出血多在肠线溶解脱落后，即术后 2~3 周发生，常常是子宫突然大量出血，可导致失血性休克。

（2）腹痛和发热　常合并感染引起，伴有恶露增加，恶臭。

（3）全身症状　继发性贫血，严重者因失血性休克危及生命。

（4）体征　子宫复旧不良可扪及子宫增大、变软，宫口松弛，有时可触及血块和残留组织，伴有感染者子宫明显压痛。

3. 相关检查

（1）血常规　了解贫血和感染的情况。

（2）病原体和药敏试验　宫腔分泌物培养或发热时做血培养，可发现致病菌，选择有效广谱抗生素。

（3）B 型超声检查　了解子宫大小、宫腔有无残留物、子宫切口愈合情况及切口周围有无血肿等。

（4）血 hCG 测定　有助于排除胎盘残留及绒毛膜癌。如 hCG 持续高水平，或曾一度下降后又上升，可疑胎盘残留或绒毛膜癌。

（5）病理检查　宫腔刮出物或切除的子宫标本，应送病理检查，有助于明确诊断。

4. 处理原则　根据出血原因进行药物治疗、手术治疗。

（1）药物治疗　少量或中等量阴道流血，给予广谱抗生素、子宫收缩剂及支持疗法。

（2）手术治疗　疑有胎盘、胎膜、蜕膜残留者，在静脉输液、备血的条件下行清宫术，操作应轻柔，防止子宫穿孔，清出物送病理检查。疑剖宫产子宫切口裂开者，可行剖腹探查或腹腔镜检查；酌情进行髂内动脉、子宫动脉结扎止血或栓塞术，必要时行子宫次全切除术或全子宫切除术。

（二）心理社会评估

晚期产后出血多发生在产妇及家属预料之外，常因出血表现为紧张、焦虑、恐惧、无助等。

1. 心理评估　晚期产后出血影响产妇的产后恢复及母乳喂养，可能会使产妇产生心理上的沮丧、烦躁及焦虑不安情绪，甚至恐惧、失眠，及时准确地对产妇进行心理评估有助于取得良好的配合并促进康复。

2. 社会评估　产妇对医护人员及家庭支持的依赖性增加，希望得到更多的帮助，故应评估产妇的心理变化及感受，还需评估家属等其他社会支持行为的程度。

【常见的护理诊断/问题】

1. 组织灌注量不足　与出血过多、未能及时补充有关。

2. 有感染的危险　与宫内组织残留及大出血致机体抵抗力下降有关。

3. 恐惧　与阴道大出血，担心自身安危有关。

【护理措施】

（一）一般护理

保持环境清洁，定期消毒；保持床单及衣物、用物清洁干燥，经常更换卫生垫，保持会阴清洁；密切观察产妇的生命体征、子宫收缩、阴道流血及伤口情况；督促产妇及时排空膀胱，以免影响宫缩导致产后出血。

（二）心理护理

详细向产妇及家属解释各种处理措施的目的，教会产妇放松的方法，鼓励产妇说出内心感受，同时做好心理疏导，使产妇保持安静，以缓解焦虑不安的情绪；充分利用医护人员的语言和肢体、目光接触，与产妇多沟通，及时发现和纠正产妇的不正确认知，使产妇保持良好的心理状态，减少因不良心理因素造成的并发症；允许家属陪伴，提供心理支持；护理人员应以镇静的态度、准确的操作、优质的工作效率，给产妇及家属带来信任感和安全感。

（三）缓解症状的护理

1. 用药护理　积极进行止血、抗感染治疗。对于持续少量或中等量流血，应遵医嘱给予广谱抗生素及子宫收缩剂促进子宫收缩，减少出血并预防感染，注意观察用药后的效果及加强支持疗法。

2. 手术前后护理　配合医生积极救治产妇。阴道大出血合并休克时，应做好抢救准备，配合医生积极抢救失血性休克产妇，迅速建立静脉通道，快速补充血容量，给予宫缩剂和抗生素的同时进行止血；配合医生做好清宫术、动脉结扎术或栓塞术、子宫切除术的术前准备、术时和术后护理。

3. 特殊护理

（1）做好孕期保健和产前检查，加强对阴道分娩方式的宣传，减少社会因素的影响。

（2）对有多次人工流产史、产后出血史、双胎、羊水过多、胎盘滞留及产程延长等高危因素者，应提高警惕，做好产前保健及产时、产后监护。

（3）严格掌握剖宫产指征，降低剖宫产率；对试产者，应密切观察产程，尽早做出头盆关系的正确判断，防止产程延长。

（4）行剖宫产术时应合理选择切口，娩出胎头时应动作轻柔，防止子宫下段横切口两侧角部撕裂；缝合子宫切口时应严格按照解剖层次，避免缝合过多过密。

（四）健康教育

1. 指导产妇注意休息，产褥期内禁止性生活。

2. 鼓励产妇进食高热量、高蛋白、高维生素、易消化饮食，多吃富含铁的食物，如瘦肉、动物内脏等，增强机体抵抗力。

3. 教会产妇有关自我保健的技巧，学会观察子宫复旧及恶露情况，指导口腔、皮肤、会阴及乳房的护理。

4. 指导产妇出院后定期随访。

第三节　产褥期抑郁症

【概述】

产褥期抑郁症（postpartum depression，PPD）是指产妇在产褥期内出现抑郁症状，是产褥期精神综合征中最常见的一种类型，国外报道发生率高达30%。一般发生在分娩后2周，产后4~6周症状明显。其主要表现为心情压抑、焦虑、情绪淡漠、悲伤、不愿与人交流，有的还会表现为对家庭缺乏信心、厌倦生活、反应迟钝、注意力难以集中，严重者可发展为思维障碍、迫害妄想甚至可有自杀或伤害婴儿的倾向。

素质提升

爱心守护——产褥期抑郁妈妈

当今社会大众对于抑郁症的了解越来越多，每年在产妇群体中，产褥期抑郁的患病率要高于普通人患抑郁的概率。但产褥期抑郁很少被当作一个主题在公众中进行探讨，大多数受产褥期抑郁困扰的患者并不会正确地寻求帮助。在国家及各级政府关爱女性身心健康政策的指引下，现在很多医疗机构及心理咨询中心开展产后心理咨询，解析产后母亲心理问题的成因，进行相应的心理治疗，帮助其走出心理阴霾，以乐观的态度迎接新生命，拥抱新生活。

"三分治疗，七分护理"，肩负未来使命的青年学生要多学习心理护理相关知识，树立用护士的爱心为将来职业过程中产褥期抑郁母亲进行心理护理的理想信念。

【护理评估】

（一）生理评估

1. 病因

（1）内分泌因素 临产前胎盘类固醇的释放达到最高值的时间与产前的情绪高涨时期正相吻合，而分娩后胎盘类固醇分泌突然减少，绒毛膜促性腺激素（hCG）、胎盘催乳素（hPL）、孕激素、雌激素的含量急剧下降，以及雌、孕激素比例失调是产后心理障碍发生的生物学基础。

（2）分娩因素 分娩经历给产妇带来紧张与恐惧心理，特别是产时和产后并发症、难产、滞产、手术产等均可导致产妇内分泌功能状态不稳定；此外，躯体疾病或感染、发热、残疾等均是产后心理障碍不可忽视的诱因。

（3）心理因素 具有焦虑、敏感（神经质）、情绪不稳定、强迫个性、社交能力不良、好强求全、成熟度不够以及过度自我控制、性格内向、保守固执和内倾性格特点的产妇是产后心理障碍的好发人群。产妇分娩后，新生儿的出生使家庭的重心从产妇转移到新生儿，产妇产生爱的被剥夺感；产妇初为人母的强烈依赖感以及护理新生儿能力和经验的不足，常导致其因无法应对角色期望带来的社会压力而对母亲角色出现认同缺陷，从而容易发生产后心理障碍。

（4）新生儿因素 研究证实，新生儿健康状况是产褥期抑郁的一个预测因子。如果分娩后母亲迫切见到自己孩子的心理需要得不到满足，就容易产生焦虑、抑郁、恐惧的情绪。不良的分娩结局如早产、死胎、死产、畸形儿、新生儿窒息、新生儿患病、转入NICU治疗或死亡及产妇家庭对婴儿性别的反感等，均可对产妇造成意外的应激性创伤。

（5）社会因素 孕产期不良生活事件可导致产妇发生产后心理障碍，如失业、夫妻关系紧张或交流困难、婚姻破裂、孕产期丧失亲人、缺少家庭与社会支持、遭受性暴力或家庭暴力、产妇家庭经济困难、居住环境恶劣、文化水平低、围产期保健缺乏、分娩过程中医护人员的态度不良等。研究表明，遭受性伴侣暴力的孕产妇发生心理异常的比例是没有暴力的3~5倍。

（6）遗传因素 有家族精神病史，特别是家族抑郁症病史的产妇，产后心理障碍的发病率高，其发生产褥期抑郁的危险可达20%~30%。

2. 临床表现 通常在产后 2 周出现症状，可持续数周甚至 1 年，少数患者可持续 1 年以上。

（1）情绪改变 产后部分产妇有沮丧情绪，常在产后 3~4 日开始，5~14 日达到高峰，主要表现为失眠、疲乏、易哭、情绪不稳定、焦虑、感觉孤独等。发生这些症状多无明显原因，一般对新生儿的护理不会有很大影响。

（2）产褥期抑郁 多于产后 2 周内发病，产后 4~6 周症状明显，病程可持续 3~6 个月。主要表现为心情压抑、情绪淡漠、焦虑、恐惧、易怒，夜间加重；有时表现为孤独、不愿见人、悲伤、哭泣；自我评价降低，自暴自弃、自罪感、对身边的人充满敌意，与丈夫及其他家庭成员关系不协调；创新性思维受损，主动性降低；对生活缺乏信心，觉得生活无意义，出现厌食、睡眠障碍、易疲倦、性欲减退；严重者出现绝望、自杀或杀婴倾向，有时陷于错乱或昏迷状态。

3. 相关检查 产褥期抑郁症的诊断至今尚无统一标准，诊断的确定主要依据病史、精神症状检查，及结合病程进展的规律综合考虑。

4. 处理原则 积极进行心理治疗和药物治疗。

（1）心理治疗 通过心理咨询，解除致病的心理因素，对产妇多关心、照顾，尽量调整好家庭关系。心理治疗为重要的治疗手段，包括心理支持、咨询和社会干预等。

（2）药物治疗 产褥期抑郁症以药物治疗为辅，适用于中、重度抑郁症及心理治疗无效者。应在专科医师指导下用药为宜，尽量选用不进入乳汁的抗抑郁药，首选 5 - 羟色胺再吸收抑制剂，常用药物有盐酸帕罗西汀、盐酸舍曲林。

（二）心理社会评估

产褥期抑郁症的产妇大多情绪低落、心绪欠佳、不愿与人交流，护理孩子时可表现为明显不悦，夫妻关系或产妇与家庭中其他成员的关系紧张，周围亲人对产妇态度冷淡。

1. 心理评估 应该评估产妇的年龄、孕次、产次、分娩史及有无经前期紧张症；妊娠期有无不良生活事件发生、孕产期有无合并症或并发症、孕产期情绪是否紧张；有无抑郁症、精神病的个人史和家族史，有无重大精神创伤史；有无足够的社会支持；产妇的个性特征；分娩过程顺利与否；婴儿的健康状况；产妇及家人对新生儿有无性别期盼、程度如何等。

2. 社会评估 产妇对医护人员及家庭支持的依赖性增加，希望得到更多的帮助，故应评估产妇的心理变化及感受，还需评估家属等其他社会支持行为的程度。

【常见护理诊断/问题】

1. 个人应对无效 与产妇的抑郁行为有关。

2. 有暴力行为的危险 与产后严重的心理障碍有关。

3. 睡眠型态紊乱 与疾病的发生有关。

【护理措施】

（一）心理护理

产科医护人员应提供有效的心理护理，聆听产妇倾诉，理解产妇感受，帮助树立生活信心，也可请心理医师协助诊治，根据产妇的个性特征、心理状态、发病原因给予个体化心理辅导，解除致病的心理因素，提高产妇的自我价值意识。帮助产妇适应母亲角色，指导产妇与婴儿进行交流，培养产妇的自信心。发挥社会支持系统的作用。鼓励家庭成员为产妇创造一个安全舒适的家庭环境，改善家庭生活环境及家庭关系，缓解压力，尽量避免对产妇的不良精神刺激。

（二）病情观察

观察产妇情绪变化，是否存在压抑、淡漠、易怒、伤心、缺乏信心、绝望甚至有自杀或杀婴倾向。

（三）治疗配合

配合医生对重症产妇给予抗抑郁症药物治疗，如帕罗西汀、氟西汀等，这类药物不进入乳汁，可用于产褥期抑郁症。

（四）健康教育

1. 解除产妇不良的社会、心理因素，要高度警惕伤害性行为，注意安全保护。
2. 做好丈夫及其家庭成员的宣教。
3. 做好出院指导与家庭随访工作，为产妇提供心理咨询，鼓励产妇应对各种压力。

目标检测

答案解析

一、选择题

【A1/A2 型题】

1. 产褥感染是指分娩时及产褥期的（　　）
   A. 泌尿系统感染
   B. 上呼吸道感染
   C. 生殖道感染
   D. 乳腺炎
   E. 风湿热

2. 产褥感染的诱因不包括（　　）
   A. 产妇伴有贫血
   B. 早产
   C. 产程延长
   D. 胎膜早破
   E. 产道损伤

3. 关于产妇产褥期的临床表现，描述正确的是（　　）
   A. 分娩后经过数小时，可见子宫底稍下降
   B. 产妇于产后1周内脉搏增快
   C. 产后宫缩痛多见于初产妇
   D. 子宫复旧需2~3周
   E. 子宫复旧因母乳喂养而加速

4. 关于产褥感染护理，不妥的是（　　）
   A. 防止交叉感染
   B. 产妇平卧，臀部抬高
   C. 超过38周应停止哺乳
   D. 保证营养摄入
   E. 保持外阴清洁

5. 急性乳腺炎的主要病因是（　　）
   A. 乳头内陷
   B. 乳汁淤积
   C. 乳头破损
   D. 首次哺乳
   E. 乳管畸形

6. 晚期产后出血最常见的发病时间是（　　）
   A. 产后1~2周
   B. 产后3~4周
   C. 产后24小时
   D. 产后48小时
   E. 产后72小时

7. 患者，足月自然产后 3 天，出现下腹痛，体温正常，恶露多，有臭味，子宫底脐上 1 指，子宫体软，应考虑为（　　）

  A. 子宫内膜炎   B. 子宫肌炎

  C. 盆腔结缔组织炎   D. 急性输卵管炎

  E. 腹膜炎

8. 某产妇，分娩后 7 天，浆液性恶露，量少，发现侧切伤口局部有硬结。对于该伤口，正确的护理措施是（　　）

  A. 每日观察恶露的性状   B. 每日观察宫缩情况

  C. 分娩后 7 ~ 10 天给予温水坐浴 D. 勤换会阴垫

  E. 硫酸镁湿热敷

【B 型题】

[9 ~ 10 题共用选项]

  A. 分娩 24 小时以后的 10 天内用口表每日测量 4 次，体温有 2 次达到或超过 38℃

  B. 分娩 24 小时以后的 30 天内体温连续 2 次在 38℃ 以上

  C. 分娩后 3 天内体温超过 38.5℃，但在 24 小时内降至正常

  D. 分娩时及产褥期因生殖道感染所引起的局部或全身的炎性变化

  E. 分娩后至子宫内膜完全修复期间所发生的感染

9. 产褥感染是指（　　）

10. 产褥病率是指（　　）

二、名词解释

1. 产褥感染

2. 产褥期抑郁症

三、简答题

1. 简述对产褥感染妇女缓解症状的护理措施。

2. 简述产妇晚期产后出血的特殊护理措施。

（陈慧群）

书网融合……

本章小结   微课   题库

第十四章　女性生殖系统炎症妇女的护理

PPT

学习目标

通过本章内容学习，学生能够：

1. 陈述女性生殖系统的自然防御功能；生殖系统炎症的病原体、传染途径、发展与转归。
2. 说出阴道炎症常用检查项目及其临床意义。
3. 概括女性生殖系统炎症患者的临床表现、处理原则、常见的护理诊断/问题，制订护理措施。
4. 能运用所学知识对妇科炎症患者进行健康教育。

情境导入

某女，38 岁。近 2 个月外阴部发现肿块，2 天前出现疼痛，发热，体温 38.5℃，检查发现大阴唇后有一囊性肿物，直径约 5cm 大小，表面红、肿，触痛明显，有波动感。其他未见异常。

根据以上资料，请回答：

1. 该患者最可能的临床诊断。
2. 该类患者最常见的护理措施。

第一节　概　述

女性生殖系统炎症是女性生殖系统常见病、多发病，主要包括外阴炎、阴道炎、子宫颈炎及盆腔炎。女性生殖系统的解剖、生理、生化和免疫学特点，使其具有比较完善的自然防御机制，但是妇女在特殊生理时期如月经期、妊娠期、分娩期及产褥期，防御功能易受到破坏，而且其解剖位置与肛门及尿道相邻，病原体容易侵入生殖道造成炎症。炎症可以是急性发作，也可由于患者抵抗力低、治疗不及时、彻底而转变为慢性炎症，严重者可引起败血症甚至感染性休克而导致死亡。因此，对于生殖系统炎症应积极防治。

【女性生殖系统的自然防御功能】

1. 外阴　外阴皮肤为鳞状上皮，两侧大阴唇自然合拢，遮掩阴道口和尿道口，防止外界微生物污染。

2. 阴道　由于盆底肌的作用，阴道口闭合，阴道前、后壁紧贴，可减少外界微生物的侵入。经产妇阴道松弛，防御功能较差。生理情况下，阴道上皮在卵巢分泌的雌激素影响下增生变厚，增加抵抗病原体侵入的能力，同时上皮细胞含有丰富糖原，在阴道乳杆菌的作用下分解为乳酸，维持阴道正常的酸性环境（pH 3.8～4.4），使其他病原体的生长受到抑制，称阴道自净作用。此外，阴道分泌物可维持巨噬细胞活性，防止细菌侵入阴道黏膜。

3. 子宫颈　子宫颈内口紧闭，子宫颈管黏膜分泌大量黏液，形成胶冻状"黏液栓"，阻塞子宫颈管，子宫颈管黏液栓内含乳铁蛋白、溶菌酶等，可抑制病原体侵入子宫内膜。

4. 子宫内膜　子宫内膜周期性剥脱，是消除宫腔感染的有利条件。此外，子宫内膜分泌液也含有乳铁蛋白、溶菌酶，可清除少量进入宫腔的病原体。

5. 输卵管　输卵管黏膜上皮细胞的纤毛向子宫腔方向摆动以及输卵管的蠕动，均有利于阻止病原体的侵入。输卵管分泌液与子宫内膜分泌液一样，含有乳铁蛋白、溶菌酶，清除偶尔进入输卵管的病原体。

6. 生殖道的免疫系统　生殖道黏膜聚集有不同数量的淋巴组织及散在的淋巴细胞，包括 T 细胞、B 细胞。此外，中性粒细胞、巨噬细胞、补体等细胞因子，均在局部有重要的免疫功能，发挥抗感染作用。

女性生殖系统虽具有自然防御功能，但是外阴阴道与尿道和肛门邻近，易受污染；外阴与阴道又是性交、分娩及宫腔操作的必经之道，容易受到损伤及外界病原体的感染。此外，妇女在特殊生理时期如月经期、妊娠期、分娩期和产褥期，防御功能受到破坏，机体免疫功能下降，病原体容易侵入生殖道而形成炎症。

【病原体】

1. 细菌　以化脓菌多见，如葡萄球菌、链球菌、大肠埃希菌、厌氧菌、变形杆菌、淋病奈瑟菌、结核分枝杆菌等。

2. 原虫　以阴道毛滴虫多见，偶见阿米巴原虫。

3. 真菌　以假丝酵母菌为主。

4. 病毒　如疱疹病毒、人乳头瘤病毒。

5. 螺旋体　如苍白密螺旋体。

6. 衣原体　以沙眼衣原体多见，感染症状不明显，但常导致输卵管黏膜结构及功能的破坏，并引起盆腔广泛粘连。

7. 支原体　为正常阴道菌群的一种，在一定条件下可引起生殖道炎症。

【传染途径】

1. 沿生殖道黏膜上行蔓延　病原体由外阴侵入阴道，沿黏膜上行，通过子宫颈、子宫内膜、输卵管内膜到达卵巢及腹腔。葡萄球菌、淋球菌、沙眼衣原体多沿此途径蔓延。

2. 经血液循环蔓延　病原体先侵入人体其他器官组织，再通过血液循环侵入生殖器官，是结核分枝杆菌的主要传播途径。

3. 经淋巴系统蔓延　病原体由外阴、阴道、宫颈及宫体等创伤处的淋巴管侵入后，经丰富的淋巴系统扩散至盆腔结缔组织、子宫附件与腹膜。链球菌、大肠埃希菌、厌氧菌多沿此途径感染。

4. 直接蔓延　腹腔中其他脏器感染后直接蔓延到内生殖器，如阑尾炎可引起右侧输卵管炎。

【炎症的发展与转归】

1. 痊愈　当患者抵抗力强、病原体致病力弱或治疗及时、有效时，病原体完全被消灭，炎症很快被控制，炎性渗出物完全被吸收，患者痊愈。一般痊愈后组织结构、功能都可以恢复正常。但如果坏死组织、炎性渗出物机化形成粘连或瘢痕，但其组织结构和功能不能完全恢复。

2. 转为慢性　当炎症治疗不彻底、不及时或病原体对抗生素不敏感时，身体的防御功能和病原体的作用处于相持状态，炎症就长期存在。机体抵抗力强时炎症可以被控制并逐渐好转，但机体抵抗力降低时慢性炎症可急性发作。

3. 扩散与蔓延　患者抵抗力低下且病原体作用强时，炎症可经淋巴和血液扩散等各种途径蔓延或扩散到邻近器官，严重时可形成败血症危及生命。

【处理原则】

病因治疗。积极寻找病因，针对病因进行治疗或手术修补。

1. 控制炎症　针对病原体选用相应抗生素进行治疗，原则是及时、足量、规范、彻底。有效抗生素可经全身或局部使用，必要时可加用辅助药物以提高疗效。

2. 局部治疗　方法包括局部药物热敷、坐浴、熏洗或冲洗等。也可用抗生素软膏局部涂抹，每日1~2次。

3. 物理或手术治疗　物理治疗方法包括微波、短波、超短波、激光、冷冻、离子透入（可加入各种药物）等，治疗原理是促进局部血液循环，改善组织营养状态，提高新陈代谢，以利于炎症吸收和消退。手术治疗可根据情况选择经阴道、经腹部手术或腹腔镜手术，治疗时注意应彻底治愈，避免遗留病灶有再复发的机会。

4. 中药治疗　根据病情的不同，选用清热解毒、清热利湿或活血化瘀的中药。

【护理评估】

（一）生理评估

1. 健康史　询问患者的年龄、月经史、婚育史、哺乳史、生殖系统手术史、性生活史、糖尿病病史及肺结核病史，有无输血史、吸毒史及接受大剂量雌激素治疗或长期应用抗生素治疗病史，有无宫腔内手术操作后、产后、流产后感染史。了解发病后有无发热、寒战、腹痛、阴道分泌物增多、阴道分泌物性状和颜色发生改变。有无排尿、排便异常改变，外阴有无痒、痛、肿胀、灼热感等。了解此次疾病的治疗经过和效果等。

2. 临床表现

（1）外阴　询问外阴皮肤有无瘙痒、疼痛、烧灼等主观感觉及其与活动、性交、排尿、排便的关系。

（2）阴道分泌物　由阴道黏膜渗出液、子宫颈腺体及子宫内膜的分泌物混合组成，正常情况下呈白色稀糊状或蛋清样，高度黏稠，无腥臭味，量少对健康无不良影响。生殖系统有炎症时分泌物量往往增多，性状、气味均发生改变。炎症患者阴道分泌物性状可有黏液脓性、稀薄泡沫状、稠厚凝乳状、豆腐渣状及血性等类型。

（3）阴道出血　除正常月经外，女性生殖道任何部位均可发生异常出血，应评估患者的阴道出血量、出血时间（经前、经期、经后、性交后、停经后或绝经后）及伴随症状。阴道出血可见于外阴溃疡、阴道炎、子宫颈炎、子宫颈息肉、子宫内膜炎等疾病。

（4）下腹痛　为妇科常见症状，多为持续性疼痛。当炎症扩散到盆腔时，可引起腰骶部疼痛。盆腔部下坠痛多在劳累、性交后及月经前后加剧，若有腹膜炎则可出现恶心、呕吐、腹胀、腹泻等消化系统症状，若有脓肿形成可有下腹部包块及局部压迫刺激症状。

（5）不孕　因炎性分泌物不利于精子通过输卵管或输卵管粘连堵塞、蠕动受限等原因可引起不孕。

（6）全身症状　精神不振、食欲减退、体重下降、乏力、头痛、四肢疼痛等。

3. 相关检查

（1）阴道分泌物检查　在阴道分泌物中寻找病原体，必要时可做细菌培养。

（2）子宫颈刮片或分段诊刮术　对有血性分泌物者应与子宫恶性肿瘤相鉴别，需常规做子宫颈刮片，必要时行分段诊刮术。

（3）阴道镜检查　此项检查对发现宫颈病变有帮助。

（4）聚合酶链反应（PCR）　PCR方法简便、快速、灵敏度高、特异性强，可检测、确诊人乳头瘤病毒感染、淋病奈瑟菌感染等。

（5）局部组织活检　活体组织检查可明确诊断。

（6）腹腔镜　能直接观察到子宫、输卵管浆膜面，并可取腹腔液行细菌培养，能在病变处做活组织检查。

（7）B 型超声　可了解子宫、附件情况。

（二）心理社会评估

通过与患者接触、交谈，观察其行为变化以了解其情绪与心理状态的改变，多数患者在出现典型的临床症状后出于无奈被迫就医，有些未婚或未育女性常因害羞、恐惧、害怕遭人耻笑和遗弃等原因未及时就诊或自行寻找非正规医疗机构诊治，以致延误病情，给治疗和护理带来了一定的困难。

【常见的护理诊断/问题】

1. 皮肤完整性受损　与炎性分泌物刺激引起局部瘙痒有关。

2. 舒适度的改变　与外阴瘙痒、灼热、分泌物多有关。

3. 睡眠型态紊乱　与局部瘙痒不适、疼痛、焦虑及住院环境有关。

4. 焦虑/恐惧　与治疗效果不佳、不孕有关。

【护理措施】

（一）一般护理

嘱患者多休息，避免劳累，急性炎症期如急性盆腔炎时应卧床休息，指导患者采取半卧位。指导患者养成良好个人卫生习惯，保持外阴部清洁、干燥。

（二）心理护理

因炎症部位为患者的隐私处，患者往往有害羞心理而不愿及时就医，应耐心向患者进行解释，告知及时就医的重要性，并鼓励其坚持治疗和随访。对慢性炎症患者应做好其心理评估，尊重患者。耐心倾听其诉说，主动向患者解释各种诊疗的目的、作用、方法、副反应和注意事项。与患者及家属共同讨论治疗、护理方案，减轻患者的恐惧和焦虑，争取家属的理解和支持。

（三）缓解症状的护理

1. 用药护理　疼痛症状明显者，应指导放松技巧，转移注意力，缓解不适或按照医嘱给予止痛剂。局部奇痒难忍时，遵医嘱给予止痒药膏并嘱其避免搔抓。因瘙痒及疼痛而出现睡眠困难的患者，应教会其诱导睡眠的技巧，必要时遵医嘱给予镇静药物以提高睡眠质量。

2. 特殊护理　炎症急性期，患者应采取半卧位姿势，以利于分泌物积聚于子宫直肠陷凹而使炎症局限和便于引流。评估患者对诊疗方案的了解程度及执行能力后，帮助患者接受妇科诊疗时的体位、方法及各种治疗措施，尽可能陪伴患者并为其提供有助于保护隐私的环境，解除其不安、恐惧的情绪。执行医嘱时应尽量使用通俗易懂的语言与患者及家属沟通。认真回答其问题，准确执行医嘱。及时、正确收集各种送检标本，协助医师完成诊疗过程。

（四）健康教育

1. 卫生宣教　指导患者穿棉质内裤并勤更换，以保持外阴部清洁，减少局部刺激。嘱治疗期间勿去公共浴池、游泳。浴盆、浴巾等用具应消毒并避免性生活，注意经期、孕期、分娩期和产褥期的卫生。

2. 普查普治　积极开展普查普治，指导患者定期进行妇科检查，如发现异常后要积极治疗。

3. 指导用药　生殖器炎症常需局部用药，要耐心教会患者局部用药的方法及注意事项。此外，向患者讲解有关药物的作用、不良反应。使患者明确各种不同剂型药物的用药途径，以保证疗程和疗效。

4. 知识宣教 向患者及家属讲解常见妇科炎症的病因、诱发因素及预防措施，并与患者及家人共同讨论适用于个人、家庭的防治措施并鼓励其使用。

第二节 外阴部炎症

一、非特异性外阴炎

【概述】

非特异性外阴炎主要指由化学、物理因素而非病原体导致的发生于女性外阴部皮肤与黏膜的炎症。

【护理评估】

（一）生理评估

1. 病因 因外阴暴露于外，又与尿道、阴道、肛门邻近，易受到尿液或粪便污染，或阴道分泌物、月经血、产后恶露刺激，糖尿病患者糖尿的刺激，尿瘘患者的尿液、粪瘘患者粪便的刺激，或穿紧身化纤内裤，月经垫透气性差，局部经常潮湿或外阴不洁等，均使外阴部易发生炎症。其中以大、小阴唇为最多见。

2. 临床表现

（1）症状 外阴皮肤可有瘙痒、红肿、疼痛、灼热感，于性交、活动、排尿、排便时加重。病情严重时可形成外阴溃疡而致行走不便或排尿、排便困难。

（2）体征 妇科检查可见局部充血、肿胀、糜烂，有抓痕，严重者局部皮肤形成湿疹或溃疡。慢性期炎症者，可见外阴局部皮肤或黏膜粗糙、增厚、皲裂等，甚至可发生苔藓样变。

3. 相关检查 急性炎症期实验室检查血常规，可有白细胞和中性粒细胞增高。

4. 处理原则 包括病因治疗和局部治疗。

（1）病因治疗 积极寻找相关病因。对由尿瘘、粪瘘引起的外阴炎，应及时修补。对由糖尿病的糖尿刺激引起的外阴炎，应治疗糖尿病。

（2）局部治疗 可用 1∶5000 高锰酸钾或 0.1% 聚维酮碘液坐浴，水温 41~43℃，每日 2 次，每次 15~30 分钟，5~10 次为一疗程。坐浴后涂抗生素软膏或紫草油。炎症急性期可配合微波或红外线局部物理治疗。

（二）心理社会评估

评估患者对症状的反应，有无害羞、恐惧、害怕遭人耻笑、烦躁不安等心理反应。了解病程，评估可能的诱因。了解外阴部不适的开始与持续时间，以确定病因，评估有无影响睡眠的情况及性生活情况等。

【常见的护理诊断/问题】

1. 皮肤或黏膜完整性受损 与局部炎性有关。

2. 舒适度的改变 与外阴瘙痒、疼痛、灼热、分泌物增多有关。

3. 焦虑 与疾病影响正常生活及治疗效果不佳有关。

4. 睡眠型态紊乱 与局部瘙痒、疼痛、焦虑有关。

5. 知识缺乏　缺乏非特异性外阴炎的相关知识。

【护理措施】

（一）一般护理

针对病因指导患者保持外阴部清洁与干燥，消除刺激的来源。注意个人卫生，穿纯棉透气内衣并勤更换。

（二）心理护理

对患者进行外阴部清洁及疾病预防知识的教育，增加患者对疾病的了解，减轻其心理负担。

（三）缓解症状的护理

1. 用药护理　根据不同的适应证选择坐浴类型。指导患者正确的坐浴方法，包括坐浴药液的配制、坐浴药液的温度要求、坐浴时间及注意事项。坐浴药液的配制：取高锰酸钾结晶加温开水配成 1∶5000 高锰酸钾坐浴药液。月经期禁止坐浴。

2. 特殊护理

（1）教会患者坐浴的溶液配置和坐浴方法。

（2）外阴溃破者要预防继发感染，使用柔软会阴垫，减少摩擦及感染的机会。

（3）勿用刺激性药物或肥皂擦洗，否则易引起局部干燥而增加瘙痒不适。

（四）健康教育

1. 指导患者注意个人卫生，每日清洁外阴，勤换内裤，保持外阴清洁、干燥。

2. 注意经期、孕期、分娩期及产褥期的外阴卫生。

3. 向妇女宣教疾病预防知识；注意个人生活习惯；勿饮酒，少进辛辣食物。

二、前庭大腺炎

【概述】

因病原体侵入前庭大腺引起的炎症，以育龄期妇女多见，幼女及绝经后期妇女少见。由于腺体开口位于小阴唇与近处女膜之间。在性兴奋时，分泌出黏液。前庭大腺在性交、分娩等情况污染外阴部时可发生炎症。当炎性渗出物堵塞腺管开口，脓液积聚在腺管内不能排出则形成前庭大腺脓肿。如急性炎症消退后，腺管口粘连闭塞，分泌物不能排出，脓液逐渐转清则形成前庭大腺囊肿。

【护理评估】

（一）生理评估

1. 病因　主要病原体为葡萄球菌、链球菌、大肠埃希菌、肠球菌等，随着性传播疾病发病率的增加，淋病奈瑟菌及沙眼衣原体已成为常见病原体。在性交、流产、分娩等污染外阴部时，病原体侵入引起炎症。

2. 病理　急性炎症发作时，细菌先侵犯腺管，造成肿胀阻塞，渗出物不能外流、积存而形成脓肿。当急性炎症消退后，腺管口粘连闭塞，分泌物不能排出，脓液逐渐转为清液而形成前庭大腺囊肿。

脓肿多发生于一侧，脓肿形成时呈鸡蛋大小，表面发红，有波动感，疼痛加剧，直径可达 3~6cm，周围组织水肿。部分患者可有不同程度的淋巴结肿大。

3. 临床表现

（1）症状　外阴部皮肤瘙痒、疼痛、红肿、有灼热感，在性交、活动、排尿、排便时加重，严重时形成外阴局部溃疡致行走不便。

（2）体征　妇科检查可见局部皮肤充血、红肿、发热、糜烂，有抓痕，且明显压痛，严重时形成溃疡或湿疹。脓肿形成时，部分患者可有发热等全身症状。腹股沟淋巴结可呈不同程度增大。

4. 相关检查

（1）分泌物检查　以寻找病原体。

（2）血常规检查　根据白细胞和中性粒细胞升高程度，了解感染程度。

（3）尿常规检查　以了解有无糖尿病等。

5. 处理原则

（1）急性炎症期　根据分泌物细菌培养和药敏试验，针对性地选择抗生素药物治疗。

（2）手术治疗　脓肿形成后可切开引流并行造口术；如囊肿直径 <3cm，可采用 CO_2 激光行囊肿造口术。

（二）心理社会评估

评估患者的心理状况，了解有无因怕疼痛、害羞而未能及时诊治的心理障碍，需行前庭大腺囊肿或脓肿手术时有无害怕及紧张等心理反应。了解家属对其的协助情况及以往应对问题的方式。

【常见的护理诊断/问题】

1. 组织完整性受损　与手术或脓肿溃破有关。

2. 舒适度的改变　与发热、疼痛有关。

3. 疼痛　与局部炎性刺激有关。

4. 焦虑　与知识缺乏及治疗效果不佳有关。

【护理措施】

（一）一般护理

急性炎症期要卧床休息，局部热敷或坐浴，注意保持外阴部清洁、干燥。在经期、妊娠期、产褥期时，应每日清洗外阴，勤更换内裤。在月经期、产褥期禁止性交。

（二）心理护理

应尊重患者，鼓励患者表达焦虑或害怕的情绪，帮助其建立治愈疾病的信心。

（三）缓解症状的护理

1. 用药护理　根据病原体遵医嘱选择适宜抗生素行抗感染治疗，局部可用 1∶5000 高锰酸钾坐浴治疗或用消毒液擦洗，每日 2 次，或可用清热解毒中药，如蒲公英、紫花地丁、金银花、连翘等局部热敷或坐浴。

2. 手术前后护理　脓肿形成后可协助医生切开引流并做造口，近年采用 CO_2 激光做囊肿造口术效果良好。此法操作简单，造口边缘因碳化创面小，术中出血少。术中、术后无需缝合，局部无瘢痕形成并能保持腺体功能。此手术方式可早期治疗直径 <3cm 的囊肿，治疗率较高，复发率极低。但切口闭合后，仍可形成囊肿或反复感染。手术前、后应注意局部清洁与卫生，所用器械严格消毒后使用。

（四）健康教育

1. 对患者及家属讲解前庭大腺炎的相关防治知识。

2. 指导患者注意局部卫生，每日清洗外阴，经期、产褥期禁止性交。月经期使用消毒卫生巾。

第三节 阴道炎症

一、滴虫阴道炎

【概述】

滴虫阴道炎是阴道炎症中最常见的一种，同时也是临床常见的性传播疾病。

【护理评估】

（一）生理评估 🅴微课

1. 病因 滴虫阴道炎是由阴道毛滴虫引起的阴道炎症。

2. 病理 阴道毛滴虫呈梨形，体积为多核白细胞的 2 ~ 3 倍，其顶端有 4 根鞭毛，体部有波动膜，后端尖有轴柱凸出，性状无色透明如水滴，鞭毛随波动膜的波动而活动。滴虫适宜生长在温度为 25 ~ 40℃、pH 5.2 ~ 6.6 的潮湿环境。滴虫生命力较强，能在 3 ~ 5℃生存 21 天，在 46℃生存 20 ~ 60 分钟，在月经前后，阴道 pH 发生变化时，阴道内接近中性环境，故隐藏在腺体及阴道皱襞中的滴虫于月经前后得以繁殖，引起炎症的发作。其次，妊娠期、产后等阴道环境改变，适于滴虫生长繁殖而发生滴虫阴道炎。滴虫能消耗或吞噬阴道上皮细胞内的糖原，阻碍乳酸生成，以降低阴道酸度而有利于繁殖。滴虫不仅寄生于阴道，还侵入尿道或尿道旁腺，甚至侵入膀胱、肾盂以及男方的包皮皱褶、尿道或前列腺。

3. 传染途径

（1）经性交直接传播：为主要传染途径。

（2）经公共浴池、浴盆、浴巾、游泳池、坐式便器、衣物等间接传播。

（3）医源性传播：可通过污染的器械及敷料传播。

4. 临床表现

（1）**症状** 感染后潜伏期为 4 ~ 28 天。25% ~ 50% 的患者在感染初期无症状，典型症状是阴道分泌物呈稀薄的灰黄色泡沫状及外阴瘙痒。若合并其他细菌混合感染，则分泌物呈脓性、黄绿色，有臭味。瘙痒部位主要为阴道口及外阴，或有灼热、疼痛、性交痛。如合并尿道感染，可有尿频、尿痛，甚至可见血尿。阴道毛滴虫能吞噬精子，并能阻碍乳酸生成，影响精子在阴道内存活，可致不孕。少数患者阴道内有滴虫存在而无炎症反应，称带虫者。

（2）**体征** 妇科检查时可见阴道黏膜充血，严重者有散在出血斑点，形成草莓样宫颈，阴道后穹隆处有多量分泌物，呈灰黄色、黄白色稀薄液性、黄绿色脓性泡沫状。

5. 相关检查

（1）**湿片法** 于玻片上放 1 滴加温生理盐水，在阴道后穹隆处取少许阴道分泌物混于其中，立即在低倍显微镜下观察，可见呈波状运动的滴虫及增多的白细胞被推移。阳性率可达 60% ~ 70%。

（2）**培养法** 对可疑患者，多次湿片法未能发现滴虫时，可送培养，准确率达 98%。

6. 处理原则 切断传染途径，杀灭阴道毛滴虫，恢复阴道正常 pH，保持阴道自净功能。

（1）**全身治疗** 甲硝唑 400mg，每日 2 ~ 3 次口服，7 天为一疗程；或替硝唑 500mg，每日 2 次口服，7 天为一疗程。初次患病患者单次口服甲硝唑 2g，可收到同样效果。口服吸收好，疗效高，药物毒性小，应用方便。性伴侣需同时治疗。此药可通过胎盘进入胎儿体内，也可通过乳汁排泄，故孕早期及哺乳期妇女应慎用。

（2）局部治疗 不适宜全身用药或不能耐受口服用药者，可以局部单独给药；或作为全身用药的辅助治疗，全身及局部联合用药效果更佳。甲硝唑泡腾片200mg，每晚塞入阴道1次，7次为一疗程。

（二）心理社会评估

评估患者出现典型症状后所产生的情绪变化，是否有因治疗效果不佳或反复发作产生的焦虑情绪和接受盆腔检查的顾虑，了解患者丈夫对于同时接受治疗的理解与配合。

【常见的护理诊断/问题】

1. 黏膜完整性受损 与炎症刺激有关。

2. 舒适度的改变 与外阴瘙痒、灼热有关。

3. 焦虑 与治疗效果不佳或反复发作有关。

4. 知识缺乏 缺乏防治滴虫阴道炎的相关知识。

【护理措施】

（一）一般护理

1. 指导患者自我护理的方法，注意保持外阴部清洁、干燥，减少感染的机会。

2. 嘱患者尽量避免搔抓外阴部致皮肤破损。

3. 治疗期间禁止性生活、勤换内裤。内裤及洗涤用物应煮沸消毒5～10分钟以消灭病原体，避免交叉和重复感染的机会。

（二）心理护理

告知患者及丈夫滴虫阴道炎的传播途径、临床表现、治疗方法和注意事项，减轻患者及丈夫的焦虑心理，鼓励患者及丈夫坚持治疗。

（三）缓解症状的护理

1. 用药护理 告知患者阴道用药方法。在月经期间暂停阴道用药及坐浴。甲硝唑口服后偶见胃肠道反应，如食欲减退、恶心、呕吐。此外，偶见头痛、皮疹、白细胞减少等，一旦发现应报告医师并停药。此类药物抑制乙醇在体内氧化，产生有毒的中间代谢产物而发生戒酒硫样反应，故甲硝唑用药期间及停药24小时内，替硝唑用药期间及停药72小时内应禁酒。甲硝唑及替硝唑可从乳汁中排泄，故哺乳期用药不宜哺乳。

2. 特殊护理

（1）指导患者配合检查 做分泌物培养之前，告知患者取分泌物前24～48小时避免性交、阴道灌洗或局部用药。分泌物取出后应及时送检并注意保暖，否则滴虫活动力减弱，造成辨认困难。

（2）强调治愈标准及随访 滴虫阴道炎常于月经后复发，故治疗后检查滴虫阴性时，仍应每次月经干净后复查，若连续3次检查均阴性，方可称为治愈。

（四）健康教育

1. 指导患者注意个人卫生，保持外阴部清洁与干燥，避免搔抓外阴部致皮肤及黏膜受损。治疗期间禁止性生活、勤换内裤。内裤、盆浴所用器物、盆具及洗涤用物应高温煮沸消毒5～10分钟以消灭病原体，避免交叉和重复感染。

2. 向患者解释坚持治疗的重要性，告知治疗后滴虫检查为阴性时，仍应于下次月经干净后继续治疗一个疗程，以巩固疗效。

二、外阴阴道假丝酵母菌病

【概述】

外阴阴道假丝酵母菌病（vulvovaginal candidiasis，VVC）是由假丝酵母菌引起的常见外阴阴道炎症，也称外阴阴道念珠菌病。国外资料显示，约75%的妇女一生中至少患过1次外阴阴道假丝酵母菌病，其中45%的妇女经历过2次或2次以上的发病。

【护理评估】

（一）生理评估

1. 病因　80%～90%的病原体为白假丝酵母菌，10%～20%为光滑假丝酵母菌、近平滑假丝酵母菌、热带假丝酵母菌引起。假丝酵母菌适宜在酸性环境中生长。有假丝酵母菌感染的患者，阴道pH多在4.0～4.7，通常 < 4.5。常见发病诱因有应用广谱抗生素、妊娠、糖尿病、大量应用免疫抑制剂如皮质类固醇激素或免疫缺陷综合征，机体抵抗力降低。其他诱因有胃肠道假丝酵母菌、穿紧身化纤内裤及肥胖，后者可使会阴局部温度及湿度增加，假丝酵母菌易于繁殖引起感染。

2. 病理　白假丝酵母菌为双相菌，有酵母相和菌丝相，酵母相为芽生孢子，菌丝相为芽生孢子伸长成假菌丝。假丝酵母菌对热的抵抗力不强，在60℃环境下1小时即死亡；但对干燥、日光、紫外线及化学制剂等抵抗力较强。10%～20%非孕妇女及30%孕妇阴道中有此菌寄生，但菌量极少，呈酵母相，并不引起症状。

3. 传染途径

（1）内源性传染　是主要传染途径。假丝酵母菌作为条件致病菌除寄生于阴道外，也可寄生在人的口腔、肠道，一旦条件适宜可引起感染。这3个部位的假丝酵母菌可互相传染。

（2）性交直接传染　少部分患者可通过性交直接传染。

（3）间接传染　极少通过接触感染的衣物而间接传染。

4. 临床表现

（1）症状　主要为外阴及阴道部奇痒、灼热、疼痛、性交痛，排尿时尿液刺激导致排尿性疼痛。部分患者阴道分泌物增多，其特征为白色稠厚呈凝乳或豆腐渣样。

（2）体征　妇科检查可见外阴红斑、水肿，常伴有抓痕，严重者可见皮肤皲裂、表皮脱落。阴道炎可见黏膜红肿、小阴唇内侧及阴道黏膜附有白色膜状物，擦除后露出红肿黏膜面，急性期还可能见到糜烂及浅表溃疡。

5. 相关检查

（1）湿片法　于玻片上加1滴温生理盐水或10%氢氧化钾溶液，将少许阴道分泌物与之混匀，在低倍显微镜下观察，如见孢子和假菌丝即可确诊。

（2）培养法　若为难治性顽固病例，可用培养法。

（3）pH测定　对于是否为混合感染具有重要鉴别意义。若pH < 4.5，可能为单纯假丝酵母菌感染；若pH > 4.5，可能存在混合感染，尤其是细菌性阴道病的混合感染。

6. 处理原则　消除诱因，根据患者情况选择局部或全身应用抗真菌药物。

（1）消除诱因　若有糖尿病应给予积极治疗，及时停用广谱抗生素、雌激素及皮质类固醇激素。

（2）单纯性VVC的治疗　可全身用药或局部用药，以局部短疗程抗真菌药物为主。全身用药与局部用药的疗效相似，治愈率达80%～90%，唑类药物的疗效好于制霉菌素。

（3）局部用药　①咪康唑栓剂，每晚1粒（200mg），连用7日；或每晚1粒（400mg），连用3日。

②克霉唑栓剂，每晚 1 粒（150mg），连用 7 日，或每日早、晚各 1 粒（150mg），连用 3 日。③制霉菌素栓剂，每晚 1 粒（10 万 U），连用 10 ~ 14 日。

（4）全身用药　对无法耐受局部用药者、未婚妇女及不愿采用局部用药者，可选用氟康唑 150mg，顿服。

（5）复杂性 VVC 的治疗　局部可采用强化治疗；严重 VVC 者，外阴局部应用低浓度糖皮质激素软膏或唑类霜剂。

（二）心理社会评估

评估患者出现典型症状后所产生的情绪变化，外阴阴道严重瘙痒可使患者痛苦不堪，严重影响睡眠和休息。部分患者因害羞延误治疗，充满矛盾心理。

【常见的护理诊断/问题】

1. 黏膜完整性受损　与阴道炎症出现湿疹、溃疡或搔抓有关。

2. 舒适度改变　与瘙痒、灼热、分泌物增多、焦虑有关。

3. 知识缺乏　缺乏预防与治疗假丝酵母菌病的知识。

【护理措施】

（一）一般护理

1. 指导患者自我护理的方法。积极治疗糖尿病。长期应用抗生素、雌激素者应停药。

2. 嘱患者保持心情舒畅，注意个人卫生，保持外阴清洁、干燥，内裤及清洗会阴用物应煮沸 5 ~ 10 分钟，清洁外阴用的盆具等消毒后使用，避免重复感染。

（二）心理护理

尊重患者，鼓励其表达焦虑、害怕、内疚等不良情绪，给予心理引导。告知患者外阴、阴道假丝酵母菌病的病因、治疗方法及注意事项等，消除患者顾虑，积极配合治疗。

（三）缓解症状的护理

1. 用药护理　教会患者正确的局部用药方法。月经期时禁止阴道局部用药。注意用药前后的个人卫生。

2. 特殊护理

（1）妊娠期妇女应积极治疗，治疗应选择局部治疗，禁用口服唑类药物。

（2）无需对性伴侣进行常规治疗。约 15% 的男性与女性患者接触后患有龟头炎，对有症状男性应进行假丝酵母菌检查及治疗，预防女性重复感染。

（3）患者取分泌物或复查前 24 ~ 48 小时内，禁止性交、阴道冲洗与局部用药。

（四）健康教育

1. 因本病易于复发，嘱患者治疗后应随访。若症状持续存在或诊断后 2 个月内复发者，需再次复诊。

2. 做好卫生宣传教育，养成良好卫生习惯，做好外阴清洁，勤换内裤，穿纯棉内裤，少用卫生护垫。使用过的器物应煮沸消毒。

3. 鼓励患者坚持用药，不可随意中断治疗。

4. 指导正确应用抗生素、雌激素，积极治疗糖尿病，以免诱发假丝酵母菌病。

三、细菌性阴道病

【概述】

细菌性阴道病（bacterial vaginosis，BV）是阴道内正常菌群失调引起的混合性感染。多发于性活跃期妇女。

【护理评估】

（一）生理评估

1. 病因　发病原因尚不明确，可能与多个性伴侣、频繁性交或用碱性药液灌洗阴道有关。

2. 临床表现

（1）症状　主要为阴道分泌物增多，呈灰白色，质稀薄、均匀、有鱼腥臭味，伴有外阴瘙痒。

（2）体征　可见分泌物黏附于阴道壁表面，易于擦除，但阴道黏膜无充血。

3. 相关检查

（1）阴道分泌物 pH 测定　pH > 4.5（pH 多为 5.0 ~ 5.5）。

（2）胺试验　在玻片上放少许阴道分泌物，加入 10% 氢氧化钾 1 ~ 2 滴，分泌物中的胺遇碱后释放氨，产生烂鱼肉样腥臭气味即为阳性。

4. 处理原则　有症状者才需治疗。选用抗厌氧菌药治疗，可用甲硝唑和克林霉素口服或局部用药。

【常见的护理诊断/问题】

1. 舒适的改变　与外阴瘙痒、分泌物增多、疼痛有关。

2. 黏膜完整性受损　与炎症刺激引起黏膜溃疡甚至粘连有关。

【护理措施】

（一）一般护理

嘱患者保持外阴部清洁和干燥，勤换内裤，穿棉质、透气性好的内裤，减少刺激等。避免搔抓，减少活动。

（二）心理护理

耐心为患者介绍细菌性阴道病的病因、治疗方法及注意事项，帮助患者减轻焦虑。

（三）缓解症状的护理

遵医嘱给予抗厌氧菌药物，嘱其按时按量用药；阴道给药时，注意手的卫生，减少感染，并将药片或栓剂送入阴道后穹隆处。

（四）健康教育

1. 加强营养，增加机体抵抗力。治疗后无症状者不需常规随访；症状持续或症状重复出现者，应复诊并接受治疗。

2. 注意性卫生，避免不洁性行为；局部严禁搔抓，勿用刺激性药物或肥皂擦洗。

3. 告知预防措施和保健方法，一旦出现症状应及时就医。

4. 注意个人卫生，不穿化纤内裤和紧身衣，保持会阴部清洁，勤换内裤。

5. 指导患者用药的方法，用药前洗净双手及会阴，减少感染机会。

四、萎缩性阴道炎

【概述】

萎缩性阴道炎是因自然绝经或人工绝经后阴道局部抵抗力低下，致病菌大量繁殖引起的阴道炎症，严重时可导致阴道狭窄甚至闭锁。

【护理评估】

（一）生理评估

1. 病因　妇女自然绝经或人工绝经后局部抵抗力降低，其他致病菌侵入或过度繁殖引起炎症。此外，萎缩性阴道炎也可见于手术切除卵巢功能早衰、产后闭经或药物假绝经治疗，双侧卵巢、盆腔放疗后。

2. 病理　因卵巢功能衰退，雌激素水平下降，阴道壁萎缩，黏膜变薄，上皮细胞内所含糖原减少，阴道内 pH 增高，多为 5.0 ~ 7.0，嗜酸性的乳酸杆菌不再为优势菌，局部抵抗力降低。

3. 临床表现

（1）症状　阴道分泌物增多及外阴瘙痒、灼热不适。阴道分泌物质稀薄，呈淡黄色，感染严重时可呈脓血样分泌物。因阴道黏膜萎缩，可伴有性交痛。

（2）体征　阴道呈萎缩性改变，上皮皱襞消失、平滑、萎缩、菲薄。阴道黏膜充血，常伴有散在小出血点或点状出血斑，严重时见浅表溃疡。溃疡面可与对侧粘连，严重时造成阴道腔狭窄甚至闭锁，炎性分泌物排出不畅积聚而形成阴道积脓或宫腔积脓。

4. 相关检查

（1）悬滴法　取阴道分泌物检查，显微镜下见大量基底细胞及白细胞，而无滴虫及假丝酵母菌。

（2）宫颈细胞学检查　对有血性分泌物者，应与子宫恶性肿瘤相鉴别。

（3）宫颈刮片检查　有助于鉴别子宫恶性肿瘤。

（4）局部活组织检查　对于阴道壁肉芽组织及溃疡，应与阴道癌相鉴别。

5. 处理原则　补充雌激素增加阴道抵抗力，用抗生素抑制致病菌生长。

（1）增加阴道抵抗力　针对病因，补充雌激素增加阴道抵抗力，是萎缩性阴道炎的主要治疗方法。雌激素制剂可局部用药，也可全身给药。可用雌三醇软膏局部涂抹，每日 1 ~ 2 次，连用 14 日为一疗程。

（2）抑制细菌生长　可阴道局部应用抗生素如诺氟沙星 100mg，放于阴道深部，每日 1 次，连续使用 7 ~ 10 日。也可选用中药。对阴道局部明显干涩者，可应用润滑剂。

（二）心理社会评估

评估患者出现典型症状后产生的情绪变化，有无因阴道疼痛、分泌物增多甚至出血而产生焦虑，但又不愿意诊治，评估其不愿诊治的原因。了解家属对其的协助情况及以往应对问题的方式。

【常见的护理诊断/问题】

1. 舒适的改变　与外阴瘙痒、分泌物增多、疼痛有关。

2. 黏膜完整性受损　与炎症刺激引起黏膜溃疡甚至粘连有关。

3. 知识缺乏　缺乏萎缩性阴道炎相关的防治知识。

【护理措施】

（一）一般护理

嘱患者保持外阴部清洁和干燥，勤换内裤，穿棉质透气性好的内裤，减少刺激等。指导患者注意局部用药前后的卫生，减少感染的机会。

（二）心理护理

尊重患者，耐心为患者介绍萎缩性阴道炎的病因、治疗方法及注意事项，帮助患者减轻焦虑。

（三）缓解症状的护理

1. 用药护理 告知患者雌激素治疗的目的及原则。告知患者使用雌激素治疗后可能出现的症状，嘱乳腺癌患者或子宫内膜癌者慎用雌激素制剂。

2. 手术前后护理 严重阴道炎症者，溃疡与对侧粘连引起阴道腔狭窄甚至闭锁者，需行分离粘连术。告知患者分离粘连术的注意事项，配合医生准备手术器物，严格消毒后使用，术后监测生命体征。

3. 特殊护理 告知患者阴道局部用药的目的及注意事项，指导患者阴道上药的方法，患者本人操作有困难时，需指导家属协助操作。

（四）健康教育

1. 对围绝经期及老年期妇女宣传有关萎缩性阴道炎的相关保健知识，告知预防措施和保健方法，一旦出现症状应及时就医。

2. 加强营养，增加机体抵抗力。

3. 注意个人卫生，保持会阴部清洁，勤换内裤。

4. 指导患者用药的方法，用药前洗净双手及会阴，减少感染机会。

5. 指导卵巢切除、卵巢早衰、盆腔放疗后的患者给予雌激素替代治疗。

第四节　子宫颈炎

子宫颈炎是妇科常见疾病之一，根据发病部位可分为子宫颈阴道炎症及子宫颈管黏膜炎症，由于子宫颈阴道部鳞状上皮与阴道鳞状上皮相延续，阴道炎症可引起子宫颈阴道部炎症。因子宫颈管黏膜上皮为单层柱状上皮，抗感染能力较差，易于发生感染。根据子宫颈炎病程发展，又有急性和慢性之分。临床多见的子宫颈炎是急性子宫颈管黏膜炎，若急性子宫颈炎未经及时诊治或病原体持续存在，也可导致慢性子宫颈炎。

一、急性子宫颈炎

【概述】

子宫颈发生急性炎症，表现为局部充血、水肿、坏死、上皮变性，黏膜、黏膜下组织、腺体周围可见大量中性粒细胞浸润，腺腔中有脓性分泌物。

【护理评估】

（一）生理评估

1. 病因 急性子宫颈炎可由多种病原体引起，也可由化学因素、物理因素刺激，机械性子宫颈损伤、子宫颈异物伴发感染导致。

急性子宫颈炎的病原体包括如下。

（1）性传播疾病病原体　沙眼衣原体及淋病奈瑟菌，见于性传播疾病的高危人群。

（2）内源性病原体　部分子宫颈炎的病原体与细菌性阴道病病原体、生殖支原体感染有关。

2. 病理 沙眼衣原体及淋病奈瑟菌均感染子宫颈管柱状上皮，沿黏膜面扩散引起浅层感染，以子宫颈病变明显。淋病奈瑟菌除侵袭子宫颈管柱状上皮外，还常侵袭尿道旁腺、尿道移行上皮及前庭大腺。

3. 临床表现

（1）症状　大部分患者无症状。有症状者主要表现为阴道分泌物增多，呈黏液脓性，因大量阴道分泌物刺激可引起外阴瘙痒及灼热感。还可出现经期出血、性交后出血等症状。合并尿路感染时，可有尿频、尿急、尿痛。

（2）体征　可见子宫颈组织充血、水肿、黏膜外翻，有多量黏液脓性分泌物附着于子宫颈表面或从子宫颈管流出，子宫颈管黏膜质脆，易于诱发出血。淋病奈瑟菌感染时，因尿道旁腺、前庭大腺受累，可见有尿道口、阴道口黏膜充血、水肿及多量脓性分泌物。

4. 相关检查

（1）特征性体征检查　急性子宫颈炎有两个特征性体征，具备一个或同时具备。A. 于子宫颈管或子宫颈管棉拭子标本上，肉眼见到脓性或黏液脓性分泌物。B. 用棉拭子擦拭子宫颈管时，易于诱发子宫颈管内出血。

（2）白细胞检测　急性炎症时子宫颈管分泌物或阴道分泌物中白细胞增多，阴道分泌物增多时应先排除阴道炎症。A. 子宫颈管脓性分泌物涂片做革兰染色，中性粒细胞 >30/高倍视野。B. 阴道分泌物湿片检查，白细胞 >10/高倍视野。

（3）病原体检测　应做沙眼衣原体、淋病奈瑟菌的检测，及时排除细菌性阴道病及滴虫阴道炎。

①分泌物涂片革兰染色和淋病奈瑟菌培养分泌物涂片革兰染色：查找中性粒细胞内有无革兰阴性双球菌，因子宫颈分泌物的敏感性及特异性均较差，不推荐用于女性淋病的诊断方法。淋病奈瑟菌培养为诊断淋病的金标准。

②检测沙眼衣原体常用的方法：衣原体培养。由于操作方法复杂，临床已较少使用。酶联免疫吸附试验检测沙眼衣原体抗原，为临床常用的方法。核酸检测包括核酸杂交及核酸扩增，尤其是核酸扩增为检测衣原体感染的较敏感和特异性强的方法。但应做好质量控制，避免污染。

5. 处理原则　主要为抗生素抗炎治疗。可根据不同情况采用经验性抗生素治疗及针对病原体选取适宜抗生素治疗。病原体为沙眼衣原体或淋病奈瑟菌者，性伴侣需同时检查及治疗。

（1）经验性抗生素治疗　对有性传播疾病高危因素的患者（如年龄 < 25 岁，有多个性伴侣或新性伴侣，且为无保护性性交），在未获得病原体检测结果时，可遵医嘱采用针对衣原体的经验性抗生素治疗，方案为阿奇霉素 1g，单次顿服；或多西环素 100mg，每日 2 次，连服 7 日为一疗程。

（2）针对病原体的抗生素治疗　已获得病原体者，针对病原体选择适宜的抗生素。

（3）单纯急性淋病奈瑟菌感染　主张大剂量、单次给药。常用药物有头孢菌素类药物，如头孢曲松钠 250mg，单次肌内注射；头孢噻肟钠 500mg，肌内注射。

（4）沙眼衣原体感染　可选择四环素类药物，如多西环素 100mg，每日 2 次，连服 7 日。喹诺酮类，如氧氟沙星 300mg，每日 2 次，连服 7 日；左氧氟沙星 500mg，每日 1 次，连服 7 日；莫西沙星 400mg，每日 1 次，连服 7 日；红霉素类，如阿奇霉素 1g，单次顿服。

因淋病奈瑟菌感染常伴有衣原体感染，故淋菌性子宫颈炎治疗时除选用抗淋病奈瑟菌药物外，还应选用抗衣原体感染药物。

（5）合并细菌性阴道病　同时治疗细菌性阴道病，否则将导致子宫颈炎持续存在。

（6）性伴侣的处理　若子宫颈炎患者的病原体为沙眼衣原体及淋病奈瑟菌，应对其性伴侣进行相应的检查及治疗。

（二）心理社会评估

评估患者的精神状态、思想压力，应对此次疾病的心理反应，了解其家属对其的理解及配合。

【常见的护理诊断/问题】

1. 焦虑 与患者担心病情加重或反复发生有关。

2. 舒适的改变 与阴道分泌物增多、外阴瘙痒、灼热有关。

3. 知识缺乏 缺乏急性子宫颈炎的相关预防与治疗知识。

【护理措施】

（一）一般护理

做好生活护理，保证患者充分休息。向患者讲解急性子宫颈炎的治疗目的及预防治疗知识。嘱患者注意个人卫生，每日更换内裤，保持外阴及阴道清洁。增加营养，增强机体抵抗力。适当运动，保持心情舒畅。

（二）心理护理

尊重患者，告知患者急性子宫颈炎的发病原因、治疗方法及注意事项，鼓励患者表达焦虑的情绪，积极配合治疗，增加患者治愈疾病的信心。

（三）缓解症状的护理

1. 用药护理 根据病原体类型，遵医嘱给予敏感抗生素，遵循及时、足量、规范、彻底的用药原则。

2. 特殊护理

（1）因脓性分泌物较多，应每日 1 次给患者清洗消毒外阴，保持清洁与干燥。

（2）治疗期间禁止性生活，如为淋病奈瑟菌或沙眼衣原体感染，性伴侣应同时检查及治疗。

（四）健康教育

1. 注意个人卫生，保持外阴清洁，勤行外阴清洗和更换内裤，穿透气性好的内裤。

2. 注意房室卫生，禁忌有多个性伴侣和不良性交习惯。

3. 坚持治疗直至治愈，避免病情反复迁延不愈转为慢性。

二、慢性子宫颈炎

【概述】

子宫颈间质内有大量慢性炎细胞浸润如淋巴细胞、浆细胞等，可同时伴有子宫颈腺上皮及间质的增生和鳞状上皮的化生。

【护理评估】

（一）生理评估

1. 病因 慢性子宫颈炎可由急性子宫颈炎未及时或有效治愈迁延而来，也可由病原体持续感染引起，多见于分娩、流产、手术损伤子宫颈后，病原体侵入引起感染，也有因局部卫生不良或雌激素缺乏、局部抵抗力低下引起的。病原体与急性子宫颈炎相似，主要为葡萄球菌、链球菌、大肠埃希菌、厌氧菌、沙眼衣原体、淋病奈瑟菌等。

2. 病理

（1）慢性子宫颈管黏膜炎 因子宫颈管黏膜皱襞较多，感染后易于形成持续性子宫颈黏膜炎，表现为宫颈外口有子宫颈管黏液及脓性分泌物堵塞，宫颈口充血发红并反复发作。

（2）子宫颈息肉 由慢性炎症长期刺激引起子宫颈管腺体和间质的局限性增生，向子宫颈外口突出形成息肉。检查可见子宫颈息肉多为单个，也可为多个，呈舌形，色红，质软而脆，可有蒂，根部可在子宫颈管内，也可附着在子宫颈外口。光镜下可见息肉表面覆盖宫颈柱状上皮，间质内有水肿、丰富的血管及慢性炎性细胞浸润。

（3）子宫颈肥大　慢性炎症的长期刺激，使子宫颈组织充血、水肿，腺体及间质增生，此外，子宫颈深部黏液潴留形成的腺囊肿均可使子宫颈呈不同程度肥大，但表面多光滑，有时可见潴留的囊肿突起。炎症日久因纤维结缔组织增生，使子宫颈硬度增加。

3. 临床表现

（1）症状　大多无明显症状，少数患者有阴道分泌物增多，淡黄色或呈脓性，偶有分泌物刺激引起外阴瘙痒或不适。可有性交后出血，经期出血。

（2）妇科检查　子宫颈可呈糜烂样改变，或有黄色分泌物从子宫颈口流出或堵塞子宫颈口，也可表现为子宫颈肥大或子宫颈息肉。

4. 相关检查　应注意将妇科检查所发现的阳性体征与子宫颈的常见病理生理改变进行鉴别。

（1）阴道镜检查　可见子宫颈糜烂样改变，但因子宫颈生理性柱状上皮异位和子宫颈上皮内瘤变、早期子宫颈癌均可呈现糜烂样改变，对于子宫颈糜烂样改变者需行子宫颈细胞学检查和（或）HPV 检测，必要时行活组织检查以排除子宫颈上皮内瘤变或子宫颈癌。

（2）病理组织检查　子宫颈息肉应与子宫颈的恶性肿瘤以及子宫体的恶性肿瘤相鉴别，因后两者也可呈息肉状，从子宫颈口突出，鉴别方法为行子宫颈息肉切除病理组织学检查确诊。

（3）子宫颈细胞学检查　对子宫颈肥大者，需行子宫颈细胞学检查，必要时行子宫颈管搔刮术以排除内生型子宫颈癌尤其腺癌。

（4）确定病原体　以培养法进行淋病奈瑟菌检测，以酶联免疫吸附试验检测沙眼衣原体；以悬滴法排除滴虫阴道炎和外阴阴道假丝酵母菌病。

5. 处理原则　不同病变采用的治疗方法各有差异。对于宫颈糜烂样改变但无症状的生理性柱状上皮异位，无需处理。对糜烂样改变伴有阴道分泌物增多、乳头状增生或接触性出血，可给予局部物理治疗，如激光、冷冻、微波等方法，也可给予中药保妇康栓作为物理治疗前后的辅助治疗。但治疗前须排除子宫颈上皮内瘤变和子宫颈癌。

（1）慢性子宫颈管黏膜炎　对持续性子宫颈管黏膜炎症，需了解有无沙眼衣原体及淋病奈瑟菌的再次感染、性伴侣是否已进行治疗、阴道微生物群失调是否持续存在，针对病因给予治疗。

（2）子宫颈息肉　行息肉摘除术，术后将切除息肉送病理组织学检查。

（3）子宫颈肥大　一般无需治疗。

（二）心理社会评估

评估患者的精神状态、思想压力，面对症状出现的心理反应，了解患者有无因害怕、担心癌变而焦虑、拒绝性生活等。评估家属对其的理解与配合。

【常见的护理诊断/问题】

1. 组织完整性受损　与子宫颈上皮糜烂及炎性刺激有关。

2. 舒适的改变　与分泌物增多、外阴瘙痒有关。

3. 知识缺乏　缺乏慢性子宫颈炎的相关防治知识。

4. 焦虑　与担心子宫颈癌变有关。

【护理措施】

（一）一般护理

加强会阴护理，穿纯棉内裤并每日更换，保持会阴部清洁、干燥。指导育龄妇女如何采取避孕措施，减少人工流产的发生。

（二）心理护理

为患者耐心讲解慢性子宫颈炎的发病原因、临床表现、治疗方法及注意事项，解除焦虑和担心，鼓励患者积极配合治疗。允许患者表达心理感受，并给予心理支持。

（三）缓解症状的护理

1. 用药护理　根据病原体类型，遵医嘱给予敏感抗生素。对于子宫颈糜烂面积小和炎症浸润较浅的患者，可用保妇康栓，阴道上药，每日 1 次，每次 1 枚，连用 7～10 日。指导患者注意局部用药前后的个人卫生，减少感染的机会。

2. 手术前后护理　子宫颈息肉应行手术摘除。子宫颈肥大、糜烂面较深且累及子宫颈管或可疑癌变者，可行子宫颈锥形切除术。对表现为糜烂样改变者，无症状者可无需处理。糜烂伴有分泌物增多、乳头状增生或接触性出血者，可行局部物理治疗术。其作用效果较好、疗程最短。治疗原理是使糜烂面的柱状上皮坏死、脱落，重新再生鳞状上皮，为期 3～4 周，炎症深者需 6～8 周。治疗方法包括激光、冷冻、红外线及微波疗法等。手术前测血压及体温，指导患者排空膀胱。术后保持外阴部清洁，每日清洗外阴 2 次；指导患者于手术后次日早晨将阴道内纱条取出。子宫颈息肉摘除后应做病理检查。

3. 特殊护理　做好物理治疗的特殊护理。

（1）治疗前，常规行子宫颈癌筛查。

（2）有急性生殖道炎症者禁行物理治疗。

（3）治疗时间应在月经干净后 3～7 日内进行。

（4）物理治疗后有阴道分泌物增多，甚至有大量水样排液，术后 1～2 周脱痂时可有少许出血，应避免剧烈活动及搬运重物而引起出血量过多。

（5）在创面尚未完全愈合期间（4～8 周）禁阴道冲洗、盆浴和性交。

（6）物理治疗有引起术后出血、不孕、感染、子宫颈狭窄的可能，治疗后应定期复查。观察创面愈合情况及有无子宫颈管狭窄，直至创面完全愈合。

（四）健康教育

1. 告知患者预防和治疗慢性子宫颈炎的相关知识，有异常及时到医院诊治。

2. 注意个人卫生，每日更换内裤，清洗外阴。

3. 定期到医院行妇科检查，以早期发现癌前病变。

第五节　盆腔炎性疾病

【概述】

盆腔炎性疾病（pelvic inflammatory disease，PID）指女性上生殖道的感染性疾病，主要包括子宫内膜炎、输卵管炎、输卵管卵巢脓肿、盆腔腹膜炎。炎症可局限于一个部位，也可同时累及几个部位，最常见的是输卵管炎及输卵管卵巢炎，单纯的子宫内膜炎或卵巢炎较少见。盆腔炎性疾病大多发生于性活跃期，有月经的妇女。初潮前、绝经后或未婚者很少发生盆腔炎性疾病。盆腔炎性疾病如未得到正确的诊断或治疗，可能会发生盆腔炎性疾病后遗症（PID），导致不孕、输卵管妊娠、慢性盆腔痛，严重影响妇女生殖健康。

1. 引起盆腔炎性疾病的病因

（1）来自原寄居于阴道内的菌群，包括需氧菌及厌氧菌。

（2）淋病奈瑟菌、沙眼衣原体、结核分枝杆菌等。

2. 病原体的感染途径

（1）沿生殖道黏膜上行蔓延　是非妊娠期、非产褥期盆腔炎性疾病的主要感染途径。淋病奈瑟菌、沙眼衣原体及葡萄球菌等，常沿此途径扩散。

（2）经淋巴系统蔓延　是产褥感染、流产后感染及放置宫内节育器后感染的主要感染途径。链球菌、厌氧菌、大肠埃希菌就是以此途径蔓延。

（3）经血循环传播　是结核分枝杆菌感染的主要途径。

（4）直接蔓延　腹腔其他脏器感染后，直接蔓延到内生殖器，如阑尾炎可引起右侧输卵管炎。

【护理评估】

（一）生理评估

1. 病因

（1）产后感染　分娩后或流产后产道损伤、组织残留于宫腔内，或手术无菌操作不严格，均可发生急性盆腔炎性疾病。

（2）宫腔内手术操作后感染　如刮宫术、输卵管通液术、子宫输卵管造影术、子宫镜检查等，由于手术消毒不严格引起感染或术前适应证选择不当引起炎症发作并扩散。

（3）经期卫生不良　使用不洁的月经垫、经期性交等，均可引起病原体侵入或大量繁殖引起炎症发作。

（4）下生殖道炎症上行蔓延　下生殖器炎症后，病原体沿黏膜上行蔓延至盆腔结缔组织。

（5）邻近器官炎症蔓延　如膀胱炎、尿道炎、输卵管炎、阑尾炎累及盆腔内生殖器引起炎症发生。

2. 病理

（1）急性子宫内膜炎及子宫肌炎　可见子宫内膜水肿、充血，有炎性渗出物，严重者可致子宫内膜坏死、脱落形成溃疡。镜下可见大量白细胞浸润。

（2）急性输卵管炎、输卵管积脓、输卵管卵巢脓肿　如子宫内膜炎时炎症沿黏膜上行蔓延至输卵管黏膜，引起输卵管黏膜炎，可见输卵管黏膜充血、水肿，上皮退行性改变，黏膜粘连，可致输卵管管腔或伞端闭锁，如脓液积聚可形成输卵管积脓。如炎症是经宫颈淋巴管扩散至输卵管浆膜层，称输卵管周围炎，进而累及肌层。轻者输卵管轻度肿胀、充血；重者输卵管明显增粗、弯曲与周围组织粘连。

（3）急性盆腔腹膜炎　盆腔炎症蔓延到盆腔腹膜，可见腹膜充血、水肿、炎性渗出，形成盆腔脏器粘连。脓液积聚在粘连的间隙内可形成散在小脓肿，积聚于直肠子宫陷凹可形成盆腔脓肿，脓肿可破入直肠使症状突然减轻，或破入腹腔引起弥漫性腹膜炎。

（4）急性盆腔结缔组织炎　病原体经淋巴管进入盆腔结缔组织，引起组织充血、水肿、中性粒细胞浸润。以宫旁结缔组织炎常见，可向两侧骨盆侧壁呈扇形浸润，若形成盆腔腹膜外脓肿，可自行破入阴道或直肠。

（5）败血症和脓毒血症　当病原体毒性强、数量多、患者抵抗力低下时，常发生败血症。若身体其他部位发现多处脓肿或炎症病灶时，则应考虑有脓毒血症存在。

（6）肝周围炎　为肝包膜炎症而无肝实质损害的病变。沙眼衣原体及淋病奈瑟菌均可引起，因肝包膜水肿，吸气时右上腹疼痛。临床多见继下腹疼痛后出现右上腹疼痛，或同时出现上下腹痛。

（7）盆腔炎性疾病后遗症　多由盆腔炎性疾病未得到及时正确的诊断或治疗，病情迁延而致，既往称慢性盆腔炎。主要病理改变为组织破坏、广泛粘连、增生及瘢痕形成，导致输卵管增粗或阻塞、输卵管卵巢粘连形成肿块、输卵管积水或输卵管卵巢囊肿，或盆腔结缔组织炎的遗留改变可使子宫固定。其可致不孕、异位妊娠、慢性盆腔痛或盆性炎性疾病反复发作。

3. 临床表现

（1）症状　常见症状为下腹疼痛、发热、伴有阴道分泌物增多。腹痛多呈持续性，在性交或活动后加重。病情严重者可有头痛、高热、寒战、食欲不振等表现。月经期发病可有经量增多、经期延长。有腹膜炎时，可有恶心、呕吐、腹泻、腹胀等消化系统症状。有泌尿系统感染时可有尿频、尿急、尿痛等症状。有脓肿形成时，可有下腹包块及局部压迫或刺激症状，如排尿困难、尿频、排便困难、腹泻、里急后重等。盆腔炎性疾病后遗症可有不孕、异位妊娠、慢性盆腔痛及盆腔炎性疾病反复发作。

（2）体征　严重病例的典型体征为急性病容，体温升高，心率加快，下腹部有压痛、反跳痛、肌紧张；严重者肠鸣音减弱甚至消失。阴道可见阴道黏膜充血、宫颈及后穹隆处有大量脓性分泌物，有臭味；宫颈充血、水肿、有明显抬举痛；后穹隆有明显触痛；子宫体增大，有压痛，活动受限；子宫两侧附件区有明显压痛。

4. 相关检查

（1）血常规检查　可见血白细胞总数及中性粒细胞增高，血沉加快。

（2）宫颈分泌物检查　取子宫颈管分泌物行涂片检查，或病原体培养、药敏试验。可明确致病菌。

（3）B型超声检查　提示盆腔内有炎性渗出或炎性包块、脓肿、囊肿的部位与大小。

5. 处理原则　采用支持疗法、药物治疗、中药治疗和手术治疗等措施控制炎症、消灭病原体、消除病灶。

（1）门诊治疗　若患者一般状况好，症状轻，可耐受口服抗生素，可门诊口服或肌内注射抗生素治疗。常用方案：A. 头孢曲松钠250mg，单次肌内注射；B. 氧氟沙星400mg，口服，每日2次，同时加服甲硝唑400mg，每日2~3次，连用14日。

（2）住院治疗　若患者一般情况差，病情严重，伴有发热、恶心、呕吐，或输卵管卵巢脓肿；或有盆腔腹膜炎；或不能耐受抗生素；或门诊治疗无效。均应住院给予抗生素治疗为主的综合治疗。

①支持疗法：卧床休息，取半坐卧位有利于脓液积聚于直肠子宫凹陷处，给予高热量、高蛋白、高维生素流食，高热者给予物理降温。

②抗生素治疗：常用配伍方案如下。A. 头孢霉素类或头孢菌素类药物配伍应用：如头孢西丁钠2g，静脉滴注，每6小时1次；加用多西环素100mg，每12小时1次，静脉滴注或口服，连用14次。B. 克林霉素与氨基糖苷类药物联合：如克林霉素900mg，每8小时1次，静脉滴注；庆大霉素先给负荷量2mg/kg，再给维持量1.5 mg/kg，每8小时1次，静脉滴注。临床症状体征改善后继续应用24~48小时，转为口服用药。C. 喹诺酮类药物与甲硝唑联合用药：氧氟沙星400mg，静脉滴注，每12小时1次；加用甲硝唑500mg，静脉滴注，每8小时1次。

③手术治疗：适用于药物治疗无效、脓肿持续存在、脓肿破裂者，应根据情况选择经腹手术或腹腔镜手术。选择手术范围的原则以切除病灶为主。

④中药治疗：主要为清热解毒、活血化瘀药物，如银翘解毒汤、安宫牛黄丸、紫血丹等。

（二）心理社会评估

评估患者因疾病不适而引起的心理反应，如疼痛、分泌物增多、高热等。加强其心理调适。盆腔炎性疾病后遗症患者有无因病程长、易于反复发作或不孕而引起的情绪改变，有无焦虑、紧张甚至抑郁等精神心理障碍。

【常见的护理诊断/问题】

1. 疼痛 与局部炎性刺激有关。

2. 体温过高 与感染有关。

3. 焦虑 与担心病情、知识缺乏及疾病迁延日久有关。

4. 睡眠型态紊乱 与腹痛及担心预后不良有关。

5. 知识缺乏 缺乏盆腔炎性疾病的相关防治知识。

6. 舒适的改变 与慢性炎症引起下腹疼痛、腰骶部酸胀痛有关。

【护理措施】

（一）一般护理

加强会阴部护理，嘱患者注意个人卫生，保持外阴部清洁与干燥。告知患者盆腔炎性疾病的治疗目的、治疗方法与注意事项，减轻患者焦虑的情绪。鼓励患者坚持正规治疗，直到治愈，防止病情迁延转为盆腔炎性疾病后遗症。禁止经期性交、阴道灌洗及不必要的妇科检查，防止炎症扩散。

（二）心理护理

尊重与关心患者，鼓励患者表达其思想顾虑的问题并耐心解答，和患者及家属共同讨论适合患者的最佳治疗方案，取得患者家属的理解和帮助，减轻患者的焦虑和心理压力，增加其治愈疾病的信心。

（三）缓解症状的护理

1. 用药护理 遵医嘱给予足量抗生素。因静脉滴注起效快，用药途径以静脉滴注为主，注意观察输液反应。因耐喹诺酮类药物淋病奈瑟菌株的出现，喹诺酮类药物不能作为首选用药。若存在淋病奈瑟菌地区流行、不能应用头孢菌素类药物时，可考虑应用喹诺酮类药物，但在治疗前，必须进行淋病奈瑟菌检测。

2. 手术前后护理 对于盆腔脓肿、输卵管积水或输卵管卵巢囊肿需手术治疗、盆腔炎性疾病反复发作者，可根据具体情况，选择手术治疗。应做好术前准备，手术器械严格消毒，术中严格执行无菌操作。宫腔手术后注意外阴清洁卫生，避免发生感染，加强营养，增强体质。

3. 特殊护理 协助患者休息时取半坐卧位，有利于脓液积聚于盆腔而使炎症局限，且有利于引流。高热时给予物理降温，注意观察体温变化及不适症状。避免不必要的妇科检查及阴道冲洗，以免引起炎症扩散，有腹胀者应行胃肠减压。每4小时测量体温、脉搏和呼吸。观察患者疼痛的改变，及早发现病情恶化并给予积极处理。正确采集各种血、尿、分泌物、穿刺抽吸物等检验标本，及时送检并收集结果。需配合物理治疗者，应告知患者物理治疗的原理是促进局部血液循环，改善组织营养状态，提高新陈代谢，从而有利于炎症的消散和吸收，使患者理解接受并配合治疗。

（四）健康教育

1. 嘱患者养成良好卫生习惯。积极锻炼身体，提高机体抵抗力。

2. 指导患者性生活卫生，避免过早性生活、过频性生活或多个性伴侣，减少性传播疾病的发生。

3. 告知患者盆腔炎性疾病的相关知识，出现症状应及时就医，妇科炎症性疾病应做好早期治疗、及时治愈。

4. 沙眼衣原体及淋病奈瑟菌感染的急性盆腔炎患者，应于治疗后4~6周复查病原体。

目标检测

答案解析

一、A 型题

1. 护士向外阴炎患者讲解其病因，对患者复述不妥的一项是（　）
   - A. 尿液刺激
   - B. 清洁不及时
   - C. 穿紧身内裤
   - D. 细菌感染
   - E. 喝水较少

2. 绝经后妇女患萎缩性阴道炎的原因是（　）
   - A. 卵巢功能衰退，雌激素水平降低
   - B. 阴道壁萎缩，黏膜变薄
   - C. 上皮细胞内糖原含量减少
   - D. 阴道内 pH 上升，局部抵抗力降低
   - E. 以上均是

3. 慢性盆腔炎最主要的病变部位是（　）
   - A. 子宫附件
   - B. 子宫内膜
   - C. 子宫肌层
   - D. 子宫旁结缔组织、输卵管及卵巢
   - E. 盆腔腹膜和阴道黏膜

4. 滴虫阴道炎的传染方式不包括（　）
   - A. 性交传播
   - B. 公共浴池传播
   - C. 宫内传播
   - D. 游泳池传播
   - E. 不洁器械传播

5. 患者，女，30 岁，感外阴、阴道奇痒，还伴有尿痛、尿频到医院就诊。妇科检查：阴道分泌物豆渣样，阴道黏膜红肿并附着白色块状薄膜，容易剥离。患者阴道感染的病原菌为（　）
   - A. 葡萄球菌
   - B. 假丝酵母菌
   - C. 沙眼衣原体
   - D. 乳头瘤病毒
   - E. 阴道毛滴虫

6. 某妇女，28 岁，外阴痒、分泌物增多半年。妇科检查发现：阴道壁充血，宫颈光滑，分泌物呈稀薄泡沫状。为确定诊断，进一步的检查是（　）
   - A. 阴道脱落细胞检查
   - B. 阴道分泌物悬滴试验
   - C. 尿常规
   - D. 三合诊
   - E. 诊断性刮宫

7. 子宫颈炎症的主要症状是（　）
   - A. 外阴皮肤瘙痒
   - B. 阴道分泌物稀薄
   - C. 分泌物增多
   - D. 泡沫状分泌物
   - E. 腹痛

8. 患者，女，29 岁。自觉私处疼痛，走路时明显，入院检查一侧大阴唇下 1/3 处肿胀，皮肤红肿、发热、压痛明显。由此可判断该患者为（　）
   - A. 前庭大腺炎
   - B. 外阴炎
   - C. 细菌性阴道炎
   - D. 滴虫阴道炎
   - E. 尖锐湿疣前期

二、名词解释

1. 非特异性外阴炎
2. 前庭大腺脓肿

三、简答题

简述萎缩性阴道炎的处理原则。

四、病例分析

1. 患者，女，23 岁，已婚。近一周阴道分泌物增多伴外阴瘙痒，分泌物为灰黄色，稀薄泡沫状。

根据以上资料，请回答：

（1）该患者目前最可能的临床诊断。

（2）该类患者主要的护理诊断。

2. 患者，女，35 岁，已婚。阴道分泌物增多、外阴瘙痒 5 天就诊。查外阴黏膜充血并且有皲裂，阴道内分泌物呈白色豆渣样，擦除后露出红肿黏膜面。

请思考：

（1）对该患者明确诊断最有价值的辅助检查方法是什么？

（2）若阴道湿片法未发现真菌的芽孢及假菌丝，进一步应如何处理？

（3）对该患者的主要护理措施有哪些？

（谭海燕）

书网融合……

本章小结　　　　微课　　　　题库

第十五章 女性生殖内分泌疾病妇女的护理

PPT

◎ 学习目标

通过本章内容学习，学生能够：

1. 区分无排卵性及排卵性异常子宫出血的临床表现、处理原则。

2. 复述闭经、痛经、绝经综合征的概念、病因及处理原则。

3. 运用护理程序，对女性生殖内分泌疾病的妇女进行护理评估、提出护理诊断/问题、制定护理计划并提供护理及健康教育。

≫ 情境导入

患者，女，48 岁，以往身体健康，月经周期规律。半年前曾有 2 个月的停经史，以后的月经为 10 ~ 15 日/23 ~ 35 日，量时多时少，本次月经已来潮 10 日，量较多，同时伴有头晕、乏力就诊。检查：患者贫血貌，子宫大小正常，双侧附件未触及异常。B 型超声检查示，盆腔无占位性病变。

根据以上资料，请回答：

1. 该患者最可能的临床诊断。

2. 该患者目前主要的护理诊断。

3. 护士应采取的主要护理措施。

女性生殖内分泌疾病是妇科常见疾病，通常为下丘脑 - 垂体 - 卵巢轴功能异常或靶器官效应异常所致，部分还涉及遗传因素、女性生殖器官发育异常等。女性生殖内分泌疾病包括异常子宫出血、闭经、痛经、绝经综合征等。此类疾病临床主要表现为月经周期、经期、经量的异常变化或伴其他异常症状。护士的主要任务是帮助患者和家属正确认识生殖内分泌疾病的病因，并积极提供护理措施，改善相关症状，提高患者的生活质量。

第一节 异常子宫出血 🄴微课

【概述】

异常子宫出血是妇科常见的症状和体征，是一种总的术语，指与正常月经的周期频率、规律性、经期长度、经期出血量中的任何 1 项不符、源自子宫腔的异常出血。

正常月经的周期一般为 21 ~ 35 日，经期一般持续 2 ~ 8 日，正常月经量为 20 ~ 60ml。凡不符合上述标准的均属异常子宫出血（abnormal uterine bleeding，AUB）。引起 AUB 的病因很多，可以是单一因素，也可多因素并存。本节主要叙述临床上最常见的排卵障碍性异常子宫出血，仅限定于生育期非妊娠妇女，不包括妊娠期、产褥期、青春期前和绝经后出血。可分为无排卵性和排卵性两大类。

【护理评估】

（一）生理评估

1. 病因

（1）无排卵性异常子宫出血　多发生于青春期和绝经过渡期妇女，亦可见于育龄期妇女。

①青春期：青春期女性下丘脑－垂体－卵巢轴的反馈调节尚未成熟，大脑中枢对雌激素的正反馈作用存在缺陷，下丘脑、垂体、卵巢间尚未建立稳定的周期性调节，FSH 呈持续低水平，无促排卵性 LH 峰形成，卵巢虽有卵泡生长，但卵泡发育到一定程度即发生退行性变，形成闭锁卵泡，无排卵发生。

②绝经过渡期：绝经过渡期卵巢功能不断衰退，卵泡近于耗尽，剩余卵泡往往对垂体促性腺激素的反应性低下，故雌激素分泌量锐减，以致促性腺激素水平升高，FSH 常比 LH 更高，不形成排卵前 LH 高峰，故不排卵。

③育龄期：育龄期女性有时因应激因素干扰，如精神创伤、流产、手术或疾病引起短暂性不排卵；亦可因肥胖、多囊卵巢综合征、高催乳素血症等引起持续无排卵。

（2）排卵性异常子宫出血　多发生于育龄期妇女。患者有周期性排卵，因此临床上有可辨认的月经周期。可分为黄体功能不足、子宫内膜不规则脱落和子宫内膜局部异常所致的 AUB。较无排卵性少见。

①黄体功能不足：病因复杂，引起黄体功能不足的原因包括卵泡发育不良，LH 排卵高峰分泌不足、LH 排卵峰后低脉冲缺陷。

②子宫内膜不规则脱落：也称黄体萎缩不全。月经周期有排卵，黄体发育良好，但萎缩过程延长，导致子宫内膜不能如期完整脱落。

③子宫内膜局部异常所致异常子宫出血：指原发于子宫内膜局部异常引起的异常子宫出血。当 AUB 发生在有规律且有排卵的周期，特别是经排查未发现其他原因可解释时，则可能是原发于子宫内膜局部异常所致的异常子宫出血。

2. 病理

（1）无排卵性异常子宫出血　各种原因引起的无排卵都可以导致子宫内膜只受单一雌激素刺激而缺乏孕酮对抗，从而出现雌激素突破性出血（breakthrough bleeding）或撤退性出血（withdrawal bleeding）。雌激素突破性出血有两种类型：A. 雌激素水平较低且长期维持在阈值水平者，可发生间断性少量出血，子宫内膜修复较慢，出血时间长；B. 雌激素累积维持在较高水平，子宫内膜持续增厚，但因无孕激素作用，子宫内膜不牢固易大面积脱落，临床表现为少量出血淋漓不断或一段时间闭经后的大量出血。无排卵性异常子宫出血的另一出血机制是雌激素撤退性出血，即子宫内膜长期在单一雌激素作用下发生持续增生，此时，若有一批卵泡闭锁，或由于大量雌激素对 FSH 的负反馈作用，导致雌激素水平突然下降，子宫内膜失去雌激素支持而脱落，造成异常出血。

子宫内膜受雌激素持续作用而无孕激素拮抗，可发生不同程度的增生性变化，少数可呈萎缩性改变。

①增殖期子宫内膜：子宫内膜所见与正常月经周期的增殖内膜无区别，只是在月经周期后半期甚至月经期仍表现为增殖期形态。

②子宫内膜增生：根据 2014 年 WHO 女性生殖系统肿瘤学分类，分为两种类型。A. 不伴有不典型的增生：指子宫内膜腺体过度增生，大小和形态不规则，腺体和间质比例高于增殖期子宫内膜，但无明显的细胞不典型。包括既往所称的单纯型增生和复杂型增生，是长期雌激素作用而无孕激素拮抗所致，发生子宫内膜癌的风险极低。B. 不典型增生/子宫内膜上皮内瘤变：指子宫内膜增生伴有细胞不典型。发生子宫内膜癌的风险较高，属于癌前病变。

③萎缩型子宫内膜：内膜萎缩菲薄，腺体少而小，腺管狭而直，腺上皮为单层立方形或矮柱状细胞，间质少而致密，胶原纤维相对增多。

（2）排卵性异常子宫出血

①黄体功能不足：子宫内膜形态一般表现为分泌期内膜，腺体分泌不良，间质水肿不明显或腺体与间质发育不同步。内膜活检显示分泌反应落后2日。

②子宫内膜不规则脱落：月经的第5~6日仍能见到呈分泌期反应的子宫内膜，而正常月经第3~4日分泌期子宫内膜已全部脱落。常表现为混合型子宫内膜，即残留的分泌期内膜与出血、坏死组织及新增生的内膜混合共存。

3. 临床表现

（1）无排卵性异常子宫出血　多数不排卵女性表现为月经紊乱，即失去正常周期和出血自限性，出血间隔长短不一，短者几日，长者数月，常误诊为闭经。出血量多少不一，出血少者只有点滴出血，多者大量出血，不能自止，导致贫血或休克。少数无排卵妇女可有规律的月经周期，临床上称"无排卵月经"。出血的类型取决于血雌激素水平及其下降速度、雌激素对子宫内膜持续作用的时间及子宫内膜的厚度。

（2）排卵性异常子宫出血

①黄体功能不足：常表现为月经频发，即月经周期缩短，常<21日，但经期、经量一般正常；有些患者月经周期虽然正常，但卵泡期延长，黄体期较短，以致患者常不易受孕或易造成流产。

②子宫内膜不规则脱落：表现为月经周期正常，但经期延长，长达9~10日，且出血量多。

③子宫内膜局部异常所致异常子宫出血：表现为月经过多（>80ml）、经间期出血或经期延长，而周期、经期持续时间正常。

4. 相关检查

（1）尿妊娠试验或血hCG检测　有性生活史者应行此检查，以排除妊娠及与妊娠相关疾病。

（2）血常规检查　通过评估血红细胞计数及血细胞比容以了解患者有无贫血。

（3）凝血功能检查　评估异常出血是否与凝血功能障碍性疾病有关。

（4）B型超声检查　可了解子宫大小、形状、宫腔内有无赘生物及子宫内膜厚度等，以明确有无宫腔占位性病变及其他生殖道器质性病变等。

（5）基础体温测定（BBT）　是测定排卵的简易可行方法，不仅有助于判定有无排卵，还可了解黄体功能的情况。

①无排卵性：基础体温呈单相曲线（图15-1）。

②黄体功能不足：体温呈双相改变，但排卵后体温上升缓慢或上升幅度偏低，且高温时间仅维持9~10日即下降（图15-2）。

③黄体萎缩不全：基础体温呈双相改变，但高温下降缓慢（图15-3）。

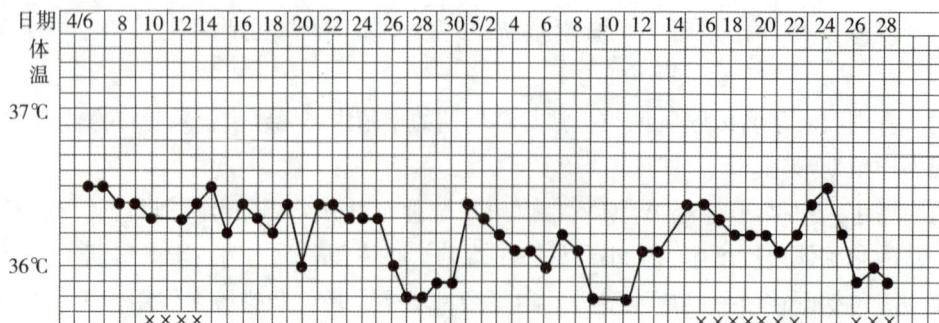

图15-1　基础体温单相型（无排卵性异常子宫出血）

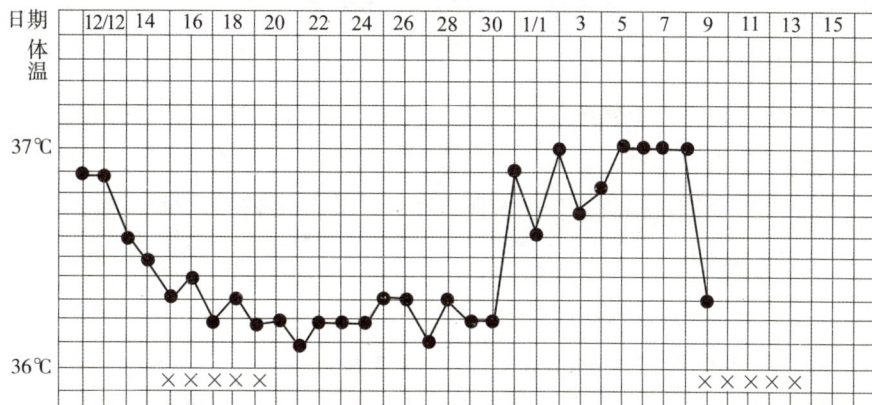

图 15 - 2　基础体温双相型（黄体功能不足）

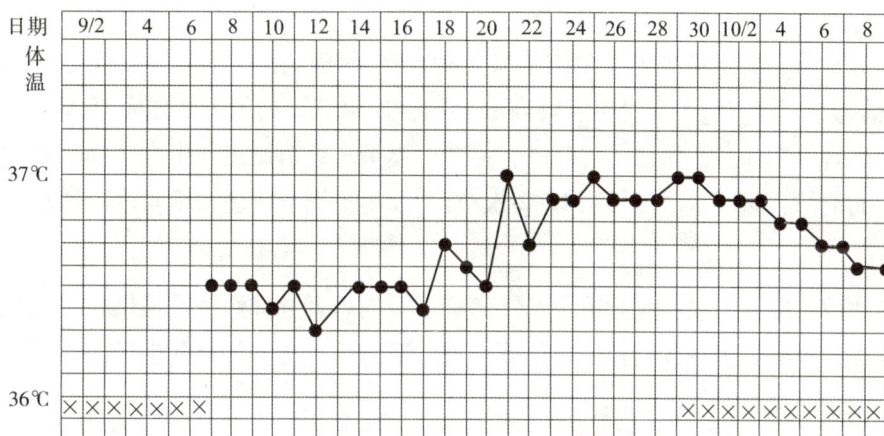

图 15 - 3　基础体温双相型（黄体萎缩不全）

（6）刮宫或子宫内膜活组织检查　以明确子宫内膜病理诊断，而刮宫兼有诊断和止血双重作用。适合于生育期或绝经过渡期，药物治疗无效或存在子宫内膜癌高危风险的异常子宫出血患者。对于青春期患者激素治疗失败或疑有器质性病变者，在征得家属同意的情况下也可考虑刮宫。为确定有无排卵或黄体功能，应在月经来潮月经前 1～2 日或月经来潮 6 小时内刮宫；为尽快减少大量出血、除外器质性疾病，可随时刮宫；为确定是否子宫内膜不规则脱落，需在月经第 5～7 日刮宫。诊刮时应搔刮整个宫腔，尤其是两侧宫角，并注意宫腔大小、形态，子宫壁是否光滑，刮出物的性质和量，搔刮物应及时送检以判断病理改变类型。

（7）生殖内分泌测定　性激素检测是确定有无排卵的可靠方法，若下次月经前 5～9 日（相当于黄体中期）血清孕酮浓度 <3ng/ml 提示无排卵；同时应在早卵泡期测定甲状腺功能借以了解无排卵的病因。

（8）宫腔镜检查　可直接观察到宫颈管、子宫内膜的生理和病理情况，在直视下选择病变区进行活检，比盲取内膜的诊断价值高。

（9）宫颈黏液结晶检查　根据羊齿植物叶状结晶的出现与否判断有无排卵，月经前仍可见羊齿植物叶状结晶表示无排卵，目前已很少应用。

5. 处理原则　治疗原则是出血期止血并纠正贫血，血止后调整周期预防子宫内膜增生和 AUB 复发，有生育要求者促排卵治疗。青春期少女以止血、调整月经周期为主；生育期妇女以止血、调整月经周期和促排卵为主；绝经过渡期妇女则以止血、调整月经周期、减少经量、防止子宫内膜癌变为主。常用性激素药物止血和调整月经周期。出血期可辅以促进凝血和抗纤溶药物，促进止血。必要时手术治疗。

（二）心理社会评估

长期反复出血或大量出血会严重影响患者的身心健康，尤其是病程较长、合并感染或止血效果不显著者，很容易使患者产生恐惧和焦虑，影响身心健康、工作、生活和学习。加之年轻患者常因害羞或其他顾虑而不及时就诊，围绝经期者担心是否患有肿瘤等而心理压力较大，对情绪也有影响。

【常见的护理诊断/问题】

1. 知识缺乏　缺乏正确使用性激素的知识。

2. 疲乏　与子宫不规则出血、月经过多、继发贫血有关。

3. 有感染的危险　与子宫不规则出血、出血量多导致严重贫血、机体抵抗力下降有关。

【护理措施】

（一）一般护理

改善患者全身状况、增强抵抗力、预防感染是护理的关键。指导患者加强营养，尤其注意补充含铁、钙、维生素 C、维生素 B_{12}、蛋白质等较高的食物，如猪肝、鸡蛋黄、黑木耳等，必要时补充铁剂等相关药物；嘱患者卧床休息，保证足够睡眠，避免过度劳累；监测患者生命体征，指导患者记录出血量；保持会阴部的清洁，温开水清洁外阴 1～2 次/日，及时更换会阴垫，预防生殖器官感染。

（二）心理护理

鼓励患者表达内心感受，耐心倾听诉说，了解疑虑；向患者解释病情及提供相关信息，帮助澄清问题、解除思想顾虑；可交替使用放松技术，如看电视、听音乐、看书等分散患者的注意力。

（三）缓解症状的护理

1. 无排卵性异常子宫出血

（1）止血　性激素为首选药物，使用最低有效剂量，为尽快止血而药量较大时应及时合理调整剂量，治疗过程严密观察，以免因性激素应用不当而引起医源性出血。一般要求在性激素使用后 6～8 小时内见效，24～48 小时内出血基本停止，如果超过 96 小时出血仍然不能停止的应该重新评估病情，查找有无器质性病变。常用的止血方案如下。

①孕激素：止血机制是使雌激素作用下持续增生的子宫内膜转化为分泌期，停药后内膜脱落较完全，故又称"子宫内膜脱落法"或"药物刮宫"。适用于体内已有一定雌激素水平、血红蛋白 >80g/L、生命体征稳定的患者。因停药后短期内必然会引起撤退性出血，故不适用于严重贫血者。常用药物有地屈孕酮、微粒化孕酮、黄体酮、醋酸甲羟孕酮等。

②雌激素：也称"子宫内膜修复法"。应用大剂量雌激素可迅速提高血雌激素水平，促使子宫内膜生长，短期内修复创面而止血，适用于血红蛋白 <80g/L 的青春期患者。所有雌激素疗法在患者血红蛋白增加至 80～90g/L 或以上后均须加用孕激素，使子宫内膜转化，并在与雌孕激素同时撤退后同步脱落。对存在血液高凝状态或血栓性疾病史的患者，禁止应用大剂量雌激素止血。常用药物有结合雌激素、苯甲酸雌二醇等。

③联合用药：性激素联合用药的止血效果常优于单一药物。青春期、生育期异常子宫出血用孕激素止血时常同时配伍小剂量雌激素，如复方低剂量避孕药、复方单相口服避孕药；围绝经期异常子宫出血在孕激素止血的基础上常配伍雌、雄激素，如三合激素（黄体酮、雌二醇、睾酮），以克服单一激素治疗的不足，减少激素用量，防止突破性出血。

④刮宫术：刮宫可迅速止血，并具有诊断价值，适用于围绝经过渡期出血、急性大出血及存在子宫

内膜癌高危因素的患者，对无性生活史青少年除非要除外子宫内膜癌，否则不行刮宫术。最好在宫腔镜指引下行分段诊刮，刮出物全部送病检，以排除子宫腔内膜及宫颈黏膜器质性病变。

（2）调整月经周期　使用性激素止血后必须调整月经周期。调整周期的方法根据患者的年龄、激素水平、生育要求等而有所不同。青春期及生育期患者通过调整周期可恢复内分泌调节功能，围绝经期妇女也可通过调整周期来预防子宫内膜增生的发生。

①孕激素：适用于体内有一定雌激素水平的各年龄段的患者。可于撤退性出血第 15 日起，口服地屈孕酮 10~20mg/d，用药 10 日；或微粒化孕酮 200~300mg/d，用药 10 日；或甲羟孕酮 4~12mg/d，每日分 2~3 次口服，连用 10~14 日。酌情应用 3~6 个周期。

②口服避孕药：可很好地控制周期，尤其适用于有避孕需求的患者。一般在止血用药撤退性出血后，周期性使用口服避孕药 3 个周期，病情反复者酌情延至 6 个周期。生育期、有长期避孕需求、无避孕药禁忌证者可长期应用。

③雌、孕激素序贯法：如孕激素治疗后不出现撤退性出血，考虑是否为内源性雌激素水平不足，可用雌、孕激素序贯法，即人工周期。原理是通过模拟自然月经周期中卵巢的内分泌变化，将雌、孕激素序贯应用，使子宫内膜发生相应变化，引起周期性脱落（图 15-4）。此法适用于青春期或育龄期内源性雌激素水平较低患者。

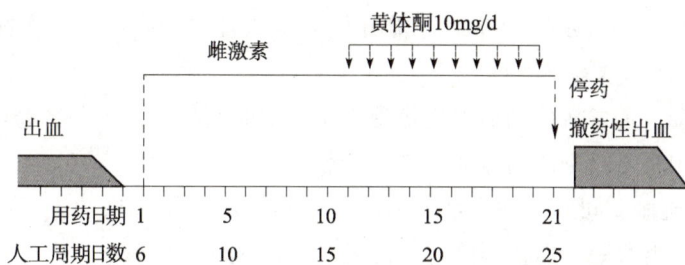

图 15-4　雌、孕激素序贯疗法示意图

④宫内孕激素释放系统：指在宫腔内放置含有孕酮或左炔诺孕酮的宫内节育器，使孕激素直接作用于子宫内膜，抑制子宫内膜生长，可减少月经量 80%~90%，有时甚至出现闭经。适用于生育期或围绝经期，多种药物治疗失败且无生育需求的患者。

（3）促排卵　用于生育期、有生育需求者，尤其是不孕患者。青春期患者不应采用促排卵药来控制月经周期。常用的药物有氯米芬（CC）、人绒毛膜促性腺激素（hCG）、尿促性素（hMG）。

（4）手术治疗　对于药物治疗效果不佳或不宜用药、无生育要求的患者，尤其是不宜随访的年龄较大患者，应考虑子宫内膜切除术或子宫切除术等手术治疗。

2. 排卵性异常子宫出血

（1）黄体功能不足

①促进卵泡发育：A. 卵泡期使用低剂量雌激素：选用小剂量雌激素于月经第 5 日起使用，连用 5~7 日，可协同 FSH 促进优势卵泡发育。B. 氯米芬：常于月经第 3~5 日用药，连用 5 日。

②促进月经中期 LH 峰的形成：卵泡成熟后使用大剂量 hCG 肌内注射。

③黄体功能刺激疗法：于基础体温上升后开始，隔日肌内注射 hCG，共 5 次。

④黄体功能补充疗法：自排卵后使用天然黄体酮制剂每日 10mg 肌内注射，每日 1 次，共 10~14 日。

⑤口服避孕药：尤其适用于有避孕需求的患者，一般周期性使用口服避孕药 3 个周期，病情反复者酌情延至 6 个周期。

（2）子宫内膜不规则脱落

①孕激素：可促使黄体及时完整萎缩，子宫内膜如期完整脱落。常用甲羟孕酮或黄体酮于排卵后1~2日开始服用，连用10日。

②绒促性素：有促进黄体功能的作用。

③复方短效口服避孕药：抑制排卵，控制周期。

（3）子宫内膜局部异常所致异常子宫出血　建议先行药物治疗，推荐的治疗顺序如下。

①左炔诺孕酮宫内缓释系统（LNG–IUS）：适合于近1年以上无生育要求者。

②氨甲环酸抗纤溶治疗或非甾体类抗炎药：可用于不愿或不能使用性激素治疗或想尽快妊娠者。

③短效口服避孕药。

④孕激素子宫内膜萎缩治疗：如炔诺酮5mg每日3次，从周期第5日开始，连续服用21日。

⑤其他：刮宫术仅用于紧急止血及病理检查。对于无生育要求者，可考虑保守性手术，如子内膜切除术。

（四）健康教育

1. 遵医嘱使用性激素

（1）按时按量正确服用性激素，保持药物在血中的稳定水平，不得随意停药和漏服。

（2）药物减量必须按医嘱规定在血止后才能开始，每3日减量一次，每次减量不得超过原剂量的1/3，直至维持量。

（3）维持量服用时间，通常按停药后发生撤退性出血的时间与病人上一次行经时间相应考虑。

（4）在治疗期间如出现不规则阴道流血，应及时就诊。

2. 预防感染　阴道流血期间禁止性生活、游泳及盆浴。应选用合格的卫生护垫，保持局部清洁卫生。如有感染征象如体温升高、子宫体压痛等，应及时与医生联系。

第二节　闭　经

【概述】

闭经（amenorrhea）是常见的妇科症状，表现为无月经或月经停止。根据既往有无月经来潮，分为原发性闭经和继发性闭经两类。原发性闭经（primary amenorrhea）指年龄超过14岁，第二性征尚未发育；或年龄超过16岁，第二性征已发育，月经还未来潮。继发性闭经（secondary amenorrhea）指正常月经建立后停止6个月，或按自身原来月经周期计算停经3个周期以上者。青春期前、妊娠期、哺乳期及绝经后的月经不来潮属生理现象，本节不展开讨论。本节主要介绍继发性闭经。

正常月经的建立和维持，有赖于下丘脑–垂体–卵巢轴的神经内分泌调节，以及子宫内膜对性激素的周期性反应和下生殖道通畅性，其中任何一个环节发生障碍均可导致闭经。按生殖轴病变和功能失调的部位，可将闭经分为下丘脑性闭经、垂体性闭经、卵巢性闭经、子宫性闭经以及下生殖道发育异常引起的闭经。

【护理评估】

（一）生理评估

1. 病因

（1）下丘脑性闭经　最常见。指中枢神经系统及下丘脑各种功能和器质性疾病引起的闭经，多为功能性。此类闭经的特点是下丘脑合成和分泌GnRH缺陷或下降导致垂体促性腺激素（Gn），即卵泡刺激素（FSH），特别是黄体生成素（LH）的分泌功能低下，故属低促性腺激素性闭经，治疗及时尚可逆。

①精神应激：突然或长期精神压抑、紧张、忧虑、环境改变、过度劳累、情感创伤、寒冷等，均可能引起神经内分泌障碍而导致闭经。

②体重下降和神经性厌食：中枢神经对体重急剧下降极敏感，若体重减轻10%～15%，或体脂丢失30%时将出现闭经。严重的神经性厌食在内在情感剧烈矛盾或为保持体型强迫节食时易发生，临床表现为厌食、极度消瘦、低促性腺激素性闭经、皮肤干燥、低体温、低血压、各种血细胞计数及血浆蛋白低下，重症可危及生命。

③运动性闭经：长期剧烈运动或芭蕾舞、现代舞等训练易致闭经，与患者的心理、应激反应程度及体脂下降有关。初潮的发生和月经的维持有赖于一定比例（17%～22%）的机体脂肪，肌肉/脂肪比率增加或总体脂肪减少，均可使月经异常。

④药物性闭经：长期应用甾体类避孕药及某些药物，如吩噻嗪衍生物（奋乃静、氯丙嗪）、利血平等，因药物抑制下丘脑 GnRH 的分泌或通过抑制下丘脑多巴胺，使垂体分泌催乳素增多，引起闭经。药物性闭经通常是可逆的，停药后3～6个月月经多能自然恢复。

⑤颅咽管瘤：瘤体增大可压迫下丘脑和垂体柄引起闭经、生殖器萎缩、肥胖、颅内压增高、视力障碍等症状，也称肥胖生殖无能营养不良症。

（2）垂体性闭经　主要病变在垂体。由于垂体前叶器质性病变或功能失调影响促性腺激素的分泌，继而影响卵巢功能而引起闭经。常见于垂体梗死、垂体肿瘤、空蝶鞍综合征。

（3）卵巢性闭经　主要原因在卵巢。卵巢分泌的性激素水平低下，子宫内膜不能相应发生周期性变化而导致闭经。常见于卵巢早衰、卵巢功能性肿瘤、多囊卵巢综合征等。

（4）子宫性闭经　主要原因在子宫。包括感染、创伤导致宫腔粘连引起的闭经。此时月经调节功能正常，第二性征发育也正常。常见于 Asherman 综合征，也可为手术切除子宫或放射治疗破坏子宫内膜所致。

（5）其他　内分泌功能异常如甲状腺、肾上腺、胰腺等功能异常也可引起闭经。常见于甲状腺功能减退或亢进、肾上腺皮质功能亢进、肾上腺皮质肿瘤等。

2. 临床表现　闭经患者一般无特殊不适，主要表现为青春期后至绝经前女性无月经来潮。部分患者可出现继发症状，如颅咽管瘤患者出现的生殖器官萎缩、肥胖、颅内压增高、视力障碍等症状；闭经泌乳综合征出现的乳房溢乳；多囊卵巢综合征出现的多毛、痤疮、肥胖等。

3. 相关检查　生育期妇女闭经首先需排除妊娠，再结合病史和体格检查，初步确定病因及病变部位，选择相应的辅助检查明确诊断。

（1）功能试验

①药物撤退试验：用于评估体内雌激素水平，以确定闭经程度。A. 孕激素试验：常用孕激素，如黄体酮、地屈孕酮、醋酸甲羟孕酮。停药后如果出现撤药性出血（阳性反应），表明子宫内膜已受一定水平雌激素影响。如无撤药性出血（阴性反应），应进一步行雌、孕激素序贯试验。B. 雌、孕激素序贯试验：适用于孕激素试验阴性的患者。先用小剂量雌激素促进子宫内膜增生，再以孕激素促进内膜转化为分泌期，停药后出现撤退性出血为阳性，提示子宫内膜功能正常，闭经是体内雌激素水平低落所致，应进一步寻找原因。若无撤药性出血为阴性，应重复试验一次，若仍为阴性，提示子宫内膜有缺陷或被破坏，可诊断为子宫性闭经。

②垂体兴奋试验：又称 GnRH 刺激试验，用以了解垂体对 GnRH 的反应性。注射黄体生成素释放激素后 LH 升高，说明垂体功能正常，病变在下丘脑；若经多次重复试验，LH 值仍无升高或增高不显著，说明垂体功能减退，如希恩综合征。

（2）激素测定　建议停用雌孕激素药物至少 2 周后行 FSH、LH、PRL、促甲状腺激素（TSH）等激素测定，以协助诊断。

（3）影像学检查

①盆腔超声检查：观察盆腔有无子宫，子宫形态、大小及内膜厚度，卵巢大小、形态、卵泡数目等。

②子宫输卵管造影：了解有无宫腔病变和宫腔粘连。

③CT 或磁共振显像：用于盆腔及头部蝶鞍区检查，了解盆腔肿块和中枢神经系统病变性质，诊断卵巢肿瘤、下丘脑病变、垂体微腺瘤、空蝶鞍等。

④静脉肾盂造影：怀疑米勒管发育不全综合征时，用以确定有无肾脏畸形。

（4）宫腔镜检查　能精确诊断宫腔粘连。

（5）腹腔镜检查　能直视下观察卵巢形态、子宫大小，对诊断多囊卵巢综合征等有价值。

（6）染色体检查　对原发性闭经病因诊断及鉴别性腺发育不全病因，指导临床处理有重要意义。

（7）其他检查　如靶器官反应检查，包括基础体温测定、子宫内膜取样等。怀疑结核或血吸虫病，应行内膜培养。

4. 处理原则　主要包括全身治疗、药物治疗和手术治疗，有生育需求者可行辅助生殖技术。

（1）全身治疗　占重要地位。积极治疗全身性疾病，科学合理饮食，供给足够营养，增强机体抵抗力，改善全身健康状况，保持标准体重；进行心理治疗以消除应激或精神因素所致闭经而导致的精神紧张和焦虑；肿瘤、多囊卵巢综合征等引起的闭经，应对因治疗。

（2）药物治疗　明确病变环节及病因后，给予相应激素治疗以补充体内激素不足或拮抗其过多。具体治疗方法如下。

①性激素补充治疗：可以维持女性心血管系统、骨骼及骨代谢、神经系统等的健康，也可以促进和维持第二性征和月经。主要治疗方法如下。A. 雌激素补充治疗：适用于无子宫者。B. 雌、孕激素人工周期疗法：适用于有子宫者。C. 孕激素疗法：适用于体内有一定内源性雌激素水平的患者。

②促排卵：适用于年轻有生育要求的患者，常用药物有氯米芬、hMG、hCG、GnRH。

③其他药物治疗：A. 溴隐亭：为多巴胺受体激动剂。可通过与垂体多巴胺受体结合，直接抑制脑垂体分泌 PRL，使患者恢复排卵；还可直接抑制分泌 PRL 的垂体肿瘤细胞生长。B. 肾上腺皮质激素：适用于先天性肾上腺皮质增生所致的闭经患者。C. 甲状腺素：适用于甲状腺功能减退者。

（3）辅助生殖技术　适用于有生育要求，诱发排卵后未成功妊娠，合并输卵管问题的闭经患者或男方因素不孕者。

（4）手术治疗　针对器质性病因，采取相应的手术治疗，如生殖道畸形、Asherman 综合征肿瘤等。

（二）心理社会评估

虽然大多无不适症状，但会担心闭经对自己的健康、性生活和生育能力有影响，治疗周期较长，反复治疗效果不佳时，会加重患者和家属的心理压力，表现为情绪低落，对治疗和护理丧失信心，反过来又会加重闭经。

【常见的护理诊断/问题】

1. 持续性悲伤　与担心丧失女性形象有关。

2. 焦虑　与担心疾病对生育、性生活、健康的影响有关。

3. 长期低自尊　与长期闭经及治疗效果不明显，不能按时来月经形成自我否定心理有关。

【护理措施】

（一）一般护理

护理人员应该协助患者改善全身健康状况，包括饮食调节、减缓压力、控制体重、调节运动量等。营养不良性闭经应供给足够营养，保持标准体重；体重过于肥胖造成的闭经，应鼓励患者加强锻炼，需同时注意有无伴发其他内分泌失调性疾病，并积极治疗原发病；针对应激或精神因素所致闭经，应进行耐心的心理治疗，消除精神紧张和焦虑，加强户外活动，适当增加体力劳动；肿瘤、多囊卵巢综合征等引起的闭经，应进行特异性治疗。

（二）心理护理

护理人员应向患者讲解闭经发生的原因，告知闭经的发生与精神因素之间的密切关系，强调心情的调节和心理压力的舒缓对于改善内分泌调节有至关重要的作用。建立良好的护患关系，鼓励患者表达自己的感受，以成功的案例鼓励患者积极参与治疗方案的确定。向患者提供正确的诊疗信息，帮助患者树立信心，积极配合治疗和检查。鼓励患者与同伴、亲人交往，参与社会活动，减轻心理压力。

（三）缓解症状的护理

1. 用药护理 详细告知患者激素治疗的必要性、可能出现的不良反应及应对措施；说明具体用药方法、用药时间等；嘱患者严格遵医嘱使用药物，按时按量服药，不得擅自停服、漏服、不随意更改药量。

2. 手术前后护理 采取手术治疗的患者，护理人员应配合医生详细评估病情，做好术前的准备工作、术中和术后的护理配合，术后注意观察月经情况并实施健康教育。生殖器畸形患者术后，嘱其采取半卧位有利于月经血的引流。

（四）健康教育

对患者进行闭经、发生原因、治疗方法、用药注意事项及预后等相关知识的健康教育，帮助其澄清错误概念，解除患者的心理压力。介绍临床检查步骤、流程及意义，促使患者接受系统检查和配合医护人员进行周期性治疗。

第三节 痛 经

【概述】

痛经（dysmenorrhea）是妇科最常见症状之一，指行经前后或月经期出现下腹疼痛、坠胀，伴有腰酸或其他不适，严重者可影响生活和工作。痛经分为原发性和继发性，前者指生殖器官无器质性病变，占痛经90%以上；后者指由盆腔器质性疾病引起的痛经。本节只叙述原发性痛经。

【护理评估】

（一）生理评估

1. 病因 原发性痛经的发生主要与月经期子宫内膜前列腺素（prostaglandin，PG）含量增高有关。痛经患者子宫内膜和月经血中 $PGF_{2\alpha}$ 和 PGE_2 含量均较正常妇女明显升高，$PGF_{2\alpha}$ 增高是造成痛经的主要原因。此外，原发性痛经的发生还与精神心理因素、遗传、情绪、环境、运动、饮食及疼痛的主观感受等有关。

2. 病理 在月经周期中，分泌期子宫内膜前列腺素浓度较增殖期子宫内膜高。月经期因溶酶体酶溶解子宫内膜细胞而大量释放，使 $PGF_{2\alpha}$ 和 PGE_2 含量增高。较高浓度的 $PGF_{2\alpha}$ 可引起子宫平滑肌收缩过强，血管挛缩，造成子宫缺血、乏氧状态而出现痛经。而且增多的 $PGF_{2\alpha}$ 进入血液循环，还可引起心脑血管和消化道等症状。血管加压素、内源性缩宫素以及 β - 内啡肽等物质的增加也与原发性痛经有关。

3. 临床表现

（1）症状　下腹部疼痛是主要症状。疼痛多自月经来潮后开始，最早出现在经前 12 小时，以行经第 1 日疼痛最剧烈，持续 2 ~ 3 日月经量增加后即缓解。疼痛常呈痉挛性，通常位于下腹部耻骨上，可向腰骶部和大腿内侧放射，可伴随恶心、呕吐、腹泻、头晕、乏力等不适，严重时面色苍白、出冷汗等。原发性痛经在青春期多见，常在初潮后 1 ~ 2 年内发病。

（2）体征　妇科检查无阳性体征。

4. 相关检查　可行妇科超声检查、腹腔镜、宫腔镜等检查，排除子宫内膜异位、子宫腺肌病、黏膜下子宫肌瘤、宫腔粘连等器质性病变所造成的继发性痛经。

5. 处理原则　避免精神刺激和过度劳累，以对症治疗为主，必要时配合中医中药治疗。

（二）心理社会评估

对痛经不适的反应因人而异，一般妇女都能耐受。症状严重者伴随痛经还可产生一些其他的身体不适，尤其在影响正常学习和工作时，会产生抱怨心理，个别甚至出现神经质性格。有些患者和家长认为痛经不是疾病，采取默默忍受、服用止痛药等应对方式，缺乏与医护人员、家属和朋友的有效沟通沟通方法。

【常见的护理诊断/问题】

1. 急性疼痛　与月经期痉挛性子宫收缩，组织缺血缺氧有关。

2. 焦虑　与反复痛经造成精神紧张有关。

3. 知识缺乏　缺乏有效应对痛经方法的知识。

【护理措施】

（一）一般护理

讲解有关痛经的生理知识，如经期因盆腔充血，可出现下腹坠胀、腰酸等现象，经过 1 ~ 2 日会自然消失。教会患者缓解痛经的方法，关心并理解患者的不适和焦虑心理。另外，充足的睡眠和休息、规律而适度的锻炼、戒烟均对缓解疼痛有一定帮助。

（二）心理护理

关心并了解患者的不适和心理变化，倾听患者述说，必要时教会患者缓解压力、释放压力的有效办法。向患者解释有意识地放松心情、消除紧张和顾虑可缓解疼痛。

（三）缓解症状的护理

1. 疼痛护理　经期疼痛时应卧床休息，避免剧烈运动或过冷刺激，注意腹部局部保暖或进食热汤对缓解疼痛有帮助。疼痛不能忍受时，可辅以药物治疗或采取腹部按摩、针刺、艾灸、理疗等方法，也可有效减轻疼痛，增加患者舒适度。

2. 用药护理　向患者讲解每种药物的作用、使用方法及可能出现的副作用，指导患者正确使用药物。

（1）前列腺素合成酶抑制剂：通过抑制前列腺素合成酶的活性，减少前列腺素产生，防止过强子宫收缩和痉挛，从而减轻或消除痛经。该类药物有效率可达 80% 以上。月经来潮即开始服用药物效果佳，连服 2 ~ 3 日。

（2）口服避孕药：适用于有避孕要求的痛经妇女，通过抑制排卵减少月经血前列腺素含量，疗效达 90% 以上。

（3）也可以采用中药通过辨证论治进行治疗。

（四）健康教育

加强月经期保健的宣传教育，建立良好的生活习惯，如注意经期清洁卫生、禁止性生活、预防感冒；指导患者经期注意保暖，尤其是下腹、腰骶部、双足的保暖；经期避免过度劳累、精神紧张，保证充分的休息；进食宜清淡、容易消化，避免生冷、辛辣等刺激性食物等以减少导致痛经发生的诱发因素。

第四节　绝经综合征

【概述】

绝经综合征（menopausal syndrome）指妇女绝经前后出现性激素波动或减少所致的一系列躯体及精神心理症状。绝经分为自然绝经和人工绝经两种。自然绝经指卵巢内卵泡生理性耗竭导致的绝经。人工绝经是指双侧卵巢经手术切除或放射线照射等所致的绝经。人工绝经者更容易导致绝经综合征。

【护理评估】

（一）生理评估

1. 内分泌变化　绝经前后变化最明显的是卵巢功能衰退，随后出现下丘脑-垂体功能退化。

（1）雌激素　卵巢功能衰退的最早征象是卵泡对 FSH 敏感性降低，FSH 水平升高。绝经过渡早期雌激素水平波动很大，由于 FSH 升高对卵泡过度刺激引起雌二醇分泌过多，甚至可高于正常卵泡期水平。因此，整个绝经过渡期雌激素水平并非逐渐下降，只是在卵泡完全停止生长发育后，雌激素水平急剧下降，至绝经后卵巢极少分泌雌激素。妇女循环中仍有低水平雌激素，多来自肾上腺皮质和卵巢雄烯二酮经周围组织中芳香化酶转化而来的雌酮。因此，绝经后妇女循环中雌酮高于雌二醇。

（2）孕激素　绝经过渡期卵巢尚有排卵功能，仍有孕激素分泌。但由于卵泡期延长，引起黄体功能不良，孕激素分泌量减少。绝经后无孕激素分泌。

（3）雄激素　绝经后雄激素水平下降，其中，雄烯二酮水平仅为育龄期妇女的一半且主要来源于肾上腺。

（4）促性腺激素　绝经过渡期 FSH 水平升高，LH 仍在正常范围，FSH/LH 仍 <1。绝经后雌激素水平降低，负反馈抑制作用减弱，诱导下丘脑释放 GnRH 增加，刺激垂体释放 FSH 和 LH，其中 FSH 升高更显著，FSH/LH >1。卵泡闭锁导致雌激素和抑制素水平降低以及 FSH 水平升高，是绝经的主要信号。

（5）抑制素　绝经后血抑制素水平下降比雌二醇早且明显，监测卵巢功能衰退更敏感。卵泡闭锁导致雌激素和抑制素水平降低以及 FSH 水平升高，是绝经的主要信号。

2. 临床表现

（1）近期症状

①月经紊乱：是绝经过渡期最常见症状，由于稀发排卵或无排卵，表现为月经周期不规则、经期持续时间长及经量增多或减少。

②血管舒缩症状：是雌激素水平下降的特征性症状，以阵发性潮热、出汗为主，其特点是反复出现短暂的面部、颈部和胸部皮肤发红，伴有轰热，继之出汗，一般持续 1~3 分钟。应激状态下及夜间易促发，持续时间长短不一，个体差异较大，短者 1~2 年，长者 5 年或更长，严重者可影响妇女的生活、

睡眠及工作，是需要性激素治疗的主要原因。

③自主神经功能失调症状：常表现为心悸、眩晕、头痛、失眠、耳鸣等。

④精神神经症状：主要包括情绪、记忆及认知功能症状；常表现为激动易怒、情绪低落、焦虑不安、郁郁寡欢、自我控制情绪能力低下、注意力不易集中、记忆力减退等症状。

（2）远期症状

①泌尿生殖道症状：主要表现为泌尿生殖道萎缩症状，如阴道干燥、性交困难及反复阴道感染，尿急、尿痛、排尿困难等反复发生的尿路感染。

②骨质疏松：绝经后由于缺乏雌激素使骨质吸收速度增加，导致骨量快速丢失而出现疏松。50岁以上妇女半数以上会发生绝经后骨质疏松，一般发生于绝经后 5～10 年内，最常发生在椎体。

③阿尔茨海默病（Alzheimer's disease）：是老年性痴呆的主要类型，绝经后期妇女比老年男性发病率风险高，可能与绝经后内源性雌激素水平降低有关。

④心血管疾病：包括冠状动脉疾病和脑血管疾病，主要原因仍然与绝经后雌激素水平下降有关。雌激素对女性心血管系统有保护作用，可改善心血管功能并抑制动脉粥样硬化，因此，绝经后妇女发生动脉粥样硬化、冠心病的风险较绝经前明显增加。

3. 相关检查

（1）血清激素测定

①FSH 值及 E_2 值测定：可了解卵巢功能。绝经过渡期血清 FSH > 10U/L，提示卵巢储备功能下降。闭经、FSH > 40U/L 且 E_2 值 < 10～20pg/ml，提示卵巢功能衰竭。

②抗米勒管激素（AMH）测定：AMH 低至 1.1ng/ml 提示卵巢储备下降；若低于 0.2ng/ml 提示即将绝经；绝经后 AMH 一般测不出。

（2）盆腔 B 型超声检查　可见基础状态卵巢的窦状卵泡数减少、卵巢容积缩小、子宫内膜变薄。

4. 处理原则　缓解近期症状，早期发现，并有效预防老年性疾病。主要采取激素补充治疗（hormone replacement therapy，HRT），并鼓励患者锻炼身体、合理饮食和建立健康生活方式。

素质提升

绝经相关的激素治疗

绝经是大多数女性到一定年龄后要经历的过程，其实质就是卵巢功能衰竭造成的雌激素缺乏，从而引发一系列的病症。在世界各地，有关绝经症状、绝经相关疾病的发生、绝经过渡期和绝经后激素治疗的应用以及医疗保健的重视程度存在很大的差异。社会文化、态度和国民素质也会对绝经治疗和激素的应用形成很大的影响。中国正处于加速老龄化的历史阶段，目前有 1.3 亿围绝经期妇女，预计 2030 年将达约 2.8 亿。无论是患者的家属还是绝经妇女本人，由于传统的对激素的恐惧，本能地排斥一切使用激素的治疗，尤其是长期使用。护理学生应提高绝经相关知识的认知水平和对绝经问题的重视程度，对服务对象进行宣传教育并使之重视绝经、管理好绝经，针对适宜人群，在医生指导下合理开展绝经激素治疗，在绝经相关激素治疗的研究上做出新的贡献，为健康中国、健康老龄化出力。

（二）心理社会评估

妇女进入围绝经期后，工作、社会、家庭和周围环境的变化以及卵巢功能衰退引起的症状，可加重身体和心理负担，可能诱发和加重绝经综合征的症状。如以前曾有过精神状态不稳定，绝经期以后往往更易发生失眠、多虑、情绪低落、抑郁、易激动等。要注意评估近期出现的引起患者不愉快、忧虑、多疑、孤独的生活事件。需注意除外相关症状的器质性病变及精神疾病。

【常见的护理诊断/问题】

1. 焦虑 与绝经过渡期内分泌改变，或个性特点、精神因素等有关。

2. 知识缺乏 缺乏绝经期生理心理变化知识及应对技巧。

3. 睡眠型态紊乱 与绝经期性激素缺乏所致睡眠障碍有关。

【护理措施】

（一）一般护理

绝经本身并不是一种疾病诊断，因此，应帮助患者建立适应绝经过渡期生理、心理变化的新生活型态，解除不必要的顾虑，使其安全度过该阶段。鼓励患者坚持体育锻炼，增加日晒时间，增加足量蛋白质及含钙食物，以预防骨质疏松；增加社交和脑力活动，以积极的心态适应这一变化。

（二）心理护理

心理护理是围绝经期护理的重要组成部分，护理人员应向患者及其家属讲解绝经是一个生理过程，介绍发生的原因及绝经前后各种常见症状，为即将发生的变化做好心理准备。与患者建立良好的相互信任的关系，认真倾听，让患者表达自己的困惑和忧虑，并争取家人的理解和配合，护患双方共同努力，协助患者顺利度过围绝经期。

（三）缓解症状的护理

1. HRT

（1）适应证 绝经相关症状、泌尿生殖道萎缩相关问题、低骨量及骨质疏松症。

（2）禁忌证 已知或可疑妊娠、原因不明的阴道流血、已知或可疑患有乳腺癌、已知或可疑患有性激素依赖性恶性肿瘤、最近6个月内患有活动性静脉或动脉血栓栓塞性疾病、严重肝及肾功能障碍、血卟啉症、耳硬化症、脑膜瘤等。

（3）慎用情况 慎用情况不是禁忌证，但在应用前和应用过程中，应该咨询相关专业的医师，共同确定应用的时机和方式，并采取比常规随诊更为严密的措施监测病情的进展。慎用情况包括子宫肌瘤、子宫内膜异位症、子宫内膜增生史、尚未控制的糖尿病及严重高血压、有血栓形成倾向、胆囊疾病、癫痫、偏头痛、哮喘、高催乳素血症、系统性红斑狼疮、乳腺良性疾病、乳腺癌家族史，及已完全缓解的部分性激素依赖性妇科恶性肿瘤，如子宫内膜癌、卵巢上皮性癌等。

（4）副作用及危险性

①子宫出血：应高度重视，仔细查明原因，必要时诊刮以排除子宫内膜病变。

②性激素副作用：雌激素使用剂量过大时可出现乳房胀、白带多、头痛、水肿、色素沉着等，应酌情减量或更换药物；孕激素副作用包括抑郁、易怒、乳房疼痛和水肿，患者难以耐受；雄激素有发生高血脂、动脉粥样硬化、血栓栓塞性疾病的危险，大量应用出现体重增加、多毛及痤疮，口服时影响肝功能。

③长期HRT的风险：可增加患者子宫内膜癌、卵巢癌、乳腺癌、心血管疾病及血栓性疾病、糖尿病的发病风险，督促长期使用性激素患者接受定期随访。开始HRT后，用药后1个月、3个月、6个月、1年复诊，主要了解HRT的疗效和副作用，并根据情况调整用药。长期HRT者每年应复诊1次，内容包括：体格检查，如体重、身高、血压、乳腺及妇科检查等；辅助检查，如盆腔B型超声、血糖、血脂及肝肾功能检查。每3~5年进行一次骨密度测定，可根据患者情况，酌情调整检查频率。

2. 非激素类药物

（1）选择性5-羟色胺再摄取抑制剂 可有效改善血管舒缩症状及精神神经症状。

（2）钙剂　可减缓骨质丢失。

（3）维生素 D　适用于围绝经期妇女缺少户外活动者，与钙剂合用有利于钙的吸收完全。

（四）健康教育

介绍绝经前后减轻症状的方法以及预防绝经综合征的措施。如规律的运动可以促进血液循环，维持肌肉良好的张力，延缓老化的速度，还可以刺激骨细胞的活动，延缓骨质疏松症的发生；正确对待性生活等。通过设立"围绝经期妇女门诊"、开设"围绝经期妇女课堂"等方式，提供系统的绝经过渡期咨询指导和知识教育。

目标检测

答案解析

一、选择题

【A 型题】

1. 关于接受性激素治疗，护理不恰当的是（　）

　　A. 遵医嘱按时按量服药
　　B. 服药期间出现阴道流血立即停药
　　C. 出现胃肠副作用加服维生素 B_6
　　D. 长期用药应监测肝脏功能
　　E. 药物减量时每次不得超过原剂量的1/3

2. 闭经属于临床上的（　）

　　A. 常见症状
　　B. 常见疾病
　　C. 全身疾病的正常反应
　　D. 生殖系统疾病的正常反应
　　E. 生殖系统疾病的综合反应

3. 与原发性痛经无关的是（　）

　　A. 处女膜闭锁
　　B. 无排卵型月经
　　C. 卵巢肿瘤
　　D. 子宫肌瘤
　　E. 子宫内膜异位症

【X 型题】

4. 下列属于绝经期综合征的症状的是（　）

　　A. 生殖器官逐渐萎缩
　　B. 阴道分泌物增多
　　C. 尿频、尿失禁
　　D. 潮热、出汗
　　E. 烦躁、易怒

二、名词解释

1. 继发性闭经
2. 雌、孕激素序贯疗法
3. 绝经期综合征

三、简答题

1. 简述痛经患者的护理措施。
2. 何谓围绝经期综合征？有哪些临床表现？

四、病例分析

患者，女，14岁。阴道不规则流血12天来院就诊。月经史：13岁初潮，月经周期2~6个月不等，经期7~10天，经量多，伴血块，有时伴痛经。体格检查：体温37℃，脉搏90次/分，呼吸19次/分，血压90/60mmHg，精神萎靡，贫血貌，心肺（-），肝脾肋下未及。肛诊无异常发现。辅助检查：血红蛋白80g/L。

根据以上资料，请回答：

1. 该患者目前最可能的临床诊断。
2. 该类患者主要的护理诊断。
3. 该类患者相应的用药护理。

（陈爱香）

书网融合……

| 本章小结 | 微课 | 题库 |

第十六章　妊娠滋养细胞疾病妇女的护理

学习目标

通过本章内容学习，学生能够：

1. 说出葡萄胎、侵蚀性葡萄胎和绒毛膜癌的概念。

2. 根据临床表现和辅助检查区分葡萄胎、侵蚀性葡萄胎和绒毛膜癌。

3. 描述葡萄胎、侵蚀性葡萄胎和绒毛膜癌患者的治疗原则以及护理诊断、护理措施。

4. 应用护理程序，对妊娠滋养细胞疾病妇女进行护理评估、提出护理诊断/问题、制定护理计划并提供护理及健康教育。

5. 综合运用所学知识，关爱、护理接受化疗的滋养细胞肿瘤患者。

情境导入

患者，女，28 岁，G_2P_1。停经 3 个月，阴道不规则流血 1 周入院。检查发现子宫大小如妊娠 4 个月，质软，血 hCG 为 1600kU/L，B 型超声显示子宫腔未见胚囊，充满弥漫光点和小囊样无回声区，右侧附件有一直径约 5cm 的囊性肿块，患者精神状态佳，主诉怀孕后与前次妊娠没有区别。

根据以上资料，请回答：

1. 该患者最可能的临床诊断。

2. 该患者目前主要的护理诊断。

3. 护士应采取的主要护理措施。

妊娠滋养细胞疾病（gestational trophoblastic disease，GTD）是一组来源于胎盘滋养细胞的增生性疾病。根据组织学特征主要分为：A. 妊娠滋养细胞肿瘤，包括绒毛膜癌（简称绒癌）、胎盘部位滋养细胞肿瘤和上皮样滋养细胞肿瘤；B. 葡萄胎妊娠，包括完全性葡萄胎、部分性葡萄胎和侵蚀性葡萄胎；C. 非肿瘤病变；D. 异常（非葡萄胎）绒毛病变。其中，侵蚀性葡萄胎和绒毛膜癌合称为妊娠滋养细胞肿瘤。胎盘部位滋养细胞肿瘤、上皮样滋养细胞肿瘤、非肿瘤病变和异常（非葡萄胎）绒毛病变不属于本章讨论范围。

绝大多数滋养细胞肿瘤继发于妊娠，极少数来源于卵巢或睾丸生殖细胞，称非妊娠性绒癌。本章主要讨论妊娠滋养细胞疾病。

第一节　葡萄胎

【概述】

葡萄胎是妊娠后胎盘绒毛滋养细胞增生、间质水肿，形成大小不等的水泡，水泡间有蒂相连成串，形如葡萄而得名，又称水泡状胎块（hydatidiform mole，HM）。葡萄胎分为完全性葡萄胎和部分性葡萄胎两类，以完全性葡萄胎多见。完全性葡萄胎表现为宫腔内充满水泡状组织，没有胎儿及附属物；部分性葡萄胎表现为宫腔内有胚胎组织，胎盘绒毛部分水泡状变性，并有滋养细胞增生。

【护理评估】

（一）生理评估

1. 相关因素

（1）完全性葡萄胎

①地域差异：亚洲和拉丁美洲国家发生率较高，约500次妊娠1次；北美和欧洲国家发生率较低，约1000次妊娠1次；我国平均每1000次妊娠0.78次，其中浙江省最高，为1.39次，山西省最低，为0.29次。

②营养状况与社会经济因素：饮食中缺乏维生素A及其前体胡萝卜素和动物脂肪时，发生葡萄胎的概率显著增高。

③年龄：大于35岁和40岁妇女的葡萄胎发生率分别是年轻妇女的2倍和7.5倍，而大于50岁的妇女妊娠时约1/3可能发生葡萄胎；相反，小于20岁妇女的葡萄胎发生率也显著升高。

④既往葡萄胎史：有过1次和2次葡萄胎妊娠者，再次发生率分别为1%和15%～20%。

⑤流产和不孕史：也可能是高危因素。

⑥染色体父系来源：是滋养细胞过度增生的主要原因，并与基因组印迹紊乱有关。

（2）部分性葡萄胎　迄今对部分性葡萄胎高危因素的了解较少，可能相关的因素有不规则月经和口服避孕药等，但与饮食因素及母亲年龄无关。多余的父源基因物质也是部分性葡萄胎滋养细胞增生的主要原因。尚有极少数部分性葡萄胎的核型为四倍体，但其形成机制还不清楚。

2. 病理

（1）完全性葡萄胎

①肉眼观：水泡状物大小不一，直径自数毫米至数厘米不等，其间有纤细的纤维素相连，常混有血块蜕膜碎片。水泡状物占满整个宫腔，胎儿及其附属物缺如。

②镜下观：可确认的胚胎或胎儿组织缺失；绒毛水肿；弥漫性滋养细胞增生；种植部位滋养细胞呈弥漫和显著的异型性。

（2）部分性葡萄胎

①肉眼观：仅部分绒毛呈水泡状，合并胚胎或胎儿组织，胎儿多已死亡，且常伴发育迟缓或多发性畸形，合并足月儿极少。

②镜下观：有胚胎或胎儿组织存在；局限性滋养细胞增生；绒毛大小、水肿程度明显不一；绒毛呈显著的扇贝样轮廓、间质内可见滋养细胞包涵体；种植部位滋养细胞呈局限和轻度的异型性。

3. 临床表现

（1）完全性葡萄胎　由于诊疗技术的不断发展，多数患者在未出现症状或仅有少量阴道流血时已做出诊断，因此，具有典型症状的患者已少见，典型症状包括如下。

①停经后不规则阴道流血：是最常见的症状。停经8～12周左右出现反复不规则阴道流血，量多少不定。若大血管破裂，可发生大出血，导致休克甚至死亡。出血时间长或不及时治疗，可致贫血和感染。葡萄胎有时可自行排出，但排出前和排出时常伴有大量流血。

②子宫异常增大、变软：由于葡萄胎增长迅速和宫腔内积血导致子宫大于停经月份，质地极软；部分患者的子宫大小与停经月份相符或小于停经月份，可能与水泡退行性变及停止发育有关。

③妊娠剧吐：常发生于子宫异常增大和hCG水平异常升高者，出现时间较正常妊娠早，持续时间较长，且症状严重，纠正不及时可导致水、电解质紊乱。

④子痫前期征象：多发生于子宫异常增大者，可在妊娠24周前出现高血压、蛋白尿和水肿，但子痫罕见。

⑤甲状腺功能亢进：表现为心动过速、皮肤潮热和震颤，血清游离 T_3、T_4 水平升高，但突眼少见。

⑥腹痛：表现为阵发性下腹隐痛，常发生在阴道流血前，原因是葡萄胎增长迅速和子宫急速扩大所致。黄素化囊肿扭转或破裂可出现急性腹痛。

⑦卵巢黄素化囊肿：由于滋养细胞过度增生，产生大量的 hCG 刺激卵巢卵泡内膜细胞，产生过度黄素化反应，形成卵巢黄素化囊肿（theca lutein ovarian cyst）。多为双侧性，囊性，表面光滑。一般无症状，偶可因扭转或破裂而发生急性腹痛。黄素化囊肿在葡萄胎排出后 2~4 个月可自行消退。

（2）部分性葡萄胎　患者可有完全性葡萄胎患者的大多数症状，但程度较轻，易误诊为不全流产或过期流产，需刮宫后经组织学检查方能确诊。

4. 相关检查

（1）B 型超声检查　是诊断葡萄胎的重要辅助检查方法，最好采用阴式 B 型超声检查。

①完全性葡萄胎：典型表现是子宫大于孕周，无妊娠囊或胎心搏动，宫腔内充满密集状或短条状回声，呈"落雪状"，若水泡较大呈"蜂窝状"。常可测到一侧或双侧卵巢囊肿。

②部分性葡萄胎：宫腔内可见水泡状胎块所引起的超声图像改变及胎儿或羊膜腔；胎儿通常畸形。

（2）人绒毛膜促性腺激素（hCG）测定　正常妊娠，孕卵着床数日开始分泌 hCG 并随孕周增加而滴度逐渐升高，在孕 8~10 周达高峰，持续 1~2 周后逐渐下降。葡萄胎由于滋养细胞高度增生，孕妇血清中 hCG 滴度高于正常孕周的相应值，并且在停经 8~10 周后继续上升，利用这种差异可协助诊断。少数葡萄胎由于绒毛退行性变，hCG 升高不明显。

（3）多普勒胎心监测　可听到子宫血管杂音，无胎心音。

（4）其他检查　DNA 倍体分析、母源表达印迹基因检测、X 线胸片等。

5. 处理原则　葡萄胎一经确诊应及时清宫，一般采用吸刮术。对于子宫大于妊娠 12 周或术中感到一次刮净有困难者，可于 1 周后行第二次刮宫。卵巢黄素化囊肿在葡萄胎清宫后会自行消退，一般不需处理。卵巢黄素化囊肿扭转时间较长发生坏死者行患侧附件切除术。有高危因素和随访有困难的患者可考虑预防性化疗，但不常规推荐。

（二）心理社会评估

疾病确诊后，患者及家属由于患者缺乏滋养细胞疾病知识及对疾病的不确定性，会担心患者的安全及此次妊娠对生育的影响，清宫会增加患者的焦虑情绪。

【常见的护理诊断/问题】

1. 焦虑　与担心清宫手术及预后有关。

2. 自我认同紊乱　与分娩期望得不到满足及担心将来妊娠有关。

3. 有感染的危险　与长期不规则阴道流血、贫血造成抵抗力下降有关。

4. 知识缺乏　缺乏葡萄胎疾病及随访的相关知识。

【护理措施】

（一）一般护理

注意改善全身状况，增强抵抗力，预防感染。评估出血量及流出物中有无水泡状组织，一旦发现水泡状组织应及时送病理检查。观察腹痛、阴道流血情况；密切观察血压、脉搏、呼吸等生命体征。指导患者增加营养、注意休息，并保持外阴清洁。

（二）心理护理

详细评估患者对疾病的心理承受能力、接受治疗的心理准备情况。建立良好的医患关系，鼓励患者表达其心理感受及对疾病、治疗手段的认识。为患者讲解葡萄胎疾病的相关知识和清宫手术的必要性及其过程，并说明葡萄胎为良性病变，解除患者的顾虑和恐惧心理，增强其自信心并取得配合。

（三）缓解症状的护理

1. 严密观察病情 观察和评估腹痛及阴道流血情况，流血过多时，密切观察血压、脉搏、呼吸等生命体征。观察每次阴道排出物，一旦发现有水泡状组织要送病理检查，并保留消毒会阴垫，评估出血量及流出物的性质。

2. 做好术前准备、术中配合、术后护理

（1）术前准备 清宫前首先完善各项检查，注意有无休克、子痫前期、甲状腺功能亢进及贫血表现，遵医嘱对症处理，稳定病情；嘱患者排空膀胱；建立有效的静脉通路，备血，准备好缩宫素、抢救药品及物品，以防大出血造成的休克。

（2）术中配合 严密观察血压、脉搏、呼吸，有无休克征象；注意观察有无羊水栓塞的表现如呼吸困难、咳嗽等。

（3）术后护理 注意观察阴道出血及腹痛情况；每次刮出物送组织学检查，取材应注意选择近宫壁种植部位、新鲜无坏死的组织；对合并子痫前期者做好相应的治疗配合及护理；遵医嘱给予抗生素预防感染。

（四）随访指导

葡萄胎患者清宫后必须定期随访，以便尽早发现滋养细胞肿瘤并及时处理。随访内容包括如下。

1. 血清 hCG 定量测定 葡萄胎清空后每周 1 次，直至连续 3 次阴性，以后每个月 1 次，共 6 个月，然后再每 2 个月 1 次，共 6 个月，自第 1 次阴性后共计 1 年。

2. 询问病史 包括月经是否规律，是否有不规则阴道流血，有无咳嗽、咯血及其他转移灶症状。

3. 妇科检查 必要时行盆腔 B 型超声、胸部 X 线摄片或 CT 检查。

（五）避孕指导

葡萄胎患者随访期间应可靠避孕。由于葡萄胎后滋养细胞肿瘤极少发生在 hCG 自然降至正常以后，所以避孕时间为 6 个月。若发生随访不足 6 个月的意外妊娠，只要 hCG 已经正常，也不需考虑终止妊娠。但妊娠后，应在妊娠早期做超声检查和 hCG 测定，以明确是否正常妊娠，产后也需 hCG 随访至正常。避孕方法可选用阴茎套或口服避孕药。不选用宫内节育器，以免混淆子宫出血的原因或造成穿孔。

（六）健康教育

告知患者和家属坚持正规的治疗和随访的要求，说明监测 hCG 的意义，以取得配合。饮食中缺乏维生素 A 及其前体胡萝卜素和动物脂肪者发生葡萄胎的概率明显增高，因此指导病人摄取高蛋白、富含维生素 A、易消化饮食；适当活动，保证充足的睡眠时间和质量，以改善机体的免疫功能；保持外阴清洁，以防感染；每次刮宫手术后禁止性生活及盆浴 1 个月。

第二节 妊娠滋养细胞肿瘤

【概述】

妊娠滋养细胞肿瘤是滋养细胞的恶性病变，包括侵蚀性葡萄胎和绒毛膜癌。侵蚀性葡萄胎的恶性程度低于绒癌，预后较好。绒癌恶性程度极高，发生转移早而广泛。在化疗药物问世之前，其死亡率高达90％以上。但随着诊疗技术及化疗的发展，预后已得到极大的改善。

【护理评估】

（一）生理评估 e 微课

1. 病因　妊娠滋养细胞肿瘤60%继发于葡萄胎妊娠，30%继发于流产，10%继发于足月妊娠或异位妊娠，其中，侵蚀性葡萄胎全部继发于葡萄胎，绒毛膜癌可继发于葡萄胎妊娠，也可以继发于非葡萄胎妊娠。

2. 病理

（1）侵蚀性葡萄胎

①肉眼观：子宫肌壁内有大小不等、深浅不一的水泡状组织，宫腔内可以有原发灶，也可以没有。当侵蚀灶接近子宫浆膜层时，子宫表面可见紫蓝色结节，侵蚀较深时可穿透子宫浆膜层或活阔韧带。

②镜下观：侵入肌层的水泡状组织形态和葡萄胎相似，可见绒毛结构及滋养细胞增生和分化不良，绒毛结构也可退化而仅见绒毛阴影。

（2）绒毛膜癌

①肉眼观：肿瘤常位于子宫肌层内，也可突向宫腔或穿破浆膜层，单个或多个，大小不等，无固定形态，与周围组织分界清楚，质地软而脆，海绵样，暗红色，伴明显出血坏死。

②镜下观：肿瘤细胞由细胞滋养细胞、合体滋养细胞及中间型滋养细胞组成，成片状高度增生，明显异型，不形成绒毛或水泡状结构，并广泛侵入子宫肌层造成出血坏死。肿瘤不含间质和自身血管，瘤细胞靠侵蚀母体血管而获取营养。

3. 临床表现

（1）无转移滋养细胞肿瘤　多继发于葡萄胎后。

①阴道流血：葡萄胎排空、流产或足月产后，出现持续不规则的阴道流血，量多少不定。也可表现为月经恢复正常后又出现阴道流血。长期阴道流血可继发贫血。

②子宫复旧不全或不均匀增大：葡萄胎排空后4~6周子宫未恢复正常大小，质软，也可因子宫肌层内病灶部位和大小的影响而表现为子宫不均匀增大。

③卵巢黄素化囊肿：由于hCG持续作用，在葡萄胎排空、流产或足月产后，卵巢黄素化囊肿可持续存在。

④腹痛：一般不出现腹痛。但当子宫病灶穿破浆膜层及腹腔内出血时可引起腹痛，若子宫病灶坏死继发感染，也可引起腹痛及脓性白带。黄素化囊肿发生扭转或破裂时可出现急性腹痛。

⑤假孕症状：由于肿瘤分泌hCG及雌、孕激素的作用，表现为乳房增大，乳晕、乳头着色，甚至有初乳样分泌；外阴、阴道、宫颈着色，生殖道质地变软。

（2）转移滋养细胞肿瘤　易继发于非葡萄胎妊娠，或为经组织学证实的绒癌。肿瘤主要经血行播散，转移发生早而且广泛。最常见的转移部位是肺（80%），其次是阴道（30%），以及盆腔（20%）、肝（10%）和脑（10%）等。局部出血是各转移部位症状的共同特点。

转移性滋养细胞肿瘤可以同时出现原发灶和继发灶症状，但也有不少患者原发灶消失而转移灶发展，仅表现为转移灶症状，容易造成误诊。

①肺转移：胸痛、咳嗽、咯血及呼吸困难。常呈急性发作，也呈慢性持续状态达数月。少数情况下可因肺动脉滋养细胞瘤栓形成，造成急性肺梗死，出现肺动脉高压和急性肺功能衰竭。转移灶较小时可无任何症状。

②阴道转移：局部表现蓝紫色结节，破溃后可引起不规则阴道流血，甚至出现大出血。

③肝转移：为不良预后因素之一，多同时伴有肺转移。表现为右上腹部或肝区疼痛、黄疸等，若病

灶穿破肝包膜可发生腹腔内出血，导致死亡。

④脑转移：预后凶险，是死亡的主要原因。按病情进展可分为三期：首先为瘤栓期，表现为一过性脑缺血症状，如暂时性失语、失明、突然跌倒等；继而发展为脑瘤期，瘤组织增生侵入脑组织形成脑瘤，表现为头痛、喷射性呕吐、偏瘫、抽搐直至昏迷；最后进入脑疝期，瘤组织增大及周围组织出血、水肿，表现为颅内压升高，脑疝形成，压迫生命中枢而死亡。

⑤其他转移：包括脾、肾、膀胱、消化道、骨等，症状视转移部位而异。

4. 相关检查

（1）血清 hCG 测定 hCG 水平是妊娠滋养细胞肿瘤的主要诊断依据。

①葡萄胎后滋养细胞肿瘤的诊断标准：葡萄胎清宫后 hCG 随访的过程中，凡符合下列标准中的任意一项且排除妊娠物残留或再次妊娠，即可诊断为妊娠滋养细胞肿瘤：hCG 测定 4 次呈高水平平台状态（±10%），并持续 3 周及以上；hCG 测定 3 次升高（>10%），并持续 2 周或以上；hCG 水平持续异常达 6 个月或更长。

②非葡萄胎后滋养细胞肿瘤的诊断标准：足月产、流产和异位妊娠后，出现异常阴道流血，或腹腔、肺、脑等脏器出血，或肺部症状、神经系统症状等，应考虑滋养细胞肿瘤可能，及时行血 hCG 检测。对 hCG 异常者，结合临床表现并除外妊娠物残留或再次妊娠，可诊断为妊娠滋养细胞肿瘤。

（2）胸部 X 线摄片 为常规检查。肺转移典型的 X 线征象为棉球状或团块状阴影，转移灶以右侧肺及中下部较为多见。胸片可见病灶是肺转移灶计数的依据。

（3）影像学检查 B 型超声检查是诊断子宫原发病灶最常用的方法。CT 主要用于发现肺部小病灶和肝、脑部位转移灶。MRI 主要用于脑和盆腔病灶诊断。

（4）组织学检查 对滋养细胞肿瘤的诊断不是必需的，但有组织学证据时应根据组织学做出诊断。在子宫肌层内或子宫外转移灶组织中若见到绒毛或退化的绒毛阴影，则诊断为侵蚀性葡萄胎；若仅见成片滋养细胞浸润及坏死出血，未见绒毛结构，则诊断为绒癌。

（5）其他检查 如血细胞和血小板计数、肝肾功能等。

5. 处理原则 进行以化疗为主，手术和放疗为辅的综合治疗。

（1）化疗 常用一线化疗药物有甲氨蝶呤（MTX）、放线菌素 D（Act-D）、氟尿嘧啶（5-FU）、环磷酰胺（CTX）、长春新碱（VCR）、依托泊苷（VP-16）。化疗方案的选择原则是低危患者选择单一药物，高危患者选择联合化疗。

（2）手术 主要用于化疗的辅助治疗。在控制大出血等各种并发症、切除耐药病灶、减少肿瘤负荷和缩短化疗疗程等方面有一定的作用。

（3）放射治疗 应用较少，主要用于肝、脑转移和肺部耐药病灶的治疗。

（二）心理社会评估

患者因为阴道流血会有不适及恐惧感。出现转移灶症状时患者及家属会担心疾病的预后，害怕化疗副作用，对治疗和生活失去信心，也有患者因为化疗发生经济困难而出现焦虑情绪。手术者、切除子宫患者会因影响生育或担心失去女性形象而出现恐惧或绝望，因此，迫切需要得到丈夫及家人的理解、帮助。

【常见的护理诊断/问题】

1. 自我认同角色紊乱 与长期住院和接受化疗有关。

2. 营养失调：低于机体需要量 与恶性肿瘤消耗及化疗药物副作用有关。

3. 潜在并发症 肺转移、阴道转移、脑转移。

【护理措施】

（一）一般护理

加强营养，给予高蛋白、高热量、富含维生素的饮食。保证休息和睡眠。严密观察腹痛及阴道流血情况，记录出血量，出血多时除密切观察患者的血压、脉搏、呼吸外，配合医生做好抢救工作，及时做好手术准备。动态观察并记录血 β–hCG 的变化情况，识别转移灶症状，发现异常立即通知医师并配合处理。认真观察转移灶症状，做好治疗配合。

（二）心理护理

评估患者及家属对疾病的心理反应，让患者有机会宣泄心理痛苦及失落感，鼓励其接受现实并正确应对。对住院者做好环境、病友及医护人员的介绍，减少患者的陌生感。向患者提供有关化学药物治疗及其护理的信息，以减少恐惧及无助感。帮助患者分析可利用的支持系统，纠正消极的应对方式。详细解释患者所担心的各种疑虑，减轻患者的心理压力，帮助患者和家属树立战胜疾病的信心。

（三）缓解症状的护理

1. 手术前后护理 手术治疗者按妇科手术前后护理常规实施护理。

2. 化疗护理 需要接受化疗的患者按照化疗患者的护理常规实施护理（见本章第三节）。

3. 有转移灶者，提供对症护理

（1）阴道转移患者的护理 尽量卧床休息，禁止不必要的检查，密切观察阴道有无破溃出血。配血备用，准备好抢救器械和物品（输血、输液用物、长纱条、止血药物、照明灯及氧气等）。若发生大出血时，立即通知医生并协助医生进行抢救，用长纱条填塞阴道压迫止血。填塞的纱条须于 24～48 小时内取出，取出时必须做好输血、输液及抢救的准备。同时监测生命体征及感染症状，遵医嘱用抗生素。

（2）肺转移患者的护理 卧床休息，有呼吸困难者给予半卧位并吸氧。遵医嘱给予镇静和化疗药物。大量咯血时有窒息、休克甚至死亡的危险，若发生，立即给予患者头低患侧卧位、保持呼吸道通畅、轻击背部，排出积血。同时通知医生，并配合医生进行止血抗休克治疗。

（3）脑转移患者的护理 让患者尽量卧床休息，起床时应有人陪伴，以防瘤栓期的一过性症状发生时造成意外损伤。严密观察颅内压增高的症状，记录出入量，观察有无电解质紊乱的症状，一旦发现异常，立即通知医生配合处理。按医嘱给予静脉补液，给予止血剂、脱水剂、吸氧、化疗等，严格控制补液总量和补液速度，以防颅内压增高。采取必要的护理措施预防跌倒、咬伤、吸入性肺炎、角膜炎、压疮等发生。做好 hCG 测定、腰穿等检查的配合。昏迷、偏瘫者按照相应的护理常规实施护理，提供舒适环境，预防并发症的发生。

（四）健康教育

鼓励患者进食高蛋白、高维生素、易消化的食物，以增强机体抵抗力。出现转移灶症状时，应卧床休息，病情缓解后再适当活动。保持外阴清洁，预防感染。节制性生活，注意避孕。在化疗停止≥12个月以上方可妊娠。出院后严密随访，随访内容同葡萄胎。随访时间：出院后 3 个月，以后每 6 个月 1 次，随访 3 年，此后每年 1 次，随访 5 年；以后可每 2 年一次。

第三节　化疗患者的护理

【概述】

通过化学药物治疗即化疗，许多恶性肿瘤患者的症状得到缓解或基本治愈，目前化疗已成为恶性肿瘤的主要治疗方法之一。滋养细胞疾病是所有肿瘤中对化疗最为敏感的一种，因此化疗是治疗滋养细胞疾病的首选方法，但是化疗药物在抑制肿瘤生长的同时，也影响正常细胞的代谢，因此应做好化疗患者的护理。

💡 **素质提升**

化疗药物的起源

现代化疗最早起源于一个偶然的发现，某次战争中，空袭导致芥子气外泄，经尸检发现，暴露于氮芥中的死者，其淋巴组织与骨髓的生长受到了抑制。在此基础上，药理学家古德曼与吉尔曼在动物实验中证实了氮芥可有效抑制淋巴瘤的生长，从此开启了化学药物治疗肿瘤的时代。1948 年，人们发现抗叶酸制剂可诱导人类急性淋巴细胞白血病缓解，首次证实化疗药物在人类血液系统肿瘤中的作用；1958 年，美国国立癌症研究所赫兹博士使用甲氨蝶呤成功治疗绒毛膜癌，显示除血液系统肿瘤之外，化学药物也可在实体肿瘤中发挥抗癌作用。

引用以上案例是希望大家明白，看似偶然的科学发现实际上是科学家求真务实、长期刻苦钻研的必然结果。在实际工作中，看待问题应从多角度、多层面出发，分析问题应采取发散思维、批判性思维、创新思维，日常要养成善观察、勤思考的习惯和科学严谨的态度。

【化疗药物作用机制】

1. 影响去氧核糖核酸（DNA）的合成。
2. 直接干扰核糖核酸（RNA）的复制。
3. 干扰转录、抑制信使核糖核酸（mRNA）的合成。
4. 阻止纺锤丝的形成。
5. 阻止蛋白质的合成。

【常用化疗药物种类】

1. 烷化剂　是细胞周期非特异性药物。临床上常用邻脂苯芥（抗瘤新芥）和硝卡芥（消瘤芥），一般以静脉给药为主，副作用有骨髓抑制，白细胞下降。

2. 抗代谢药物　能干扰核酸代谢，导致肿瘤死亡，属细胞周期特异性药物，常用的有甲氨蝶呤及氟尿嘧啶。甲氨蝶呤为抗叶酸类药，一般经口服、肌内、静脉给药；氟尿嘧啶口服不吸收，需静脉给药。

3. 抗肿瘤抗生素　是由微生物产生的具有抗肿瘤活性的化学物质，属细胞周期非特异性药物。常用的有放线菌素 D，即更生霉素。

4. 抗肿瘤植物药　此类药物有长春碱及长春新碱。长春碱类属细胞周期特异性药物，一般经静脉给药。

5. 铂类化合物　属细胞周期非特异性药物，妇科肿瘤化疗中常用的有顺铂和卡铂。顺铂的主要副作用有恶心、呕吐等胃肠道反应和肾毒性，还可导致神经毒性包括周围神经炎和高频区听力缺损；卡铂的主要副作用为骨髓抑制，为剂量限制性毒性。

【护理评估】

（一）生理评估

对化疗患者需要测量体温、脉搏、呼吸、血压；了解患者的意识状态、发育、营养、面容及表情等一般情况；观察患者皮肤、黏膜、淋巴结有无异常；了解肿瘤的症状和体征；了解患者的生活状态，包括饮食型态、嗜好、睡眠型态、排泄状态及自理程度等；了解患者的每日进食情况。

（二）心理社会评估

患者会对疾病的预后及化疗的不良反应产生恐惧、悲观情绪，尤其是具有化疗经历的患者更明显，也可因长期的治疗产生经济困难而需要社会和政策的支持。对化疗有充分思想准备的患者，一般能承受化疗的不适，因而增强了战胜疾病的信心；没有思想准备的患者，往往表现出畏惧、退缩的言行，丧失了与病魔斗争的决心。

（三）化疗药物常见毒副作用

1. 骨髓抑制　主要表现为外周白细胞和血小板计数减少，停药后多可自然恢复，但存在个体差异性。

2. 消化道损害　最常见的消化道损害表现是恶心、呕吐，多数在服药后 2~3 天开始，5~6 天后达高峰，停药后逐渐好转，但一般不影响治疗。呕吐严重者可出现低钠、低钾或低钙症，引起腹胀、乏力、精神淡漠及痉挛等症状。患者还可以出现腹泻、便秘甚至溃疡。口腔溃疡多见，多在用药后 7~8 天出现，一般停药后自然消失。

3. 神经系统症状　长春新碱对神经系统有毒性作用，主要表现为指趾端麻木、复视等。

4. 药物中毒性肝炎　主要表现为用药后血转氨酶升高、黄疸偶见，一般在停药后逐渐恢复正常。

5. 泌尿系统损伤　环磷酰胺对膀胱有损害，顺铂、甲氨蝶呤对肾脏有毒性，因此肾功能正常者才能应用。

6. 皮疹和脱发　皮疹常见于应用甲氨蝶呤后，严重者可引起剥脱性皮炎、脱发常见于应用放线菌素 D 者，一个疗程即可出现全脱，停药后可生长。

【常见的护理诊断/问题】

1. 营养失调：低于机体需要量　与化疗所致的消化道反应有关。

2. 自我形象紊乱　与化疗所致头发脱落有关。

3. 有感染的危险　与化疗引起的白细胞减少有关。

【护理措施】

（一）一般护理

保持病室清洁、通风，定期消毒。做好生活护理，促进患者舒适。做好心理护理，减轻患者焦虑，增强患者治疗的信心。

（二）心理护理

认真倾听患者诉说恐惧、不适及疼痛，关心患者以取得信任。提供国内外及本科室治疗滋养细胞疾病的治愈率及相关信息，让患者和家属与同病种的、治疗效果满意的患者相互交流，增强患者战胜疾病的信心。鼓励患者克服化疗不良反应，帮助患者度过脱发等所造成的心理危险期。

（三）缓解症状的护理

1. 用药护理

（1）准确测量并记录体重　根据体重正确计算和调整药量，每个疗程的用药前及用药中各测一次，并在早上、空腹、排空大小便后进行测量，酌情减去衣服重量。

（2）正确使用药物　严格三查七对，正确溶解和稀释药物，现配现用，一般常温下不超过 1 小时；

如果需要联合用药，应根据药物的性质明确先后顺序。更生霉素、顺铂等需要避光的药物，使用时要用避光罩或黑布包好。环磷酰胺等药物需快速进入，应选择静脉推注。氟尿嘧啶、阿霉素等药物需慢速进入，最好使用静脉注射泵或输液泵给药。顺铂对肾脏损害严重，需在给药前后给予水化，同时鼓励患者多饮水并监测尿量，保持尿量每日超过 2500ml。

（3）合理使用静脉并注意保护　遵循长期补液保护血管的原则，从远端开始，有计划地穿刺，用药前，先注入少量生理盐水，确认针头在静脉中后再注入化疗药物。如发现药物外渗应立即停止滴入，遇到局部刺激较强的药物，如氮芥、长春新碱、放线菌素 D 等外渗，需立即给予局部冷敷，并用生理盐水或普鲁卡因局部封闭，然后用黄金散外敷，以防止局部组织坏死、减轻疼痛和肿胀。化疗结束前用生理盐水冲管以降低残留药液对血管的刺激性。对经济条件允许的患者，建议使用 PICC 及输液港等给药，以保护静脉、减少反复穿刺的痛苦。

（4）腹腔化疗者　要让患者经常变动体位，保证药效。

2. 药物毒副反应护理

（1）口腔护理　保持口腔清洁，预防口腔炎症。用软毛刷刷牙，进食前后用盐水或呋喃西林溶液漱口，给予温凉的流质或软食，鼓励患者多饮水和进食。溃疡严重者进食前 15 分钟给予丁卡因溶液涂敷溃疡面，进食后漱口，并用甲紫、锡类散等局部涂抹。

（2）呕吐护理　用各种方法减少恶心、呕吐，如提供患者喜欢的可口饮食，分散注意力、创造良好的进餐环境，用药前后给予止吐剂，合理安排用药时间。对不能自行进餐者，主动提供帮助。必要时静脉补液，防止水、电解质紊乱。

（3）骨髓抑制的护理　定期测定白细胞计数，低于 $3.0 \times 10^9/L$ 应考虑停药；对白细胞计数低于正常的患者采取措施预防感染。白细胞计数低于 $1.0 \times 10^9/L$，应进行保护性隔离，尽量谢绝探视，禁止带菌者入室，净化空气。按医嘱应用抗生素，输入新鲜血或白细胞浓缩液、血小板浓缩液等。

（4）动脉化疗并发症的护理　术后严密观察穿刺点有无渗血、皮下淤血或大出血等异常情况。压迫穿刺部位 6 小时，肢体制动 8 小时，卧床休息 24 小时。

（四）健康教育

1. 讲解化疗护理的知识　包括化疗药物的类型，不同药物对给药时间、剂量浓度、滴速、用法的不同要求；有些药物需要避光保存及应用；化疗药物可能发生的毒副作用的症状；出现口腔溃疡或恶心、呕吐等消化道不适时仍需坚持进食的重要性；化疗造成的脱发并不影响生命器官，化疗结束后就会长出秀发。

2. 教会患者化疗时的自我护理　进食前后用生理盐水漱口，用软毛牙刷刷牙，若有牙龈出血，改用手指缠绕纱布清洁牙齿；化疗时和化疗后 2 周内是化疗反应较重的阶段，不宜吃损伤口腔黏膜的坚果类和油炸类食品；为减少恶心呕吐，避免吃油腻的、甜的食品，鼓励患者少量多餐；与家属商量根据患者的口味提供高蛋白、高维生素、易消化饮食，保证所需营养的摄取及液体的摄入。化疗期间出现腹泻的患者，应进食低纤维素、高蛋白食物，避免进食对胃肠道有刺激的食物，同时补充足够的液体，维持水、电解质平衡，必要时使用止泻药。由于白细胞下降会引起免疫力下降，特别容易感染，指导患者应经常擦身更衣，保持皮肤干燥和清洁，在自觉乏力、头晕时以卧床休息为主，尽量避免去公共场所，如非去不可应戴口罩，加强保暖。若白细胞低于 $1.0 \times 10^9/L$，则需进行保护性隔离，告知患者和家属保护性隔离的重要性，使其理解并能配合治疗。

目标检测

答案解析

一、选择题

【A1/A2 型题】

1. （　）刺激卵巢卵泡内膜细胞形成黄素化囊肿
   　A. FSH　　　　　　B. LH　　　　　　C. E_2　　　　　　D. P　　　　　　E. hCG

2. 葡萄胎患者出院时，应嘱咐其严格避孕达（　）
   　A. 半年　　　　　　B. 1 年　　　　　　C. 2 年　　　　　　D. 3 年　　　　　　E. 5 年

3. 侵蚀性葡萄胎与绒癌的区别要点是（　）
   　A. 停经时间的长短　　　　　　　　B. 子宫大小
   　C. 有无黄素化囊肿　　　　　　　　D. 病理有无绒毛结构
   　E. 有无肺转移

4. 化疗时患者的白细胞计数低于（　）时，应考虑停药
   　A. $1.0 \times 10^9/L$　　　　　　　　　B. $2.0 \times 10^9/L$
   　C. $3.0 \times 10^9/L$　　　　　　　　　D. $4.0 \times 10^9/L$
   　E. $5.0 \times 10^9/L$

5. 某女，30 岁，已生育，葡萄胎清宫后，最佳避孕方法是（　）
   　A. 安全期　　　　　　　　　　　B. 口服避孕药
   　C. 宫内节育器　　　　　　　　　D. 安全套
   　E. 体外排精

【B 型题】

[6~8 题共用选项]
　A. 葡萄胎　　　　　　　　　　　B. 侵蚀性葡萄胎
　C. 绒毛膜癌　　　　　　　　　　D. 先兆流产
　E. 异位妊娠

6. 潜伏期在葡萄胎清宫术后 6 个月以上者为（　）

7. 潜伏期在葡萄胎清宫术后 6 个月以内者为（　）

8. 停经后阴道流血伴子宫异常增大者为（　）

【X 型题】

9. 化疗药物的副作用有（　）
   　A. 骨髓抑制　　　　　　　　　　B. 消化道反应
   　C. 皮炎　　　　　　　　　　　　D. 脱发
   　E. 药物性肝损害

二、名词解释

1. 葡萄胎

2. 妊娠滋养细胞疾病

三、简答题

简述葡萄胎患者刮宫术后接受随访的常规内容。

四、病例分析

李女士，28 岁。葡萄胎清宫术后 6 个月，现停经 2 个月，阴道不规则流血 10 天，咳嗽、痰中带有血丝 1 周，经抗感染治疗不见好转。检查子宫增大、变软，尿 β - hCG 阳性，B 型超声显示子宫腔未见胚囊，肺部 X 线检查有棉球状阴影。

根据以上资料，请回答：

1. 该患者最可能的临床诊断。

2. 该类患者主要的护理诊断/护理问题。

3. 该类患者相应的处理原则。

（陈爱香）

书网融合……

本章小结　　　　　微课　　　　　题库

第十七章　妇产科手术妇女的护理

学习目标

通过本章内容学习，学生能够：

1. 说出妇科手术术前、术后护理的护理评估内容。
2. 陈述妇科手术术前、术后护理的护理问题。
3. 学会妇科各种手术的术前准备和术后护理操作。
4. 提供护理过程中表现出良好的沟通能力、稳定的工作情绪，尊重患者，保护患者隐私。

情境导入

邓女士，35岁。自觉下腹包块5个月余，前来就诊。面色苍白，主诉月经周期规则，29~30天，持续时间长，量大，无痛经。妇科检查：宫体前位，增大如孕4个月大小。B型超声示：子宫增大，形态不规则，子宫前壁肌层中低回声115mm×112mm×108mm，双侧卵巢正常。血常规示：血红蛋白73g/L。

根据以上资料，请回答：

1. 该患者当前最可能的临床诊断。
2. 该类患者主要的护理措施。

第一节　腹部手术患者的护理

妇科手术是治疗妇产科疾病的重要手段之一。手术既是治疗的过程，也是创伤的过程。充分的术前准备和精心的术后护理是保证手术顺利进行和术后如期康复的重要保障。

按手术缓急程度，可以分为择期手术、限期手术和急诊手术3种类型。

按手术范围区，可分为剖腹探查术、全子宫切除术、次全子宫切除术、附件切除术、全子宫及附件切除术、次全子宫及附件切除术、广泛性子宫切除术及盆腔淋巴结切除术、肿瘤细胞减灭术、剖宫产术等。

一、术前护理

（一）心理支持

当医师确定患者有手术必要时，患者就开始了术前的心理准备。与所有接受手术治疗者一样，患者会担心住院会使其失去日常习惯的生活方式，手术会引起疼痛或恐惧、有失去生命的危险。患者会担心身体的过度暴露，更顾虑手术可能会使自己丧失某些重要的功能，尤其是丧失生育功能，以致会改变自己的生活方式。有的患者甚至担心切除子宫会引起早衰、影响夫妻关系等。针对这些情况，护士要应用医学知识，通过通俗易懂的语言耐心解答患者及其家属的提问，为其提供术后生活指导等，使患者相信在现有的医疗条件下，她能够得到最好的治疗和护理，能够顺利度过手术全过程。

（二）术前指导

术前需对患者进行全面评估并提供针对性的指导。术前指导可以采用团体形式进行，以便相互间分享感受。亦可采用个别会谈方式，使受术者能完全放松、自由地表达自己的情感，这样可以更好地了解患者的感受和问题。要尽量将手术前的准备工作详尽地告诉患者，以便取得其配合。

1. 术前要告知受术者子宫切除术后不再有月经，卵巢切除后的患者会出现停经、潮热、阴道分泌物减少等围绝经期综合征的症状。即使保留一侧卵巢，也会因手术影响卵巢血运，引起性激素水平波动而出现月经紊乱、停经。症状严重者，需在医师指导下接受雌激素补充治疗以缓解症状。

2. 用简明易懂的语言向患者介绍手术名称及过程，解释各项术前准备的内容及流程等。使患者了解术后所处的环境状况，即由手术室来到恢复室时，可能需要继续静脉输液、吸氧、留置引流管及周围的监护设施等。同时让患者家属了解，护士经常地观察、记录病情是术后护理常规，目的在于能及时发现异常情况，不必紧张。告知患者术后要尽早下床活动，可促进肠功能恢复、预防血管栓塞和坠积性肺炎等并发症。患者一般手术后 24 小时即可下床活动，病重者可适当推迟，但要嘱其适当进行床上活动。早期活动需要扶持，运动量应适当，循序渐进。对剖宫产术后妇女，要为其提供母乳喂养知识的宣教和指导，指导患者床上使用便器以及术后需做深呼吸、咳嗽、翻身、收缩和放松四肢肌肉的运动等，并要求患者在指导、练习后能独立重复完成，直至确定患者完全掌握。同时希望家属了解，以便协助、督促患者。

3. 重视术前合并症的处理：如高血压病、心脏病、贫血、营养不良等合并症，积极配合医师进行相应的治疗，指导用药，尽早控制和改善合并症情况，使其达到手术要求。

4. 老年患者重要器官均趋于老化，修复能力降低，耐受性差，应重视术前全面评估，并进行相应的处理，为手术及术后恢复创造有利条件。

5. 术前营养状况直接影响术后康复过程，护士要注意指导患者摄入高蛋白、高热量、高维生素及低脂肪的全营养饮食。尤其老年人，常因牙齿缺失、松动至咀嚼困难而影响消化和营养摄入，需与营养师协商调整饮食结构，安排合理的食谱，以保证机体处于术前最佳营养状况。研究资料显示，凡术前接受过指导并有充分心理准备、表现镇静的受术者，更能耐受麻醉诱导，而且术后较少出现恶心、呕吐、腹胀等并发症。

（三）手术前 1 日护理

手术前 1 日，护士应认真核对医嘱并取得患者或家属签署的手术知情同意书。签署手术同意书。当手术通知单送达手术室，护士即应开始以下术前准备工作。

1. 皮肤准备　受术者于术前 1 日完成个人卫生后，进行手术区域的皮肤准备。以顺毛、短刮的方式进行手术区域剃毛备皮，备皮范围是上自剑突下，下至大腿两侧上 1/3 及外阴部，两侧至腋中线。备皮完毕后用温水洗净、拭干，以消毒治疗巾包裹手术野。

2. 胃肠道准备　术前 1 日行清洁灌肠或口服缓泻剂，使患者能排便 3 次以上。根据手术需要，有的患者术前 1 日需行清洁灌肠，直至排出的灌肠液中无大便残渣。术前 8 小时开始禁饮食，以减少手术中因牵拉内脏引起恶心、呕吐、吸入性窒息。卵巢癌有肠道转移可能者，消化道准备应从术前 3 日开始，患者术前 3 日进无渣半流质饮食，并按医嘱给予肠道抑菌药物。术前口服番泻叶水，可代替多次灌肠，效果良好；但应从少量开始试服，按个体反应选择适当的番泻叶用量，尤其年老、体弱者，防止发生水泻导致脱水。

3. 休息与睡眠　为保证患者在术前得到充分休息和充足睡眠，减轻患者的焦虑程度，完成手术前准备后可遵医嘱给予患者镇静药物，如异戊巴比妥（阿米妥）、地西泮（安定）等。手术前 1 日晚要经常巡视患者，要注意动作轻巧、低声说话，避免影响患者休息。必要时，可遵医嘱第 2 次给予镇静药物。但应在术前用药 4 小时之前，以减少药物间的协同作用，防止出现呼吸抑制状况。护士应为患者提供舒适、安静的休息和睡眠环境。

4. 其他 手术前护士要认真核对受术者生命体征、药物敏感试验结果、交叉配血情况等；必要时与血库取得联系，保证术中血源供给；全面复查各项辅助检查项目报告，发现异常及时与医师联系，确保患者身心状态术前处于最佳。

（四）手术日护理

1. 护士需尽早查看受术者，核查体温、血压、脉搏、呼吸等，询问患者的自我感受。如发现月经来潮或表现为过度恐惧、忧郁的患者，需及时通知医师，若非急诊手术，可商榷重新确定手术时间。

2. 接送手术室前取下患者的活动义齿、发夹、首饰及贵重物品交由其家属或护士长保管。长发者应梳成辫、头戴布帽以防更换体位时弄乱头发或被呕吐物污染。

3. 术前常规留置导尿管并接无菌引流袋保持引流通畅，避免术中伤及膀胱、术后尿潴留等。女性尿道长 4cm，短而直，导尿时必须严格执行无菌操作规程以防止上行感染。合理固定导尿管，防止脱落。目前大部分医院已经使用硅胶弗勒导尿管代替普通橡皮导尿管，以防止导尿管脱落及反复插管增加患者的不适和尿路感染的机会。亦可在手术室待患者实施麻醉后留置导尿管。

4. 拟行全子宫切除术者，手术日晨进行阴道冲洗后，用消毒液进行阴道、宫颈、穹隆部消毒，拭干后用 1% 甲紫溶液涂抹宫颈及阴道穹隆，作为手术者切除子宫的标志，并用大棉球拭干。

5. 根据麻醉医师医嘱于手术前半小时给予基础麻醉药物，通常为苯巴比妥和阿托品或地西泮和山莨菪碱，其目的是缓解患者的紧张情绪及减少唾液腺分泌，防止支气管痉挛等因麻醉引起的副交感神经过度兴奋等症状。

6. 手术室护士、病房护士在患者床旁需认真核对患者姓名、住院号、床号等病历资料，并随同患者至手术室，由病房护士向手术室巡回护士介绍患者，当面交接、核对无误后签字。

7. 病房护士根据患者手术类型及麻醉方式铺好麻醉床，准备好术后监护用品及急救所需用物等。

二、术后护理

（一）在恢复室的护理

1. 床边交班 手术毕患者被送回恢复室时，值班护士须向手术室护士及麻醉师详细了解手术情况，包括手术范围、术中用药情况、麻醉方式、有无特殊护理注意事项等。及时为患者测量血压、脉搏，观察患者的呼吸频率与深度，检查腹部切口、输液、有无阴道流血、腰背部麻醉管是否拔除等。认真做好床边交班，详细记录观察项目。

2. 体位 按照手术及麻醉方式决定术后体位。患者术后返回病室后，全麻患者取去枕平卧位，头偏向一侧，清醒前要有护士专人看护。以免呕吐物、分泌物反流入气管，引起吸入性肺炎或窒息。蛛网膜下腔麻醉者去枕平卧 4～6 小时；硬膜外麻醉者去枕平卧 6～8 小时。由于蛛网膜下腔麻醉（腰麻）穿刺留下的针孔约需 2 周方能愈合，蛛网膜下腔的压力较硬膜外隙高，脑脊液有可能经穿刺孔不断流出至硬膜外，导致颅压降低、颅内血管扩张而引起头痛，尤其在头部抬高时头痛加剧。平卧位时，封闭针孔的血凝块不易脱落，可减少脑脊液的流失，缓解头痛。因此，腰麻者术后宜多平卧一段时间。若患者情况稳定，术后次晨可采取半卧位，这样有利于腹部肌肉松弛，降低腹部切口张力，缓解疼痛；有利于深呼吸，增加肺活量，减少肺不张的发生。半卧位也有利于腹腔引流，术后腹腔内血性液体、渗出液集聚于子宫直肠陷凹，以减少对膈肌和脏器的刺激。

护士应经常巡视患者，观察患者意识及肢体感觉的恢复情况；保持床单清洁、平整，协助患者保持正确的体位。鼓励患者活动肢体，每 15 分钟进行 1 次腿部运动，防止下肢静脉血栓形成；每 2 小时翻身、咳嗽、做深呼吸 1 次，有助于改善循环和呼吸功能。老年患者的卧床时间、活动量及活动方式需酌情进行调整。注意防止老年人因体位变化引起血压不稳定、突然起床时发生跌倒等情况，随时提供必要的扶助，特别需要耐心反复交代相关事项，直到确定其完全掌握为止，如呼唤器的使用等。

3. 观察生命体征　需依手术大小、病情，认真观察并记录生命体征。通常术后每 15～30 分钟观察血压、脉搏、呼吸并详细记录，直到平稳后改为每 4 小时 1 次。术后至少每日测量体温、血压、脉搏、呼吸 4 次，直至正常后 3 日。术后 1～2 日体温稍有升高，但一般不超过 38℃，此为术后正常反应。术后持续高热，或体温正常后再次升高，则提示可能有感染存在。

4. 观察尿量　在子宫颈外侧约 2cm 处，子宫动脉自外侧向内跨越输尿管前方。在子宫切除术中，有可能伤及输尿管，术中分离粘连时牵拉膀胱、输尿管将会影响术后排尿功能。因此，术后应注意保持导尿管通畅，并认真观察尿量及性质。术后患者每小时尿量为 50ml 以上。通常于术后 24 小时拔除尿管，身体虚弱者可延至 48 小时。每小时尿量少于 30ml，伴血压逐渐下降、脉搏细数、患者烦躁不安或诉说腰背疼痛，或肛门处下坠感等，应考虑有腹腔内出血。拔除尿管后要协助患者排尿，以观察膀胱功能恢复情况。留置尿管期间应擦洗外阴，保持局部清洁，防止发生泌尿系感染。

5. 缓解疼痛　术后疼痛虽然是常见的问题，但妇产科手术患者术后疼痛并不严重。腹式子宫切除术后疼痛和不适通常集中在切口处，其他还可能有下背部和肩膀，多因在手术台上的体位导致。患者在麻醉作用消失后会感到伤口疼痛，通常于术后 24 小时内最为明显。持续而剧烈的疼痛会使患者产生焦虑、失眠、食欲下降，甚至保持被动体位，拒绝翻身、检查和护理。护士应牢记，患者只有在不痛的情况下才能主动配合护理活动，进行深呼吸、咳嗽和翻身。因此，需根据患者具体情况及时给予止痛处理，以保证患者在舒适状态下配合完成护理活动。按医嘱术后 24 小时内可用哌替啶（度冷丁）等止痛药物或使用镇痛泵为术后患者充分止痛，保证患者得到充分休息。

有关伤口的护理、术后饮食及止痛护理等内容与外科术后患者一样，其中要特别注意老年患者的特殊情况。经过一段时间的精心护理，患者各种生命体征稳定，呼吸、循环功能已适合转入病房。此时，与病房联系将患者转入。

（二）病房的护理

护士应在患者返回病房之前，就已做好全面准备。病房护士了解患者在手术室及恢复室的情况后，需重新全面评估患者，继续执行恢复室的观察和护理活动，包括切口情况、留置引流管情况、阴道分泌物等。逐渐增加患者的活动量，为促进患者尽早康复、预防并发症、增强自理能力制订护理计划。

（三）术后常见并发症及护理

术后主要的护理目标就是预防并发症。无论手术大小，都有发生术后并发症的危险。术后并发症可直接发生在伤口，也可以在手术位置周围的器官或远离手术的部位或体腔内。并发症可能在术后立即发生，或迟些时间发生。为预防术后并发症，护士须熟知常见并发症的临床表现。

1. 腹胀　术后腹胀多因术中肠管受到激惹使肠蠕动减弱所致。患者术后呻吟、抽泣、憋气等可咽入大量不易被肠黏膜吸收的气体，加重腹胀。一般情况下，肠蠕动于术后 12～24 小时开始恢复，此时可闻及肠鸣音；通常术后 48 小时恢复正常肠蠕动，排气后腹胀即可缓解。若术后 48 小时肠蠕动仍未恢复正常，应排除麻痹性肠梗阻、机械性肠梗阻的可能。可采用生理盐水低位灌肠以及"1、2、3"灌肠、热敷下腹部等方法刺激肠蠕动，缓解腹胀。当肠蠕动已恢复但仍不能排气时，可针刺足三里或按医嘱皮下注射新斯的明 0.5mg、肛管排气等。术后早期下床活动可改善胃肠功能，预防或减轻腹胀。若因炎症或缺钾引起腹胀，则按医嘱分别补以抗生素或钾。

2. 泌尿系统感染　尿潴留是发生膀胱感染的重要原因之一；再加上留置尿管，尽管注意无菌操作，也难免发生细菌上行性感染。尿潴留是盆腔内和经阴道手术后常见的并发症之一。多数患者因不习惯卧床排尿而致尿潴留；术后留置尿管的机械性刺激或因麻醉性止痛药的使用减低了膀胱膨胀感等也是尿潴留的主要原因。为预防尿潴留的发生，术后鼓励患者定期坐起来排尿，床边加用屏风，增加液体入量；

拔除尿管前，注意夹管定时开放以训练膀胱恢复收缩力。若上述措施无效，则应导尿。一次导尿量超过1000ml 者，宜暂时留置尿管，每 3~4 小时开放 1 次。老年患者、术后必须长期卧床者，以及过去有尿路感染史的患者都容易发生泌尿系感染。术后出现尿频、尿痛并有高热等症者，应按医嘱做尿培养，确定是否有泌尿系感染。受术者一般在拔管后 4~8 小时内可自解小便，注意记录尿量和时间。

3. 伤口血肿、感染、裂开 多数伤口是清洁封闭创口，能迅速愈合，甚少形成瘢痕。正常情况下7 天可拆线，若创口上没有引流物，直到拆线都不必更换敷料。如创口出血甚多或切口压痛明显、肿胀、检查有波动感，应考虑为切口血肿。血肿极易感染，常为伤口感染的重要原因。遇到异常情况，护士要及时报告医师，协助处理同时避免混乱；尽量减少在床边做技术性讨论，为患者提供安全感，少数患者尤其年老体弱或过度肥胖者，可出现伤口裂开的严重并发症。此时，患者自觉切口部位轻度疼痛，有渗液从伤口流出，腹部敷料下可见大网膜、肠管脱出。护士在通知医师的同时立即用无菌手术巾覆盖包扎，送手术室协助缝合处理。

（四）出院指导

患者早期出院已成为一种趋势，出院前需要为患者提供详尽的出院计划，其目标是使个人自我照顾能力达到最大程度。事实上，入院时医护人员就应着手协助患者和家属对出院休息做好计划，并要求家属在患者出院前完成一切准备。因此，需要评估患者所拥有的支持系统，如亲属参与照顾的能力和程度、个案学习自我护理的能力，按患者的不同情况提供相应的出院指导，尽可能将家属纳入个案健康教育计划。健康教育内容应包括自我照顾技巧、生活型态改变后的适应、环境调整及追踪照顾的明确指导；还要提供饮食、药物使用、运动忍受度、可能的并发症及转介指导。为保证效果，宜列出具体内容的细目单。子宫切除术患者的出院前教育主要包括以下内容。

1. 指导术后患者执行腹部肌肉增强运动，加强因手术而影响的肌肉。术后 2 个月内避免提举重物，防止正在愈合的腹部肌肉用力，并应逐渐加强腹部肌肉的力量。

2. 未经医护人员允许，避免从事会增加盆腔充血的活动（如过早负重、久站等），因盆腔组织的愈合需要良好的血液循环。

3. 未经医师同意，避免阴道冲洗和性生活，否则会影响阴道伤口愈合，并引起感染。

4. 出现阴道流血、异常分泌物时应及时报告医师。

5. 按医嘱如期返院接受追踪检查。

6. 及时澄清患者及家属的疑问。

第二节 外阴、阴道手术患者的护理

会阴部手术是指女性外生殖器部位的手术，包括外阴和阴道手术，在妇科应用比较广泛，会阴部手术与腹部手术的不同之处在于：因会阴部手术区域血管神经丰富、组织松软，前方邻尿道，后面近肛门等解剖学特点，患者术后易出现疼痛、出血、感染等相关护理问题；同时由于手术涉及身体隐私部位，患者在心理上常出现自我形象紊乱、自尊低下等护理问题。

会阴部手术主要有外阴癌根治术、前庭大腺脓肿切开引流术、处女膜切开及修补术、陈旧性会阴撕裂伤修补术、尿瘘修补术、宫颈手术、阴式子宫切除术、阴道前后壁修补术等。

一、术前护理

（一）心理支持

会阴部手术患者常由于担心身体的完整性及手术切口的瘢痕等可能影响日后的夫妻生活，以及对手术的恐惧、术后疼痛、疾病预后等问题的疑虑，导致心理负担加重。护理人员应以和蔼可亲的态度关心、理解并热心周到地接待患者和亲属，鼓励患者主动表达自己的感受，针对患者具体问题，运用医学知识耐心解答疑问，并提供有关术后护理的信息等。良好的家庭支持系统尤其是丈夫的理解关心，能使患者自信、积极地应对手术。

（二）皮肤准备

每日清洗外阴，如外阴部有炎症、感染、溃疡者，应治愈后方可手术。术区皮肤准备范围是上至耻骨联合上 10cm，下至外阴部、肛门周围、臀部及大腿内上 1/3 区域皮肤，清洁脐部，皮肤准备最好在术晨。

（三）肠道准备

术前 3 日进少渣饮食，如牛奶、鸡蛋羹、婴儿米粉等，并遵医嘱给予肠道抗生素，如口服庆大霉素 8 万 U，3 次/日，术前 1 日口服导泻剂，如复方聚乙二醇电解质散、20% 甘露醇、蓖麻油、硫酸镁等。用量根据个体选择，防止脱水，必要时行清洁灌肠，直至排出的灌肠液中无粪便残渣。必要时静脉补充营养。术前 12 小时禁食，8 小时禁饮。

（四）阴道准备

于术前 3 日开始进行，一般行阴道冲洗或坐浴，术晨用消毒液行阴道消毒，消毒时应特别注意阴道穹隆部位，必要时涂甲紫。

（五）膀胱准备

嘱患者术前排空膀胱，根据手术需要，术中、术后留置尿管。

（六）特殊用物准备

根据手术的体位准备相应的物品，膀胱截石位需准备软垫；膝胸卧位应准备支托；根据术后患者的具体需要如先天性无阴道患者需准备阴道模具等。

（七）其他

做药物过敏试验；术晨取下活动义齿、发卡、首饰及贵重物品交家属保管。教会患者踝泵运动，以促进静脉血液回流，预防下肢静脉血栓形成。

二、术后护理 🅔微课

术后护理与腹部手术患者相似，要特别加强会阴部护理。

（一）体位

监测患者生命体征，根据麻醉方式的不同采取相应的护理措施：如全麻手术未清醒前应有专人看护，去枕平卧，头偏向一侧；硬膜外麻醉者，去枕平卧 6～8 小时；根据手术方式采取相应的体位。处女膜闭锁及有子宫的先天性无阴道患者，术后应采取半卧位，便于经血流出。外阴癌行外阴根治术的患者术后取平卧、外展屈膝位，膝下垫软枕；阴道前后壁修补术或盆底重建术等患者应采取平卧位，以降低外阴、阴道张力，促进切口愈合。

（二）心理护理

鼓励患者表达内心感受，有些患者术后常因切口疼痛剧烈或身体不适而产生焦虑、失眠、食欲减退等症状，护士应遵医嘱及时给予对症处理，在此基础上进行心理疏导。

（三）切口护理

护理人员随时观察会阴部切口有无渗血、出血及红、肿、热、痛等炎症反应；观察阴道分泌物的颜色、量、性质及有无异味。每天外阴擦洗 2 次，排便后及时擦洗，勤更换内裤和会阴垫，以保持外阴清洁、干燥。某些手术需加压包扎或阴道内留置纱条压迫止血，阴道内纱条或外阴包扎敷料一般在术后 12～24 小时内取出，取出时注意数目是否相符。术后 3 天外阴局部烤灯照射，促进伤口愈合，保持局部干燥，有利于伤口愈合。有引流管者保持引流通畅，密切观察引流液的量和性质。

（四）疼痛护理

在正确评估患者疼痛的基础上，根据个体差异，采取不同的缓解方法。如保持病室安静、分散注意力、变换体位、应用自控镇痛泵，必要时遵医嘱给予止痛剂，注意观察用药后效果。

（五）尿管护理

会阴部手术后留置尿管时间根据手术范围和病情而定。巡视时注意观察尿液颜色及量，保持尿管通畅；会阴护理，每周更换尿袋 2 次。拔尿管前应进行膀胱功能训练，拔管后嘱患者尽早排尿。如有排尿困难，可给予诱导、热敷、针灸等方法协助排尿，必要时重新留置尿管。

（六）肠道护理

为避免术后大便对伤口的影响，控制首次排便时间为术后 5 天，以利于伤口的愈合。术前 3 日给予少渣或无渣饮食，术后按医嘱给予抑制肠蠕动药物。

（七）营养和饮食

术后指导患者加强营养，进食高热量、高维生素、高蛋白质、易消化饮食，未排气前禁食糖、奶及易产气食物；少食多餐，多吃蔬菜和水果，保持大便通畅，避免腹压增加而使切口张力过大，影响切口愈合。

（八）其他

术后避免增加腹压的动作，如咳嗽、用力大便、长期下蹲、重体力劳动等；避免过度活动，需循序渐进；保持外阴部清洁，每日清洗，勤换内裤；禁止性生活及盆浴。出院 3 个月后门诊复查术后恢复情况，经医师检查确定伤口完全愈合后方可恢复性生活。如有病情变化随时就诊。

目标检测

答案解析

一、A 型题

1. 妇科手术患者在术前 1 天清洁灌肠，一般口服 20% 甘露醇 250ml 加生理盐水 250ml 导泻。如服药后患者仍无排便，要给予 1% 肥皂水灌肠 1 次的时间是服药后（　　）小时

   A. 4　　　　　　B. 6　　　　　　C. 8　　　　　　D. 10　　　　　　E. 2

2. 全子宫切除术后 24 小时内需监护阴道出血情况的原因是（　　）

   A. 血压波动　　　　　　　　　　　　B. 术后密切观察生命体征

   C. 手术后，疼痛所致　　　　　　　　D. 全子宫切除术后，阴道残端有伤口

   E. 密切观察术中是否误伤其他器官

3. 下列有关妇科腹部手术患者术后引流管的护理内容中，应除外（　　）

   A. 随时观察引流液的性质和量　　　　B. 保持引流管通畅

   C. 引流瓶应隔日更换　　　　　　　　D. 引流管需要每日更换

   E. 每日测体温 3 次，以及早发现感染征兆

4. 关于妇科腹部手术患者术后护理内容，正确的是（　　）

    A. 告诉患者术后疼痛是正常的情况，不要轻易用药

    B. 术后当天每6小时观察并记录生命体征一次

    C. 全麻患者尚未清醒期间要有护士专人看护

    D. 硬膜外麻醉者术后平卧12小时

    E. 蛛网膜下腔麻醉者应去枕平卧4小时

5. 妇科腹部手术后患者的护理内容应除外（　　）

    A. 术后疼痛会影响患者各器官的正常功能，应有效止痛

    B. 协助患者术后早期下地活动，可以预防或减轻腹胀

    C. 患者术后1天可进半流食

    D. 进行胃肠减压的患者应该禁食

    E. 指导患者增加蛋白质及维生素的摄入量

6. 妇科腹部手术患者术前练习的内容不包括（　　）

    A. 床上使用便器　　　　　B. 深呼吸　　　　　　　C. 床上进食

    D. 床间搬运　　　　　　　E. 有效咳嗽

7. 患者，女，52岁，患子宫肌瘤，准备行子宫切除术。关于术前1日准备，错误的是（　　）

    A. 解除对手术的恐惧感　　B. 清洁皮肤、备皮　　　C. 晚餐禁食

    D. 睡前肥皂水灌肠　　　　E. 临睡前遵医嘱予安眠药

8. 患者，女，35岁。因子宫肌瘤，拟在硬膜外阻滞麻醉下行全子宫切除术。关于术后护理，错误的是（　　）

    A. 每日冲洗会阴并更换尿袋

    B. 监测生命体征直到正常后3天

    C. 引流瓶应每周更换并要严格无菌操作

    D. 术后第2天取半坐卧位

    E. 术后1~2天可进流质饮食

二、简答题

妇科腹部手术相比于普外科的腹部手术，在护理评估时要注意哪些方面？

三、病例分析

1. 患者，女，54岁。因"子宫颈癌"收住入院，医嘱定于明天给予子宫全切术。术前准备需要做些什么？

2. 患者，女，43岁。因患卵巢肿瘤行根治术。该患者术后拔除导尿管后7小时未排尿，原因可能是？

（谭海燕）

书网融合……

本章小结　　　　　微课　　　　　题库

第十八章　女性生殖系统肿瘤妇女的护理

PPT

≫ 情境导入

　　某女，49 岁，因性交后阴道少量出血 3 个月就诊。平素身体健康，月经规则，3～5 日/28～30 日，经量中等，无痛经史。生育史：1-0-2-1。既往无特殊病史。妇科检查：子宫颈见直径 2cm 大小的菜花状赘生物，质脆，触之易出血，子宫正常大小，双附件（-）。其他未见异常。

　　根据以上资料，请回答：

　　1. 该患者当前最可能的临床诊断。

　　2. 该类患者常见的护理措施。

第一节　子宫颈癌

【概述】

　　子宫颈癌（cervical cancer）是全球女性中仅次于乳腺癌和结直肠癌的第 3 位常见恶性肿瘤，在发展中国家是仅次于乳腺癌居第 2 位的常见恶性肿瘤，是最常见的女性生殖道恶性肿瘤。子宫颈癌有较长的癌前病变期，通常从 CIN 发展为浸润癌需要 10～15 年，子宫颈癌患者在发展到浸润前几乎可以全部治愈。子宫颈原位癌的高发年龄为 30～35 岁，子宫颈浸润癌为 50～55 岁。经过多年的努力，子宫颈癌筛查的普及，使子宫颈癌及其癌前病变得以早期发现和治疗，子宫颈癌的发病率和死亡率明显下降。

💡 素质提升

子宫颈癌防治干预

　　国家癌症中心公布的全国癌症统计数据显示，子宫颈癌是最常见的女性生殖道恶性肿瘤，占女性生殖系统恶性肿瘤的半数以上，死亡率为妇女恶性肿瘤的第 2 位，严重威胁着女性的健康。患病后轻者精神恍惚、心理崩溃、生理功能受损或丧失；重者生活质量下降、寿命缩短甚至危及性命。提前干预子宫颈癌的防治尤为迫切。女性应培养良好的生活习惯、坚定心智，加强性教育和避孕知识的学习，正确使用避孕套，关爱身体健康，定期体检进行子宫颈癌筛查，积极接种

HPV 疫苗等，通过子宫颈癌防治干预，共同构建健康、长寿型社会，达到子孙后代健康、家庭幸福，减轻社会医疗负担，延长患者生存时间，提高生活质量等目的。

【护理评估】

（一）生理评估

1. 病因

（1）主要病因　高危型人乳头瘤病毒（HPV 16 型和 18 型）的持续感染是子宫颈上皮内瘤变和子宫颈癌的主要病因。

（2）高危因素

①过早开始性生活（<16 岁），多个性伴侣，尤其是与高危男子有性接触的女性。

②早婚，早育，多产。

③慢性炎症对宫颈的长期刺激。

④其他病毒感染如疱疹病毒Ⅱ型（HSV－Ⅱ）感染。

⑤吸烟、长期服用口避孕药等。

2. 病理　子宫颈癌好发于子宫颈移行带，即鳞－柱上皮交界区。在某些致癌因素的影响下，移行带区活跃的未成熟细胞或增生的鳞状上皮可向非典型方向发展形成子宫颈上皮内瘤变（CIN）、子宫颈原位癌，并继续发展成为镜下子宫颈早期浸润癌和子宫颈浸润癌（图 18－1）。

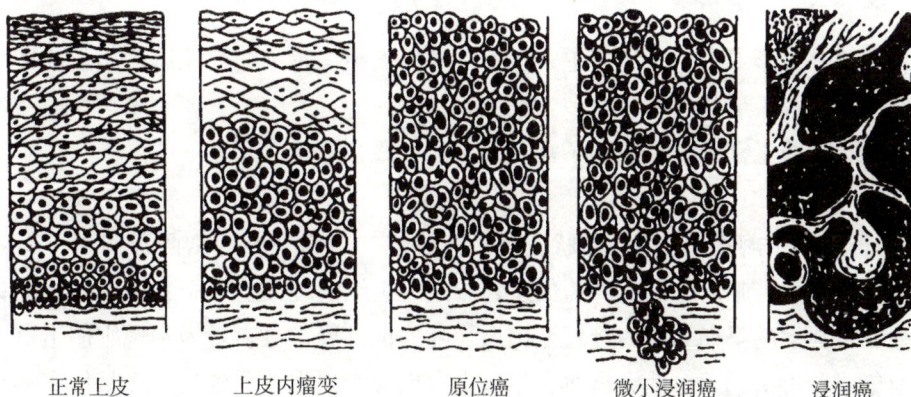

| 正常上皮 | 上皮内瘤变 | 原位癌 | 微小浸润癌 | 浸润癌 |

图 18－1　子宫颈正常上皮→子宫颈上皮内病变→子宫颈浸润癌

（1）子宫颈上皮内瘤变（CIN）　指有癌变倾向的子宫颈上皮异常增殖的病变，是与子宫颈浸润癌密切相关的一组癌前病变，包括子宫颈不典型增生与子宫颈原位癌。根据子宫颈上皮细胞异常的程度，将子宫颈上皮内瘤变分为三级：CINⅠ，为轻度不典型增生；CINⅡ，即中度不典型增生；CINⅢ，包括重度不典型增生及原位癌。子宫颈不典型增生镜下见底层细胞增生，从 1~2 层增至多层，甚至占据上皮的大部分，且有细胞排列紊乱，核增大、深染、染色质分布不均等核异质改变。轻度不典型增生时，上皮下 1/3 细胞层异型性较轻，细胞排列稍紊乱；中度不典型增生时，上皮下 1/3~2/3 细胞层异型性明显，细胞排列紊乱；重度不典型增生时，上皮下细胞全层显著异型，极性几乎全消失，不易与原位癌相区别。

（2）子宫颈原位癌　称上皮内癌。上皮全层极性消失，细胞显著异型，核大、深染、染色质分布不均，有核分裂象。但病变限于上皮层内，基底膜未穿透，间质无浸润。异型细胞可沿子宫颈腺腔开口进入移行带区的子宫颈腺体，致使腺体原有的柱状细胞被多层异型鳞状细胞所替代，但腺体基底膜仍保持完整，称子宫颈原位癌累及腺体。

（3）子宫颈浸润癌　根据肿瘤的组织来源，子宫颈浸润性鳞状细胞癌占 75%～80%，子宫颈腺癌占 20%～25%，极少数为子宫颈腺鳞癌，仅占 3%～5%。

子宫颈浸润性鳞状细胞癌早期单凭肉眼很难与慢性子宫颈炎的某些类型相鉴别。当发展到一定阶段，可出现以下四种类型（图 18 - 2）。

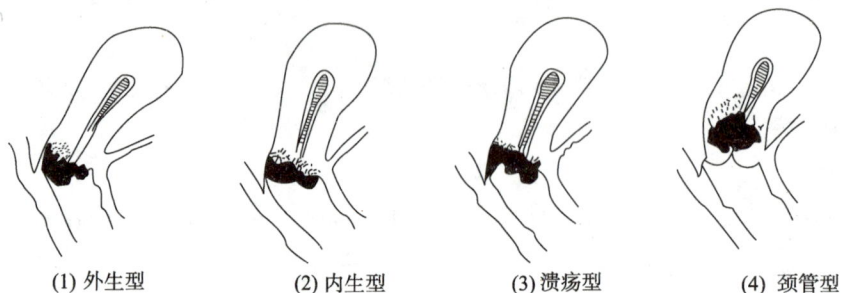

| (1) 外生型 | (2) 内生型 | (3) 溃疡型 | (4) 颈管型 |

图 18 - 2　子宫颈癌的类型

①外生型：又称菜花型，最常见。癌组织向外生长，最初呈息肉样或乳头状隆起，继而发展为向阴道内突出的菜花样赘生物，质脆，触之易出血。瘤体体积较大，常累及阴道，较少浸润子宫旁组织及子宫颈深层组织。

②内生型：癌组织向子宫颈深部组织浸润，子宫颈肥大、质硬，子宫颈表面光滑或仅有表浅溃疡，似糜烂样改变，常累及子宫旁组织。

③溃疡型：无论外生型或内生型病变进一步发展时，癌组织感染坏死脱落，可形成凹陷性溃疡。严重者子宫颈为空洞所代替，形如火山口。多为晚期。

④颈管型：癌灶隐蔽于宫颈管，侵入子宫颈及子宫下段，并转移到盆壁的淋巴结。

3. 临床表现

（1）症状　子宫颈癌早期常无明显症状，随病情进展，可出现不规则阴道出血、阴道分泌物增多和疼痛。这些症状的轻重与临床分期、肿瘤的生长方式、组织病理类型、患者的身体状况有关。

①阴道流血：最典型的早期症状为接触性出血。随病情进展，可表现为不规则阴道流血。如晚期癌侵犯间质内大血管时，可引起致命性大出血。年轻患者也可表现为经期延长，经量增多；老年患者则常因绝经后出现不规则阴道流血就诊。外生型癌出血较早，量多；内生型癌则出血较晚。

②阴道排液：多发生在阴道出血之前。阴道排液增多，白色或血性，稀薄如水样或米汤样，早期可没有任何气味。晚期因癌组织破溃，组织坏死，继发感染时则有大量脓性或汤样恶臭白带。

③晚期症状：随着癌灶累及范围的不同而出现不同的继发症状。癌组织浸润子宫旁组织或压迫血管、神经，引起坐骨神经痛或腰骶部持续性疼痛，淋巴系统受侵可引起淋巴回流受阻，从而出现下肢水肿等。癌组织压迫或侵犯膀胱、输尿管，可有尿频、排尿困难、血尿甚至肾积水及尿毒症。侵犯直肠可有肛门坠胀、大便秘结、里急后重等。到疾病末期，患者可出现消瘦、发热、恶病质等全身衰竭状况。

（2）体征　妇科检查早期局部无明显病灶，随着病程的发展，子宫颈浸润癌可表现为不同的局部体征。外生型子宫颈癌可见有息肉状、乳突状或菜花状赘生物突出于宫颈；内生型子宫颈癌可见子宫颈肥大成桶状、质硬，表面光滑或有结节；晚期癌组织破溃、感染，表面可形成凹陷性溃疡，或覆盖灰褐色坏死组织、恶臭，侵犯阴道壁可见赘生物或局部组织弹性消失，侵犯子宫旁组织时三合诊可触及两侧增厚、结节状、质硬、可形成"冰冻骨盆"。

4. 转移途径

（1）直接蔓延　最常见。癌灶可向阴道、子宫体、子宫旁组织、主韧带、阴道旁组织以及输尿管、骨盆壁、膀胱、宫骶韧带、直肠等放射状蔓延。癌灶压迫或浸入输尿管时，可引起输尿管阻塞及肾积水。

（2）淋巴转移　是子宫颈浸润癌的主要转移途径。癌瘤可经子宫旁组织中的小淋巴管转移到闭孔、髂内、髂外、髂总淋巴结，进而至腹主动脉旁淋巴结和腹股沟深、浅淋巴结，晚期可转移到左锁骨上淋巴结。

（3）血行转移　少见。晚期可经血行转移至肺、肾或脊柱等。

5. 临床分期　按国际妇产科联盟（FIGO）2018 年与修订的临床分期标准进行分期，见表 18 - 1。

表 18 - 1　子宫颈癌的临床分期（FIGO，2018 年）

期别	肿瘤范围
Ⅰ 期	肿瘤局限在子宫颈（扩展至子宫体应被忽略）
Ⅰ A	镜下浸润癌，浸润深度 <5mm[a]
Ⅰ A1	间质浸润深度 <3mm
Ⅰ A2	间质浸润深度 ≥3mm，<5mm
Ⅰ B	肿瘤局限于子宫颈，镜下最大浸润深度 ≥5mm[b]
Ⅰ B1	癌灶浸润深度 ≥5mm，最大径线 <2cm
Ⅰ B2	癌灶最大径线 ≥2cm，<4cm
Ⅰ B3	癌灶最大径线 ≥4cm
Ⅱ 期	肿瘤超越子宫，但未达阴道下 1/3 或未达骨盆壁
Ⅱ A	侵犯阴道上 2/3，无宫旁浸润
Ⅱ A1	癌灶最大径线 <4cm
Ⅱ A2	癌灶最大径线 ≥4cm
Ⅱ B	有宫旁浸润，未达骨盆壁
Ⅲ 期	肿瘤累及阴道下 1/3 和（或）扩展到骨盆壁和（或）引起肾盂积水或肾无功能和（或）累及盆腔和（或）主动脉旁淋巴结[c]
Ⅲ A	肿瘤累及阴道下 1/3，没有扩展到骨盆壁
Ⅲ B	肿瘤扩展到骨盆壁和（或）引起肾盂积水或肾无功能（除非已知由其他原因引起）
Ⅲ C	不论肿瘤大小和扩散程度，累及盆腔和（或）主动脉旁淋巴结（注明 r 或 p）[c]
Ⅲ C1	仅累及盆腔淋巴结
Ⅲ C2	主动脉旁淋巴结转移
Ⅳ 期	肿瘤侵犯膀胱黏膜或直肠黏膜（活检证实）和（或）超出真骨盆（泡状水肿不分为Ⅳ期）
Ⅳ A	侵犯盆腔邻近器官
Ⅳ B	远处转移

说明：当有疑问时，应归入较低的分期。
[a] 所有分期均可用影像学和病理学资料来补充临床发现，评估肿瘤大小和扩散程度，形成最终分期。
[b] 淋巴脉管间隙浸润不改变分期。浸润宽度不再作为分期标准。
[c] 对用于诊断 IC 期的证据，需注明所采用的方法是 r（影像学）还是 p（病理学）。例：若影像学显示盆腔淋巴结转移，分期为Ⅲ C1r；若经病理证实，分期为 C1p。所采用的影像学类型或病理技术需始终注明。

6. 相关检查

（1）子宫颈癌筛查　目前临床采用薄层液基细胞学（TCT）与高危型人乳头瘤病毒（HPV）联合检测，作为筛查和早期发现子宫颈癌的主要方法。

（2）阴道镜检查　多用于筛查异常的患者。阴道镜检查的同时进行醋酸白试验和碘试验，根据检查所见确定子宫颈活组织检查部位，以提高子宫颈活组织检查的准确率。

（3）子宫颈活组织检查　是确诊子宫颈癌前病变和子宫颈癌的最可靠和不可缺少的方法。在阴道镜指导下，在醋酸白试验和碘试验不着色区域肉眼观察到的可疑癌变部位行 3、6、9、12 等多点活检，送病理检查。所取组织既要有上皮组织，又要有间质组织。

7. 处理原则 目前国内外对子宫颈癌的治疗强调治疗的个体化，多采用以手术和放疗为主，化疗为辅的综合治疗。手术范围根据患者的临床分期、年龄和生育要求、全身健康情况、经济状况等综合考虑。

（1）子宫颈上皮内瘤变

①CIN Ⅰ：60%～85%的 CIN Ⅰ 会自然消退，故对活检证实的 CIN Ⅰ 患者每6个月复查一次细胞学或高危型 HPV－DNA 者可仅观察随访。若在随访过程中病变发展或持续存在2年，应进行物理治疗。常用治疗方法有冷冻、微波和激光治疗等。

②CIN Ⅱ 和 CIN Ⅲ：约20%的 CIN Ⅱ 会发展为子宫颈原位癌，5% 发展为子宫颈浸润癌，故所有的 CIN Ⅱ 和 CIN Ⅲ 患者均需要治疗。较理想的治疗方法是 LEEP 刀手术或锥切。经子宫颈锥切术确诊、年龄较大、无生育要求的 CIN Ⅲ 患者也可行全子宫切除术。

（2）子宫颈浸润癌

①手术治疗：适用于早期子宫颈浸润癌（Ⅰ A～Ⅱ A 期）。Ⅰ A1 期多行全子宫切除术，年轻患者保留正常卵巢，有生育要求的年轻患者可行子宫颈锥形切除术；Ⅰ A2 选用改良根治性子宫切除术及盆腔淋巴结清扫术；Ⅰ B～Ⅱ A 期行根治性子宫切除术及盆腔淋巴结清扫术。

②放射治疗：适用于各期患者，主要用于晚期或不能耐受手术的患者，子宫颈大块病灶的术前放疗，手术治疗后病理检查发现有高危因素的辅助治疗。

③全身治疗：包括化疗和靶向治疗、免疫治疗。多用于晚期、复发转移患者和根治性同期放化疗，也可用于手术前后的辅助治疗。

（二）心理社会评估

患者被确诊癌症后，表现为担忧、恐惧和绝望，迫切希望能采取各种方法减轻痛苦，延长生命，减轻经济压力；子宫颈癌手术范围大、留置尿管时间长、恢复慢，使患者较长时间不能正常地生活、工作，出现担心、焦虑、烦躁情绪。

【常见的护理诊断/问题】

1. 焦虑 与子宫颈癌可危及生命或子宫颈癌手术、经济压力有关。

2. 营养失调 与阴道流血、癌症的消耗及术后营养不当有关。

3. 排泄型态紊乱 与子宫颈癌侵犯膀胱、输尿管和直肠或子宫颈癌根治术干扰膀胱及直肠正常功能有关。

4. 感染、下肢血栓性静脉炎的危险 与放疗、化疗有关。

【护理措施】

（一）一般护理

指导患者保持外阴清洁，同时加强会阴护理，鼓励患者摄入高蛋白、高维生素饮食，改变营养状态。

1. 协助患者接受诊治方案 评估患者目前的身心状况及接受诊治方案的反应，利用挂图、实物、宣传资料等向患者介绍有关子宫颈癌的医学知识，介绍诊治过程中可能出现的不适及有效的应对措施。为患者提供安全、隐蔽的环境，鼓励患者提问，与护理对象共同讨论健康问题，解除其疑虑，缓解其不安情绪，使患者能以积极态度接受诊治过程。

2. 鼓励患者摄入足够的营养 评估患者对摄入足够营养的认知水平、目前的营养状况及摄入营养物的习惯。纠正患者不良的饮食习惯，兼顾其嗜好，必要时与营养师联系，以多样化食谱满足患者需要，维持体重不继续下降。

（二）心理护理

加强护患之间的沟通，建立良好的护患关系。向患者及家属做好宣传解释工作，介绍针对该病的各种诊治过程中可能出现的不适及有效的应对措施，以帮助患者消除顾虑，增强战胜疾病的信心。

（三）缓解症状的护理

1. 手术患者的护理

（1）手术前按腹部、会阴部手术护理内容，认真执行术前护理活动。并让患者了解各项操作的目的、时间、可能的感受等，以取得主动配合。尤其注意手术前3日选用消毒剂或氯已定等消毒子宫颈及阴道。菜花型子宫颈癌患者有活动性出血可能，需用消毒纱条填塞止血，并认真交班、按医嘱及时取出或更换。手术前夜认真做好清洁灌肠，保证肠道呈清洁、空虚状态。发现异常及时与医师联系。

（2）手术后注意观察病情，促进舒适，预防并发症。①遵医嘱给予抗生素，预防感染。②有淋巴囊肿形成时，遵医嘱给予湿热敷，以促使消散、防止感染。③术后观察患者有无疼痛、发热、腹胀等异常症状，及时采取相应的护理措施。④预防下肢血栓性静脉炎的发生，术后初期指导患者进行床上肢体活动，协助患者翻身，定时间断按摩患者的下肢。⑤有明显伤口疼痛者，遵医嘱给予止痛药物。

（3）保持引流管的通畅，一般于手术后48~72小时取出。

（4）促进膀胱功能的恢复，预防泌尿系感染。术后尿管需留置7~14天，术后第2天开始指导患者进行骨盆底肌肉群的训练，以强化膀胱外括约肌的张力。

2. 化疗、放疗患者的护理　术后需接受化疗、放疗的患者，按有相关护理程序护理。

（1）化疗者　根据不同的药物、不同的肿瘤类型以及患者病情，选择最好的给药途径及给药方法，保护血管、防止药物外漏，积极应对化疗不良反应，为患者提供最佳的护理手段，让化疗取得最好疗效。

（2）放疗者　根据不同的肿瘤类型以及患者病情，选择最适合的放疗源、放疗剂量及放疗部位、放疗途径，积极应对放疗的不良反应，为患者提供个性化的护理措施，让放疗取得最佳疗效。

（四）妊娠合并子宫颈癌患者的特殊护理

妊娠期子宫颈癌患者较少见。治疗方案的选择取决于患者期别、孕周和本人及家属对继续妊娠的意愿，采用个体化治疗。对于不要求继续妊娠者，其治疗原则和非妊娠期子宫颈癌基本相同。对于要求继续妊娠者，妊娠20周之前经锥切确诊的IA1期可以延迟治疗，一般不影响孕妇的预后，其中锥切者切缘阴性可延迟至产后治疗；妊娠20周之前诊断的IA2期及其以上患者应终止妊娠并立即接受治疗。妊娠28周后诊断的各期子宫颈癌可以延迟至胎儿成熟再行治疗。对于妊娠20~28周诊断的患者，可以根据患者及家属的意愿采用延迟治疗或终止妊娠立即接受治疗。在延迟治疗期间，应密切观察病情，如肿瘤进展，应及时终止妊娠。延迟治疗应在妊娠34周前终止妊娠。分娩方式一般采用子宫体部剖宫产。

（五）健康教育

开展性卫生教育，积极治疗性传播疾病，发现子宫颈上皮内瘤变者，及时治疗。重视高危因素及高危人群，如有月经异常或性交后出血者，应及时到医院就诊。定期进行子宫颈癌筛查预防工作。有性行为或已婚的妇女，每1~2年进行TCT和HPV联合检测。大力推广接种HPV疫苗。

出院嘱患者加强营养，促进身体恢复。手术后3~6个月内避免体力劳动和性生活。治疗后2年内，每2~3个月随访1次；第3~5年，每6个月1次；第6年始，每年复查1次。随访内容包括盆腔检查、阴道涂片细胞学检查和高危型HPV检测、胸片、血常规及子宫颈鳞状细胞癌抗原（SCCA）等。护士注意帮助患者调整自我，协助其重新评价自我能力，根据患者具体状况提供有关术后生活方式的指导。性生活的恢复需依术后复查结果而定，护士应认真听取患者对性问题的看法和疑虑，提供针对性帮助。

第二节 子宫肌瘤

【概述】

子宫肌瘤（myoma of uterus）是女性生殖系统肿瘤中最常见的良性肿瘤，由子宫平滑肌细胞及结缔组织增生形成，多见于30～50岁妇女，40～50岁为高峰年龄段，20岁以下少见。据统计，30岁以上女性约20%有子宫肌瘤，但因患者多无或少有临床症状，临床报道的子宫肌瘤发病率远低于实际发病率。

【护理评估】

（一）生理评估

1. 病因 发病原因目前仍不清楚。因子宫肌瘤好发于生育年龄，20岁以前少见，绝经后萎缩或消退，提示子宫肌瘤的发生可能与性激素（包括雌激素和孕激素）水平过高或长期刺激有关。

2. 病理

（1）巨检 子宫肌瘤为实性肿瘤，可单个或多个生长在子宫的任何部位。大小不一。压迫周围的肌纤维形成假包膜，与肌瘤间有一层疏松的网状间隙，使肌瘤易从假包膜中剥出，可见旋涡状或编织状结构。

（2）镜检 子宫肌瘤多由梭形的平滑肌细胞和不等量的纤维结缔组织构成。平滑肌细胞大小均匀，排列成栅栏状或旋涡状结构。

（3）变性 当肌瘤生长快，局部供血不足时，肌瘤失去原来的典型结构，称肌瘤变性。常见变性有以下几种。

①玻璃样变：最多见。肌瘤旋涡状结构被均匀透明样物质所替代。镜下见病灶组织为均匀粉红色、无结构区，与无变性区边界清楚。

②囊性变：在玻璃样变基础上，病变组织坏死，液化形成多个囊腔，囊内有清澈无色液体，囊壁无上皮覆盖。

③红色样变：常见于妊娠期、产褥期。肌瘤体积迅速增大，血管破裂，血液弥散于组织内。有溶血，血红蛋白渗入肌瘤。肌瘤剖面呈暗红色，质软，漩涡状组织消失，患者可有急性腹痛、发热等症状。

④肉瘤样变：为肌瘤恶性变，少见。国内资料报道其发生率为0.4%～0.8%。多见于年龄较大妇女，容易被忽略。肌瘤在短期内迅速增大，质脆软，切面呈灰黄色、生鱼肉样。

⑤钙化：多见于血供不足的浆膜下肌瘤，常于脂肪变性后形成，镜下见钙化区为层状沉积，呈圆形或不规则形。

3. 分类 子宫肌瘤按肌瘤所在部位，分为子宫体肌瘤（约占90%）和子宫颈肌瘤（约占10%）。根据肌瘤与子宫肌壁的关系，可分为三种类型（图18-3）。

（1）肌壁间肌瘤 最常见。肌瘤位于子宫肌壁间，周围被肌层包绕。占60%～70%。

（2）浆膜下肌瘤 约占20%。肌瘤向子宫浆膜面生长，并突出于子宫表面，部分可形成带蒂的浆膜下肌瘤或突入阔韧带内，形成阔韧带内肌瘤。

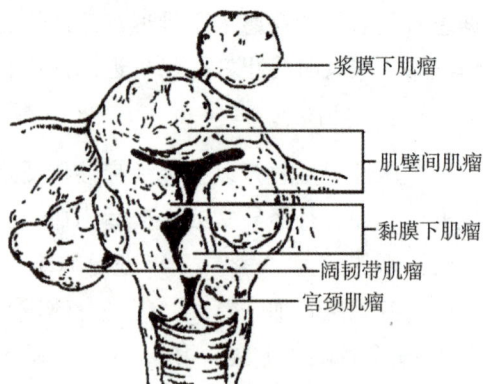

图18-3 子宫肌瘤类型图

（3）黏膜下肌瘤　最少见。占 10%～15%。黏膜下肌瘤易形成蒂，蒂部较长时肌瘤可堵子宫颈口或突出于阴道内。

各种类型的肌瘤发生在同一个子宫，称多发性子宫肌瘤。

4. 临床表现 [e]微课

（1）症状　患者的症状与肌瘤生长部位、大小、数目、生长速度、是否变性有关，其中肌瘤生长的部位及变性对患者的症状影响较大。

①月经异常：为最常见的症状。常表现为月经量增多，经期延长。以黏膜下肌瘤出血最早，其次为体积大的肌壁间肌瘤，体积小的肌壁间肌瘤及浆膜下肌瘤很少影响月经。患者长期月经过多可导致继发性贫血。严重时有全身乏力、面色苍白、气短、心慌等症状。

②下腹包块：当肌瘤增大超出盆腔时，患者在下腹部能摸到质硬、形态不规则的包块，多位于正中，少数偏于一侧。尤其当膀胱充盈将子宫推向上方时更容易触及。

③白带增多：肌壁间肌瘤使宫腔面积增大，内膜腺体分泌增多，并伴有盆腔充血，致使白带增多；黏膜下肌瘤尤其是脱出阴道或宫颈口时，其表面易合并感染、坏死，可排出脓性或血性白带，伴臭味。

④压迫症状：子宫前壁下段肌瘤压迫膀胱出现尿频、尿急、排尿障碍、尿潴留等，后壁压迫直肠可致便秘、大便不畅等，阔韧带肌瘤压迫输尿管可致肾积水。肌瘤压迫输卵管使之扭曲或子宫腔变形，妨碍卵子受精和受精卵着床，导致不孕或流产。

⑤其他：包括腹痛、腰酸、下腹坠胀。浆膜下肌瘤发生蒂扭转时可出现急性腹痛。肌瘤发生红色变性时，腹痛剧烈且伴发热。

（2）体征　瘤体较大在腹部扪及实质性肿块。妇科检查子宫呈均匀或不规则增大，表面可扪及单个或多个结节状突起，质硬，活动差，一般无压痛。浆膜下肌瘤可扪及质硬、球状与子宫有蒂部相连，活动的包块。黏膜下肌瘤如突出子宫颈口或脱出在阴道内，则可见到瘤体，一般呈红色，表面光滑，质实；如伴感染，瘤体表面有渗出液覆盖或溃疡形成。

5. 相关检查
B 型超声检查是最常见的辅助检查方法，还可以通过诊断性刮宫、宫腔镜、腹腔镜、CT、MRI 等协助诊断。

6. 处理原则
根据患者年龄、生育要求、症状、体征、肌瘤大小、并发症、是否变性等情况全面考虑，可采用如下处理方法。

（1）随访观察　适用于肌瘤小、无症状或已近绝经期患者。可每 3～6 个月复查 1 次。

（2）药物治疗　症状轻，近绝经年龄及全身健康情况不佳，不能手术者，可给予药物治疗。凡可降低雌激素水平或拮抗雌激素，使子宫内膜萎缩的药物都可使用。常用的有以下几类。

①促性腺激素释放激素类似物（GnRH - a）：降低雌激素水平，从而缓解症状并抑制肌瘤生长。如亮丙瑞林，适用于：A. 缩小肌瘤以利于妊娠；B. 控制症状，纠正贫血（血红蛋白含量 < 80g/L）；C. 术前缩小肿瘤，降低手术难度；D. 近绝经妇女，通过用药提前过渡到自然绝经。用药时间一般为3～6 个月。

②雄激素：对抗雌激素，使子宫内膜萎缩，直接作用于子宫平滑肌，使其收缩而减少出血，并使近绝经患者提前绝经。每月用量不能超过 300mg，以免引起男性化。常用药如：丙酸睾酮、三苯氧胺。

③其他：米非司酮、内美通等。

（3）手术治疗　适用于症状明显以致继发性贫血，药物治疗无效；浆膜下肌瘤蒂扭转；有压迫症状；因肌瘤引起的不孕或反复流产；肌瘤生长速度快，怀疑有恶变者。手术方式如下。

①子宫肌瘤剥除术：适用于需保留生育功能的患者。肌壁间肌瘤多经腹或腹腔镜，黏膜下肌瘤经阴道或宫腔镜切除。

②子宫切除术：不需保留生育功能，或疑有恶变者，可行子宫次全切除术或子宫全切术。

（4）其他治疗　为非主流治疗方法，主要适用于不能耐受或不愿意手术者。

①子宫动脉栓塞术：通过阻断子宫动脉及其分支，减少肌瘤的血供，从而延缓肌瘤的生长，缓解症状。但该方法可能引起卵巢功能减退并增加潜在的妊娠并发症的风险，对有生育要求的妇女一般不建议使用。

②高能聚焦超声：通过物理能量使肌瘤组织坏死，逐渐吸收或瘢痕化，但存在肌瘤残留、复发风险，并需要除外恶性病变。类似治疗方法还有微波消融等。

③子宫内膜切除术：经宫腔镜切除子宫内膜以减少月经量或造成闭经。

（二）心理社会评估

子宫和月经是女性的特征。患者担心术后丧失女性性征，影响夫妻感情；对肿瘤的性质有疑虑、迫切想了解手术方式、年轻未育患者担心生育问题，因此产生不同程度的焦虑、紧张以及对手术的恐惧心理。

【常见的护理诊断/问题】

1. 焦虑　与知识缺乏、手术切除子宫有关。

2. 组织灌注量异常　与出血过多有关。

3. 疼痛　与肌瘤变性、扭转、压迫盆腔神经有关。

4. 感染的危险　与失血过多、机体免疫力减弱或子宫颈口长期扩张致上行性感染和手术有关。

【护理措施】

（一）一般护理

1. 注意阴道分泌物的观察，指导患者保持外阴部的清洁干燥。

2. 观察阴道出血量，急性出血期患者少活动，卧床休息，注意保暖，鼓励加强营养，增加含铁食物的摄入。注意观察患者的生命体征，正确估计出血量。

3. 了解患者疼痛的部位、程度、性质，帮助患者选择舒适体位。如浆膜下肌瘤者出现剧烈腹痛，应考虑肌瘤蒂扭转，立即通知医生，并做好急诊手术准备。

（二）心理护理

主动与患者交谈，了解患者存在的疑虑，耐心向患者及其家属讲解子宫肌瘤的有关知识，指出子宫肌瘤是良性肿瘤，委婉、客观告知手术后可能出现的后果，消除顾虑，增强信心，使其配合治疗。

（三）缓解症状的护理

对使用药物治疗的患者，注意用药的剂量、疗程、疗效及副作用。对手术患者，术前、术后除按妇科腹部手术患者的护理以外，还应特别注意阴道有无流血。密切观察患者生命体征、腹痛、手术切口及血象，发现有感染征象及时报告医生；遵医嘱使用抗生素；保持会阴清洁。

（四）子宫肌瘤合并妊娠者的特殊护理

肌瘤合并妊娠占肌瘤患者的 0.5%～1%，占妊娠的 0.3%～0.5%，肌瘤小且无症状者常被忽略，因此实际发生率高于报道。黏膜下肌瘤可影响受精卵着床导致流产；较大的肌壁间肌瘤因宫腔变形或内膜供血不足等可引起流产；分娩期肌瘤也可影响胎先露正常下降，导致胎位异常、产道梗阻等异常。子宫肌瘤合并妊娠者，妊娠期需要定期接受孕期检查；要警惕妊娠期及产褥期肌瘤容易发生红色样变的临床表现，同时应积极预防产后出血；若肌瘤阻碍胎先露下降或致产程异常发生难产时，应做好剖宫产术前准备及术后护理。

（五）健康教育

开展针对女性健康的知识宣传，增强妇女的自我保健意识，促使妇女定期进行健康体检，做到预防为主、有病早治。随访观察者 3～6 个月，定期 B 型超声复查。指导患者正确应用药物治疗并告知可能出现的副作用。如有异常，随时就诊更改治疗方案。指导手术患者出院全休 1 个月后复诊，全子宫切除术者术后 3 个月内应避免重体力劳动和性生活。子宫肌瘤剥除术后如有妊娠需求，需避孕 2 年以上，子宫肌瘤复发率高。

第三节 子宫内膜癌

【概述】

子宫内膜癌（endometrial carcinoma），又称子宫体癌，是指子宫内膜发生的癌，绝大多数为腺癌。该病是女性生殖系统常见的三大恶性肿瘤之一，占女性生殖系统恶性肿瘤的 20%～30%，占女性全身恶性肿瘤的 7%。其发病 70% 为绝经后妇女，20% 病例诊断时为绝经前妇女，40 岁以下约占 5%。平均发病年龄为 60 岁。近年来，该病的发病率呈上升趋势。

【护理评估】

（一）生理评估

1. 病因 本病确切的病因不清，目前研究发现子宫内膜癌的发病类型可能有两种。

（1）雌激素依赖型 可能是子宫内膜长期受内、外源性的雌激素刺激而无孕激素拮抗，进而发生子宫内膜增生症甚至癌变。此类患者多较年轻，常伴肥胖、糖尿病、高血压、未育、少育、绝经延迟等，20% 有家族内膜癌史，预后较好。

（2）非雌激素依赖型 常见于年老、体弱的妇女，癌周围子宫内膜多萎缩，肿瘤恶性度高，预后差。

2. 病理

（1）大体 子宫内膜癌可呈局限性生长或弥漫性侵犯子宫内膜的大部或全部，多见于宫腔底部或宫角部。

①弥漫型：子宫内膜大部或全部为癌组织侵犯，癌变区域增厚，癌灶常呈不规则菜花样物从内膜表层长出并突出于宫腔内，充满宫腔甚至脱出于宫颈口外。癌组织灰白或淡黄色，表面有出血、坏死，有时形成溃疡。虽广泛累及内膜，但浸润肌层较少，晚期侵犯肌壁全层并扩展至宫颈管，一旦癌灶阻塞宫颈管将导致宫腔积脓。

②局限型：癌灶局限于宫腔小部分，多见于宫底部或局部，呈息肉或小菜花状，表面有溃疡，易出血。极早期病变很小，诊刮可能将其刮净。局限型癌灶易侵犯肌层，有时病变虽小，但却已浸润深肌层。晚期癌灶也可占据整个宫腔，以致难与弥漫型相区别。

（2）镜检

①内膜样腺癌：占 80%～90%。内膜腺体高度异常增生，上皮复层，成筛孔状结构。癌细胞异型性明显，核大、深染、不规则，核分裂活跃，分化差的腺癌腺体少，腺体结构消失，呈实性癌块。可分为高分化癌（G1）、中分化癌（G2）及低分化癌（G3）。低分化癌恶性程度高。

②浆液性腺癌：占 1%～9%。癌细胞异型性明显，多为不规则复层排列，呈乳头状、腺样及实性巢片生长。恶性程度高，易有深肌层浸润和腹腔、淋巴结及远处转移，预后差。即使无明显肌层浸润也可能发生腹腔播散。

③黏液性癌：约占 5%。肿瘤半数以上由胞质内充满黏液的细胞组成，大多数腺体结构分化良好，

病理行为与内膜样癌相似，预后较好。

④透明细胞癌：占比少于5%。多呈实性片状、腺管样或乳头状排列，癌细胞胞质丰富、透亮，核呈异型性，或由靴钉状细胞组成。恶性度高，易早期转移。

⑤癌肉瘤：较少见，是由恶性上皮和恶性间叶成分混合组成的子宫恶性肿瘤。多见于绝经后妇女。肿瘤体积可很大，并侵犯子宫肌层，伴出血坏死。恶性程度高。

3. 转移途径 子宫内膜癌生长较缓慢，局限在内膜的时间较长，但也有极少数发展较快。转移途径主要为直接蔓延、淋巴转移，晚期有血行转移。

（1）直接蔓延 初起时癌灶沿子宫内膜蔓延生长，向上经宫角至输卵管，向下至宫颈管，并继续蔓延至阴道。也可经肌层浸润至子宫浆膜面而延至输卵管、卵巢。并可广泛种植在盆腔腹膜、直肠子宫陷凹及大网膜。

（2）淋巴转移 为子宫内膜癌的主要转移途径。当癌肿浸润至深肌层，或扩散到子宫颈管，或癌组织分化不良时，易发生淋巴转移。其转移途径与癌灶生长部位有关。子宫底部的癌灶沿阔韧带上部的淋巴管网，经骨盆漏斗韧带至卵巢。向上至腹主动脉旁淋巴结。子宫角部癌灶沿圆韧带至腹股沟淋巴结。子宫下段及子宫颈管的癌灶与宫颈癌的淋巴转移途径相同，可至宫旁、髂内、髂外、髂总淋巴结。子宫后壁癌灶可沿宫骶韧带扩散到直肠淋巴结。内膜癌也可向子宫前方扩散到膀胱，通过逆行引流到阴道前壁。

（3）血行转移 较少见，晚期可经血行转移至肺、肝、骨等。

4. 临床表现

（1）症状 早期无明显症状，晚期主要表现为阴道出血、异常的阴道排液、宫腔积液或积脓，为子宫内膜癌的主要症状。

①阴道流血：多表现为不规则阴道出血，量少，大出血者少见。已绝经患者表现为绝经后阴道流血，未绝经者表现为月经量增多、经期延长或月经紊乱。

②阴道排液：少数患者表现为白带增多，早期往往为水样或浆液血性白带。晚期合并感染时可出现脓性或脓血性排液，并有恶臭。

③下腹疼痛和其他：疼痛发生于晚期。当癌瘤浸润周围组织或压迫神经时可出现下腹及腰骶部疼痛，并向下肢及足部放射。当癌瘤侵犯宫颈、堵塞宫颈管，导致宫腔积脓时，可表现为下腹胀痛及痉挛样疼痛。晚期患者常伴全身症状，可表现为贫血、消瘦、恶病质、发热及全身衰竭等。

（2）体征 妇科检查早期多无异常发现。当病情逐渐发展，子宫增大，质稍软；晚期时癌灶向周围浸润，子宫固定，在宫旁或盆腔内可触及转移结节和肿块。

5. 临床分期 采用国际妇产科联盟（FIGO）2014年修订的手术病理分期，见表18-2。

表18-2 子宫内膜癌手术-病理分期（FIGO，2014年）

期别	肿瘤范围
I 期	肿瘤局限于子宫体
I A	肿瘤浸润深度 <1/2 肌层
I B	肿瘤浸润深度 ≥1/2 肌层
II 期	肿瘤侵犯子宫颈间质，但无子宫体外蔓延
III 期	肿瘤局部和（或）区域扩散
III A	肿瘤累及浆膜层和（或）附件
III B	肿瘤累及阴道和（或）宫旁

续表

期别	肿瘤范围
ⅢC	盆腔淋巴结和（或）腹主动脉旁淋巴结转移
ⅢC1	盆腔淋巴结转移
ⅢC2	腹主动脉旁淋巴结转移伴（或不伴）盆腔淋巴结转移
Ⅳ期	肿瘤侵及膀胱和（或）直肠黏膜；（或）远处转移
ⅣA	肿瘤侵及膀胱和（或）直肠黏膜
ⅣB	远处转移，包括腹腔内和（或）腹股沟淋巴结转移

6. 相关检查

（1）分段诊断性刮宫　是确诊子宫内膜癌最常用、最可靠的方法。行分段刮宫时，先用小刮匙环刮宫颈管，再进子宫腔搔刮内膜，取得的刮出物应分瓶标记送病理检查。分段刮宫作要小心，以免穿孔，尤其当刮出大量豆腐渣组织、高度可疑为内膜癌时，只要刮出物已足够送病理检查，即应停止操作。

（2）B型超声检查　极早期时见子宫大小正常，仅见宫腔线紊乱、中断。典型内膜癌声像图为子宫增大或绝经后子宫增大，宫腔内见实质不均的回声区，形态不规则，宫腔线消失，有时见肌层内不规则回声紊乱区，边界不清，从而可做出肌层浸润程度的诊断。

（3）细胞学检查　仅从阴道后穹隆或颈管口吸取分泌物做涂片寻找癌细胞，阳性率不高。若用特制的宫腔吸管或宫腔刷放入宫腔，吸取分泌物找癌细胞，阳性率可达90%。此法可作为筛选检查用，最后确诊仍需根据病理检查结果。

（4）宫腔镜检查　可直接观察子宫内膜的形态，有如癌灶生长，并可取内膜组织送病理检查。

（5）癌血清标记物　如CA125检测、CT、MRI等均可协助诊断。

7. 处理原则

（1）手术治疗　为首选方案。根据子宫内膜癌的病理分期决定手术的范围。

①Ⅰ期患者：应行筋膜外全子宫切除及双附件切除术，必要时进行盆腔或腹主动脉旁淋巴切除或取样。

②Ⅱ期患者：行广泛性子宫切除术及盆腔淋巴结、腹主动脉旁淋巴结清扫术。

③Ⅲ、Ⅳ期患者：应行肿瘤细胞减灭术。

（2）放疗　目前认为子宫内膜癌是放射敏感性肿瘤。可根据患者身体状况采用如下方案。

①单纯放疗：适用于年老、有严重的合并症、不能耐受手术或晚期不宜手术的患者。

②术前放疗：可缩小癌灶，创造手术条件或消除隐匿的转移灶，降低术中癌肿播散的危险，预防复发，提高生存率。常用于高龄、过度肥胖、合并症或宫颈大癌灶患者。

③术后放疗：对有淋巴结转移、深部肌层浸润、盆腔及阴道残留病灶者，进行术后放疗是最主要的辅助治疗手段。

（3）化疗　适用于晚期不能手术或治疗后复发者，可单独或联合应用。常用药物有5-氟尿嘧啶（5-FU）、环磷酰胺（CTX）、丝裂霉素（MMC）等。可以单独应用，也可几种药物联合应用，也可与孕激素等合并应用。

（4）孕激素治疗　适用于以下情况。

①晚期或癌症复发、不能手术。

②早期、要求保留生育功能者。常用药物：口服醋酸甲羟孕酮200～400mg/d；口服甲地孕酮160～320mg/d；己酸孕酮500mg肌内注射，2次/周。用药12周后才进行疗效评价。

（二）心理社会评估

患者被确诊为子宫内膜癌后，常表现为恐惧和绝望；尤其晚期癌症患者，迫切希望能采取各种方法减轻痛苦，延长生命，常出现焦虑、烦躁情绪；极少数患者丧失活下去的信心。

【常见的护理诊断/问题】

1. 焦虑 与担忧肿瘤可危及生命或需接受手术会产生后遗症等有关。

2. 舒适的改变 与癌组织破溃、感染、癌瘤浸润周围组织或压迫神经有关。

3. 营养失调 与出血、化疗或恶性肿瘤慢性消耗有关。

4. 感染和损伤的危险 与失血过多、机体抵抗力降低、肿瘤并发症和放射治疗有关。

【护理措施】

（一）一般护理

1. 增加营养，纠正一般状况 术前要注意纠正身体状况，鼓励患者多进食高蛋白、高维生素、含足够矿物质、易消化饮食。进食不足或全身营养状况差者，应遵医嘱从静脉补充营养。

2. 舒适的改变，防治感染 阴道排液多时，嘱患者可取半卧位，指导患者勤换会阴垫，便盆及床旁要注意消毒，防止交叉感染。每日用消毒溶液冲洗会阴1~2次。

（二）心理护理

了解患者的心理反应及需求，制订个性化的护理方案；提供疾病及治疗的相关知识与信息，增强战胜疾病的信心。同时，引导患者之间相互关心、经常沟通；鼓励家人多陪伴，增加亲情关爱，减轻患者紧张和焦虑的情绪。

（三）缓解症状的护理

1. 手术治疗者 严格按腹部及阴道手术护理进行术前准备。

2. 药物治疗者 向患者说明以下内容。

（1）一般用药剂量大、时间长，需10~12周或以上才能评价有无效果。

（2）在治疗过程中可能出现的副作用，一般副反应轻，停药后会逐步好转。需行化疗者按照化疗患者的护理要求实施。

3. 放疗者 按采用的治疗方法提供相应的护理活动。对接受放疗的患者，要讲解放疗的目的、方法、不良反应及应对措施。对接受腔内放疗者，放疗前要灌肠、留置导尿管，使直肠、膀胱空虚，避免放射性损伤。腔内置入放射源期间，指导患者绝对卧床，学会床上运动的方法，避免发生长期卧床的并发症；取出放射源后，渐进性增加活动量，协助逐渐完成生活自理。

（四）健康教育

对生育期、绝经期的女性，定期防癌普查，1~2年1次。用雌激素替代治疗的女性必须严格遵医嘱用药，加强监护及严密随访。出现绝经后阴道流血或不规则阴道流血的患者均应进行有关检查排除恶变。

对于手术治疗后的患者，应做好出院指导。全休1个月，术后3个月禁止性生活及盆浴。术后随访：术后2~3年内每3个月随访1次，3年后每6个月1次，5年后1年1次。随访内容包括详细病史（包括新的症状）、盆腔检查、阴道细胞学检查、胸部X线摄片、血清CA125检测等，必要时可行CT及MRI检查。子宫根治术后、服药或放射治疗后，患者可能出现阴道分泌物减少、性交痛等症状，需要为患者提供咨询指导服务，例如指导患者局部使用水溶性润滑剂等以增进性生活舒适度。

第四节　卵巢肿瘤

【概述】

卵巢肿瘤（ovarian tumor）是女性生殖系统常见肿瘤，可发生于任何年龄。卵巢肿瘤可以有各种不同的形态和性质：单一型或混合型、一侧性或双侧性、囊性或实质性；又有良性、交界性和恶性之分。20%～25%的卵巢恶性肿瘤患者有家族史；卵巢癌的发病还可能与高胆固醇饮食、内分泌因素有关，此为卵巢肿瘤发病的高危因素。卵巢恶性肿瘤是女性生殖器官三大恶性肿瘤之一。由于卵巢位于盆腔深部，不易被扪及或查到，早期无明显症状，又缺乏完善的早期发现和诊断方法，一旦发现为恶性肿瘤，往往已属晚期病变，加之疗效不佳，5年存活率至今只有25%～30%，故其死亡率居妇科恶性肿瘤之首，已成为严重威胁妇女健康的一种肿瘤。

【护理评估】

（一）生理评估

1. 病因　本病确切的病因不清，高胆固醇饮食、未产、不孕、初潮早、绝经迟是卵巢癌的高危因素，5%～10%的卵巢上皮性癌有家族史，还可能与环境因素有关。

2. 病理　卵巢体积虽小，但组织复杂，各种肿瘤均可发生，是全身各脏器肿瘤类型最多的部位。分类方法很多，根据WHO制定的女性生殖器官肿瘤组织学分类（2014年），卵巢肿瘤分为14大类，主要类型包括上皮性肿瘤、生殖细胞肿瘤、性索-间质肿瘤及转移性肿瘤。

（1）卵巢上皮性肿瘤　为最常见的卵巢肿瘤，占卵巢原发性肿瘤的50%～70%，占卵巢恶性肿瘤的85%～90%，多见于中老年妇女，青春期前和婴幼儿少见。传统观点认为，各类卵巢上皮性癌均起源于卵巢表面上皮。但近年来有学者提出，卵巢上皮性癌的组织学起源具有多样性。卵巢上皮性肿瘤分为良性、交界性和恶性。

①浆液性囊腺瘤：约占卵巢良性肿瘤的25%，单侧多见，囊性，通常直径>1cm，表面光滑，壁薄，囊内充满淡黄色清亮液体。镜下见囊壁为纤维结缔组织，内衬单层柱状上皮。

②交界性浆液性肿瘤：多为双侧、囊性、直径>1cm，囊内壁呈乳头状生长。镜下见逐级分支乳头，浆液性上皮复层化，细胞核有异型。一般预后良好。

③浆液性癌：占卵巢癌的75%，多为双侧、体积较大，实性区切面呈灰白色，质脆，多有出血、坏死。囊内充满乳头，质脆。根据细胞核分级以及核分裂计数，可分为高级别癌和低级别癌。高级别浆液性癌约占卵巢癌的70%。镜下以伴裂隙样空腔的实性生长为主，细胞核级别高，核分裂象常见（>12个/10HPF）。预后极差。低级别浆液性癌以伴间质浸润的乳头状生长为主，细胞核级别低，核分裂象<12个/10HPF，预后远好于高级别癌。

④黏液性囊腺瘤：占卵巢良性肿瘤的20%，黏液性卵巢肿瘤的80%。多为单侧，体积较大，圆形或卵圆形，表面光滑，灰白色。切面为多房，囊腔内充满胶冻样黏液，囊内很少有乳头生长。镜下见囊壁为纤维结缔组织，内衬单层黏液柱状上皮。

⑤黏液性交界性肿瘤：大部分为单侧、较大，通常直径>10cm，表面光滑，切面多为多房或海绵状，囊壁增厚。镜下见胃肠型细胞复层排列，细胞有异型性。

⑥黏液性癌：卵巢原发性黏液癌占卵巢癌的3%～4%，绝大部分为转移性癌。瘤体巨大（中位18～22cm），表面光滑，单侧，切面多房或实性。镜下见异型黏液性上皮排列成腺管状或乳头状，并有融合性或毁损性间质浸润。

⑦子宫内膜样肿瘤：良性肿瘤较少见，多为单房，表面光滑，囊壁衬以单层柱状上皮，似正常的子宫内膜。交界性肿瘤少见。子宫内膜样癌占卵巢癌的 10% ~ 15%。多为单侧，瘤体较大（平均直径为 15cm），切面实性或囊性，有乳头生长，囊液多为血性。镜下特点与子宫内膜癌高度相似，多为高分化腺癌，常伴鳞状分化。

（2）卵巢生殖细胞肿瘤　为来源于原始生殖细胞的肿瘤，占卵巢肿瘤的 20% ~ 40%。好发于年轻妇女及幼女，青春期前患者占 60% ~ 90%，绝经后患者约占 4%。除了成熟畸胎瘤等少数类型外，大多数为恶性肿瘤。

①畸胎瘤：为最常见的生殖细胞肿瘤，由多胚层组织构成，偶见仅含单个胚层成分。肿瘤多数为成熟、囊性，少数为未成熟、实性。

A. 成熟畸胎瘤：又称皮样囊肿，为良性肿瘤，占卵巢肿瘤的 10% ~ 20%，生殖细胞肿瘤的 85% ~ 97%，卵巢畸胎瘤的 95% 以上。可发生于任何年龄，以 20 ~ 40 岁居多。多为单侧单房，中等大小，呈圆形或卵圆形，壁光滑质韧，囊内充满油脂和毛发，有时可见牙齿或骨质；囊壁内层为复层鳞状上皮，囊壁常见小丘样隆起突向腔内，称"头节"，其上皮易恶变，形成鳞状细胞癌，预后差。偶见向单一胚层分化，形成高度特异性畸胎瘤，如卵巢甲状腺肿，可分泌甲状腺素，甚至发生甲亢。成熟囊性畸胎瘤的恶变率为 2% ~ 4%，多见于绝经后妇女。

B. 未成熟畸胎瘤：属于恶性肿瘤，常为实性，多见于年轻患者，平均年龄为 11 ~ 19 岁，复发率及转移率高。

②无性细胞瘤：为好发于青春期和生育期妇女的恶性肿瘤，占卵巢恶性肿瘤的 1% ~ 2%，中度恶性。单侧多见，右侧多于左侧，中等大小，为圆形或椭圆形，实性，触之如橡皮，表面光滑或呈分叶状。镜下见圆形或多角形大细胞，核大，细胞质丰富，瘤细胞呈片状或条索状排列，间质常有淋巴细胞浸润，对放疗敏感。

③卵黄囊瘤：又称内胚窦瘤，较罕见，占卵巢恶性肿瘤的 1%，多见于儿童及年轻女性。常为单侧，较大，圆形或卵圆形，质脆易破裂。镜下见疏松网状和内胚窦样结构，瘤细胞扁平、立方、柱状或多角形，产生甲胎蛋白（AFP），因此，患者血清 AFP 是诊断和病情监测的重要标志物。其恶性程度高，生长迅速，易早期转移，预后差，但对化疗十分敏感。

（3）卵巢性索 – 间质肿瘤　来源于原始性腺中的性索及间质组织，占卵巢肿瘤的 5% ~ 8%。此类肿瘤常有内分泌功能，又称卵巢功能性肿瘤。

①颗粒细胞 – 间质细胞瘤

A. 颗粒细胞瘤：在病理上可分为成人型和幼年型。a. 成人型：占颗粒细胞瘤的 95%，属低度恶性肿瘤，可发生于任何年龄，好发于 45 ~ 55 岁。肿瘤能分泌雌激素，青春前期患者可出现性早熟，育龄期患者出现月经紊乱，绝经后患者有不规则阴道流血，常伴有子宫内膜增生甚至癌变。多为单侧，圆形或椭圆形，分叶状，表面光滑，实性或部分囊性，切面质脆而软，伴出血坏死灶。镜下见颗粒细胞环绕成小圆形囊腔，菊花样排列。其预后较好，5 年生存率可达 80% 以上，但可能晚期复发。b. 幼年型：罕见，约占卵巢颗粒细胞瘤的 5%。主要发生于青少年，98% 为单侧。多数患者初诊时为早期，预后良好。若肿瘤破裂、腹腔积液细胞学阳性或肿瘤生长突破卵巢，则术后复发风险较高。镜下见肿瘤呈卵泡样结构、结节或弥散状生长，肿瘤细胞胞质丰富。

B. 卵泡膜细胞瘤：常与颗粒细胞瘤同时存在，也可单一成分。多为良性，良性多为单侧，圆形、卵圆形或分叶状，表面有纤维包膜。切面为实性、灰白色。镜下见瘤细胞为短梭形，胞质富含脂质，细胞排列呈旋涡状。常合并子宫内膜增生甚至子宫内膜癌。恶性较少见，预后比卵巢上皮性癌好。

C. 纤维瘤：占卵巢肿瘤的 2% ~ 5%，多见于中年妇女，多为单侧性，中等大小，实性，坚硬，表面光滑或呈结节状，切面灰白色。镜下见由梭形瘤细胞组成，排列呈编织状。纤维瘤患者伴有腹腔积液和（或）胸腔积液者，称梅格斯综合征（Meigs syndrome），手术切除肿瘤后，胸、腹腔积液自行消失。

②支持细胞 - 间质细胞瘤：又称睾丸母细胞瘤，罕见，多发生于 40 岁以下妇女。多为单侧、较小、实性，表面光滑。镜下见分化程度不同的支持细胞及间质细胞。高分化者为良性，中低分化者为恶性，具有男性化作用；少数无内分泌功能呈雌激素升高，5 年存活率为 70% ~90% 。

（4）卵巢转移性肿瘤 占卵巢肿瘤的 5% ~ 10% ，最常见的原发部位是胃和结肠。库肯勃瘤是一种常见的卵巢转移性肿瘤，临床表现缺乏特异性，预后很差。肿瘤多为双侧，中等大小，多保持卵巢原有形状或呈肾形、长圆形。包膜完整，无粘连，切面呈实性，胶质样。镜下见肿瘤细胞为黏液细胞，胞质内含大量黏液。典型者细胞核被黏液挤向一侧，贴近胞膜，呈半月形，又称印戒细胞癌。

3. 转移途径 主要转移途径为直接蔓延及腹腔种植。癌细胞可直接侵犯包膜，累及邻近器官，并广泛种植于腹膜及大网膜表面，晚期也经淋巴和血行转移。

4. 临床表现

（1）症状

①卵巢良性肿瘤：肿瘤较小时多无症状，多在妇科检查时偶然发现。肿瘤增大时，感到腹胀或腹部扪及肿块。肿瘤继续增大占据盆、腹腔时，可出现尿频、便秘、气急、心悸等压迫症状。体格检查见腹部膨隆，叩诊呈实音，无移动性浊音。

②卵巢恶性肿瘤：早期常无症状，晚期主要症状为腹胀、腹部肿块、腹腔积液及消化道症状。部分患者可有消瘦、贫血等恶病质表现。功能性肿瘤患者可有不规则阴道流血或绝经后阴道流血。

（2）体征

①卵巢良性肿瘤：妇科检查在子宫一侧或双侧触及球形肿块，囊性或实性。表面光滑，与子宫无粘连，蒂长者活动良好。当肿瘤增大超出盆腔时，下腹部能扪及活动性肿块，边界清楚。无移动性浊音。

②恶性卵巢肿瘤：妇科检查可扪及肿块，多为双侧，实性或囊实性，表面凹凸不平，活动差，伴有腹腔积液。三合诊时可在直肠子宫陷凹触及质硬结节或肿块。有时可在腹股沟、腋下或锁骨上触及肿大的淋巴结。

（3）并发症

①蒂扭转：为卵巢肿瘤最常见的并发症，亦为妇科常见的急腹症。好发于瘤蒂长、中等大小、活动度大、重心偏于一侧的肿瘤。常发生于突然改变体位或妊娠期、分娩期。其典型症状是突然发生一侧下腹剧痛，常伴恶心、呕吐甚至休克。妇科检查扪及肿块，张力大，压痛，以瘤蒂部位最明显，并有肌紧张。一经确诊，应尽快手术（图 18 - 4）。

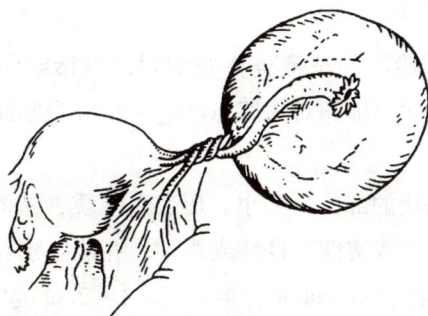

图 18 - 4 卵巢囊肿蒂扭转

②破裂：分为自发性和外伤性两种。患者常表现为腹痛、恶心呕吐，有时导致腹腔内出血、腹膜炎及休克，一经确诊，应尽快手术。

③感染：较少见。多因肿瘤蒂扭转或破裂后引起。表现为腹膜炎的征象，应先用抗生素抗感染后进行手术切除肿瘤。

④恶变：卵巢良性肿瘤可发生恶变。若发现肿瘤生长迅速，尤其是双侧性，应考虑恶变的可能。若出现腹腔积液，则已属晚期。

5. 临床分期　采用国际妇产科联盟（FIGO）的手术病理分期，2014 年更新的分期将卵巢癌、输卵管癌和腹膜癌进行了合并（表 18-3）。

表 18-3　卵巢癌、输卵管癌、原发性腹膜癌的手术-病理分期（FIGO，2014 年）

期别	肿瘤范围
Ⅰ期	病变局限于卵巢或输卵管
ⅠA	肿瘤局限于单侧卵巢（包膜完整）或输卵管，卵巢和输卵管表面无肿瘤；腹腔积液或腹腔冲洗液未找到癌细胞
ⅠB	肿瘤局限于双侧卵巢（包膜完整）或输卵管，卵巢和输卵管表面无肿瘤；腹腔积液或腹腔冲洗液未找到癌细胞
ⅠC	肿瘤局限于单侧或双侧卵巢或输卵管，并伴有以下任何一项：
ⅠC1	手术导致肿瘤破裂
ⅠC2	手术前包膜已破裂或卵巢、输卵管表面有肿瘤
ⅠC3	腹腔积液或腹腔冲洗液发现癌细胞
Ⅱ期	肿瘤累及单侧或双侧卵巢并有盆腔内扩散（在骨盆入口平面以下）或原发性腹膜癌
ⅡA	肿瘤蔓延或种植到子宫和（或）输卵管和（或）卵巢
ⅡB	肿瘤蔓延至其他盆腔内组织
Ⅲ期	肿瘤累及单侧或双侧卵巢、输卵管或原发性腹膜癌，伴有细胞学或组织学证实的盆腔外膜转移或证实存在腹膜后淋巴结转移
ⅢA1	仅有腹膜后淋巴结转移（细胞学或组织学证实）
ⅢA1（i）	淋巴结转移最大直径≤10mm
ⅢA1（ii）	淋巴结转移最大直径＞10mm
ⅢA2	显微镜下盆腔外腹膜受累，伴或不伴腹膜后淋巴结转移
ⅢB	肉眼盆腔外腹膜转移，病灶最大直径≤2cm，伴或不伴腹膜后淋巴结转移
ⅢC	肉眼盆腔外腹膜转移，病灶最大直径＞2cm，伴或不伴腹膜后淋巴结转移（包括肿瘤蔓延至肝包膜和脾，但未转移到脏器实质）
Ⅳ期	超出腹腔外的远处转移
ⅣA	胸腔积液细胞学阳性
ⅣB	腹膜外器官实质转移（包括肝实质转移和腹股沟淋巴结、腹腔外淋巴结转移）

6. 相关检查

（1）细胞学检查　腹腔积液或腹腔冲洗液查找癌细胞，以诊断卵巢恶性肿瘤，阳性率不高，诊断价值不大。腹腔积液或腹腔冲洗液找癌细胞对Ⅰ期患者进一步确定临床分期及选择治疗方案有意义，并可用以随访观察疗效。

（2）B 型超声检查　能测知肿块的部位、大小、形态及性质，从而对肿块的来源做出定位，是否来自卵巢。又可提示肿瘤的性质，囊性或实性，良性或恶性，并能鉴别卵巢肿瘤、腹腔积液和结核性包裹性积液。B 型超声检查的临床诊断符合率＞90%，但直径＜1~2cm 的实性肿瘤不易测出。

（3）放射学诊断　若为卵巢畸胎瘤，腹部平片可显示牙齿及骨质，囊壁为密度增高的钙化层，囊腔呈放射透明阴影。静脉肾盂造影可辨认盆腔肾、输尿管阻塞或移位。吞钡检查、钡剂灌肠空气对比造影或乳房软组织摄片可了解胃肠道或乳腺有无肿瘤存在。淋巴造影可判断有无淋巴转移，提高分期诊断的正确性。

CT 检查可清晰显示肿块的图像，良性肿瘤多呈均匀性吸收，囊壁薄，光滑。恶性者轮廓不规则，向周围浸润或伴腹腔积液，尤其对盆腔肿块合并肠梗阻的诊断特别有价值。CT 还能清楚显示肝、肺结节及腹膜后淋巴结转移。

（4）腹腔镜检查　可直接看到肿块的大体情况，并可对整个盆、腹腔进行观察，又可窥视横膈部位，在可疑部位进行多点活检，并抽吸腹腔液进行细胞学检查，用以确定诊断及术后监护。但巨大肿块或粘连性肿块禁忌行腹腔镜。腹腔镜检查无法观察腹膜后淋巴结。

（5）肿瘤标志物　近年发现卵巢恶性肿瘤的相关抗原，能制造和释放激素及酶的多种产物，这些产物可通过免疫、生化等方法测出，称肿瘤标志物，用于提高诊断率。

①抗原标志物：AFP 是内胚窦瘤的最佳肿瘤标志物。未成熟畸胎瘤 AFP 值也可升高。AFP 升高常先于临床体征，故对诊断和监护均具有重要意义。

②激素标志物：绒毛膜促性腺激素（β – hCG）是妊娠滋养细胞特异性很高的标志物。原发性卵巢绒癌患者血清 β – hCG 也常升高。测定血清雌激素水平有助于诊断颗粒细胞瘤及卵泡膜细胞瘤。睾丸母细胞瘤患者尿 17 – 酮类固醇的排出量升高。

③酶标志物：卵巢癌的酶标志物有胎盘碱性磷酸酶、半乳糖转移酶等。

7. 处理原则　卵巢肿瘤一经确诊，应及时手术治疗。

（1）良性卵巢肿瘤　若患者年轻、有生育要求应尽量保留正常卵巢，可行患侧卵巢切除或卵巢肿瘤剥除术；绝经后期妇女可行全子宫及双侧附件切除术。

（2）交界性肿瘤　主要采用手术治疗。参照卵巢癌手术方法进行全面的手术分期或肿瘤细胞减灭术。

（3）恶性肿瘤　治疗原则是以手术为主，辅以化疗、放疗的综合性治疗。手术范围一般做全子宫及双侧附件切除术，尽可能地切除肉眼可见的病灶，并做大网膜及盆腔、腹主动脉旁淋巴结切除。对手术不彻底、术后复发或转移者，可采用化疗。

①手术治疗：Ⅰ期患者做全子宫及双附件切除，同时行大网膜切除术。Ⅱ期及以上者行肿瘤细胞减灭术，必要时加行盆腔淋巴结清扫术。

②化疗：为主要的辅助治疗。因卵巢恶性肿瘤对化疗较敏感，即使已广泛转移也能取得一定疗效。既可用于预防复发，也可用于手术未能全部切除者，患者获暂时缓解，甚至可长期存活。已无法施行手术的晚期患者，化疗可使肿瘤缩小，为以后手术创造条件。

应用最广的药物为烷化剂，如苯丙氨酸氮芥（米尔法兰）、苯丁酸氮芥、环磷酰胺和塞替派等，客观有效率为 40%～50%。抗代谢药物如 5 – 氟尿嘧啶，抗瘤抗生素类如放线菌素 D（更生霉素）及植物碱类如长春新碱也有一定作用。

③放射治疗：因肿瘤组织类型不同，对放疗的敏感性也不同。如无性细胞瘤对放疗最敏感，颗粒细胞瘤中度敏感，上皮性癌也有一定敏感性。对某些卵巢恶性肿瘤术后辅以放疗，如无性细胞瘤，即使是晚期病例，仍能取得较好疗效。适用于残余灶直径小于 2cm，无腹腔积液、无肝、肾转移者。

④靶向治疗：可作为辅助治疗手段，如血管内皮生长因子抑制剂贝伐珠单抗用于初次化疗的联合用药和维持治疗。

（二）心理社会评估

判断卵巢肿瘤性质对患者及其家属而言，是一个艰难而恐惧的时刻，此阶段护理对象迫切需要相关信息的支持，并渴望及早得到确切的诊断结果。当患者得知为卵巢癌并面临手术、有可能改变以往的生活方式时，会产生各种各样的恐惧和担忧。护理人员要通过年龄、文化程度、职业等综合评估可能的心理反应、焦虑程度，协助缓解心理压力。

【常见护理诊断/问题】

1. 焦虑 与个体健康受到威胁、担心手术产生后遗症等有关。

2. 舒适的改变 与肿瘤压迫、肿瘤并发症、手术有关。

3. 营养失调 与摄入不足、肿瘤慢性消耗、化疗副反应有关。

4. 感染的危险 与化疗、手术有关。

【护理措施】

(一) 一般护理

1. 促进舒适 对肿瘤过大，或伴有腹腔积液、出现压迫症状严重者，指导患者采取感觉舒适的体位，如侧卧位、半卧位。对长期卧床的患者做好生活护理，注意观察患者的腹胀、腹痛的程度和性质。如发现卵巢肿瘤的并发症及时报告医师，及早做好手术准备；如为感染，遵医嘱给予抗感染治疗，不要盲目使用止痛剂，以免掩盖病情，贻误治疗。

2. 加强营养 鼓励患者进食高蛋白、富含维生素、高热量、易消化的食物，必要时静脉补充营养品。

(二) 心理护理

为患者提供表达情感的机会。对患者提出的疑问给予明确、有效的答复，向患者介绍有关的疾病知识，说明手术治疗的必要性和安全性。解释手术及化疗对肿瘤的效果，安排与已康复的病友见面，增强其信心，争取患者的主动配合。鼓励家属照顾患者，增强家庭的支持作用。

(三) 缓解症状的护理

1. 需放腹腔积液者 备好腹腔穿刺用物，协助医师完成操作过程；在放腹腔积液过程中，要严密观察患者有无头晕、心悸、气促、恶心、脉搏加快及面色苍白等不良反应；记录腹腔积液性状。一次放腹腔积液3000ml左右，以免腹压骤降发生虚脱。放腹腔积液速度宜缓慢，每小时1000ml；术毕用腹带加压包扎腹部；协助送检标本；观察穿刺口有无引流液外渗，敷料浸湿时及时更换。

2. 手术护理 按手术的要求，进行术前、术后的各项护理；注意巨大肿瘤或大量腹腔积液患者，术后腹压骤降易出现虚脱，术后应准备沙袋加压或腹带包裹腹部；疑为恶性肿瘤患者，术前协助联系术中快速病理检查，并遵嘱备血、准备化疗药带入手术室，以备术中置于腹腔；清洁灌肠，做好肠道准备。

(四) 健康教育

1. 健康知识宣教

(1) 加强高危妇女的监测 高危人群不论年龄大小，每半年至1年接受一次检查，以排除卵巢肿瘤，必要时配合辅助检查，以提高阳性检出率。提倡高蛋白、富含维生素A的饮食，避免高胆固醇饮食，高危妇女口服避孕药有利于预防卵巢癌的发生。

(2) 正确处理卵巢肿物 卵巢实性肿瘤或囊肿直径>5cm者，及时手术切除；青春期前、绝经后或生育年龄口服避孕药的妇女，若发现卵巢肿大，应考虑为卵巢肿瘤；查体发现卵巢囊肿直径<5cm，疑为卵巢瘤样病变（卵泡囊肿、黄体囊肿、黄素化囊肿）者暂行观察2~3个月经周期，囊肿多自行消失，如若仍在，再行处理；有盆腔肿物诊断不清或治疗无效者，应及早行腹腔镜或剖腹探查。

(3) 凡有乳腺癌、胃肠癌等患者 其治疗后应严密随访，定期做妇科检查。

2. 出院指导

(1) 生活指导 嘱患者术后2个月内应避免持重，要逐渐增加运动量，不可操之过急；根据术后恢复情况指导性生活。

（2）随访指导　良性肿瘤术后患者，术后 1 个月常规检查。恶性肿瘤患者应遵医嘱长期随访和监测，一般术后 1 年内，每月 1 次；术后第 2 年，每 3 个月 1 次；术后第 3 年，每 6 个月 1 次；3 年以上，每年 1 次。随访内容包括临床症状、体征、盆腔检查、B 型超声、胸部 X 线摄片，血清 CA125、hCG、AFP 检测等，必要时可行 CT 及 MRI 检查。向患者说明卵巢切除术后出现的潮热、阴道分泌物减少等属正常现象，可在医生指导下进行药物治疗。如有阴道分泌物异常、阴道流血等异常情况，随时就诊。

（3）手术后需加化疗或放疗者　应按医务人员的要求按时到医院进行各种治疗，并遵医嘱及时复查血常规及肝、肾功能。

（4）妊娠合并卵巢肿瘤患者的护理　妊娠合并卵巢肿瘤的患者比较常见，其危害性较非孕期大，恶性肿瘤者很少妊娠。

①合并良性肿瘤者：早孕者可等待孕 12 周，以免引起流产；妊娠晚期发现肿瘤者可等待至妊娠足月行剖宫产术，同时切除卵巢。需为患者提供相应的手术护理。

②合并恶性肿瘤者：诊断或考虑为恶性肿瘤者，应及早手术并终止妊娠，其处理和护理原则同非孕期。

目标检测

答案解析

一、A 型题

1. 患者，女，产后 3 周，晨起突发腹痛。既往子宫肌瘤病史最可能是（　　）
   A. 子宫肌瘤恶变　　　　　　　　　　B. 子宫肌瘤脂肪样变
   C. 子宫肌瘤囊性变　　　　　　　　　D. 子宫肌瘤红色变
   E. 子宫肌瘤玻璃样变

2. 下列肿瘤中，发病率最高的女性生殖系统良性肿瘤是（　　）
   A. 卵巢癌　　　　　　　　　　　　　B. 子宫内膜息肉
   C. 纤维瘤　　　　　　　　　　　　　D. 子宫肌瘤
   E. 子宫颈癌

3. 关于卵巢恶性囊肿随访的内容，不正确的是（　　）
   A. B 型超声　　　　　　　　　　　　B. 临床表现
   C. 体征　　　　　　　　　　　　　　D. 妇检
   E. 不需随访

4. 子宫内膜癌确诊的依据是（　　）
   A. 分段诊断性刮宫　　　　　　　　　B. CT 确诊
   C. B 型超声确诊　　　　　　　　　　D. 阴道出血
   E. 腹痛

5. 子宫颈癌根治术后，留置引流管的时间是（　　）
   A. 1～2 天　　　　　　　　　　　　　B. 2～3 天
   C. 5～6 天　　　　　　　　　　　　　D. 7～14 天
   E. 15～20 天

6. 筛查子宫颈癌可靠的方法是 （   ）

    A. 子宫颈薄层液基细胞学检查   B. 子宫颈活体组织检查

    C. 子宫颈锥形切除术   D. 诊断性刮宫

    E. 碘试验

二、名词解释

1. 子宫肌瘤变性

2. 子宫颈上皮内瘤变（CIN）

三、简答题

1. 简述卵巢肿瘤常见并发症。

2. 简述子宫肌瘤的分类。

（廖　芳）

书网融合……

本章小结   微课   题库

第十九章　子宫内膜异位症与子宫腺肌病妇女的护理

PPT

情境导入

某女，39岁，G_2P_1，既往月经规律，无痛经。近1年来出现经期腹痛，且逐渐加剧，严重影响日常生活和工作。妇科查体：子宫后位、活动度差。子宫直肠陷凹可扪及触痛性结节。其他未见异常。

根据以上资料，请回答：

1. 该患者最可能的临床诊断。

2. 该类患者常见的护理措施。

第一节　子宫内膜异位症

【概述】

子宫内膜腺体和间质出现在子宫体以外的部位，称子宫内膜异位症（endometriosis，EMT），简称内异症。子宫内膜异位症可侵犯全身任何部位，但绝大多数位于盆腔脏器和壁腹膜，以卵巢最常见；其次为宫底韧带、子宫及其他脏腹膜、阴道直肠隔等，故有盆腔子宫内膜异位症之称（图19-1）。子宫内膜异位症在形态学上呈良性表现，但在临床行为学上则具有类似恶性肿瘤的特点，即种植、侵袭及远处转移等。子宫内膜异位症是激素依赖性疾病，绝经后异位内膜病灶可逐渐萎缩吸收；妊娠或使用性激素类药物抑制卵巢功能，可暂时阻止疾病的发

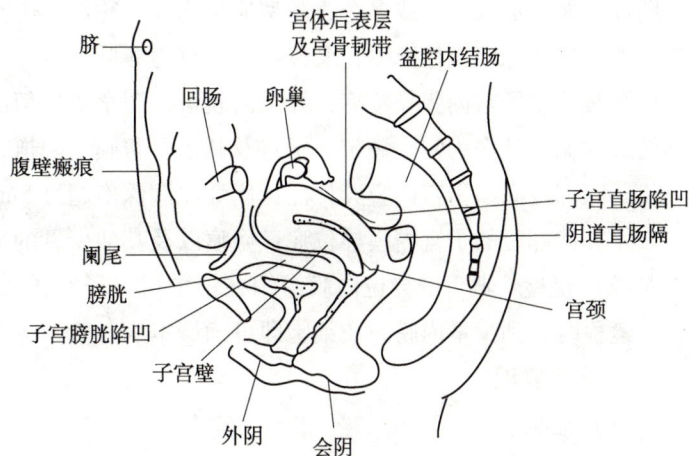

图19-1　子宫内膜异位症发生部位

展。子宫内膜异位症的高发年龄为育龄期，76%在25～45岁，近年该病呈明显的上升趋势。

💡 **素质提升**

子宫内膜异位症防治干预

卵巢巧克力囊肿是子宫内膜异位的常见类型。表现为痛经、月经失调、盆腔粘连、流产、不孕、性交痛、腹痛。子宫内膜异位虽属良性病变，但具有恶性肿瘤的转移和种植能力，且易复发，严重影响女性的生殖健康和生活质量。要培养良好的生活习惯，尤其经期卫生习惯，注意经期不做妇科检查、不性交等，注重加强性教育。

【护理评估】

（一）生理评估

1. 病因 子宫内膜异位症的病因尚未明了，目前主要学说如下。

（1）子宫内膜异位种植学说 随着经血逆流，通过输卵管进入腹腔种植于卵巢表面或盆腔其他部位，形成盆腔内异症。剖宫产术时子宫内膜可被带至切口种植。

（2）体腔上皮化生学说 卵巢表面生发上皮、盆腔腹膜是由具有高度化生潜能的体腔上皮分化而来，在反复受到慢性炎症、经血、持续卵巢激素刺激后，可被激活转化为子宫内膜样组织而形成子宫内膜异位症。

（3）诱导学说 这一学说原则上是体腔上皮化生学说的延伸。未分化的腹膜组织在内源性生物化学因素的诱导下发展成为内膜组织，这一学说在动物实验中已经得到证实，但尚未被证明。

（4）遗传因素 一级亲属患子宫内膜异位症，其发病风险比无家族史者高7倍。

（5）免疫及炎症学说 经血逆流虽很常见，但仅少数妇女发生盆腔子宫内膜异位症，因而认为子宫内膜异位症是自身免疫性疾病，可能是免疫抑制与免疫促进失衡导致免疫失控所致疾病发生。

（6）淋巴及静脉播散学说 有的学者认为子宫内膜可通过淋巴或静脉播散至肺、手、大腿等处，导致远离盆腔部位的子宫内膜异位症。

2. 病理

（1）大体病理

①卵巢型子宫内膜异位症：卵巢最易被异位内膜侵犯。异位内膜侵犯卵巢皮质并在其内生长、反复周期性出血，形成单个或多个囊肿型典型病灶，称卵巢子宫内膜异位囊肿，囊肿大小不一，内含暗褐色巧克力样糊状陈旧血性液体，又称卵巢巧克力囊肿。

②腹部型子宫内膜异位症：异位内膜可侵犯全身任何部位，但绝大多数位于盆腔脏器和壁腹膜，以卵巢最常见，其次为宫底韧带、子宫及其他脏腹膜、阴道直肠隔等。

③深部浸润型子宫内膜异位症：病灶浸润深度超过5mm的子宫内膜异位症。

④其他部位的子宫内膜异位症：瘢痕以及其他少见的远处子宫内膜异位症。

（2）镜检 典型的异位内膜组织在镜下可见子宫内膜上皮、腺体、内膜间质、纤维素及出血等成分。镜检时找到少量内膜间质细胞即可确诊本病。

3. 临床表现

（1）症状

①下腹痛和痛经：疼痛是子宫内膜异位症的主要症状，典型症状为继发性痛经、进行性加重。疼痛多位于下腹、腰骶及盆腔中部，有时放射至会阴部、肛门及大腿，月经来潮时或月经来潮前1～2日出

现，持续整个经期。少数患者可表现为持续性下腹痛，经期加剧。疼痛程度的个体差异较大，与病灶的大小不一定成正比。病变严重者如较大的卵巢子宫内膜异位囊肿可能疼痛较轻，而散在的盆腔腹膜上小的结节病灶反可导致剧烈痛经。偶有周期性腹痛出现稍晚而与月经不同步者。少数晚期患者诉长期下腹痛，至经期更剧。

②不孕：子宫内膜异位症患者的不孕率达 40%。重度子宫内膜异位症患者不育的原因可能与盆腔内器官和组织广泛粘连和输卵管蠕动减弱，以致影响卵子的排出、摄取和受精卵的运行有关。但盆腔解剖无明显异常的轻症患者亦可继发不育。

③月经异常：15% ～30% 的患者有经量增多、经期延长或月经淋漓不净。月经异常可能与卵巢无排卵、黄体功能不足或同时合并有子宫腺肌病或子宫肌瘤有关。

④性交不适：多见于直肠子宫陷凹有异位病灶或因局部粘连使子宫后倾固定者。一般表现为深部性交痛。

⑤其他特殊症状：盆腔外任何部位有异位内膜种植生长时，均可在局部出现周期性疼痛、出血和肿块，并出现相应症状。肠道子宫内膜异位症可出现腹痛、腹泻、便秘或周期性少量便血，严重者可因肿块压迫肠腔而出现肠梗阻症状；膀胱子宫内膜异位症常在经期出现尿痛和尿频，但多被痛经症状掩盖而被忽视；异位病灶侵犯和（或）压迫输尿管时，引起输尿管狭窄、阻塞，出现腰痛和血尿，甚至形成肾盂积水和继发性肾萎缩；手术瘢痕子宫内膜异位症患者常在剖宫产或会阴侧切术后数月至数年出现周期性瘢痕处疼痛和包块，并随时间延长而加剧。

除上述症状外，卵巢子宫内膜异位囊肿破裂时，可发生急腹痛。多发生于经期前后、性交后或其他腹压增加的情况，症状类似输卵管妊娠破裂，但无腹腔内出血。

（2）体征　妇科检查，较大的卵巢子宫内膜异位囊肿可扪及与子宫粘连的肿块；囊肿破裂时，腹膜刺激征阳性；典型盆腔子宫内膜异位症，双合诊检查子宫后倾固定；子宫一侧或两侧可触及与子宫相连的囊性包块，活动度差，有轻压痛；直肠子宫陷凹或宫骶韧带等部位可扪及触痛性结节；阴道窥器检查可见局部隆起的结节或紫蓝色斑点。

4. 相关检查

（1）腹腔镜检查　是子宫内膜异位症诊断的最佳方法，也是确诊盆腔子宫内膜异位症的标准方法。在腹腔镜下见到典型病灶或对可疑病变进行活组织检查即可确诊。同时还可以在腹腔镜下直接手术治疗病灶。腹腔镜具有诊断和治疗双重价值。

（2）影像学检查　是鉴别卵巢子宫内膜异位囊肿和阴道直肠隔子宫内膜异位症的重要方法，可确定异位囊肿的位置、大小和形状。盆腔 CT 和 MRI 对盆腔子宫内膜异位症有诊断价值。

5. 处理原则　以"缩减和去除病灶，减轻和控制疼痛，治疗和促进生育，预防和减少复发"为治疗的根本目的。原则上症状轻微者采用非手术疗法；有生育要求的轻度患者先行激素治疗，病变较重者行保守手术；年轻无继续生育要求的重度患者可采用保留卵巢功能手术辅以激素治疗；症状和病变均严重的无生育要求患者可考虑根治性手术。现分述如下。

（1）期待治疗　适用于病变轻微、无症状或症状轻微患者，一般可每数月随访一次，若经期有轻微疼痛时，可试给前列腺素合成酶抑制剂如消炎痛，以及萘普生或甲氧萘丙酸钠对症治疗。对希望生育的患者，应做有关不孕的各项检查如输卵管通液试验或子宫输卵管碘油造影，特别是在腹腔镜检查下行输卵管美蓝液通液试验，必要时解除输卵管粘连扭曲，以促使尽早受孕。一般在妊娠期间，病变组织多坏死、萎缩，分娩后症状可缓解。随访期间，若患者症状和体征加剧，应改用其他较积极的治疗方法。

（2）药物治疗　所有患者都可使用。妊娠和闭经可避免发生痛经和经血逆流，并能导致异位内膜萎缩退化，故性激素已成为临床上治疗子宫内膜异位症的主要非手术疗法。但对较大的卵巢子宫内膜异位囊肿，特别是诊断尚未十分确定者或肝功能异常者均忌用性激素治疗。常用的有假孕疗法、假绝经疗法、高效孕激素疗法、雄激素等。

（3）**手术治疗**　适用于药物治疗后症状不缓解、局部病变加重或未能怀孕者，以及卵巢子宫内膜异位囊肿直径 >5～6cm 且迫切希望生育者。对于年青或希望生育的子宫腺肌瘤患者可行病灶挖除术，但术后易复发。腹腔镜手术是子宫内膜异位性疾病的首选治疗方法，目前认为以腹腔镜确诊、手术联合药物治疗是子宫内膜异位症治疗的金标准。手术方式有以下三种。

①保留生育功能手术：适用于年轻有生育要求的妇女，特别是采用药物治疗无效者。手术范围为尽量切净或灼除内膜异位灶，但保留子宫及双侧、一侧或至少部分卵巢。手术可经腹腔镜或剖腹直视下进行。

②保留卵巢功能手术：将盆腔内病灶及子宫予以切除，以杜绝子宫内膜再经输卵管逆流种植和蔓延的可能性，但要保留至少一侧卵巢或部分卵巢以维持患者卵巢功能，此手术适用于年龄在 45 岁以下且无生育要求的重症患者。应警惕少数患者在术后仍有复发，并辅以性激素治疗。

③根治性手术：将子宫、双侧附件及盆腔内所有内膜病灶予以切除，适用于 45 岁以上近绝经期的重症患者。当卵巢切除后，即使体内残留部分异位内膜灶，亦将逐渐萎缩退化以至消失。

（4）**手术与药物联合治疗**　单纯手术治疗和单纯药物治疗均有其局限性，如发生严重粘连时病灶难以彻底切除；单纯药物治疗对于大的病灶无效，疗效个体差异，停药后复发等。因此，手术前给药可使异位病灶缩小、软化，利于缩小手术范围、便于手术操作；手术后加用药物治疗，有利于巩固手术的疗效。临床常用。

（二）心理社会评估

由于痛经进行性加重，影响生活，患者常表现为焦虑、烦躁、对治愈疾病缺乏信心。尚未生育的患者担心影响生育。药物治疗的患者担心治疗后月经能否恢复、是否会出现男性化以及停药后是否复发等。手术治疗患者可能担心是否减轻症状、是否影响生理功能以及术后能否妊娠等。

【常见的护理诊断/问题】

1. 慢性疼痛　与异位内膜出血刺激有关。

2. 焦虑　与不孕、病程长及药物不良反应有关。

3. 舒适的改变　与疼痛有关。

【护理措施】

（一）一般护理

监测疼痛及月经情况。观察药物疗效及不良反应。观察手术患者伤口愈合情况。解释痛经的原因，让患者保持心情愉快，可用热水袋外敷下腹部。观察痛经时有无肛门坠胀，有无进行性加重。巧克力囊肿在剧烈运动或过度充盈时可能发生破裂，因此要密切观察有无急腹痛征象，做好急诊手术的准备。参加体育锻炼，增强体质。注意保暖，避免受凉、正常饮食。

（二）心理护理

为患者提供表达情感的机会和环境，了解患者应对疾病压力的方式方法。对患者提出的疑问给予明确、有效的答复，向患者介绍有关的疾病知识，强调该病为良性疾病。说明检查、治疗的必要性和安全性。增强其信心，争取患者的主动配合。提高治愈率。

（三）缓解症状的护理

1. 期待治疗患者护理　嘱 3～6 个月定期随访；对痛经患者，遵医嘱给予前列腺素合成酶抑制剂

（吲哚美辛、萘普生、布洛芬等）；对希望生育者，配合医生行不孕各项检查，手术处理病灶，促使尽早受孕。

2. 药物治疗患者护理　药物治疗的主要目的是缓解症状，延缓复发。患者必须对药物治疗的效果有正确的认识，对复发有一定的心理准备。耐心解答患者的具体问题，使其掌握，从而提高患者的控制感，增加依从性，坚持治疗。同时需告知患者定期门诊随访，如有异常及时与医生联系，以便修正治疗方案。

目前，治疗子宫内膜异位症的药物种类较多，不同药物的作用机制不同，治疗持续时间较长，不良反应亦各有不同，有必要向患者讲解药理知识，使其了解药物的治疗作用，明确使用剂量、服用时间、不良反应及注意事项。

3. 手术治疗患者护理　手术前按手术方式及手术入路的手术护理内容，认真执行术前护理活动。并让患者了解各项操作的目的、时间、可能的感受等，以取得主动配合。术后注意观察病情，促进舒适，预防并发症。如果有异常，及时报告医生进行处理。如果放置有引流管，保持引流管的通畅。

（四）健康教育

1. 防止经血逆流　告知先天性生殖道畸形（无孔处女膜、阴道横隔、宫颈闭锁等）患者及早住院手术治疗，以免经血逆流入腹腔；月经期禁止性生活；经期一般不做阴道检查，若必要，避免重力挤压子宫。

2. 指导妊娠和避孕　有痛经症状的生育期女性，指导适龄结婚或口服避孕药避孕，减少子宫内膜异位症发生风险。

3. 防止医源性异位内膜种植　告知患者尽量避免多次宫腔手术操作，人工流产负压吸引术时，医护人员应避免宫腔负压过高，以免突然拔出吸管使血液和子宫内膜碎片被吸入腹腔；月经前禁做子宫颈及阴道手术，如激光、微波、冷冻等治疗，防止经血中子宫内膜碎片种植于手术创面；经前期和月经期禁止做输卵管通畅试验，以免内膜碎片被推入腹腔；剖宫产术或剖宫取胎术时，医护人员应用纱布垫保护好子宫切口周围术野，以防子宫内容物溢入腹腔或腹壁切口；缝合子宫壁时避免缝线穿过子宫内膜层；关腹后冲洗腹壁切口，防止子宫内膜碎片入腹腔或腹壁种植。

第二节　子宫腺肌病

【概述】

子宫内膜腺体和间质侵入子宫肌层，称子宫腺肌病。该病多见于 30～50 岁经产妇，约半数患者合并子宫肌瘤，15% 的患者同时合并子宫内膜异位症。

【护理评估】

（一）生理评估

1. 病因　通过对子宫腺肌病标本进行连续病理检查，发现异位的子宫内膜腺体与子宫内膜基底层相通，故认为本病由基底层子宫内膜浸入子宫肌层所致。多次妊娠及分娩、慢性子宫内膜炎等造成子宫内膜基底层损伤是导致本病的原因。此外，子宫内膜基底层无黏膜下层，在过量雌激素的作用下，容易向肌层生长，也是发病原因之一。

2. 病理　异位子宫内膜在子宫肌层的生长方式呈弥漫性和局限性两种。

（1）弥漫性　多见。累及后壁居多，子宫呈均匀性增大，前后径增大明显，呈球形，一般不超过12 周妊娠子宫大小。剖面见子宫肌壁显著增厚且硬，无旋涡状结构，肌壁中见粗厚肌纤维带和微囊腔，腔内偶有陈旧血液。

（2）局限性　手术时难以剥出。

（3）镜检　肌层内有呈岛状分布的异位内膜腺体和间质。少数腺肌病病灶呈局限性生长，形成结节或团块，似肌壁间肌瘤，称子宫腺肌瘤。子宫腺肌瘤与周围肌层无明显界限，对孕激素无反应或不敏感。

3. 临床表现

（1）症状　主要症状为经量过多、经期延长和逐渐加剧的进行性痛经，疼痛位于下腹正中，常于经前1周开始，至月经结束止。

（2）体征　妇科检查子宫均匀增大或有局限性结节隆起，质硬、有压痛，经期压痛更甚。

4. 相关检查　影像学检查有一定帮助，可酌情选择。确诊取决于病理学检查。

5. 处理原则　治疗视症状、年龄和生育要求而定。

（1）症状轻、有生育要求或近绝经期，可试用达那唑、孕三烯酮或 GnRH - a 治疗，缓解症状，效果欠佳。

（2）年轻或希望生育的子宫腺肌病患者，可试行病灶挖除术。

（3）症状严重、无生育要求或药物治疗无效者，行全子宫切除术。

（4）经腹腔镜骶前或骶骨神经切除术亦可治疗痛经。

（二）心理社会评估

患者常有恐惧、焦虑和担忧。

【常见的护理诊断/问题】

1. 慢性疼痛　与异位内膜及间质刺激有关。

2. 焦虑　与病程药物治疗效果差有关。

3. 贫血的危险　与月经量过多有关。

【护理措施】

（一）一般护理

监测腹痛及月经情况，尤其是月经量。观察手术患者伤口愈合情况。积极参加体育锻炼，可促进血液循环，也可以通过拉伸骨盆组织和肌肉缓解疼痛。解释痛经的原因，让患者保持心情愉快，可用热水袋外敷下腹部。注意保暖，避免受凉，多进食高蛋白、高维生素、足够矿物质、易消化饮食。

（二）心理护理

告知患者本病是良性疾病，通过治疗，许多症状可以缓解。说明治疗过程常较长，患者要有耐心，鼓励患者树立战胜疾病的信心。

（三）缓解症状的护理

服用达那唑、孕三烯酮或 GnRH - a 的患者，严格遵医嘱用药，向患者说明用药目的、方法，观察药物疗效和不良反应。GnRH - a 治疗患者，注意骨丢失风险，遵医嘱给予反添加治疗和补充钙剂。发现异常及时报告医生。需手术的患者，提前做好准备。对术后患者做好生命体征的监测，观察伤口愈合及阴道流血情况。

（四）健康教育

告知患者尽量避免多次宫腔手术操作，人工流产负压吸引术时，医护人员应避免宫腔负压过高，以免损伤子宫内膜基底层；养成良好的生活习惯，加强性教育，普及避孕知识，正确使用避孕套，洁身自好，自尊自爱，关爱健康，做好计划生育。慎用激素类药物。

目标检测 📱微课

一、A 型题

1. 子宫腺肌病的主要治疗方法是（　　）
   - A. 手术为主
   - B. 孕激素治疗
   - C. 雄激素治疗
   - D. 假孕疗法
   - E. 雌激素治疗

2. 子宫内膜异位症的好发部位是（　　）
   - A. 卵巢
   - B. 盆腔
   - C. 阴道
   - D. 输卵管
   - E. 大网膜

3. 关于子宫内膜异位症的治疗，不正确的是（　　）
   - A. 高效孕激素有效
   - B. 假孕疗法有效
   - C. 雄激素治疗有效
   - D. 假绝经疗法有效
   - E. 不能手术

4. 关于子宫内膜异位症的症状，描述不正确的是（　　）
   - A. 高达 40% 的不孕
   - B. 月经正常
   - C. 性交痛
   - D. 15% 的自然流产率
   - E. 继发性渐进性痛经

5. 子宫内膜异位症的辅助检查方法不包括（　　）
   - A. 双合诊检查
   - B. 阴道 B 型超声
   - C. 腹腔镜检查
   - D. 分段诊断性刮宫
   - E. 盆腔 X 线摄片

二、名词解释

子宫内膜异位症

三、简答题

简述子宫内膜异位症的临床症状。

（廖　芳）

书网融合……

本章小结　　　微课　　　题库

第二十章 女性生殖器官损伤性疾病妇女的护理

PPT

学习目标

通过本章内容学习，学生能够：

1. 说出子宫脱垂、生殖道瘘、压力性尿失禁的概念。
2. 陈述子宫脱垂、生殖道瘘、压力性尿失禁的主要病因、临床分度、临床表现。
3. 概括子宫脱垂、生殖道瘘、压力性尿失禁的处理原则及护理措施。
4. 能正确指导盆底肌肉锻炼和子宫托的应用。
5. 能运用护理程序为子宫脱垂、生殖道瘘、压力性尿失禁患者提供整体护理。

情境导入

患者，女，66岁，G₄P₃，绝经8年。因"阴道有块状物脱出5年"入院。患者诉卧床休息时阴道脱出的块状物能自行还纳，近1年来自觉块状物逐渐增大，并伴有腰骶部不适及排尿困难。入院后妇科检查：嘱患者向下屏气用力，可见子宫颈及部分子宫体已脱出阴道口外。

根据以上资料，请回答：

1. 该患者最可能的临床诊断。
2. 该类患者常见的护理诊断及护理措施。

第一节　子宫脱垂 微课

【概述】

子宫脱垂是指子宫从正常位置沿阴道下降，宫颈外口达坐骨棘水平以下，甚至子宫全部脱出阴道口以外，常伴有阴道前后壁膨出。

素质提升

祖国医学诊治子宫脱垂

子宫脱垂是一个困扰中老年女性的健康问题，虽然并不致命，但会导致慢性盆腔痛、尿失禁、大便失禁、性生活障碍等，严重影响妇女的生活质量。中医认为，子宫脱垂即阴挺，又名阴菌、阴脱。本病始见于《针灸甲乙经·妇人杂病》提及："妇人阴挺出，四肢淫泺，身闷，照海主之。"《医宗金鉴》提出："妇人阴挺，或因胞络伤损，或因分娩用力太过，或因气虚下陷，湿热下注……属热者，必肿痛，小便赤数，宜龙胆泻肝汤。"中医药是祖国医学文化的"瑰宝"，当代医务人员需秉持传承精华、守正创新的精神。

【护理评估】

（一）生理评估

1. 病因

（1）分娩损伤 是最主要的原因。第二产程延长或阴道助产，造成宫颈、主韧带、宫骶韧带和盆底肌肉的损伤，若分娩后支持组织未能恢复正常，容易发生子宫脱垂。产褥期过早从事重体力劳动影响盆底肌组织张力的恢复。多次分娩增加盆底肌肉受损的机会。

（2）长期腹压增加 慢性咳嗽、腹腔积液、腹型肥胖、持续负重或便秘而造成腹腔内压力增加，造成子宫向下移位。

（3）盆底组织发育不良或退行性变 子宫脱垂偶见于未产妇或处女，多系先天性盆底组织发育不良或营养不良所致。年老的患者及长期哺乳的妇女因体内雌激素水平下降，出现盆底支持结构萎缩致盆底松弛，加重子宫脱垂。

2. 临床分度 检查时以患者平卧用力向下屏气时子宫下降的程度，将子宫脱垂分为三度（表20-1，图20-1）。

表 20-1 子宫脱垂的分度

分度	分型	表现
Ⅰ度	轻型	宫颈外口距处女膜缘 <4cm，未达处女膜缘
	重型	宫颈已达处女膜缘，阴道口可见子宫颈
Ⅱ度	轻型	宫颈脱出阴道口，宫体仍在阴道内
	重型	宫颈及部分宫体脱出阴道口外
Ⅲ度		宫颈及宫体全部脱出阴道口外

3. 临床表现

（1）症状 Ⅰ度患者一般无自觉症状。Ⅱ、Ⅲ度患者主诉有"肿物"自阴道脱出，行动不便。Ⅱ度以上患者有不同程度的腰骶部酸痛或下坠感，在久站和劳累后加重。重度患者常伴有阴道前后壁、直肠膨出，出现尿频、排尿困难、残余尿增加、压力性尿失禁或便秘等症状。子宫长期暴露在外引起患者行动不便，长期摩擦还可导致破溃，继发感染时宫颈多有脓性分泌物。子宫脱垂不影响月经，轻度脱垂不影响受孕、妊娠及分娩。

（2）体征 Ⅱ、Ⅲ度患者宫颈及阴道黏膜常增厚角化，宫颈肥大，多数患者宫颈显著延长。由于宫颈、阴道长期暴露于阴道口外，可见宫颈及阴道壁溃疡，并伴有少量出血及脓性分泌物。

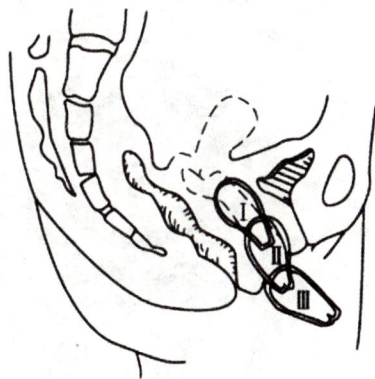

图 20-1 子宫脱垂分度

4. 相关检查

（1）子宫颈细胞学检查 用于排除 CIN 和早期宫颈癌。

（2）膀胱功能检查 尿常规、尿培养、残余尿测定、泌尿系彩超、压力性尿失禁的检查等。

5. 处理原则

（1）非手术治疗 为盆腔器官脱垂的一线治疗方法，包括支持疗法、盆底肌肉的锻炼、放置子宫托、中医和针灸等。

（2）手术治疗 对脱垂超出处女膜、有症状的患者可考虑手术治疗。可根据患者的年龄、全身状况及生育要求等采取个体化治疗。常选择以下手术方法：阴道前后壁修补术加主韧带缩短及宫颈部分切

除术 – 曼氏手术（Manchester 手术）、经阴道全子宫切除术及阴道前后壁修补术、阴道封闭术及盆底重建手术等。

（二）心理社会评估

由于长期的子宫脱出使患者行动不便，不能从事体力劳动，大小便异常、性生活受到影响，患者常出现焦虑，情绪低落，不愿与他人交往。

【常见的护理诊断/问题】

1. 焦虑　与长期的子宫下垂影响正常生活有关。

2. 慢性疼痛　与子宫下垂牵拉韧带、宫颈，阴道壁溃疡有关。

【护理措施】

（一）一般护理

加强营养，合理安排休息和工作，避免重体力劳动；积极治疗便秘、慢性咳嗽及腹腔巨大肿瘤等增加腹压的疾病；勤洗会阴，保持会阴清洁。

（二）心理护理

向患者及家属介绍子宫脱垂的防治方法和预后，以缓解患者的焦虑和情绪低落，提供必要的帮助，促进患者早日康复。

（三）缓解症状的护理

1. 指导盆底肌肉锻炼　盆底肌肉锻炼也称为 Kegel 锻炼，可增加盆底肌肉群的张力。指导患者行收缩肛门运动，用力使盆底肌肉收缩 3 秒以上后放松，每次 10 ~ 15 分钟，每日 2 ~ 3 次。

2. 指导子宫托应用　常用的子宫托有喇叭形、环形和球形三种。指导患者正确使用子宫托，需注意选择合适的型号，以放置后不脱出又无不适感为宜（图 20 – 2）。

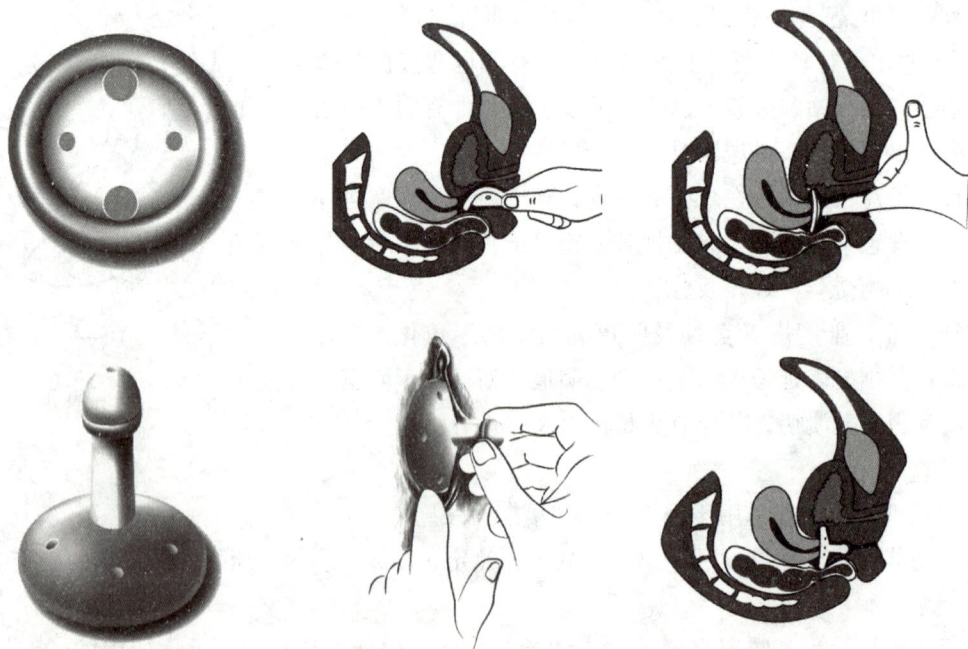

图 20 – 2　各式子宫托及放置

（1）放托　排尿、排便后，洗手，蹲下并两腿分开，一手握托柄，使托盘呈倾斜位进入阴道口内，将托柄边向内推边向前旋转，直至托盘达宫颈。然后屏气使子宫下降，同时将托柄向上推，使托盘紧紧吸附在宫颈上，托柄弯度朝前，对正耻骨弓后面。

（2）取托　手指捏住托柄，上、下、左、右轻轻摇动，待负压消除后，向后外方牵拉，子宫托可自阴道内滑出。

（3）放置子宫托的注意事项　①放置前，阴道应有一定水平的雌激素作用。绝经后妇女可选用阴道雌激素霜剂，一般在用子宫托前4~6周开始应用，并在放托的过程中长期使用。②子宫托应每日早上放入阴道，睡前取出消毒后备用，避免放置过久压迫生殖道而致糜烂、溃疡，甚至坏死造成生殖道瘘。③保持阴道清洁，月经期和妊娠期停止使用。

3. 手术患者的护理

（1）术前准备　术前5日开始进行阴道准备，Ⅰ度子宫脱垂患者应每天坐浴2次，一般采取1：5000的高锰酸钾；对Ⅱ、Ⅲ度子宫脱垂的患者特别是有溃疡者，行阴道冲洗后局部涂40%的紫草油或含抗生素的软膏，并勤洗内裤；注意冲洗液的温度，一般在41~43℃为宜，冲洗后带上无菌手套将脱垂的子宫还纳于阴道内，嘱患者平卧于床上半个小时；积极治疗局部炎症，按医嘱使用抗生素及局部涂含雌激素的软膏。

（2）术后护理　术后应平卧7~10日；留置尿管10~14日；术后用缓泻剂预防便秘；避免增加腹压的动作，如蹲、咳嗽等；每日行外阴擦洗，注意观察阴道分泌物的特点；应用抗生素预防感染。

（四）健康教育

1. 放置子宫托后，分别于第1、3、6个月时到医院检查1次，以后每3~6个月到医院检查1次。

2. 手术患者术后休息3个月，禁止盆浴及性生活，半年内避免重体力劳动；术后2个月到医院复查伤口愈合情况；3个月后再到门诊复查，医生确认完全恢复以后方可有性生活。

第二节　生殖道瘘

生殖道瘘是指由于各种原因导致生殖器与其邻近器官之间形成异常通道。临床上以尿瘘最常见，其次为粪瘘。两者可同时存在，称混合性瘘。

一、尿瘘

尿瘘又称为泌尿生殖瘘，是指人体泌尿道与生殖道之间形成的异常通道，尿液自阴道外流，患者无法控制。临床上以膀胱阴道瘘最为常见，有时可并存两种类型或多种类型的尿瘘（图20-3）。

【护理评估】

（一）生理评估

1. 病因

（1）产伤　产伤在医药条件落后的地区是引起尿瘘的主要原因，多为难产处理不当所致。有坏死型和创伤型两类：坏死型尿瘘是由于骨盆狭窄或头盆不称，产程过长，产道软组织受压过久，使局部组织缺血坏死脱落而成；创伤型是由于产科助产手术时操作不当直接损伤所致。

（2）妇科手术创伤　多因手术时组织粘连或操作不细

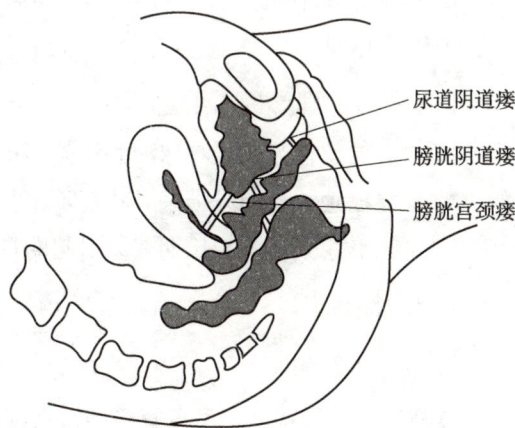

图20-3　尿瘘

致而误伤膀胱、尿道或输尿管，造成尿瘘。

（3）其他　外伤、放射治疗后、晚期妇科或泌尿道肿瘤、子宫托安放不当等均能导致尿瘘。

2. 临床表现

（1）漏尿　最常见、最典型的临床症状为产后或盆腔手术后出现阴道无痛性持续性流液。根据瘘孔的位置，可表现为持续漏尿、体位性漏尿、压力性尿失禁或膀胱充盈性漏尿等。病因不同，漏尿发生的时间也不同。坏死型尿瘘的漏尿多在产后及手术后 3～7 日；手术直接损伤者术后即开始漏尿；放射损伤所致漏尿的发生时间晚且常合并粪瘘。

（2）外阴瘙痒和疼痛　因尿液刺激及浸渍，可引起外阴部皮炎，出现烧灼痛。

（3）尿路感染　合并尿路感染者有尿频、尿急、尿痛及下腹部不适等症状。

3. 相关检查

（1）亚甲蓝试验　可用于鉴别尿瘘的类型。将 3 个棉球分别放在阴道顶端、中段 1/3 处和远端，亚甲蓝溶液经尿道注入膀胱后，通过观察棉球被蓝染的位置，从而估计瘘孔的位置。蓝色液体从阴道壁小孔渗出者为膀胱阴道瘘；自宫颈口流出者为膀胱宫颈瘘；若棉球无色或黄染，说明可能存在输尿管阴道瘘。

（2）靛胭脂试验　静脉注入靛胭脂5ml，5～10分钟后观察阴道有蓝色液体流出，可诊断输尿管阴道瘘。

（3）膀胱镜检查　了解瘘孔的位置及数目，必要时进行双侧输尿管插管。

（4）影像学检查　静脉肾盂造影可了解双侧肾功能及输尿管通畅情况，用于诊断输尿管阴道瘘、膀胱阴道瘘。

4. 处理原则

（1）手术治疗　手术修补为主要治疗方法，首选经阴道手术，同时要注意手术时间的选择。直接损伤的尿瘘应尽早手术修补；其他原因所致的尿瘘及瘘修补失败后应等待 3 个月，待组织水肿消退、局部血液供应恢复正常再进行手术；放疗所致尿瘘应 12 个月后再修补。

（2）非手术治疗　对分娩或手术后 1 周内发生的膀胱阴道瘘和输尿管小瘘孔，一般采用较长时间留置尿管、变换体位等方法，部分患者的小瘘口偶有自愈的可能。肿瘤、结核所致尿瘘者应积极治疗原发疾病。

（二）心理社会评估

因漏尿，患者不愿意出门，与他人接触减少，常伴有无助感，家属和周围人群的不理解会加重其自卑、失望等心理。

【常见的护理诊断/问题】

1. 皮肤完整性受损　与尿液刺激外阴皮肤所致皮炎有关。

2. 社交孤独　与漏尿带来异味而不愿与人交往有关。

3. 自我形象紊乱　与长期漏尿引起的自卑和失望等精神因素有关。

【护理措施】

（一）一般护理

鼓励患者多饮水，向患者解释多饮水可以达到稀释尿液，自动冲洗膀胱的目的，从而减少酸性尿液对皮肤的刺微，缓解和预防外阴皮炎。一般每日饮水不少于3000ml，必要时遵医嘱静脉输液以保证液体入量。

（二）心理护理

护士应了解患者的心理感受，耐心解释和安慰患者，不能因异常的气味而疏远患者；指导家属关心、理解患者的感受，告诉患者和家属通过手术能治愈该病，让患者和家属对治疗充满信心。

（三）缓解症状的护理

1. 指导取合适体位　妇科手术后所致小漏孔的尿瘘者应留置尿管，指导患者采取使漏孔高于尿液面的卧位，促使小漏孔自行愈合。

2. 手术治疗的护理

（1）术前准备　术前积极控制外阴炎症，为手术创造条件。方法：术前 3~5 日，每日用 1∶5000 的高锰酸钾等坐浴；外阴部有湿疹者，可在坐浴后行红外线照射，然后涂氧化锌软膏，待痊愈后再行手术；对老年妇女或闭经者，遵医嘱提前予以阴道局部使用含雌激素的软膏等，促进阴道上皮增生。遵医嘱使用抗生素，其余准备同一般会阴部手术患者。

（2）术后护理　是尿瘘修补手术成功的关键。

①尿管护理：术后留置导尿管 7~14 日，保持尿管的通畅，以免膀胱过度充盈影响伤口的愈合。拔管前需进行膀胱功能训练，拔管后协助患者每 1~2 小时排尿 1 次，逐步延长排尿时间。术后每日补液不少于 3000ml，达到膀胱冲洗的目的，并保持外阴清洁。

②体位管理：根据患者漏孔的位置决定体位，膀胱阴道瘘的漏孔在膀胱后底部者，应取俯卧位；漏孔在侧面者应取健侧位，使漏孔居于高位。

③避免增加腹压：因腹压增加可致尿管脱落，影响伤口的愈合，故应积极预防咳嗽、便秘，并尽量避免下蹲等增加腹压的动作。

（四）健康教育

1. 患者出院后应遵医嘱继续使用抗生素或雌激素药物。

2. 保持外阴清洁干燥，每日清洗外阴，勤换内裤。

3. 手术后 3 个月内禁止性生活及重体力劳动。

4. 尿瘘修补术后妊娠者，应加强孕期保健，提前住院分娩，原则上行剖宫产结束妊娠。再次出现尿瘘时，应及时到医院就诊。

二、粪瘘

粪瘘指肠道与生殖道之间的异常通道，最常见的是直肠阴道瘘。可以根据瘘孔在阴道的位置，将其分为低位、中位和高位瘘。

【护理评估】

（一）生理评估

1. 病因

（1）产伤　可因胎头在阴道内停滞过久，直肠受压坏死而形成粪瘘。难产手术操作动作粗暴，致Ⅲ度会阴撕裂，修补后直肠未愈合及会阴撕裂后缝线穿透直肠黏膜未发现也可致直肠阴道瘘。

（2）妇科手术创伤　行子宫切除术或严重盆腔粘连分离手术时易损伤直肠，瘘孔位置一般在阴道穹隆处。

（3）感染性肠病　如克罗恩病或溃疡性结肠炎。

（4）其他　先天畸形；生殖道发育畸形的手术；长期上置子宫托不取；生殖器官恶性肿瘤晚期浸润或放疗，均可致粪瘘。

2. 临床表现　阴道内排出粪便为主要症状。瘘孔大者，成形粪便可经阴道排出，稀便时呈持续外流。瘘孔小者阴道内可无粪便污染，但肠内气体可自瘘孔经阴道排出，稀便时则从阴道流出。

3. 相关检查

（1）钡剂灌肠　如疑为小肠或结肠阴道瘘，可考虑钡剂灌肠或钡餐透视。

（2）消化内镜检查　必要时借助内镜检查确诊。

4. 处理原则　手术修补为主要治疗方法。手术损伤者应术中立即修补，手术方式可以经阴道、经直肠或经开腹途径完成。先天性粪瘘应在患者 15 岁左右月经来潮后再行手术。压迫坏死性粪瘘，应等待 3～6 个月后再行手术修补。

（二）心理社会评估

由于粪瘘的身体异味给患者生活带来诸多不便，患者不愿出门，与他人交往减少，社交孤立；同时性生活也受到影响，严重影响夫妻感情。

【常见的护理诊断/问题】

1. 皮肤完整性受损　与粪便刺激外阴致皮肤炎症有关。

2. 社交孤独　与粪瘘带来异味不愿与人交往有关。

3. 自我形象紊乱　与长期漏粪而产生自卑等心理有关。

【护理措施】

（一）一般护理

嘱患者注意休息，加强营养，增加机体的抵抗力，保持外阴的清洁，防感染。

（二）心理护理

与患者多沟通，了解患者的心理感受，不能因为异味而疏远患者。用亲切的语言使患者感受到温暖与关爱。告诉患者及家属，通过手术能使该病痊愈，从而使患者及家属对治疗充满信心，配合治疗。

（三）缓解症状的护理

协助医师做好粪瘘患者手术治疗的护理。

1. 术前准备　术前 3 日进行严格的肠道准备；术前第 3 日半流质饮食；术前第 2 日流质饮食；术前第 1 日禁食，并口服庆大霉素 8 万 U，每日 2 次；从流食起每日补液 2000ml，术前 1 日清洁灌肠。

2. 术后护理　术后禁食 1～2 日后给予无渣半流质饮食，控制排便 3～5 日；禁食期间注意营养摄入，促进伤口愈合，一般予以静脉高营养，16～18 小时内均匀输入；同时口服肠蠕动抑制类药物，保持会阴清洁；第 5～7 日后逐渐从进水过渡饮食，口服药物软化大便，逐渐使患者恢复正常排便。

（四）健康教育

1. 出院后遵医嘱继续服用抗生素或激素类药物。

2. 3 个月内禁止性生活及重体力劳动。

3. 如手术失败，教会患者外阴清洁的方法，尽量避免对外阴皮肤的刺激。

第三节　压力性尿失禁

【概述】

压力性尿失禁指腹压突然增加导致的尿液不自主流出。其特点是正常状态下无遗尿，而腹压突然增高时尿液自动流出。

【护理评估】

（一）生理评估

1. 病因　压力性尿失禁分为解剖型和尿道内括约肌障碍型两型。

（1）解剖型　最常见，占90%以上，为妊娠与阴道分娩损伤、绝经后雌激素水平降低等导致盆底组织松弛而引起。

（2）尿道内括约肌障碍型　少见，为先天发育异常所致。

2. 分度　临床常用简单的主观分度，见表20-2。

表20-2　压力性尿失禁的分度

分度	表现
Ⅰ级尿失禁	只发生在剧烈压力下，如咳嗽、打喷嚏或慢跑
Ⅱ级尿失禁	发生在中度压力下，如快速运动或上下楼梯
Ⅲ级尿失禁	发生在轻度压力下，如站立时，但患者在仰卧位时可控制尿液

3. 临床表现　腹压增加下不自主溢尿是最典型的症状，而尿急、尿频，急迫性尿失禁和排尿后膀胱区胀满感亦是常见的症状。80%的压力性尿失禁患者伴有阴道膨出。

4. 相关检查

（1）压力试验　患者膀胱充盈时，取截石位检查。嘱患者咳嗽的同时，观察尿道口。如果每次咳嗽时尿液不自主溢出，则可提示压力性尿失禁。如果截石位下没有尿液溢出，应让患者站立位时重复压力试验。

（2）指压试验　检查者把中指和示指放至阴道前壁的尿道两侧，指尖位于膀胱与尿道交接处，向前上抬高膀胱颈，再行诱发压力试验。若无压力性尿失禁现象，则为阳性。

（3）其他　棉签试验、尿动力学检查、尿道膀胱镜检查等。

5. 处理原则

（1）非手术治疗　用于轻、中度压力性尿失禁治疗和手术治疗前后的辅助治疗。主要包括盆底肌肉锻炼、盆底电刺激、膀胱训练、α-肾上腺素能激动剂和阴道局部雌激素治疗。30%~60%的患者经非手术治疗能改善症状。

（2）手术治疗　耻骨后膀胱尿道悬吊术和阴道无张力尿道中段悬吊带术为金标准手术方式。因阴道无张力尿道中段悬吊带术更为微创，现为一线手术治疗方法。压力性尿失禁的手术治疗一般在患者完成生育后进行。

（二）心理社会评估

患者因尿液常不受控制而自动溢出，严重影响日常生活和工作，常遭受周边人甚至家人的冷落、歧视，表现出焦虑、自卑，产生社交恐惧，并担心治疗效果。

【常见的护理诊断/问题】

1. 舒适改变　与尿液不能自控溢出有关。

2. 有感染的危险　与尿液溢出浸渍外阴皮肤有关。

3. 自我形象紊乱　与尿液不能自控而抵触社交有关。

【护理措施】

（一）一般护理

嘱患者注意休息，加强营养，增加机体抵抗力，穿宽松棉质内裤，保持外阴的清洁，必要时使用成人尿不湿，并及时更换。

（二）心理护理

多与患者沟通，打消患者心理上的顾虑，减轻焦虑情绪。向患者讲解手术方法及术后注意事项，增强患者治疗的信心，并注意保护患者的隐私。

（三）缓解症状的护理

1. 非手术治疗的护理

（1）指导进行盆底肌肉锻炼：反复进行缩肛动作，先进行长而持续的收缩，然后放松，当每次收缩的持续时间能达到 3 秒以上时，再进行快速收缩和长慢收缩交替训练。每次 15～30 分钟，每日 3 次，3～4 月为一个疗程。可提高尿道与膀胱的张力，达到治疗漏尿的目的。

（2）遵医嘱协助医师对患者进行盆底电刺激疗法。

（3）指导患者遵医嘱正确用药，交代用药注意事项。

2. 手术治疗的护理

（1）遵医嘱按会阴部手术的术前护理常规做好术前准备。

（2）术后注意保持尿管的通畅，鼓励多饮水，保持大便通畅。

（3）注意防感染。

（四）健康教育

1. 积极治疗慢性咳嗽、习惯性便秘等使腹压增加的疾病。

2. 进行计划生育指导，避免多产、密产。

3. 产后避免过早参加重体力劳动。

4. 提倡做产后保健操。

目标检测

答案解析

一、A 型题

1. 子宫脱垂最主要的发病因素是（　　）

    A. 盆底组织松弛　　　　　　　　　　B. 慢性咳嗽

    C. 分娩损伤　　　　　　　　　　　　D. 产后过早进行重体力劳动

    E. 便秘

2. 关于放置子宫托的注意事项，描述错误的是（　　）

    A. 急性生殖器官炎症及阴道溃疡者慎用

    B. 适合于子宫脱垂Ⅰ度、Ⅱ度轻型患者

    C. 上子宫托后需定期检查

    D. 选用子宫托大小要适宜

    E. 最适合重度子宫脱垂伴盆底肌肉萎缩者

3. 患者，女，50 岁，G_4P_2，因腰骶部酸痛伴下腹下坠感就诊。妇检：患者平卧向下用力时子宫颈外口已达到处女膜缘，但未超出处女膜缘。其子宫脱垂的程度为（　　）

    A. Ⅱ度轻型　　　　　　　　　　　　B. Ⅱ度重型

    C. Ⅲ度脱垂　　　　　　　　　　　　D. Ⅰ度重型

    E. Ⅰ度轻型

4. 产伤或者手术引起的坏死性尿瘘在产时或产后（　　）

    A. 立即发生

    B. 3~7 天发生

    C. 2 周发生

    D. 10 天发生

    E. 1 个月发生

5. 下列关于尿瘘修补术后护理的描述中，错误的是（　　）

    A. 嘱患者多饮水以达到膀胱自洁目的

    B. 应用抗生素预防感染

    C. 注意外阴部清洁

    D. 防止咳嗽

    E. 为防止感染，嘱患者自行排尿，不必留置导尿管

6. 最常见的泌尿生殖瘘是（　　）

    A. 尿道阴道瘘

    B. 输尿管阴道瘘

    C. 膀胱宫颈瘘

    D. 膀胱阴道瘘

    E. 膀胱尿道阴道瘘

7. 下列关于指导子宫脱垂患者应用子宫托方法的描述中，错误的是（　　）

    A. 选择大小适宜的子宫托

    B. 放置前排净大小便

    C. 托盘呈倾斜位进入阴道口

    D. 当托盘达子宫颈时嘱患者吸气

    E. 放妥后托柄弯度朝前

8. 某产妇，38 岁，G_1P_0。临产 30 小时经阴道助产一男婴，产后检查发现阴道前壁皮肤发黑。为预防尿瘘的发生，下列处理正确的是（　　）

    A. 产后每日阴道上药，连续 3 日

    B. 术后留置导尿管 10~14 日

    C. 术后留置导尿管，每 4 小时开放一次

    D. 术后 2 日导尿管脱出，即可令其自解小便

    E. 导尿管不通畅，可加压冲洗膀胱

9. 压力性尿失禁易并发于（　　）

    A. 子宫黏膜下肿瘤

    B. 子宫脱垂

    C. 阴道壁囊肿

    D. 子宫后壁膨出

    E. 子宫内翻

10. 关于尿瘘患者的术前准备，描述错误的是（　　）

    A. 手术应选择在月经周期后半期进行

    B. 控制炎症

    C. 陈旧性瘘孔瘢痕硬化者应先用激素软化瘢痕

    D. 术前常规做尿培养 + 药敏试验

    E. 对老年或闭经患者，给少量雌激素

二、名词解释

1. 子宫脱垂

2. 压力性尿失禁

3. 生殖道瘘

三、简答题

1. 简述子宫脱垂的临床分度。

2. 简述压力性尿失禁非手术治疗的护理措施。

四、病例分析

患者，女，35 岁，G_2P_0，宫内妊娠 40 周。昨晚 8 点因"规律腹痛 2 小时"入院，于今晚 6 点行会阴侧切术，经产钳助产娩出一活女婴，重 4100g，产后留置尿管，72 小时后拔除尿管。患者一般情况较好，能自解小便但出现不能自控的溢尿，产后情绪波动较大，拒绝母乳喂养。

根据以上资料，请回答：

1. 该患者目前最可能的临床诊断。
2. 该类患者主要的护理诊断。
3. 该类患者相应的护理措施。

（徐洁欢）

书网融合……

本章小结　　　　　　微课　　　　　　题库

第二十一章　不孕症妇女的护理

PPT

通过本章内容学习，学生能够：

1. 说出不孕症、辅助生殖技术的定义及不孕症的主要病因、处理原则。

2. 概括不孕症、辅助生殖技术常见并发症的护理措施。

3. 应用护理程序，对不孕症妇女进行护理评估，提出护理诊断/问题，制定护理计划并提供护理照护。

4. 具有扎实的专业知识、良好的沟通能力、医护合作精神，学会尊重患者，保护患者隐私。

情境导入

患者，女，31 岁。婚后 3 年，性生活正常，未避孕未孕至今，来院就诊。患者平素月经规律，心情焦虑。男方 32 岁，精液检查正常。

根据以上资料，请回答：

1. 该患者最可能的临床诊断。

2. 对该类患者的护理措施。

第一节　不孕症 🄔微课

【概述】

女性无避孕、有正常性生活，至少 12 个月未受孕，称不孕症（infertility）。在男性则称为不育症。不孕症分为原发性和继发性两大类。既往无避孕而从未妊娠者称为原发性不孕；既往有过妊娠史，而后未避孕连续 12 个月未孕者称为继发性不孕。不孕症发病率因国家、民族和地区的不同而存在差别，我国不孕症发病率为 7% ~ 10%。

【护理评估】

（一）生理评估

1. 病因　受孕是一个复杂的生理过程，正常情况下必须具备下列条件：卵巢排出正常的卵子；精液正常并含有正常的精子；卵子和精子能够在输卵管内相遇并结合成为受精卵；受精卵顺利地被输送入子宫腔；子宫内膜适合于受精卵着床。这些环节中有任何一个不正常，便能阻碍受孕。因此，导致不孕症的原因可能有女方因素、男方因素、男女双方因素或不明原因。

（1）女性不孕因素

①输卵管因素：是不孕症最常见的因素。输卵管的功能是运送精子、捡拾卵子、向宫腔运送受精卵，同时也是精子和卵子结合的场所。任何影响输卵管功能的病变都可能导致不孕。A. 输卵管发育异常：输卵管过度弯曲细长，管壁肌肉薄弱，纤毛运动及管壁蠕动丧失等。B. 输卵管炎症：既往盆腔感

染及生殖道或性传播疾病（STD），可导致输卵管伞端闭锁或输卵管阻塞；纤毛破坏，管壁僵直而蠕动不良。

②卵巢因素：在所有不孕女性中，大约25%有排卵问题。A. 卵巢病变：如多囊卵巢综合征、卵巢子宫内膜异位症、卵巢功能早衰、功能性卵巢肿瘤、先天性卵巢发育不全等。B. 下丘脑－垂体－卵巢轴功能紊乱：可引起无排卵性月经、闭经。C. 全身性疾病：如甲状腺功能亢进或低下、肾上腺功能亢进或低下、重度营养不良、重症糖尿病等影响卵巢功能而导致不排卵。

③子宫因素：子宫发育不良、子宫黏膜下肌瘤、子宫内膜多发性息肉、子宫内膜异位症、非特异性子宫内膜炎、子宫内膜结核及子宫内膜分泌反应不良等可导致受精卵不能着床或着床后早期流产。

④宫颈因素：宫颈管是精子上行的通道，其解剖结构和宫颈黏液的性状与生育存在密切联系，直接影响精子能否进入宫腔。当体内雌激素水平低下或宫颈炎症时，子宫颈黏液的性质和量发生改变，影响精子的活力和进入宫颈的数量；宫颈肌瘤、宫颈息肉、宫颈口狭窄等均可导致精子穿过障碍而引起不孕。

⑤阴道因素：先天性无阴道，处女膜闭锁，阴道纵隔、横隔，各种原因引起的阴道损伤后粘连、瘢痕性狭窄都可影响性生活并阻碍精子进入阴道。严重阴道炎症时，阴道 pH 改变，引起大量微生物和白细胞增生，炎性细胞消耗精液中的能量物质，降低精子活力，缩短其生存时间致不孕。

⑥免疫因素：不孕女性血清中存在透明带自身抗体，与透明带反应后阻止精子进入卵子导致不能受精。

（2）男性不育因素

①精液异常：表现为少精、弱精、无精、畸精症。导致精液中精子的数量、形态和功能异常的原因是多方面的。A. 睾丸发育异常：如先天性睾丸发育不全不能产生精子，双侧隐睾导致曲细精管萎缩等妨碍精子产生。B. 病原体感染：如沙眼衣原体、解脲支原体感染，可能影响精子的正常产生、精子的运动及产生自身抗体而影响受孕。C. 急性或慢性疾病：如腮腺炎并发睾丸炎、睾丸结核破坏睾丸组织、精索静脉曲张有时影响精子质量。D. 理化因素：如致癌物质、致突变物质、放化疗、慢性酒精中毒等造成精子减少甚至无精子。E. 内分泌功能障碍：男性内分泌受下丘脑－垂体－睾丸轴的调节，垂体、肾上腺及甲状腺功能障碍也可能影响精子的产生。F. 遗传因素：染色体核型异常，如克氏综合征、Y染色体微缺失、嵌合型等。

②输精管道阻塞及精子运送受阻：A. 先天性输精管结构畸形、缺如；B. 炎症、手术、创伤等因素导致输精管阻塞，阻碍精子通过。

③免疫因素：A. 男性体内产生对抗自身精子的抗体而破坏精子；B. 射出的精子自身凝集而不能穿过宫颈黏液。

④勃起异常：精神心理性或器质性病变引起的勃起功能异常引起精子排出障碍。

（3）男女双方因素

①缺乏生育生殖健康基本知识：男女双方都缺乏性生活、生殖系统的解剖结构和生理的基本知识而导致不正常的性生活。

②精神因素：男女双方过分盼望怀孕，性生活紧张而出现心理压力或其他因素导致的心理障碍而导致不孕不育。

③免疫因素：精子精浆或受精卵被阴道或子宫内膜吸收后，机体产生免疫抗体，导致精子和卵子不能正常结合或受精卵发生着床障碍。

（4）不明原因不孕　男女双方通过不孕症的系统检查，依靠目前应用的检测手段尚未发现明确原因的不孕症。

2. 相关检查

（1）体格检查　除一般常规检查外，应注意第二性征发育情况。妇科检查内外生殖器发育情况，有无畸形、炎症、盆腔包块等。男方外生殖器有无畸形或病变，包括阴茎、阴囊、前列腺的大小、形状等。

（2）女方检查

①卵巢功能检查：血清内分泌激素检查、子宫颈黏液变化、基础体温测定和阴道 B 型超声监测卵泡发育、子宫内膜厚度及形态等，了解卵巢有无排卵及黄体功能状态。

②输卵管通畅试验：有排卵、黄体功能良好者，应行输卵管通畅试验。常用的方法是子宫输卵管碘油造影术、子宫输卵管通液术及 B 型超声下输卵管通液术。

③宫腔镜检查：了解子宫内膜形态、内膜的色泽和厚度、双侧输卵管开口，是否有宫腔畸形、粘连、内膜息肉、黏膜下肌瘤等。

④腹腔镜检查：可与腹腔镜手术同时进行，既可直观盆腔情况如输卵管形态、有无盆腔粘连等，也可进行腹腔镜粘连分离术或异位病灶电灼术等治疗。

⑤性交后精子穿透力试验：试验前 3 天禁止性交，避免阴道用药或冲洗，应选择在预测的排卵期性交，受试者于性交后 2 ~ 8 小时后受检。

⑥免疫检查：检查血清内抗精子抗体（AsAB）、抗卵巢抗体（AOV）、抗子宫内膜抗体（AEM）、抗绒毛膜促性腺激素抗体（A - hCG）等。

⑦遗传学检查。

（3）男方检查

①精液检查：正常精液常规检查结果为精液量 > 1.5ml，精子密度计数 $\geq 15 \times 10^6/ml$，前向运动精子 $\geq 32\%$，精子活动率 $\geq 40\%$，pH ≥ 7.2，白细胞 $< 1 \times 10^6/ml$。无精子、精子数量少、精子活动力弱等均为异常；精子形态分析正常结果为精子形态染色 $\geq 4\%$，精子形态不染色 $\geq 30\%$。

②内分泌检查：主要检测血浆睾酮水平，促性腺激素释放激素刺激试验等，了解下丘脑 – 垂体 – 睾丸轴的功能。

③免疫检查：通过精子凝集试验或制动试验检测血清或精浆中的精子凝集抗体或制动抗体。

④病理学检查：对于无精症患者，可行睾丸活检。

⑤遗传学检查。

⑥超声影像学检查。

3. 处理原则　不孕与年龄关系较为密切，治疗时需充分考虑女性卵巢的生理年龄，针对病因选择恰当的治疗方案，尽量采取自然、安全、合理的方案进行治疗。首先应保持良好乐观的生活态度，改善生活方式，合理锻炼身体，增强体质，增进健康；体重超重者至少减轻体重 5% ~ 10%，体质瘦弱者应积极纠正贫血和营养不良状态；戒烟、戒毒、不酗酒。掌握生育生殖健康相关知识，了解排卵规律，性交频率适中，以增加受孕机会。针对不孕症的病因进行处理；根据具体情况，必要时采用辅助生殖技术。

（二）心理社会评估

不孕症直接影响家庭和社会的稳定。生育被看作女性的一项基本社会职能，具有生育能力被认为是女性的成功标志之一，是自我价值的实现。然而，不孕症的诊断及治疗给女性带来了生理和心理上的不安和压力。生理方面的影响包括女方接受激素药物治疗、人工授精、试管婴儿等干预措施。心理方面的影响包括承受来自自身、家庭、社会等各方面的压力，在希望和失望之中反复受到波折而影响心理健康，表现出羞涩、怀疑、震惊、否认、内疚、孤独、愤怒、悲伤、焦虑等情绪。

护理评估时要仔细评估不孕夫妇双方的心理状态及反应，有时需要夫妇在一起完成评估，有时要根据情况单独对不孕夫妇进行评估。

【常见的护理诊断/问题】

1. 知识缺乏　缺乏生育生殖健康知识。

2. 自尊紊乱　与诊治过程中反复就诊、繁杂的检查、无效的治疗效果有关。

3. 焦虑　与长期不孕、治疗效果不佳有关。

【护理措施】

（一）一般护理

1. 保持健康的生活方式，如营养均衡、适当体育锻炼、增强身体健康。戒除不良嗜好，如烟、酒、毒品等。

2. 指导夫妻双方主动进行沟通，谈论自己的感受和未来治疗不孕的计划。

（二）心理护理

1. 提供信息，纠正错误观念，增强自信心　引起不孕的因素较多，过去人们普遍认为不孕是女方的问题，而实际上由于男方因素、男女双方及不明原因的因素导致不孕占50%～60%。护士评估夫妇双方目前所具有的不孕相关知识及错误观念，鼓励夫妇毫无保留地表达自己内心的真实想法及顾虑。用通俗的语言、恰当的方法向夫妇双方讲解生殖方面的解剖、生理知识；纠正夫妇关于受孕的错误观念，关心、理解、尊重患者，保护患者的隐私；做好家属的解释指导工作，减轻患者的心理压力，增强夫妇双方对怀孕的信心和勇气。

2. 给予患者心理疏导　不孕症对于不孕夫妇来说是一个生活危机，夫妇双方将经历一系列的心理反应，因此应对其提供心理疏导和支持，可以单独进行以保证隐私，也可以夫妇双方同时进行。取得患者信任，根据患者及家属的心理状况及时进行针对性的心理疏导，为其提供适当的发泄机会。与患者或家属直接面谈，帮助夫妇进行交流，鼓励其谈论对不孕的想法、感受，使患者有机会发泄并理顺自己的情绪。教会患者减轻心理压力的技巧，如改进表达情绪的方式、调整认知、转移生活重心等。

3. 正视不孕治疗的结局

（1）治疗成功，发生妊娠　此时期患者的焦虑并没有减少，常担心在分娩前或分娩时发生意外。即使分娩出健康的新生儿，她们仍需要他人帮助自己确认事实的真实性。

（2）治疗失败，停止治疗　一些不孕夫妇因为经济、年龄、心理压力等因素放弃治疗。护士应对她们的选择给予支持，帮助她们走出低谷期，重新建立自信。

（3）治疗失败，发生异位妊娠　如果妊娠失败是因为异位妊娠，且失去了一侧输卵管，进一步影响生育能力，此时女性悲伤和疼痛的感触较多，护士应给予相应的心理疏导。

（三）缓解症状的护理

1. 向患者解释诊断性检查可能引起的不适　子宫输卵管碘油造影可能引起腹部痉挛感，在术后持续1～2小时，患者可以在当日或第2日返回工作岗位而不留后遗症。腹腔镜手术后1～2小时可能感到一侧或双侧肩部疼痛，可遵医嘱给予可待因或可待因类的药物以止痛。子宫内膜活检时，可能引起下腹部的不适感，如痉挛、阴道流血等。

2. 指导正确用药

（1）如果使用促排卵、黄体支持等药物，教会患者在月经周期的正确时间用药，剂量准确、浓度适当。

（2）指导患者在发生妊娠后，严格遵医嘱使用保胎药，禁止随意更改、停用药物，以免发生胚胎发育停止。

（3）告知患者药物的作用及副作用，提醒其及时报告药物的副反应。长期注射黄体酮可出现注射部位疼痛、红肿和硬结，护士在注射时要更换注射部位，并对注射部位进行局部热敷。对于长期口服地屈孕酮的患者，嘱定期复查肝功能，以免引起肝脏损伤。氯米芬应在睡前或饭后服药，以减轻胃肠道刺激；出现面部潮红、皮疹、恶心、乏力等反应不必紧张，停药后可消失；发生严重头痛、头晕的患者，宜卧床休息。使用尿促性素、hCG 时可诱发卵巢过度刺激，出现卵巢轻至中度肿大、腹胀、恶心、呕吐，严重者可有腹腔积液、胸腔积液。

3. 治疗护理　对于符合辅助生殖技术指征的患者，医护人员要解释各种辅助生殖技术的适应证及优缺点，以便不孕夫妇知情选择、合理决策。例如，体外受精与胚胎移植、宫腔内配子移植等都具有较高的妊娠率，但几乎所有的辅助生殖技术都可以引起多胎妊娠，成为高危妊娠，引起早产、胎盘功能低下等。此外，女性的年龄也可以影响辅助生殖技术成功的可能性。

（四）健康教育

1. 教会患者提高妊娠技巧

（1）消除思想顾虑，正确看待妊娠，保持良好的情绪。

（2）保持健康生活方式，改善不良生活习惯，维持正常体重。纠正不良生活方式，戒烟、戒毒、不酗酒。

（3）掌握生育生殖健康基本知识，学会预测排卵期，指导患者掌握性交的适当时机，如在排卵前 2～3 日至排卵后 24 小时内性交以增加受孕机会。性交后不要立即如厕，应当卧床，并抬高臀部，休息 20～30 分钟，促进精子进入宫颈。

2. 预防不孕症的诱因　注意卫生，减少生殖道感染；无生育计划时应采取安全、有效的避孕措施，避免意外妊娠，减少因人工流产引起的不孕。

第二节　辅助生殖技术及护理

【概述】

辅助生殖技术（assisted reproductive techniques，ART）也称为医学助孕，指在体外对配子和胚胎采用显微操作技术，帮助不孕夫妇受孕的一组方法。辅助生殖技术包括人工授精（artificial insemination，AI）和体外受精－胚胎移植（in vitro fertilization and embryo transfer，IVF－ET）及其衍生技术。辅助生殖技术的出现及应用使不孕症的治疗得到极大改进，为不孕女性解除了不能生育的痛苦，对女性的身心健康和家庭稳定起重要作用。辅助生殖技术涉及道德、伦理、法规等问题，因此需要严格管理。本节主要介绍人工授精和体外受精－胚胎移植技术。

素质提升

几代耕耘，缔造生命奇迹

1978 年，世界首例试管婴儿的诞生开创了人类生殖医学的新纪元，人类辅助生殖技术的应用及推广自此拉开序幕，也为不孕不育患者开辟了新的治疗手段。1988 年我国大陆第一例试管婴儿诞生，虽然起步比国际上晚了 10 年，但是经过一代又一代生殖人的不懈努力、接续奋斗，实现了从无到有、从有到精。目前，我国辅助生殖技术已达到世界先进水平，胚胎植入前遗传诊断技术等领域更是达到世界领先水平。

作为当代护理工作者，要继承和发扬前辈们百折不挠、敢于创新的精神，承担起生殖健康、优生优育、不孕不育防治宣传教育工作，提高公众生殖健康水平，促进育龄夫妇健康孕育。

【辅助生殖技术】

（一）人工授精

人工授精（artificial insemination，AI）是指将男性精液（包括新鲜精液与冷冻精液）通过非性交的人工方式注入女性生殖道或宫腔内，以协助女性受孕的技术。临床上广泛运用的多为宫腔内人工授精（intrauterine insemination，IUI）。按精液来源的不同分为两类：丈夫精液人工授精（artificial insemination with husband，AIH）、供精者精液人工授精（artificial insemination with donor，AID）。按国家法规，目前AID精子来源一律由国家卫生健康委员会认定的人类精子库提供和管理。

1. 适应证

（1）夫精人工授精适应证 ①精液异常：轻度或中度少精症、弱精症、非严重畸形精子症、精液液化异常等。②宫颈因素不育：因宫颈黏液异常造成精子无法通过宫颈导致的不孕。③因性功能障碍或生殖道畸形造成的性交障碍。④排卵障碍如多囊卵巢综合征、子宫内膜异位症经药物处理不能受孕者。⑤免疫性不孕。

（2）供精人工授精适应证 ①不可逆的无精子症、严重的少精症、弱精症和畸形精子症。②输精管复通失败。③射精障碍。④男方有不宜生育的严重遗传性疾病。⑤严重母儿血型不合不能得到存活的新生儿。

2. 禁忌证

（1）夫精人工授精禁忌证 ①女方患有不宜妊娠的严重的遗传、躯体疾病或精神疾病。②一方患有生殖泌尿系统急性感染性疾病或性传播疾病。③一方近期接触致畸量的放射线、有毒物质，或服用有致畸作用的药品、毒品等并处于作用期。

（2）供精人工授精禁忌证 ①女方患有不宜妊娠的严重的遗传、躯体疾病或精神疾病。②女方患有生殖泌尿系统急性感染性疾病或性传播疾病。③女方近期接触致畸量的放射线、有毒物质，或服用有致畸作用的药品、毒品等并处于作用期。

3. 供精者的管理 由于供精者精液人工授精实施中存在很多伦理问题，所以实施AID的医疗机构需要经过特殊审批后方可实施此项技术；为防止近亲婚配，需严格控制每一位供精者的冷冻精液最多只能使5名女性受孕。①建立供精档案。②供精者泌尿生殖道性病检查。③人工授精前对采集的供精者精液进行常规检查。④取精前禁欲5~7天，要求24小时内禁饮含乙醇饮料。⑤已使受精者受孕达5人次时，此供精者的精液不能再使用。

4. 主要步骤

（1）促进排卵或预测自然排卵的规律 排卵障碍者可进行促排卵治疗，单用或联合用药。预测排卵的方法包括：①月经周期史；②实验室生化检查LH、E_2；③B型超声卵泡监测；④宫颈黏液；⑤基础体温测定。

（2）收集及处理精液 用无菌、无毒取精杯经手淫法取精。注意避免接触取精杯内口，保证取精完整，立即送至实验室。精液液化后，进行精液常规分析，包括精液量、精子计数、液化时间、活动率、凝集等，根据精液质量选择不同方法进行优选处理。整个过程在超净台内进行，保证无菌状态。常用的精液处理方法一般包括洗涤、上游、下游、密度梯度离心法等。将优选出的精液置于37℃，待用。若为供精者精液人工授精，将患者夫妇双方选择的供精者冷冻精液解冻处理。

（3）选择 AI 时间　一般通过生化检查 LH、E_2 及 B 型超声、宫颈黏液、基础体温等检查综合判断排卵时间，于排卵前和排卵后 24 小时内各注射一次。

（4）方法　嘱患者排空膀胱，取膀胱截石位，常规用无菌生理盐水消毒外阴及阴道，用 1ml 注射器连接人工授精管，吸取 0.3～0.5ml 处理好的精液，通过宫颈管缓慢注入宫腔，并尽可能避免擦伤黏膜和出血。

（二）体外受精 – 胚胎移植

体外受精 – 胚胎移植（in vitro fertilization and embryo transfer，IVF – ET）指从女性卵巢内取出卵子，在体外与精子发生受精形成胚胎，再移植到子宫腔内，使其着床发育成胎儿的全过程。由于这一过程最早是在试管内进行，故称试管婴儿。

1. 适应证

（1）女方：①各种因素导致的配子运输障碍，如双侧输卵管阻塞、输卵管缺如、严重盆腔粘连或输卵管手术史等输卵管功能丧失者。②排卵障碍，经反复常规治疗仍未妊娠者。③子宫内膜异位症经长期药物治疗或手术治疗仍未妊娠者。

（2）男方：少、弱、畸精子症。

（3）免疫性不孕与不明原因不孕。

2. 禁忌证

（1）男女任何一方患有严重的精神疾病、泌尿生殖系统急性感染、性传播疾病。

（2）患有《中华人民共和国母婴保健法》规定的不宜生育且目前无法进行产前诊断或胚胎植入前遗传学诊断的遗传性疾病。

（3）任何一方接触致畸量的射线、毒物、药品并处于作用期。

（4）任何一方具有吸毒等严重不良嗜好。

（5）女方子宫不具备妊娠功能或因严重躯体疾病不能承受妊娠。

3. 术前准备

（1）女方准备　详细了解和记录月经史及近期月经情况、妇科常规检查，进行阴道 B 型超声检查、女性内分泌激素测定、输卵管造影检查、基础体温测定；进行自身抗体检查及抗精子抗体检查。

（2）男方准备　精液常规检查。

（3）男女双方共同准备　①相关证件：结婚证、夫妇身份证、计划生育服务手册。②男女双方染色体检查及肝脏功能检查、血型检查、血液及尿常规检查等。

4. 主要步骤

（1）促进及监测卵泡发育　应用促排卵药物诱发排卵以获取多个卵子供使用，采用 B 型超声测量卵泡直径及测定血 E_2、LH 水平，监测卵泡发育情况。

（2）经阴道超声取卵　在阴道 B 型超声指导下将穿刺针经阴道后穹隆刺入卵泡并抽吸卵泡液的过程称为经阴道超声取卵术。抽吸的卵泡液含有所需的卵子。

（3）体外受精和胚胎培养　取出的卵母细胞放入培养液培养，使卵子进一步成熟，达到与排卵时相近的状态，以提高受精率与卵裂率。取卵后 4～6 小时将经处理的丈夫精子与卵子一起培养，精子将依靠自身的运动进入卵细胞，两性遗传物质结合形成受精卵，一般受精后 12～18 小时可以看到受精卵形成，进一步培养受精卵会继续分裂，形成两细胞、四细胞、八细胞的胚胎。

（4）胚胎移植　将体外培养形成的胚胎装入细管经宫颈送入宫腔的过程称为胚胎移植。一般在取卵后 2～3 天，少数在取卵后 5 天移植。

（5）黄体支持及随访　取卵后使用黄体酮或人绒毛膜促性腺激素支持黄体，胚胎移植后 14 天左右行妊娠试验，若怀孕，根据具体情况继续黄体支持。并在移植术后 30 天左右行 B 型超声检查，确定胎儿数目，评估胎儿发育情况，如为三胎及三胎以上妊娠，需早期行选择性胚胎减灭术。

（三）卵胞浆内单精子注射

卵胞浆内单精子注射（intracytoplasmic sperm injection，ICSI）是在显微操作系统的帮助下，在体外直接将单个精子注入卵细胞浆内使其受精，其他技术环节同常规 IVF - ET，此为第二代试管婴儿技术。

卵胞浆内单精子注射适应证：①严重少、弱、畸精子症；②不可逆的梗阻性无精子症；③生精功能障碍（排除遗传缺陷疾病所致）；④体外受精失败；⑤免疫性不育；⑥精子顶体异常；⑦需行植入前胚胎遗传学检查。此外，对于体外助孕（IVF）短时受精未见受精迹象的卵子，采取补救性 ICSI。

（四）胚胎植入前遗传学诊断

胚胎植入前遗传学诊断（preimplantation genetic diagnosis，PGD）是从体外受精第 3 日的胚胎或第 5 日的囊胚中取出 1 ~ 2 个卵裂球或部分滋养细胞进行细胞或分子遗传学检测，检出致病基因和异常核型的胚胎，将正常基因和核型的胚胎移植，得到健康后代。与产前诊断（受孕后进行的诊断）不同，PGD 可在受精后几天内对胚胎的基因紊乱进行监控。主要解决有严重遗传性疾病风险和染色体异常夫妇的生育问题。

【常见并发症及护理】

辅助生殖技术的孕产期并发症主要是由于药物刺激促排卵过程所引起，常见的有卵巢过度刺激综合征、卵巢反应不良、多胎妊娠、流产或早产等，本节主要介绍卵巢过度刺激综合征的护理。

（一）卵巢过度刺激综合征

卵巢过度刺激综合征（ovarian hyperstimulation syndrome，OHSS）指诱导排卵药物刺激卵巢后，导致卵巢增大、多个卵泡发育、雌激素水平过高、腹胀、胃肠道不适、腹腔积液、少尿及低血容量所致的一系列临床综合征，是 ART 的严重并发症，其发生率为 20%。

1. 分度及临床表现　根据临床表现及实验室检查，OHSS 可分为轻、中、重三度。

（1）轻度　症状及体征常发生于排卵后 3 ~ 6 天，胃部不适，轻微腹胀或下腹痛、恶心，伴食欲缺乏。B 型超声检查示卵巢直径可达 5cm，卵泡数 >10 个，少量腹腔积液，血清 E_2 >5550pmol/L。

（2）中度　腹胀加重，盆腔两侧疼痛有紧迫感，可触及卵巢，恶心、呕吐加重。B 型超声检查示卵巢直径增大 5 ~ 12cm，中等量腹腔积液，血清 E_2 >11100pmol/L。

（3）重度　腹胀腹痛明显，患者口渴多饮但尿少，恶心、呕吐甚至不能进食，体重增加、脉搏快、心肺功能障碍，严重者可出现呼吸窘迫、深部静脉血栓形成甚至死亡。B 型超声检查示卵巢直径 >12cm，大量腹腔积液伴胸腔积液，甚至出现心包积液，危及生命。

2. OHSS 的护理措施

（1）一般护理　注意促排卵药物应用的个体化原则，严密监测卵泡发育，根据卵泡数量及性激素水平适当调整用药。应用促排卵药物期间，鼓励患者少食多餐，进易消化、高蛋白、富含维生素的食物；禁止剧烈活动，避免发生卵巢扭转等并发症。

（2）心理护理　重视患者的无助感，耐心向患者解释发生 OHSS 的原因，讲述一些治疗信息及同类疾病的治愈情况，减轻其心理负担，增强战胜疾病的信心。

（3）缓解症状的护理

①轻度 OHSS：无需特殊处理，但需注意观察，等待自行缓解。

②中度 OHSS：应鼓励患者注意饮食，避免剧烈运动。症状严重者予以对症治疗，同时注意腹痛的部位、性质及伴随症状。

③重度 OHSS 的护理：A. 建立静脉通路，纠正低血容量，遵医嘱给予白蛋白、低分子右旋糖酐、羟乙基淀粉或血浆等；合理安排输液顺序，维持电解质的平衡；由于利尿剂对消除胸腔积液、腹腔积液无效，相反，应用后可能进一步减少血容量，并诱发低血量性休克，所以在未补足液体的基础上，禁止使用利尿剂。B. 严密监测患者的生命体征、体重和腹围的变化，准确记录 24 小时出入量。C. 绝对卧床休息，给予半卧位，适当进行下肢活动，防止下肢静脉血栓形成。D. 胸、腹腔积液症状护理：对重症 OHSS 伴有胸腔积液、腹腔积液等症状影响呼吸时，给予吸氧，并可进行腹腔穿刺或后穹隆穿刺放腹腔积液，以缓解症状。放液过程中，应严密观察患者的生命体征及意识变化，并准确记录，放液后鼓励患者在静脉补充蛋白质和血浆的同时，增加蛋白质食物的摄入，以补充丢失的蛋白质。E. 在重度 OHSS 治疗过程中，经对症处理，若症状继续加重，甚至危及生命时，可终止妊娠。F. 必要时可以放弃该移植周期，取卵后行体外受精，但不行当周期胚胎移植。可先将胚胎冷冻保存，再选择时机行冻胚移植。因为一旦妊娠，OHSS 将趋于严重，病程延长。

（4）健康教育　做好出院宣教，患者出院后，需继续休息，进易消化、高蛋白、富含维生素的食物，并定期随访。

（二）卵巢反应不足

与 OHSS 相反，卵巢反应不足（poor response）表现为卵巢在诱发超排卵下卵泡发育不良，卵泡数量、大小、生长速度不能达到药物的预期要求。

（三）多胎妊娠

促排卵药物的使用或多个胚胎的移植可导致多胎妊娠的发生。多胎妊娠是人工授精、IVF – ET 等辅助生殖技术的重要并发症。多胎妊娠容易出现妊娠期高血压疾病、羊水过多、重度贫血、胎膜早破、流产、早产等异常情况，从而增加孕产妇及围产儿的病死率。为避免多胎妊娠及提高妊娠率，主张在妊娠早期进行多胎减胎术以减灭发育中的胚胎个数，使多胎妊娠转变为双胎妊娠，保证孕妇及胎儿的安全。

（四）其他并发症

体外受精技术穿刺取卵时可能损伤邻近肠管、输尿管甚至血管，引起出血和感染等并发症。经辅助生殖技术治疗获得的妊娠与自然妊娠相比较，其流产率、早产率、异位妊娠率、宫内外同时妊娠率均较高。

目标检测

答案解析

一、A 型题

1. 女性不孕因素中，最常见的病因是（　　）

A. 无排卵

B. 宫颈细长

C. 输卵管因素

D. 子宫内膜异位症

E. 子宫黏膜下肌瘤

2. 患者，女，有正常性生活、未避孕，至少（　　）未受孕，称不孕症

A. 3 个月

B. 6 个月

C. 9 个月

D. 12 个月

E. 1.5 年

二、名词解释

1. 不孕症
2. 辅助生殖技术

三、简答题

简述卵巢过度刺激综合征的护理。

（葛文颂）

书网融合……

本章小结

微课

题库

第二十二章　计划生育妇女的护理

PPT

◎ 学习目标

通过本章内容学习，学生能够：

1. 说出药物避孕的种类及副作用。
2. 陈述宫内节育器、人工流产的副作用及并发症。
3. 描述药物避孕、放置与取出宫内节育器、输卵管绝育术、人工流产、引产的适应证及禁忌证。
4. 概括宫内节育器放置与取出、输卵管绝育术及人工流产的护理措施。
5. 能根据育龄夫妇情况，协助其选择适宜的计划生育方法。

》》 情境导入

患者，女，40 岁，G_3P_2。因停经 55 天伴恶心、晨起呕吐 1 周就诊，诉 12 年前在产后半年放置 T 型宫内节育器，未定期复查。妇科检查示：宫颈软，子宫前位，增大如孕 50 天左右大小，双附件区未扪及异常。

根据以上资料，请回答：

1. 该患者最可能的临床诊断。
2. 该类患者常见的护理诊断及护理措施。

第一节　避孕方法及护理

避孕是用科学的方法在不妨碍正常性生活和身心健康的情况下，使育龄妇女暂时不受孕，是保护女性生殖健康的第一步。主要的避孕方法有药物避孕、宫内节育器及其他避孕方法等。

💡 素质提升

保护女性生育力，避免非意愿妊娠

为了推动我国实现适度生育水平，优化人口结构，促进人口长期均衡发展，2021 年 8 月 20 日第十三届全国人民代表大会重新修订了《中华人民共和国人口与计划生育法》，"提倡适龄婚育、优生优育。一对夫妻可以生育三个子女。"在新时期的人口和生育政策环境下，计划生育被赋予了新的内涵。国家创造条件，保障公民知情选择安全、有效、适宜的避孕节育措施，预防和减少非意愿妊娠，呵护女性生殖健康，保护女性生育力。2017 年免费提供避孕药具专项纳入国家基本公共卫生服务项目，做好免费避孕药具的管理和发放是做好避孕服务的重要环节。因此，当代医务人员需承担起人口与计划生育宣传教育工作，开展生理卫生教育、性健康教育，具备珍爱生命、尊重生命、关爱生命的职业素养。

一、药物避孕

药物避孕也称为激素避孕，是指利用甾体激素达到避孕目的，大多为人工合成，由雌激素和孕激素配伍组成。

【避孕原理】

（一）抑制排卵

利用雌、孕激素负反馈作用，干扰下丘脑－垂体－卵巢轴的正常功能，抑制下丘脑 GnRH 释放，使垂体分泌 FSH 和 LH 减少，影响卵泡发育；抑制垂体对 GnRH 的反应，不出现排卵前 LH 高峰，从而抑制排卵。

（二）改变宫颈黏液性状

孕激素使宫颈黏液变少变稠，不利于精子穿透。

（三）改变子宫内膜形态与功能

孕激素抑制子宫内膜增殖，使胚胎发育与子宫内膜生长不同步，阻碍受精卵着床。

（四）影响输卵管生理功能

雌、孕激素影响输卵管液体分泌、纤毛上皮细胞功能和肌层蠕动，影响受精卵着床。

【适应证与禁忌证】

（一）适应证

凡生育期妇女无禁忌证且自愿要求放置者。

（二）禁忌证

1. 严重心血管疾病者。
2. 急、慢性肝炎或肾炎。
3. 癌前病变、恶性肿瘤、子宫或乳房肿块者。
4. 哺乳期妇女。
5. 血液病或血栓性疾病。
6. 内分泌疾病，如糖尿病、甲亢。
7. 月经稀少或年龄大于 45 岁者。
8. 精神病致生活不能自理者。

【种类与用法】

避孕药根据药物作用时间，分为短效、长效、速效和缓释类；根据给药途径，分为口服、注射、经皮肤、经阴道及经宫腔（表 22－1）。

表 22－1 常用的女用甾体激素短效口服避孕药

名称	雌激素含量（mg）	孕激素含量（mg）	剂型	给药途径
复方炔诺酮片（避孕片 1 号）	炔雌醇 0.035	炔诺酮 0.6	22 片/板	口服
复方甲地孕酮片（避孕片 2 号）	炔雌醇 0.035	甲地孕酮 1.0	22 片/板	口服
复方左炔诺孕酮片	炔雌醇 0.03	左炔诺孕酮 0.15	22 片/板	口服
复方去氧孕烯片（妈富隆）	炔雌醇 0.03	去氧孕烯 0.15	21 片/板	口服

续表

名称		雌激素含量（mg）	孕激素含量（mg）	剂型	给药途径
复方孕二烯酮片		炔雌醇 0.03	孕二烯酮 0.075	21 片/板	口服
炔雌醇环丙孕酮		炔雌醇 0.035	环丙孕酮 2.0	21 片/板	口服
屈螺酮炔雌醇片（优思明）		炔雌醇 0.03	屈螺酮 3.0	21 片/板	口服
左炔诺孕酮/炔雌醇三相片	第一相（第 1~6 片）	炔雌醇 0.03	左炔诺孕酮 0.05		
	第二相（第 7~11 片）	炔雌醇 0.04	左炔诺孕酮 0.075	21 片/板	口服
	第三相（第 12~21 片）	炔雌醇 0.03	左炔诺孕酮 0.0125		

（一）口服避孕药

1. 复方短效口服避孕药　以孕激素为主，辅以雌激素的复方避孕药，有单相片、双相片、三相片 3 种。

（1）单相片　整个周期中雌、孕激素剂量固定。自月经周期第 5 日起，每晚服用 1 片，连服 21 日 或 22 日不间断。

（2）双相片　孕激素在前 7 片中剂量小，在后 14 片中明显增加，雌激素在整个周期中变化不大。

（3）三相片　第一相（第 1~6 片）共 6 片，第二相（第 7~11 片）共 5 片，第三相（第 12~ 21 片）共 10 片，第 1 周期自月经周期第 1 日开始服药，按顺序每日 1 片，连服 21 日不间断；第 2 周期 开始改为月经周期第 3 日开始服药，每日 1 片，连服 21 日不间断。注意事项：要按规定服药，不能间 断。若漏服 1 片，应在 12 小时内补服，且警惕有妊娠可能；漏服 2 片，补服后要加用其他避孕措施； 漏服 3 片应停药，待出血后开始服下一周期药。

2. 长效口服避孕药　主要由长效雌激素和人工合成的孕激素配伍制成。首次最好在月经周期第 5 日 服 1 片，月经周期第 10 日服用第二片，以后按第一次服药日每月 1 片。由于此类药物激素含量大，副 反应较多，临床已不常见使用。

3. 探亲避孕药　又称速效避孕药或事后避孕药，有孕激素制剂、雌孕激素复方制剂和非孕激素制 剂。服药不受月经周期时间的限制，探亲当天中午服 1 片，当晚再服 1 片，以后每晚 1 片，连续服用 10~14 天。若已服 14 天而探亲期未满，可改服短效口服避孕药直至探亲结束。由于激素剂量大，现在 很少使用。

（二）长效避孕针

有雌孕激素复方制剂和单孕激素制剂两种。避孕有效率可达 98% 以上。适用于用口服避孕药胃肠 道不耐受者。雌、孕激素复合制剂首次使用于月经周期第 5 日和第 12 日各肌内注射 1 支，第 2 个月起 于每次月经周期第 10~12 日肌内注射 1 支。单孕激素制剂适用于哺乳期妇女避孕，月经第 5 日或产后 6 周（哺乳期）肌内注射 1 支，以后每 3 个月肌内注射 1 支。

（三）缓释避孕药

缓释避孕药是将避孕药与具有缓释性能的高分子化合物相结合制成各种剂型，给药后在体内持续、 恒定、缓慢释放，达到长效避孕效果。

1. 皮下埋植剂　为单纯孕激素避孕药具。将孕激素与硅橡胶以及具有缓释功能的材料制成小棒或 胶囊形状，植入上臂内侧皮下持续恒定释放激素而达到避孕效果。药物不含雌激素，不影响乳汁质量， 可用于哺乳期妇女。注意事项：皮下埋植时间应在月经来潮 7 日内，局麻后在上臂内侧做皮下扇形插 入，放置 24 小时后即可发挥避孕作用，一组埋植剂有效期为 5 年。副作用主要有不规则少量阴道流血 或点滴出血，少数患者出现闭经，一般 3~6 个月后逐渐减轻或消失。

2. 缓释阴道避孕环   为阴道用甾体激素缓释避孕药具，是含单孕激素或雌孕复合激素的硅橡胶管圆形环，放置在阴道后穹隆处，经阴道黏膜吸收后发挥避孕作用。每月放入 3 周，取出 1 周。可以避免口服避孕药直接对胃肠道的刺激和减少对肝脏的影响。

3. 微球和微囊避孕针   是一种新型缓释系统避孕针，采用具有生物降解作用的高分子聚合物与甾体激素避孕药混合或包裹制成。将其注入皮下，药物缓慢恒定释放，载体在体内降解、吸收，无需取出。每 3 个月皮下注射一次，可避孕 3 个月。

4. 避孕贴剂   是一种外用的缓释系统避孕药。贴片内含避孕药，贴于皮肤上，每日释放一定量避孕药，通过皮肤吸收达到避孕目的。于月经周期第 1 天使用，每周 1 片，连用 3 周，停用 1 周，每月共用 3 片。

【药物副反应及处理】

（一）类早孕反应

服药初期可出现恶心、呕吐、食欲不振等类早孕反应。多由雌激素引起，通常不需处理，历时数日或数周可自然消退。临睡前服药可减轻症状，症状较重者可口服维生素 B$_6$ 20mg、维生素 C 100mg 和山莨菪碱 10mg，每日 2 ~ 3 次。

（二）不规则阴道流血

多为漏服或不定时服药、服药方法错误等所致。若点滴出血，则不需处理；若出血量稍多，可晚上加服雌激素至停药；阴道流血量多，应停止用药，在流血第 5 日再开始下一周期用药，或更换避孕药。

（三）经量减少和闭经

经量减少不需处理。少数月经不规则妇女服药后可出现闭经。停药后无月经来潮，排除妊娠后，停药 7 日可继续服药，如连续 3 个周期无月经来潮，宜停药观察。

（四）体重增加和皮肤色素沉着

部分妇女服药后出现体重增加，与雌激素使体内水钠潴留有关。少数妇女面部出现淡褐色色素沉着，停药后多能消退。

（五）其他

个别妇女服药后出现头痛、复视、乳房胀痛等，对症处理，必要时停药做进一步检查。

二、宫内节育器 🅒 微课

宫内节育器（intrauterine contraceptive device，IUD）是一种高效、长效、可逆、安全、简便的避孕方法，占我国育龄期妇女常用避孕方法的首位（图 22 - 1）。

【种类】

IUD 大致分为两大类。

（一）惰性 IUD

为第一代 IUD，由金属、硅胶、塑料或尼龙等惰性材料制成。由于带器妊娠率和脱落率较高，已淘汰使用。

（二）活性 IUD

为第二代 IUD，内含活性物质，如铜离子、激素、药物或磁性物质等，可以提高避孕效果，减少副作用。主要包括含铜 IUD、药物缓释 IUD、含铜含药 IUD 三类。

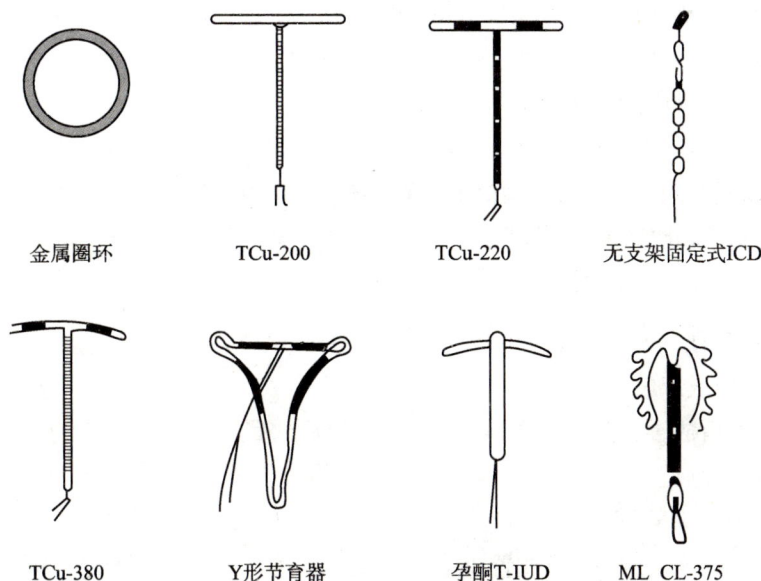

金属圈环　　TCu-200　　TCu-220　　无支架固定式ICD

TCu-380　　Y形节育器　　孕酮T-IUD　　ML CL-375

图 22-1　国内常用的宫内节育器

1. 含铜 IUD　是目前我国临床常用的 IUD，有 T 形、V 形、宫形等多种形态，放置时间可长达10～15 年。避孕效果与含铜表面积有关，其内所含铜的表面积越大，避孕效果越好。主要副作用为月经量增多、经期延长和经期不适加重。

2. 药物缓释 IUD　通过将药物储存于节育器内，每日以微量释放，达到提高避孕效果、降低副作用的目的。如左炔诺孕酮 IUD，有效期可维持 5 年。此类宫内节育器能有效减少月经量，还可用于治疗特发性月经过多，有缓解痛经的作用。

3. 含铜含药 IUD　包括 γ 型含铜含吲哚美辛宫内节育器、宫形含铜含吲哚美辛宫内节育器等。

【避孕原理】

（一）干扰受精卵着床

IUD 改变宫腔内生化环境，使子宫内膜与胚泡成熟不同步，受精卵着床受阻；含孕激素 IUD 释放孕酮，使子宫内膜腺体萎缩，间质蜕膜化，不利于受精卵着床；孕激素还可改变宫颈黏液性状使宫颈黏液变稠，不利于精子穿透。

（二）对精子和胚胎的毒性作用

IUD 放置后引起宫腔内局部炎性反应，使宫腔液具有细胞毒性作用；带铜 IUD 释放的铜离子对精子和胚泡具有毒性作用。

【宫内节育器放置术】

（一）适应证

凡生育期妇女无禁忌证且自愿要求放置者。

（二）禁忌证

1. 生殖器道急性炎症。

2. 妊娠或可疑妊娠者。

3. 月经异常，尤其 3 个月内月经频发、月经过多或不规则阴道出血者。

4. 人工流产、中期妊娠引产、分娩或剖宫产胎盘娩出后子宫收缩不良、有出血或潜在感染可能者。

5. 重度子宫脱垂、宫颈内口松弛、重度陈旧宫颈裂伤。

6. 生殖器官肿瘤。

7. 子宫畸形，如子宫纵隔、双子宫等。

8. 严重的全身性疾病。

9. 子宫腔深度 <5.5cm 或 >9cm 者（除外放置含铜无支架 IUD）。

10. 有铜过敏史者，禁止使用含铜 IUD。

（三）放置时间

1. 月经干净后 3~7 日，近 3 日无性生活史。

2. 产后 48 小时以内或产后 4 周以后。

3. 自然流产，转经后放置；药物流产，2 次正常月经后放置。

4. 人工流产后可立即放置。

5. 哺乳期闭经者需排除早孕。

6. 含孕激素 IUD 在月经第 4~7 日放置。

7. 在无保护性生活后 5 日内放置含铜 IUD 可紧急避孕。

（四）放置方法

1. 排空膀胱，取膀胱截石位。

2. 外阴阴道常规消毒铺巾，双合诊复查子宫大小、位置及附件情况。

3. 阴道窥器暴露宫颈，消毒宫颈及阴道穹隆。

4. 以宫颈钳夹持宫颈前唇，用子宫探针顺子宫位置探测宫腔深度。

5. 根据宫颈口的松紧和选用 IUD 的种类决定是否扩张宫颈口。

6. 按选用 IUD 种类的要求，用放置器将节育器推送入宫腔，使其上缘抵达宫底部，退出放置器，带有尾丝者在距宫口 2cm 处剪断。

7. 观察无出血即可取出宫颈钳及阴道窥器。

（五）护理要点

1. 术前准备　协助医生了解有无禁忌证，物品准备放环包；协助受术者排空膀胱，取膀胱截石位。

2. 术后护理　术后休息 3 日，1 周内避免重体力劳动，2 周内禁止性生活和盆浴，保持外阴清洁；术后 3 日可能有少量阴道出血及下腹部不适，轻者无需处理，症状严重者及时就医；术后第 1、3、6、12 个月于月经干净后 3~7 日各复查 1 次，以后每年复查 1 次；术后 3 个月内每次行经或排便时注意有无 IUD 脱落。

（六）放置 IUD 的不良反应

1. 出血　常见，主要表现为经量过多、经期延长和少量点滴出血。症状轻者无需处理，3~6 个月后逐渐恢复。如出血多，可按医嘱口服吲哚美辛 25mg，每日 3 次，或氨基乙酸 2g，每日 3 次。出血久者，应补充铁剂并给予抗生素。若上述处理无效，应将节育器取出。

2. 其他　腰酸、腹坠、白带增多等。

（七）放置 IUD 的并发症

1. 感染　常因无菌操作不严、尾丝上行性感染或生殖道本身存在感染灶等引起。一旦发生感染，应给予积极的抗感染治疗，并根据情况于抗感染后或抗感染同时取出 IUD。

2. 节育器异位　常为操作不当、节育器过大过硬或子宫壁过薄过软等引起子宫穿孔所致。一旦发生 IUD 异位，应根据其所在部位，经阴或经腹（或腹腔镜）取出。

3. 节育器嵌顿、断裂　因放置节育器时损伤子宫壁、IUD 型号或形状不适宜、瘢痕子宫、带器时间过长等因素，致节育器断裂或部分器体嵌入子宫肌壁。确诊后应及时取出。

4. 节育器下移或脱落　操作不当、IUD 型号选择不当、宫颈内口松弛、经量多、子宫过度敏感等均易引起脱落。常见于带器后第 1 年，尤其前 3 个月内。

5. 带器妊娠　多见于 IUD 下移、脱落或异位。确诊后行人工流产，同时取出 IUD。

【宫内节育器取出术】

（一）适应证

1. 计划再生育者。

2. 改用其他避孕措施或绝育者。

3. 放置期限已满需更换者。

4. 绝经 6 个月以上。

5. 不良反应治疗无效或出现并发症。

6. 带器妊娠。

（二）禁忌证

1. 全身情况不良或疾病的急性期，待病情稳定后再取。

2. 并发生殖道炎症，治愈后再取出 IUD。

（三）取器时间

1. 通常于月经干净后 3 ~ 7 日。

2. 带器早期妊娠者行人工流产时取器，中期引产者于产后 3 个月或月经复潮后取器；带器异位妊娠者，可于术前诊刮时取出或术后取出。

3. 因异常子宫出血需取器者，随时可取。

4. 绝经者应在月经停止后 6 ~ 12 个月取器。

（四）取器方法

常规消毒外阴、阴道及宫颈，铺无菌孔巾。有尾丝者，用血管钳夹住尾丝后轻轻牵引取出；无尾丝者，先用子宫探针探查清楚 IUD 位置，再用取环钩或取环器取出 IUD。取器困难者，可在 B 型超声、X 线引导下或借助宫腔镜取出。

（五）护理要点

术前准备同放置术，物品准备取环包。取器后需核对节育器的完整性。术后休息 1 日，2 周内禁止性生活和盆浴，保持外阴清洁，预防感染。

三、其他避孕方法

（一）外用避孕

1. 男用避孕套　又称阴茎套，为筒状薄乳胶制品，其顶端有储存精液用的小囊，根据直径大小有不同型号。使用前选择合适型号，并吹气检查有无漏孔，性生活时将其套在阴茎上，射精后在阴茎未软缩时即捏住套口，和阴茎一起从阴道内取出。一次性使用，具有高效、简便、防止性传播疾病的优点。

2. 女用避孕套　又称阴道套，是由聚氨酯制成的宽松、柔软袋状物。开口处为一直径 7cm 的柔韧"外环"，套内有一直径 6.5cm 的"内环"。女用避孕套由女性自主使用，可更好地保护女性的权利和健康。

3. 外用杀精剂 是能杀死或灭活精子的一类化学避孕制剂,由活性成分壬苯醇醚与基质制成。目前有避孕栓剂、片剂、胶冻剂、凝胶剂及避孕薄膜等。性生活前 5～10 分钟放置于女性阴道深处,待其溶解后即可性生活。

(二) 紧急避孕

紧急避孕是指在无保护性生活或避孕失败后的几小时或 3 日内,妇女为防止非意愿妊娠而采取的避孕方法。紧急避孕不能代替常规避孕而作为常用避孕方法,护士应加强宣传与指导,保护妇女生殖健康。

紧急避孕常用方法包括口服紧急避孕药和放置宫内节育器。紧急避孕药主要有如下。①激素类:如左炔诺孕酮片,在无保护性性交后 3 日(72 小时)内首剂 1 片,12 小时后再服 1 片。②非激素类:米非司酮在无保护性性交后 5 日(120 小时)内口服,单次服用 10mg。宫内节育器一般选用含铜 IUD,在无保护性生活后 5 日内放置,避孕有效率达 95% 以上。

(三) 自然避孕

自然避孕法又称为安全期避孕,是指根据妇女的自然生理规律,不用任何避孕药物或器具,在月经周期中的不易受孕期(安全期)进行性交来达到避孕的目的。月经周期规则的育龄女性,排卵多在下次月经前 14 日左右,排卵前后 4～5 日内是易受孕期,其余时间不易受孕则为安全期。此方法受多种因素影响,避孕失败率高,不宜采用。

(四) 其他避孕法

子宫颈帽、体外排精、黄体生成激素释放激素类似物避孕、免疫避孕法等。

第二节　女性绝育方法及护理

女性绝育目前主要是通过结扎、切断、环套、置夹、电凝等方法阻断输卵管,以此达到阻止精子和卵子相遇的目的的一种节育措施,也称输卵管绝育术。目前常用的方法有经腹输卵管结扎术及经腹腔镜输卵管绝育术。

一、经腹输卵管结扎术

【适应证】

1. 自愿接受绝育手术且无禁忌证者。
2. 患有严重心脏病、肝脏疾病等全身疾病不宜生育者。
3. 患遗传性疾病不宜生育者。

【禁忌证】

1. 腹部皮肤感染或有盆腔炎者。
2. 全身状况差不能耐受手术者,如心力衰竭、失血性休克等。
3. 术前 24 小时内体温 2 次超过 37.5℃。
4. 严重的神经官能症。
5. 各种疾病急性期。

【手术时间】

1. 非孕妇女月经干净后 3～7 日为宜。

2. 人工流产或分娩后宜在 48 小时内手术，剖宫产实施同时即可行绝育术。

3. 哺乳期或闭经妇女绝育须先排除妊娠。

【手术方法】

1. 受术者准备　受术者排空膀胱，取仰卧位，留置导尿管，腹部手术野常规消毒、铺巾。

2. 麻醉　局部浸润麻醉或硬膜外麻醉。

3. 切开腹壁　非孕期或流产后以耻骨联合上缘中点上两横指为切口下界，做长约 2cm 的纵切口；中孕引产或阴道分娩后，则以宫底下两横指为切口的上界，做约 2cm 纵切口。

4. 提取输卵管　可用指板取管法、吊钩取管法或卵圆钳法提取输卵管。

5. 确认输卵管　用鼠齿钳夹持输卵管，再以两把无齿镊交替夹提，直至暴露出伞端，证实为输卵管无误，并检查卵巢。

6. 结扎输卵管　目前我国多采用抽芯包埋法结扎双侧输卵管，该法血管损伤少，并发症少，成功率高，应用广泛。具体方法：用两把鼠齿钳夹持输卵管峡部，选择峡部无血管区，在浆膜下注入 0.5% 利多卡因 1ml 后切开浆膜，游离出输卵管后，用两把蚊式钳夹住两端，中间切除 1cm，结扎输卵管两断端，缝合输卵管浆膜，将近端包埋于系膜内，远端固定系膜外。检查无出血后，送回腹腔。同法处理对侧输卵管。

【术后并发症及处理】

1. 出血或血肿　因手术时动作粗暴，过度牵拉、钳夹而损伤输卵管或其系膜，或是因为创面血管结扎不紧或漏扎。一旦发生，立即止血后再缝合。

2. 感染　因手术指征掌握不严格，手术器械、敷料消毒不严或手术操作无菌观念不强引起。术前要严格掌握手术适应证和禁忌证，术中严格执行无菌操作原则。一旦发生感染，立即对症处理。

3. 脏器损伤　多因操作不熟练、粗暴或解剖关系辨认不清导致膀胱、肠管损伤。一旦损伤应立即修补，并加强术后观察。

4. 绝育失败　即绝育术后再孕。主要由于绝育方法本身缺陷、手术操作技术误差引起。应注意异位妊娠的可能。

【护理要点】

1. 术前准备　详细询问病史，通过全身体格检查、妇科检查及相关的辅助检查等全面评估受术者，协助医生了解有无禁忌证，完成各项术前准备工作，如器械、敷料、腹部手术备皮、药物过敏试验等；主动与受术者交流，使其消除对手术的恐惧心理，解答受术者的各种疑问，解除其顾虑及担忧；协助患者排空膀胱。

2. 术中护理　协助患者摆好手术要求的体位；术中严密观察患者的生命体征，及时发现异常并报告医生，并协助处理；陪伴受术者，给予心理支持，配合术者完成手术全过程。

3. 术后护理　密切观察生命体征、腹痛及腹部切口情况，了解有无内出血、脏器损伤等征象；鼓励患者及早排尿，鼓励早期下床活动，防止腹腔粘连；保持手术部位清洁，防止感染；术后休息 3 ~ 4 周，禁止性生活 1 个月。

【健康教育】

术后 1 个月复查，有发热、腹痛者及时就诊。绝育术有再通的可能，生育期年龄段的手术者若术后出现停经，应立即就诊，排除再孕。

二、经腹腔镜输卵管绝育术

【适应证】

同经腹输卵管结扎术。

【禁忌证】

腹腔广泛粘连、心肺功能不全、膈疝等，其余同经腹输卵管结扎术。

【手术方法】

1. 体位：受术者取头低臀高位。
2. 麻醉：采用局部浸润麻醉、硬膜外麻醉或全身麻醉。
3. 常规消毒外阴、阴道、腹部皮肤，铺消毒巾。助手经阴道放置举宫器。
4. 于脐孔下缘做 1cm 长横形切口，将气腹针插入腹腔，充 CO_2 气体 2~3L，建立人工气腹，插入套管，置入腹腔镜。
5. 在腹腔镜直视下将弹簧夹钳夹，或将硅胶环环套在输卵管峡部。也可用双极电凝烧灼输卵管峡部 1~2cm 长，以阻断输卵管通道。
6. 检查无出血、结扎部位无误后取出腹腔镜，缝合腹壁切口。

【护理要点】

严密观察受术者有无发热、腹痛、内出血或脏器损伤等征象。术后静卧 4~6 小时后可下床活动。

第三节　避孕失败的补救措施及护理

因意外妊娠、疾病等原因不宜继续妊娠者需要终止妊娠，是避孕失败后的补救措施。终止妊娠的方法包括药物流产、手术流产和中期妊娠引产。

一、药物流产

【概述】

药物流产是指通过药物终止早期妊娠的一种避孕失败的补救方法。常用的药物是米非司酮配伍米索前列醇（或卡前列栓剂）。米非司酮是抗孕激素制剂，能与孕酮竞争受体，阻断孕酮活性使妊娠终止。米索前列醇是前列腺素衍化物，具有兴奋子宫、诱发子宫收缩和软化宫颈作用，可有助于妊娠物排出。

【适应证】

1. 停经 49 日以内，确诊为宫内妊娠者，本人自愿要求使用药物终止妊娠者；妊娠 8~16 周者应在具备住院及抢救条件的医疗单位进行。
2. 手术流产的高危对象，如瘢痕子宫、多次流产手术及严重骨盆畸形等。
3. 对手术流产有恐惧心理者。

【禁忌证】

1. **米非司酮使用禁忌**　肾上腺、糖尿病等内分泌疾病，肝或肾功能异常，血液病，血栓性疾病等。
2. **前列腺素药物使用禁忌**　心血管疾病、青光眼、哮喘、癫痫或胃肠功能紊乱者等。
3. **其他**　过敏体质，异位妊娠，带器妊娠，妊娠剧吐，长期服用抗癫痫、抗结核、抗抑郁等药物者。

【用药方法】

1. 顿服法　用药第 1 日顿服米非司酮 200mg，第 3 日早上口服米索前列醇 0.6mg。

2. 分服法　米非司酮 150mg 分次口服，第 1 日早上服 50mg，8～12 小时后再服 25mg，第 2 日早、晚各服 25mg，第 3 日上午 7 时再服 25mg。每次服药前后至少空腹 1 小时。于第 3 日服用米非司酮 1 小时后，口服米索前列醇 0.6mg。

【护理要点】

1. 用药前详细评估患者健康史及身心状况，排除禁忌证，协助医师完善血常规、白带常规等辅助检查，签署知情同意书。

2. 关注患者心理变化，介绍药物流产相关知识，减轻思想顾虑。

3. 药物流产应在医护人员监护下使用，指导患者掌握用药的方法，说明用药注意事项及不良反应；药物在空腹或进食 2 小时后，温水服药。

4. 服药后少数患者会出现恶心、呕吐或腹泻等症状，大多会自行消失。

5. 服药后会出现少量阴道流血，注意观察阴道流血。

6. 向患者说明服药后排出妊娠物的可能时间及临床表现。

7. 指导患者使用专用便器收集排出的妊娠物；协助医生鉴定妊娠物的完整性。

8. 药物流产失败、阴道流血过多或不全流产者，需行清宫术。

9. 嘱患者药物流产后注意休息，保持外阴清洁，1 个月内禁止性生活及盆浴，预防感染。

10. 指导夫妻双方选择合适的避孕措施。

二、手术流产

手术流产是指在妊娠 14 周以前用手术方法终止妊娠。其中包括负压吸引术和钳刮术。

【适应证】

1. 妊娠早期要求终止妊娠而无禁忌证者。

2. 因各种疾病不宜继续妊娠者。

3. 负压吸引术适用于妊娠 10 周内。

4. 钳刮术适用于妊娠 10～14 周。

【禁忌证】

1. 生殖器官急性炎症。

2. 各种慢性疾病急性发作期和各种急性传染病。

3. 全身状况不良不能耐受手术。

4. 术前两次体温 >37.5℃。

【手术方法】

（一）负压吸引术

1. 体位　排空膀胱，取膀胱截石位。

2. 消毒　消毒外阴、阴道，铺盖消毒巾，双合诊复查子宫位置、大小及附件情况。用阴道窥器暴露宫颈，消毒宫颈及阴道穹隆。

3. 探测宫腔　宫颈钳夹持宫颈前唇或后唇，用子宫探针顺子宫方向探测宫腔的深度。

4. 扩张宫颈　用宫颈扩张棒沿子宫位置方向依次扩张宫颈管。一般自 4 或 5 号开始，扩张至大于准备用的吸管半号或 1 号。

5. 负压吸引　连接好吸管试吸无误后，将吸管插入宫腔，按顺时针方向吸引宫腔 1～2 周，负压一般控制在 400～500mmHg。当感觉子宫缩小、子宫壁有粗糙感、吸管头部移动受阻时，表示已吸干净。再用小刮匙轻刮宫腔 1 周，尤其是宫底及两侧宫角，检查宫腔是否吸净。仔细检查有无绒毛及胚胎组织，肉眼观有异常者送检。

6. 过滤吸出物　测量流血量及组织容量，检查有无绒毛，若未见绒毛，组织物应送病理检查。

（二）钳刮术

术前可口服或阴道放置米索前列醇或宫腔放置导尿管，使宫颈软化扩张。术中用卵圆钳夹破羊膜使羊水流尽，钳夹胎盘及胎儿，必要时用刮匙轻刮宫腔 1 周，术后检查胎儿及胎盘完整性。此时胎儿较大，易并发出血、宫颈裂伤、子宫穿孔等，应尽量避免大月份钳刮术。

【护理要点】

1. 协助术者完善 B 型超声、血常规、出凝血时间以及白带常规等相关检查，了解有无手术禁忌证，签署知情同意书。

2. 做好受术者的心理护理；积极准备好手术用物。

3. 术中陪伴于受术者身边。

4. 术后受术者应在观察室卧床休息 1 小时，注意观察腹痛及阴道流血情况。

5. 保持外阴清洁，术后禁止性生活、盆浴 1 个月，预防感染。

6. 吸宫术术后休息 3 周，钳刮术术后休息 4 周，若有腹痛及阴道流血增多，随时就诊。

7. 指导夫妻双方选择合适的避孕措施。

【并发症及处理】

1. 人工流产综合征　在术中或手术结束时出现心动过缓、心律失常、血压下降、面色苍白、出汗、头晕、胸闷甚至昏厥和抽搐等症状，称人工流产综合征，是宫颈和子宫遭受机械性刺激，反射性引起迷走神经兴奋所致。术前应予精神安慰，术中操作力求轻柔，吸宫时负压适当，吸净后不宜反复吸刮宫壁。一旦出现人工流产综合反应，立即停止手术，休息，吸氧，心率减慢者可静脉注射阿托品0.5～1mg。

2. 子宫穿孔　是手术流产的严重并发症。多见于哺乳期子宫、瘢痕子宫、子宫过度倾屈或畸形者、操作技术不熟练等。表现为手术时突然感到无宫底感觉，或手术器械进入深度超过原来所测的深度。一旦发生应立即停止手术，使用缩宫素和抗生素，密切观察受术者的生命体征，腹痛情况及有无内出血等征象。若发现内出血增多或怀疑腹内脏器损伤，应立即行剖腹探查术或腹腔镜探查术准备。

3. 术中出血　多发生在妊娠月份较大的钳刮术，为妊娠物不能迅速排出，影响子宫收缩所致。可宫颈注射缩宫素促使子宫收缩，同时尽快取出胎盘、胎儿，必要时及时补液、输血。

4. 吸宫不全　人流后部分妊娠组织物的残留，主要表现为术后阴道流血超过 10 日，血量过多，或出血减少后又有多量出血。一旦确诊，应再次行清宫术。

5. 漏吸或空吸　未能吸出胚胎或胎盘绒毛组织，主要与子宫畸形、子宫过度屈曲以及术者操作技术不熟练等有关。应重新探查宫腔，再行吸宫术。

6. 感染　多因吸宫不全或流产后过早性生活引起，也可因器械、敷料消毒不严或操作时缺乏无菌观念所致。通常予以抗生素口服或静脉治疗。

7. 羊水栓塞　偶见于钳刮术过程中，羊水进入暴露的血窦而发生。妊娠早、中期羊水中有形成分含量少，即使发生羊水栓塞，其症状及严重性远不如晚期妊娠发病凶险。

8. 远期并发症　宫腔粘连、宫颈粘连、继发性不孕等。

三、中期妊娠引产

中期妊娠引产指孕妇患有严重疾病不宜继续妊娠或防止先天性畸形儿出生，须用人工方法诱发子宫收缩而终止妊娠的方法。中期妊娠引产可采用依沙吖啶（利凡诺）引产和水囊引产。

【适应证】

1. 妊娠 13 周至不足 28 周，因某种疾病不宜继续妊娠者。
2. 孕期检查发现胎儿畸形者。

【禁忌证】

1. 各种疾病的急性阶段。
2. 急、慢性肝肾疾病和肝肾功能不良者。
3. 生殖器官急性炎症，如阴道炎、盆腔炎、穿刺部位皮肤感染等。
4. 剖宫产术或肌瘤剥除术 2 年内，瘢痕子宫、宫颈陈旧性裂伤者慎用。
5. 术前 1 日内 2 次体温≥37.5℃。

【手术方法】

(一) 依沙吖啶（利凡诺）引产

依沙吖啶是一种强力的杀菌剂，注入羊膜腔内或羊膜外宫腔内，能刺激子宫收缩，也能使胎儿中毒死亡，是目前常用的引产方法。

1. 羊膜腔内注射法 ①体位：孕妇取平卧位。②确定穿刺点：以宫底与耻骨联合中点，腹中线偏外侧 1cm 处或在胎儿肢体侧、囊性感最明显处作为穿刺点，可用 B 型超声进行定位。③消毒铺巾：以穿刺点为中心，常规消毒，铺无菌巾。④穿刺注药：用腰椎穿刺针自穿刺点皮肤垂直进针，注入 0.2% 依沙吖啶液 25～50ml。⑤退出穿刺针：拔出穿刺针，局部消毒，纱布压迫数分钟后，胶布固定。

2. 羊膜腔外宫腔内注入法 ①体位：孕妇排空膀胱后取膀胱截石位。②消毒铺巾：常规消毒，铺无菌巾。③暴露宫颈：用阴道窥器暴露宫颈及阴道，再次消毒阴道及宫颈，用宫颈钳钳夹宫颈前唇。④插入导尿管：将无菌导尿管轻柔缓慢地插入子宫壁与胎囊之间。⑤注入药液：将含 0.2% 依沙吖啶液 25～50ml 的注射器接于导尿管外口上，缓慢推入药液，折叠并结扎外露的导尿管，置入阴道穹隆处并填塞纱布，24 小时后取出纱布及导尿管。

(二) 水囊引产

水囊引产是将消毒水囊放置在子宫壁和胎膜之间，囊内注入一定量生理盐水，增加宫腔压力和机械性刺激宫颈管，诱发子宫收缩，促使胎儿和胎盘排出。

孕妇排尿后取膀胱截石位，常规外阴、阴道消毒，铺无菌巾。用阴道窥器暴露宫颈，消毒阴道和宫颈，用宫颈钳钳夹宫颈前唇，用宫颈扩张器依顺序扩张宫颈口至 8～10 号。再用敷料镊将准备好的水囊逐渐全部送入子宫腔内，使其置于子宫壁和胎膜之间，缓慢向水囊内注入 300～500ml 无菌生理盐水，并加入数滴亚甲蓝（美蓝）以利于识别羊水或注入液。折叠导尿管，扎紧后放入阴道穹隆部。

【并发症及处理】

1. 全身反应 依沙吖啶注射后偶有受术者在 24～48 小时内体温升高，一般不超过 38℃。

2. 阴道流血 80% 受术者出现阴道流血，量少于 100ml。

3. 胎盘胎膜残留 疑有胎盘胎膜残留，可行清宫术。

4. 感染 发生率低，一旦发生感染征象，应立即处理。

【护理要点】

1. 术前协助术者做好孕妇身心状况评估，了解有无药物或手术引产禁忌证；积极准备好药物、手术环境及用物。

2. 告知受术者手术过程及可能出现的情况，取得其积极配合，签署知情同意书。

3. 指导受术者术前 3 日禁止性生活，术前每日冲洗阴道 1 次。

4. 术中注意观察孕妇生命体征，识别有无呼吸困难、发绀等羊水栓塞症状，做好抢救准备。

5. 术后观察宫缩、胎心与胎动消失的时间及阴道流血情况。

6. 产后仔细检查胎盘胎膜是否完整、有无软产道裂伤，若发现裂伤，及时缝合。胎盘胎膜排出后常规行清宫术。

7. 术后注意休息，6 周内禁止性生活、盆浴，保持外阴清洁卫生；指导有泌乳的产妇退乳。

8. 若出院后出现发热、腹痛及阴道流血量多者，均应及时就诊。

9. 指导选择合适的避孕措施。

目标检测

答案解析

一、A 型题

1. 关于口服避孕药的避孕机制，描述错误的是（　　）

    A. 影响输卵管功能　　　　　　　　　　B. 阻止精子进入宫腔

    C. 阻碍受精卵着床　　　　　　　　　　D. 抑制排卵

    E. 使宫颈黏液变少变稠

2. 患者，女，30 岁，G_1P_0，继发性进行性痛经 2 年，来院咨询。关于常用的避孕方法，说法不妥的是（　　）

    A. 应用阴道隔膜　　　　　　　　　　　B. 放置宫内节育器

    C. 进行输卵管结扎　　　　　　　　　　D. 口服避孕药

    E. 应用阴茎套

3. 关于宫内节育器的并发症，描述错误的是（　　）

    A. 节育器异位　　　　　　　　　　　　B. 感染

    C. 癌变　　　　　　　　　　　　　　　D. 带器妊娠

    E. 节育器脱落

4. 下列可行人工流产负压吸引术的是（　　）

    A. 妊娠 14 周

    B. 急性生殖道炎症

    C. 各类慢性疾病的急性期

    D. 手术当日体温超过 37.5℃，1 小时后再测仍高者

    E. 妊娠剧吐

5. 患者，女，39 岁，G_2P_2。近来月经紊乱，经量多，妇科检查无生殖器官肿瘤，咨询避孕知识。下列避孕措施中，最适宜的是（　　）

    A. 口服短效避孕药   B. 免疫避孕

    C. 安全期避孕   D. 紧急避孕

    E. 放置宫内节育器

6. 患者，女，40 岁，G_2P_1。患慢性肾炎 2 年，半年前因早孕行药物流产，现要求避孕指导。最恰当的避孕措施是（　　）

    A. 安全期避孕   B. 阴茎套避孕

    C. 皮下埋植避孕   D. 口服短效避孕药

    E. 行输卵管结扎术

7. 患者，女，30 岁，G_2P_2。于月经第 15 日到部队探亲，丈夫对橡胶过敏。最好的避孕方法是（　　）

    A. 宫内节育器   B. 长效口服避孕药

    C. 阴茎套   D. 皮下埋植剂

    E. 速效口服避孕药

8. 患者，女，26 岁，G_1P_1。产后 3 个月，仍在母乳喂养。最适宜的避孕方法是（　　）

    A. 长效口服避孕药   B. 避孕套

    C. 安全期避孕   D. 短效口服避孕药

    E. 探亲避孕药

9. 患者，女，26 岁。停经 53 天，B 型超声检查符合宫内妊娠 7 周大小。行负压吸引术过程中，探宫腔 12cm 未感到底。患者一般情况好，阴道流血不多，无腹痛，无压痛及反跳痛，血压 110/75mmHg，心率 78 次/分。最可能的诊断是（　　）

    A. 子宫穿孔   B. 人工流产综合反应

    C. 漏吸   D. 羊水栓塞

    E. 宫腔粘连

10. 患者，女，24 岁。停经 50 天，妊娠试验阳性，行人工流产术。下列术后护理措施中，错误的是（　　）

    A. 术后休息 1~2 小时，无异常即可离院

    B. 保持外阴清洁

    C. 若有阴道流血持续 10 天以上，应随时到医院就诊

    D. 术后不需避孕

    E. 术后 1 个月内禁止盆浴

二、名词解释

1. 药物避孕

2. 人工流产综合征

3. 自然避孕法

三、简答题

1. 简述药物避孕的禁忌证。

2. 简述宫内节育器的放置时间。

3. 简述药物流产的适应证。

四、病例分析

患者，女，32 岁，已婚，G_2P_1，平素月经规律。现停经 56 天，妊娠试验（+），妇科检查见宫颈着色，子宫如孕 2 个月大小，质软，双附件正常；B 型超声可见宫内一大小约为 3cm×3cm 的孕囊，可见原始的心管搏动，考虑为宫内早孕。患者要求终止妊娠，予以人工流产术，术中患者诉感胸闷、头晕，检查：血压 70/50mmHg，脉搏 50 次/分。

根据以上资料，请回答：

1. 该患者目前最可能的临床诊断。
2. 对该类患者相应的处理。

（徐洁欢）

书网融合……

本章小结　　　　微课　　　　题库

第二十三章　妇产科常用操作技术

◎ 学习目标

通过本章内容学习，学生能够：

1. 说出产时外阴消毒、会阴擦洗、会阴湿热敷、阴道冲洗/擦洗、阴道或宫颈上药、坐浴的目的、适应证、护理要点。

2. 能够区分不同病情下冲洗溶液的种类、坐浴种类、上药方法的选择。

3. 能够进行产时外阴消毒、会阴擦洗、会阴湿热敷、阴道冲洗/擦洗、阴道或宫颈上药、坐浴的用物准备及操作。

4. 具有扎实的专业知识、熟练的操作技能、良好的沟通能力，操作过程中尊重患者，保护患者隐私。

≫ 情境导入

某女，31 岁，第一胎，妊娠 39 周。因阵发性腹痛 1 小时入院，10 小时后经会阴侧切分娩一女婴，经过顺利。现产后第 2 天，患者感觉会阴切口疼痛明显，恶露红、量中等。医生检查发现患者会阴水肿，伤口无充血，告知护士为患者进行会阴擦洗。

根据以上资料，请回答：

1. 为该患者进行会阴擦洗的目的。
2. 会阴擦洗的护理要点。

第一节　产时外阴消毒

产科外阴消毒是利用消毒液对外阴部进行擦洗、消毒的技术。由于阴道有分泌物、分娩时羊水流出、部分产妇甚至有粪便排出，分娩或经阴道手术时容易引起感染，外阴消毒是产科检查和分娩前最常用的外阴皮肤消毒操作。

💡 素质提升

眼里看的是病，心里装的是人

我国肝脏外科医学奠基人、中国科学院院士吴孟超，"披肝沥胆"一辈子，用自己的行动诠释"全心全意为人民服务"的铮铮誓言。他曾说，"一个好医生，眼里看的是病，心里装的是人。如果一个医生对病人不负责任，那就失去了做医生的基本资格。"冬天，给患者检查前，吴孟超先把听诊器放在胸口捂热，将双手搓热，再去接触患者。检查完成后，他还会帮患者放好鞋子、披好被角。作为医者，医病更要医心。妇产科疾病主要涉及女性生殖系统，我们在实施产时外阴消毒等各项操作技术时，需时刻谨记尊重、保护患者隐私，用"温暖的语言、轻柔的动作、专业的操作"服务患者，关注患者感受、体验，把患者真正地装进心里，赢得患者的理解和信任。

【目的】

清洁外阴，避免产时污染，预防感染等。

【适应证】

1. 分娩产妇：一般初产妇宫口开全、经产妇宫口扩张 6cm 以上，宫缩规律有力时，应将产妇送至分娩室做好接生准备工作。

2. 行人工流产术的女性。

3. 其他产科检查或经阴道手术术前患者。

【物品准备】

产床，治疗车，治疗盘，弯盘，无菌消毒包（内含弯盘 2 个，卵圆钳 2 把），肥皂水纱球罐（内置消毒肥皂水纱球），纱球罐（内置消毒干纱球），无菌治疗巾 1 块，冲洗壶 1 个，水温计 1 支，温开水（38～40℃），含碘消毒液（碘伏），便盆或塑料布，一次性会阴垫，污物桶。

【操作方法】

1. 核对产妇姓名、床号、住院号、医嘱，向产妇解释外阴消毒的目的，取得产妇的理解和配合。

2. 协助产妇仰卧于产床上，两腿屈曲分开，取膀胱截石位，露出外阴部，臀下放便盆或塑料布，并注意保暖。

3. 操作者准备好用物，推车至产床旁。

4. 操作者站于产妇右侧，取第 1 把卵圆钳，用肥皂水纱球擦洗外阴各部，顺序为：阴阜、大小阴唇、大腿内上 1/3、会阴及肛门周围。以上擦洗重复 2～3 遍，顺序不变。

5. 用第 2 把卵圆钳夹取 1 只消毒干纱球，盖住阴道口，用温开水冲净肥皂水。冲洗顺序：阴阜、大小阴唇、大腿内上 1/3、会阴及肛门周围。冲洗范围不超过擦洗范围。

6. 用消毒干纱球擦干后，用碘伏消毒液纱球擦洗，顺序为大小阴唇、阴阜、大腿内上 1/3、会阴及肛门周围。

7. 撤去便盆或塑料布，臀下铺无菌治疗巾。

8. 整理用物，洗手。

【护理要点】

1. 操作前告知产妇，操作过程中如有宫缩来临，不要左右翻动。

2. 操作过程中，告知产妇双手不能接触消毒区域。

3. 操作过程中注意保暖，温开水温度为 38～40℃。

4. 凡碰到肛门的卵圆钳不可再用。

第二节　会阴擦洗

会阴擦洗是用消毒液对会阴部进行擦洗和消毒的技术。女性尿道、阴道及肛门彼此接近，且会阴部温暖、潮湿，病菌容易滋生，因此会阴部位容易感染。会阴擦洗常用于局部清洁，是妇产科临床护理工作中最常用的护理技术。

【目的】

减少会阴分泌物，祛除异味，保持会阴及肛门部清洁，促进患者舒适；预防或减少生殖系统、泌尿系统的逆行感染；促进会阴伤口的愈合。

【适应证】

1. 妇科或产科手术后有留置导尿管者。
2. 产后会阴有伤口者。
3. 会阴部手术术后患者。
4. 急性外阴炎患者。
5. 长期卧床，生活不能自理的患者。

【物品准备】

1. 橡胶单、中单各 1 块或一次性垫巾 1 块，一次性手套 1 副。
2. 会阴擦洗盘 1 个，盘内放置：消毒弯盘 2 个，无菌镊子或卵圆钳 2 把，浸有 0.02%～0.05% 聚维酮碘（碘伏）溶液的棉球若干个，无菌干纱布 2 块。

【操作方法】

1. 推治疗车至患者床旁，核对患者姓名、床号、住院号、医嘱，评估会阴、留置导尿管情况，并向其说明实施本操作的目的、方法，以取得患者的理解和配合。注意请房内多余人员暂时回避，屏风遮挡，保护患者隐私，减轻患者心理负担。

2. 嘱患者排空膀胱，取膀胱截石位，协助其脱下一条裤腿充分暴露外阴。患者臀下垫一次性垫巾，注意为患者保暖。

3. 操作者戴一次性手套将会阴擦洗盘放至床边，将一个消毒弯盘置于患者会阴部一次性垫巾上。用无菌镊子或卵圆钳夹取浸有消毒液的棉球，再用另一把镊子或卵圆钳夹住棉球进行擦洗。一般擦洗 3 遍。第一遍擦洗顺序为自上而下、由外向内、先对侧后近侧，按照阴阜→大腿内上 1/3→大阴唇→小阴唇→会阴及肛门的顺序擦洗，初步擦去外阴部的血迹、分泌物和其他污垢等。第二遍擦洗顺序为由内向外（小阴唇→大阴唇→阴阜→大腿内上 1/3→会阴→肛门），或以伤口为中心，逐渐向外擦洗，自上而下，先对侧后近侧，每擦洗一个部位更换一个棉球，以防止伤口、尿道口、阴道口被污染。第三遍顺序同第二遍，注意最后擦洗肛门。必要时，可根据患者的情况增加擦洗的次数直至擦净，最后用干纱布擦干。

4. 操作结束后，撤去一次性垫巾，协助患者整理衣裤及床单位。处理用物，洗手、记录。

【护理要点】

1. 操作过程中注意保护隐私，减轻患者心理负担。动作轻柔，避免牵扯伤口引起疼痛。
2. 擦洗时应注意观察会阴部及伤口有无红肿、炎性分泌物和伤口愈合情况，发现异常及时记录并向医生汇报、配合处理。
3. 有留置导尿管者，应将尿道口周围擦洗干净，并检查尿管是否通畅，避免脱落或打结。
4. 注意无菌操作，擦洗时两把镊子或卵圆钳不可接触和混用，避免污染。
5. 每次擦洗前后，护士均需洗净双手。

第三节　会阴湿热敷

会阴湿热敷是应用热原理和药物化学反应，促进血液循环，增强局部白细胞的吞噬作用和组织活力的一种护理技术。

【目的】

促进局部血液循环及组织再生，改善组织营养，增强局部白细胞的吞噬功能，具有消炎、止痛，促进外阴伤口的愈合，促进水肿吸收，使陈旧性血肿局限等作用。

【适应证】

1. 会阴水肿及血肿的吸收期。

2. 会阴伤口硬结及早期感染者。

【物品准备】

治疗车，会阴擦洗盘 1 个，医用凡士林，棉签若干，热源袋（如热水袋、电热宝等），红外线灯，一次性垫巾 1 块，棉布垫 1 块，无菌纱布数块，一次性手套 1 副。热敷溶液：50% 硫酸镁或 95% 乙醇。

【操作方法】

1. 核对患者的姓名、床号、住院号、医嘱，评估病情，并向患者解释会阴湿热敷的目的、方法，取得患者的理解和配合。注意请房内多余人员暂时回避，屏风遮挡，保护患者隐私，减轻患者心理负担。

2. 嘱患者排空膀胱，协助患者松解衣裤，双腿屈曲、外展，暴露热敷部位，臀下垫一次性垫巾，注意为患者保暖。先行会阴擦洗，清除会阴局部污垢。

3. 需热敷部位先用棉签涂一层凡士林，盖上干纱布，再轻轻敷上浸有热敷溶液的温纱布，外面盖上棉布垫保温。

4. 一般每 3~5 分钟更换热敷垫 1 次，也可将热源袋放于棉垫外或用红外线灯照射，以延长更换热敷垫的时间。热敷时间为 15~30 分钟。

5. 热敷完毕，移去热敷垫，观察热敷部位皮肤，用干纱布拭净皮肤上的凡士林，协助患者整理衣裤，撤去一次性垫巾，整理床单位。处理用物，洗手、记录。

【护理要点】

1. 操作过程中注意保护隐私，减轻患者心理负担。动作轻柔，避免牵扯伤口引起疼痛。

2. 会阴湿热敷应该在会阴擦洗、清洁外阴局部伤口的污垢后进行。

3. 湿热敷的温度一般为 41~48℃。湿热敷的面积应为病损范围的 2 倍。

4. 定期检查热源袋的完好性，防止烫伤。

5. 在湿热敷过程中，应注意观察会阴伤口，发现异常及时记录并向医生汇报、配合处理。

第四节　阴道冲洗/擦洗

阴道冲洗/擦洗是用消毒液对阴道进行清洗的技术。通过阴道冲洗/擦洗可使阴道和宫颈保持清洁，是妇科手术前的常规阴道准备内容。该操作技巧要求较高，操作者应注意动作轻柔，并需要患者的良好配合。

【目的】

阴道冲洗/擦洗具有清洁、收敛与热疗的作用，能促进阴道血液循环，减少阴道分泌物，缓解局部充血，达到控制和治疗炎症的目的。

【适应证】

1. 各种阴道炎、宫颈炎。

2. 子宫切除术前或阴道手术前的常规阴道准备。

【物品准备】

消毒冲洗筒1个，冲洗头1个，橡皮管1根（上有控制冲洗压力和流量的调节开关），阴道窥器1个，卵圆钳1把，水温计1支，纱球罐（内置大纱球），干纱布若干，润滑油，输液架1个，弯盘1个，便盆1个，一次性垫单1块，一次性手套1副。阴道冲洗溶液：0.02%~0.05%聚维酮碘（碘伏）溶液，2%~4%碳酸氢钠溶液，1%乳酸溶液，4%硼酸溶液，0.5%醋酸溶液等。

【操作方法】

1. 核对患者的姓名、床号、住院号、医嘱，评估病情，并向其说明阴道冲洗/擦洗的目的、方法、可能出现的不适，取得患者的理解和配合。

2. 屏风遮挡，保护患者隐私。嘱患者排空膀胱，协助患者上妇科检查床，取膀胱截石位，充分暴露会阴部，臀下放一次性垫巾，放好便盆。

3. 根据患者病情配制冲洗液500~1000ml，试水温适宜（41~43℃）。将装有冲洗液的冲洗筒挂于床旁输液架上，其高度距床沿60~70cm，排去管内空气。

4. 戴手套，取阴道窥器涂润滑油，用手将小阴唇分开，阴道窥器保持闭合状态，轻轻置入阴道暴露宫颈，一手固定阴道窥器，另一手取卵圆钳夹取消毒液纱球擦洗宫颈、阴道穹隆、阴道壁，边擦洗边转动阴道窥器，确保阴道壁各个侧面均被擦到。

5. 一手固定阴道窥器，另一手持冲洗头，打开开关，冲洗时应不停地转动阴道窥器，以洗净阴道穹隆及阴道侧壁。

6. 当冲洗液剩下100ml左右时，拔出冲洗头和阴道窥器，再次冲洗外阴部。扶起患者坐在便盆上，使阴道内残留的液体流出。

7. 冲洗结束后，用干纱布擦干外阴部，撤去便盆、一次性垫巾，协助患者整理衣裤，下妇科检查床。处理用物，洗手、记录。

【护理要点】

1. 应根据不同的冲洗目的选择冲洗溶液。滴虫阴道炎患者，选用酸性溶液；假丝酵母菌病患者，选用碱性溶液；非特异性阴道炎者，用一般消毒液或生理盐水冲洗；术前患者可选用聚维酮碘（碘伏）溶液、苯扎溴铵（新洁尔灭）溶液冲洗。📱微课

2. 冲洗筒距床沿的距离不应超过70cm，以免水压过大、水流过速，避免冲洗液或污物进入子宫腔、冲洗液与阴道局部作用的时间不足等。

3. 冲洗液温度以41~43℃为宜，不可过高或过低。温度过高容易引起患者阴道黏膜烫伤；温度过低容易造成患者不舒适。

4. 冲洗过程中动作要轻柔，冲洗头插入不宜过深，其弯头应向上，避免损伤阴道壁或宫颈组织。用阴道窥器冲洗时，应轻轻旋转阴道窥器，使冲洗液能达到阴道各部。

5. 产后10日或妇产科手术2周后的患者，若合并阴道分泌物混浊、有臭味、阴道伤口愈合不良时，可行低位阴道冲洗，冲洗器的冲洗筒的高度一般不超过床沿30cm，以避免污物进入宫腔或损伤阴道残端伤口。

6. 未婚妇女可用导尿管进行阴道冲洗，不能使用阴道窥器。月经期、产后或人工流产术后宫口未闭或有不规则阴道流血者不宜冲洗，避免引起上行性感染；宫颈癌有活动性出血者，为防止大出血，禁止冲洗，可行外阴擦洗。

第五节 阴道或宫颈上药

阴道或宫颈上药是将治疗性药物涂抹到阴道壁或宫颈黏膜上，达到局部治疗的作用，是一项应用十分广泛的妇产科护理操作技术。阴道或宫颈上药操作简单，既可以在医院由护士完成，也可指导患者自己在家进行。

【目的】

通过将治疗性药物涂抹到阴道壁或宫颈黏膜上，治疗各种阴道炎、宫颈炎症。

【适应证】

各种阴道炎、宫颈炎、术后阴道残端炎。

【物品准备】

阴道冲洗用物 1 套，阴道窥器 1 个，治疗所需药品，长镊子，消毒干棉球，消毒长棉棍，带尾线的大棉球，一次性垫巾 1 块，一次性手套 1 副。药品包括如下。

1. 阴道后穹隆塞药 常用甲硝唑、制霉菌素等药片、丸剂或栓剂。

2. 局部非腐蚀性药物上药 常用 1% 甲紫、新霉素或氯霉素等。

3. 局部腐蚀性药物上药 常用 20% ~50% 硝酸银溶液、20% 或 100% 铬酸溶液。

4. 宫颈棉球上药 有止血药、消炎止血粉或抗生素等。

5. 喷雾器上药 常用有磺胺嘧啶、呋喃西林、己烯雌酚等。

【操作方法】

1. 核对患者的姓名、床号、住院号、医嘱，评估病情，并向其说明阴道或宫颈上药的目的、方法，可能出现的不适，取得患者的理解和配合。

2. 屏风遮挡，保护患者隐私。嘱患者排空膀胱，协助患者上妇科检查床，取膀胱截石位，充分暴露会阴部，臀下放一次性垫巾。

3. 上药前先进行阴道冲洗/擦洗，用阴道窥器暴露阴道、宫颈后，用消毒干棉球拭去宫颈、阴道后穹隆、阴道内的黏液或炎性分泌物，以便药物能直接接触炎性组织而提高疗效。

4. 上药：根据病情和药物性状的不同，选用不同的上药方法。

（1）阴道后穹隆塞药 常用于治疗滴虫阴道炎、外阴阴道假丝酵母菌病、老年性阴道炎及慢性宫颈炎等患者。用长镊子夹取药物放置于阴道后穹隆处。也可指导患者自行放置，于临睡前洗净双手或戴指套，用一手示、中指夹持药品并用示指将药物沿阴道后壁推进直至示指完全伸入。为保证药物局部作用的时间，提高疗效，宜睡前用药。

（2）局部非腐蚀性药物上药 用于治疗阴道假丝酵母菌病及子宫颈急性或亚急性炎症患者。治疗阴道假丝酵母菌病常用 1% 甲紫或大蒜液，每日 1 次，7 ~10 日为 1 个疗程。治疗急性或亚急性子宫颈炎或阴道炎的患者常用新霉素、氯霉素。用棉球或长棉棍蘸药液涂擦于阴道壁或子宫颈，注意涂擦过程中旋转阴道窥器，使药物均匀分布。

（3）局部腐蚀性药物上药 用于治疗宫颈糜烂样改变。上药前先将纱布或干纱球垫于阴道后壁及阴道后穹隆，预防药液下流灼伤正常组织。用长棉签蘸药液（如 20% 硝酸银药液或铬酸溶液）涂子宫颈糜烂面，并插入宫颈管内约 0.5cm，稍后用生理盐水棉球擦去表面残余的药液，最后用干棉球吸干残留药液。将提前垫于阴道后壁及阴道后穹隆的纱布或干纱球取出。

（4）宫颈棉球上药 适用于子宫颈急性或亚急性炎症伴有出血者。用阴道窥器充分暴露宫颈后，用长镊子夹持带有尾线的宫颈棉球浸蘸药液后塞压至子宫颈处，同时将阴道窥器轻轻退出阴道，取出镊子，防止推出阴道窥器时棉球带出或移位，将棉球线尾露于阴道口外，并用胶布固定于阴阜侧上方。嘱患者于放药 12~24 小时后轻轻牵引棉球尾线自行取出。

（5）喷雾器上药　适用于非特异性阴道炎及萎缩性阴道炎患者。将药粉放置于喷雾器内，对准患处，挤压喷雾器，使药粉均匀散布于炎性组织表面。

5. 上药结束后，撤去一次性垫巾，协助患者整理衣裤，下妇科检查床。处理用物，洗手、记录。

【护理要点】

1. 上非腐蚀性药物时，应旋转阴道窥器，使阴道四壁均能涂上药物。

2. 上腐蚀性药物时，注意保护阴道壁及周围正常组织，上药前可将纱布或干纱球垫于阴道后壁及阴道后穹隆，上药完毕，切记按时如数取出阴道内的纱布或纱球。

3. 阴道栓剂或片剂最好在晚间临睡前上药，避免起床后脱出，影响治疗效果。

4. 经期或子宫出血者不宜阴道上药。

5. 给未婚女性上药时禁止使用阴道窥器，可用长棉签涂抹或用手指将药片轻轻推入阴道。

6. 嘱患者用药期间禁止性生活。

第六节　坐　浴

坐浴是通过水温与药液的作用，促进局部组织的血液循环，增强抵抗力，减轻外阴局部的炎症及疼痛，使创面清洁，有利于组织的恢复。此操作简便易行，患者可于家中使用。根据目的不同，坐浴可分为 3 种。①热浴：水温在 41~43℃，适用于渗出性病变及急性炎症。可先熏后坐浴，持续 20 分钟左右。②温浴：水温在 35~37℃，适用于慢性盆腔炎、术前准备等。持续 20 分钟左右。③冷浴：水温在 14~15℃，适用于膀胱阴道松弛、性无能等。主要利用低温刺激肌肉神经，增加其张力，改善血液循环。坐浴持续 2~5 分钟即可。

【目的】

清洁外阴，改善局部血液循环，减轻局部的炎症及疼痛，促进组织修复。

【适应证】

1. 外阴、阴道手术，经阴道行子宫切除术的术前准备。

2. 外阴炎、阴道炎、子宫脱垂者。

3. 会阴伤口愈合不良者。

【物品准备】

坐浴盆 1 个，30cm 高的坐浴盆架 1 个，坐浴溶液 2000ml，消毒毛巾 1 块，水温计 1 支。根据患者病情准备与配置坐浴溶液。

1. 滴虫阴道炎临床上常用 1∶5000 高锰酸钾溶液、1% 乳酸溶液、0.5% 醋酸溶液。

2. 外阴阴道假丝酵母菌病一般用 2%~4% 碳酸氢钠溶液。

3. 萎缩性阴道炎常用 1% 乳酸溶液、0.5% 醋酸溶液。

4. 外阴炎及其他非特异性阴道炎、外阴阴道手术前准备可用 1∶5000 高锰酸钾溶液、0.02% 聚维酮碘（碘伏）溶液、1∶1000 苯扎溴铵溶液。

【操作方法】

1. 核对患者的姓名、床号、住院号、医嘱，评估病情，并向其说明坐浴的目的、方法及可能出现的不适，取得患者的理解和配合。

2. 根据患者的病情及治疗目的，选择坐浴类型（热浴、温浴或冷浴），在坐浴盆中按比例配制好溶液 2000ml，调节水温，将坐浴盆置于坐浴架上。

3. 屏风遮挡，保护患者隐私。嘱患者排空膀胱后，全臀和外阴部浸泡于溶液中，一般持续 20 分钟左右。结束后用消毒毛巾蘸干外阴部及臀部。有伤口者坐浴时遵循无菌原则，坐浴后给予换药。

4. 坐浴完毕，协助患者整理衣裤。处理用物，洗手、记录。

【护理要点】

1. 坐浴溶液应严格按比例配制，浓度过高容易造成黏膜损伤，浓度过低影响治疗效果。

2. 根据患者病情及治疗目的，调节坐浴溶液温度。

3. 月经期妇女、阴道流血者、孕妇、产后 7 日内禁止坐浴。

4. 坐浴前应先将外阴及肛门周围擦洗干净。

5. 坐浴时需将臀部和外阴部全部浸泡于溶液中。

6. 操作过程中注意保暖，以防受凉。

目标检测

答案解析

一、A 型题

1. 治疗假丝酵母菌性阴道炎，最适宜的冲洗液是（ ）

    A. 生理盐水   B. 2% ~4% 碳酸氢钠溶液

    C. 1% 乳酸溶液   D. 碘伏

    E. 4% 硼酸溶液

2. 关于会阴湿热敷，描述错误的是（ ）

    A. 热敷面积即病变范围

    B. 湿热敷可促进局部血液循环，使血肿局限

    C. 可将热源袋放于棉垫外，延长更换热敷垫的时间

    D. 热敷时间为 15 ~30 分钟

    E. 热敷完毕，移去热敷垫，观察热敷部位皮肤

二、简答题

1. 简述会阴擦洗的目的。

2. 简述会阴湿热敷的护理要点。

3. 简述坐浴的适应证。

（葛文颂）

书网融合……

本章小结　　　　　微课　　　　　题库

第二十四章　妇产科诊疗及相关手术妇女的护理

学习目标

通过本章内容学习，学生能够：

1. 说出妇产科常用诊疗及手术的目的。
2. 能对需要进行诊疗和手术的妇女进行充分的物品准备、术中护理配合。
3. 运用所学知识为诊疗和手术的妇女提供护理和健康教育指导。
4. 及时更新知识与技术，充分做好物品准备、术中配合及术后护理，配合医师为护理对象提供优质的诊疗技术服务。

情境导入

患者，女，42 岁。吸烟 11 年，性生活后阴道点滴流血 2 个月。妇科检查：外阴阴道正常，宫颈上唇见柱状上皮异位样改变Ⅰ度，触之易出血。

根据以上资料，请回答：

1. 该患者最可能的临床诊断。
2. 该患者应进行的检查。

第一节　宫颈活体组织检查

【目的】

诊断子宫颈癌前病变和子宫颈癌。

【物品准备】

阴道窥器 1 个，宫颈钳 1 把，宫颈活检钳 1 把，长镊子 2 把，带尾纱布 1 个，棉球及棉签若干，无菌手套 1 副，复方碘溶液，碘伏消毒液，装有固定液的标本瓶 4~6 个。

【操作步骤】

1. 协助患者取膀胱截石位，常规消毒外阴，铺无菌孔巾。
2. 当医生放置阴道窥器，充分暴露宫颈后，协助医生用干棉球擦净宫颈表面黏液，局部消毒。
3. 协助医生在宫颈外口鳞-柱交界处或特殊病变处，持宫颈活检钳取适当大小的组织。选择病变最严重区，用活检钳多点或单点取材，需注意取材深度，应钳取上皮全层及部分间质，以适合组织学评估。为提高取材准确性，在阴道镜引导下取材，或在宫颈阴道部涂以复方碘溶液，选择不着色区域取材。

4. 手术结束后协助医生以带尾纱布局部压迫止血。

5. 将取出的组织分别放在标本瓶内，做好标记并及时送检。

【护理要点】

1. 在手术过程中应及时为医生传递所需物品，观察患者反应，给予心理上的支持。

2. 评估患者阴道出血情况，嘱其保持会阴部清洁，24 小时后自行取出棉球或纱布，若出现大量阴道出血，应及时就诊。

3. 指导患者术后 1 个月内禁止性生活、盆浴及阴道灌洗。

4. 告知患者按要求取病理报告单并及时复诊。

第二节　经阴道后穹隆穿刺术

【目的】

1. 疑有腹腔内出血时，如异位妊娠、卵巢黄体破裂等，可协助诊断。

2. 疑盆腔内有积液、积脓，穿刺抽液检查了解积液性质、盆腔脓肿穿刺引流及局部注射药物。

3. 超声引导下行卵巢子宫内膜异位囊肿或输卵管妊娠部位注药治疗。

4. 在超声引导下经阴道后穹隆穿刺取卵，用于各种辅助生殖技术。

【物品准备】

阴道窥器 1 个，宫颈钳 1 把、腰椎穿刺针或 22 号长针头 1 个，10ml 注射器 1 个，无菌试管数个，孔巾 1 块，纱布块若干，棉签若干，手套 1 副及消毒液等。

【操作步骤】

1. 协助患者取膀胱截石位，调整检查光源，准备好所需用物，常规消毒外阴、阴道，铺无菌孔巾。

2. 协助医生用阴道窥器充分暴露宫颈及阴道后穹隆并消毒。当医生用宫颈钳夹持宫颈后唇并向前提拉，充分暴露阴道后穹隆时，再次消毒。穿刺时嘱患者禁止移动身体，避免伤及子宫和直肠，用腰椎穿刺针或 22 号长针头接 10ml 注射器，于宫颈后唇与阴道后壁黏膜交界处稍下方平行宫颈管进针 2 ~ 3cm，有落空感后开始抽吸。

3. 抽吸满足标本检验量，即可拔出穿刺针，若针眼处有活动性出血，用无菌棉球压迫穿刺点片刻，协助医生及时将标本送检，止血后取出阴道窥器。

【护理要点】

1. 对疑有失血性休克者，穿刺前应迅速建立静脉通道，遵医嘱输液；抽血查血常规、血型、凝血功能等，检查尿常规、尿妊娠试验等，必要时抽血样备用。

2. 术前耐心向患者解释穿刺术的必要性及方法，告知患者在钳夹宫颈及穿刺针进入盆腔时会有一些不适，做到知情同意，并使其做好一定的心理准备。术中全程陪伴，安慰患者，尽量消除紧张情绪，使患者配合操作良好。

3. 穿刺前后测量血压、脉搏，术中注意观察患者面色及生命体征变化，禁止活动，以免穿刺针误伤盆腔脏器。

4. 术后协助患者卧床休息，保持外阴清洁，2 周内禁止盆浴及性生活。

第三节　经腹壁羊膜腔穿刺术

【目的】

1. 了解胎儿成熟度。
2. 产前诊断胎儿先天性疾病及遗传性疾病。
3. 中期妊娠羊膜腔内注入药物引产。
4. 该技术是治疗羊水异常、胎儿异常和胎盘异常的途径之一。

【物品准备】

无菌腰椎穿刺针 1 个，弯盘 1 个，长镊子 2 把，孔巾 1 块，棉球若干，纱布 4 块，20ml 注射器 1 个，标本瓶 1 个，0.5% 聚维酮碘液，2% 利多卡因注射液 1 支，手套 1 副，胶布。

【操作步骤】

1. 穿刺部位定位。①手法定位：协助固定子宫，于宫底下方 2～3 横指处的中线或两侧选择囊性感明显部位作为穿刺点。②超声定位：协助孕妇取仰卧位，B 型超声下标记羊水暗区及胎盘位置，穿刺时尽量避开胎盘，也可在超声引导下直接穿刺。

2. 常规消毒皮肤，铺无菌孔巾，局麻后用腰椎穿刺针向羊水量相对较多的暗区垂直刺入，拔出穿刺针芯，有羊水溢出，根据穿刺目的抽取羊水或注入药物。

3. 穿刺针应细，进针不可过深过猛，尽可能一次成功，避免多次操作。最多不得超过两次。

4. 穿刺针常因羊水中的有形物质阻塞而抽不出羊水，可协助医生稍加调整穿刺方向、深度，即可抽出羊水。

【护理要点】

1. 严格执行无菌操作规程，避免感染。
2. 术中密切观察生命体征变化，注意孕妇有无呼吸困难、发绀等羊水栓塞征象。
3. 用于产前诊断时，穿刺后严密观察胎心率和胎动变化，有异常立即通知医师处理。
4. 中期引产的孕妇，一般自羊膜腔注药到胎儿、胎盘娩出需 24～48 小时，注意观察子宫收缩情况及产程进展。
5. 若抽出血液，出血可来自腹壁、子宫壁、胎盘或刺伤胎儿血管，应立即拔出穿刺针并压迫穿刺点，加压包扎。若胎心无明显改变，1 周后再行穿刺。
6. 术后当日应减少活动，多卧床休息。
7. 注意观察穿刺点部位，有无液体溢出及阴道出血情况。
8. 严密观察孕妇穿刺后的副反应。

第四节　会阴切开术 ⓔ微课

【目的】

1. 保护母体 避免或减轻会阴部严重损伤；避免发生严重并发症。

2. 保护胎儿 需尽快娩出胎儿时，防止发生胎儿窘迫、死产、新生儿窒息等。

【物品准备】

无菌会阴切开包 1 个（内有弯盘 1 个，弯血管钳 2 把，止血钳 2 把，长镊子 2 把，组织镊 1 把，持针器 1 把，圆针、角针各 1 枚，治疗巾 4 张，1 号丝线 1 团，2/0 号可吸收线 1 根），纱布 1 包，棉球若干，消毒液。

【操作步骤】

1. 协助孕妇取屈膝仰卧位或膀胱截石位。

2. 建立静脉通路，根据医嘱给予缩宫素或止血药物等。

3. 常规冲洗消毒会阴并铺无菌巾，协助术者阴部神经阻滞麻醉及局部皮下浸润麻醉。

4. 协助医生选择切开时机（宫缩时）和切口位置。会阴后 – 侧切开：在会阴后联合正中偏左 0.5cm，与正中线呈 45°。会阴正中切开：沿会阴后联合正中垂直剪开 2～3cm。

5. 操作过程中严格执行无菌操作规程，配合术者传递所需物品及药品，配合用纱布压迫止血。

6. 密切观察宫缩情况及胎心率的变化，发现异常及时向医师汇报。

7. 分娩结束后协助术者缝合，缝合线应超出切口顶端上方 0.5～1.0cm。注意逐层缝合，对合整齐，松紧适宜，不留死腔。

8. 操作完毕，清点助产器械，整理用物，协助产妇取舒适的体位。

【护理要点】

1. 严格无菌技术操作，做好消毒。

2. 评估切口有无渗血、红肿、硬结及脓性分泌物，如有异常，及时通知医生处理。

3. 外阴切口肿胀伴疼痛明显者，24 小时内可用 95% 乙醇湿敷或冷敷，24 小时后可用 50% 硫酸镁纱布湿热敷，或进行超短波或红外线照射 1 次/日，15 分钟/次。

4. 指导产妇取会阴伤口对侧卧位。

5. 告知产妇及时更换会阴垫，每日会阴冲洗 2 次，保持外阴清洁干燥。

6. 会阴后 – 侧切伤口于术后第 5 日拆线，正中切开于术后第 3 日拆线。

第五节　胎头吸引术

【目的】

缩短第二产程，防止发生胎儿窘迫、死产、新生儿窒息等。

【物品准备】

胎头吸引器 1 个，负压吸引器 1 台，50ml 注射器 1 个，一次性负压吸引管 1 根，血管钳 2 把，治疗巾 2 张，纱布 4 块，无菌手套 1 副，聚维酮碘消毒棉球，新生儿抢救设备、药品等。

【操作步骤】

1. 协助孕妇取膀胱截石位或屈膝仰卧位，消毒外阴，套脚套，铺无菌巾。

2. 行阴道检查，再次确认宫口是否开全、胎膜是否破裂及胎位情况。

3. 评估会阴情况，若会阴体较长或会阴部坚韧者，应先行会阴后 – 侧切开术。

4. 检查吸引器有无损坏、漏气，橡皮套是否松动等，以确保吸引装置处于完好备用状态。

5. 协助术者放置胎头吸引器，确保吸引器与胎头顶端紧贴，无宫颈及阴道壁组织夹入。调整吸引器横柄与胎头矢状缝相一致，以便做旋转胎头的标记，开启电动负压吸引器形成负压，一般牵引负压控制在 37.24~46.55kPa（280~350mmHg），按分娩机制缓慢牵引。

6. 牵引过程中随时监测胎心率的变化，发现异常及时报告医生。

7. 待胎头双顶径超过骨盆出口时，协助术者解除负压，取下胎头吸引器，按分娩机制娩出胎头及胎体。

8. 对新生儿进行全身检查，尤其头面部。

9. 检查与记录：术后详细记录胎头吸引术的过程、吸引压力、牵引次数、娩出时间、软产道检查及新生儿全身检查的情况等。

【护理要点】

1. 建立静脉通道，做好新生儿复苏准备。

2. 术中密切观察产妇生命体征、宫缩及胎心变化，发现异常及时通知医生。

3. 吸引器负压要适当，过大可导致胎儿头皮损伤，过小容易滑脱，牵引时间主张 10~15 分钟，最长不超过 20 分钟，吸引不超过 2 次。

4. 观察产妇产道损伤、产后出血等情况。

5. 密切观察新生儿有无头皮血肿及头皮损伤的发生，注意观察新生儿面色、反应、肌张力，警惕发生新生儿颅内出血。

6. 指导产妇术后排尿及术后伤口的处理。

第六节　产钳术

【目的】

缩短第二产程，防止发生胎儿窘迫、死产、新生儿窒息等。

【物品准备】

无菌产钳 1 副、正常接产包 1 个、会阴切开包 1 个、吸氧面罩 1 个、无菌手套 2 副、新生儿抢救设备、麻醉药、抢救药品等。

【操作步骤】

1. 协助孕妇取膀胱截石位，常规消毒外阴，套脚套，戴无菌手套。

2. 行阴道检查，再次明确胎位及施术条件。

3. 阴部神经阻滞后，行会阴后－侧切开术。

4. 协助术者产钳置入，先左钳叶、后右钳叶，分别放在胎头左右两侧，LOA 时胎头矢状缝在两个钳叶正中间，明确钳叶与胎头之间无软组织或脐带夹入。合拢试牵，按产轴方向向下向外缓慢牵引，待胎头枕骨结节超过耻骨弓下方时，逐渐将产钳向前提，当胎头双顶径娩出时，松开并取下产钳，按分娩机制娩出胎儿。

5. 分娩过程中随时监测胎心率的变化，发现异常及时通知医生。

6. 术后检查宫颈、阴道壁及会阴切口情况，并及时缝合。

7. 对新生儿进行全身检查，尤其头面部。

8. 检查与记录：术后详细记录产钳助产手术的过程、娩出时间、软产道检查及新生儿全身检查的情况等。

【护理要点】

1. 建立静脉通道，做好新生儿复苏准备。

2. 密切观察产妇生命体征、宫缩及胎心变化，发现异常及时通知医生。

3. 及时发现产钳放置不适当的征象，如钳柄不易合、锁扣不易扣合、牵引容易滑脱等，避免引起胎儿颅内出血或产伤。

4. 产钳牵引应为间歇性，宫缩时牵引，同时配合产妇的屏气用力，可以增强牵引效果。

5. 观察产妇产道损伤、产后出血等情况。

6. 密切观察新生儿有无头皮血肿及头皮损伤的发生，注意观察新生儿面色、反应、肌张力，警惕发生新生儿颅内出血。

7. 指导产妇术后排尿及术后伤口的处理。

第七节 剖宫产术

【适应证】

1. 产力异常、骨盆狭窄、软产道异常、头盆不称、横位、臀位、巨大胎儿、珍贵儿等。

2. 妊娠并发症和妊娠合并症不宜经阴道分娩者。

3. 脐带脱垂、胎儿宫内窘迫者。

4. 其他不能经阴道分娩或不宜经阴道分娩的病理和生理状态。

【物品准备】

剖宫产术包 1 个，内有 25cm 不锈钢盆 1 个，弯盘 1 个，卵圆钳 6 把，1、7 号刀柄各 1 把，解剖镊 2 把，小无齿镊 2 把，大无齿镊 1 把，18cm 弯血管钳 6 把，10cm、12cm、14cm 直血管钳各 4 把，组织钳 4 把，持针器 3 把，吸引器头 1 个，拉钩 1 个，腹腔双头拉钩 1 个，刀片 3 个，双层剖腹单 1 块，手术衣 6 件，治疗巾 10 块，纱布垫 4 块，纱布 20 块，手套 6 副，1、4、7 号丝线各 1 包或可吸收缝线若干包。

【操作步骤】

1. 建立静脉通路、遵医嘱使用缩宫素等。

2. 密切观察并记录产妇生命体征，配合医师顺利完成手术过程。

3. 若因胎头入盆太深致取胎头困难，助手可在台下戴无菌手套自阴道向宫腔方向上推胎头。

4. 观察并记录各管路是否通畅，如导尿管、输液管等。

5. 手术过程中应注意产妇有无呛咳、呼吸困难等症状，预防羊水栓塞的发生。

6. 配合进行新生儿抢救与护理。

【护理要点】

1. 术前协助产妇取左侧卧位倾斜 10°~15°，防止发生仰卧位低血压综合征。

2. 密切观察并记录产妇生命体征变化，按腹部手术及产褥期妇女护理。

3. 术后回到母婴同室后，协助母婴完成皮肤接触、早吸吮。

4. 观察手术切口有无红肿、渗出。

5. 鼓励产妇勤翻身并尽早下床活动，6 小时后进流食，根据肠道功能恢复情况指导饮食。

6. 留置导尿管 24 小时，拔管后指导产妇自行排尿。

7. 遵医嘱补液，有感染者按医嘱加用抗生素。

8. 评估产妇子宫收缩及阴道出血情况，术后 24 小时产妇取半卧位，以利恶露排出。

9. 鼓励符合母乳喂养条件的产妇坚持母乳喂养；指导产妇出院后保持外阴部清洁；落实避孕措施，

至少应避孕 2 年；做产后保健操，促进骨盆肌及腹肌张力恢复；若出现发热、腹痛或阴道出血过多等，及时就医；产后 42 日去医院做健康检查。

第八节　人工剥离胎盘术

【目的】

防止发生产后出血。

【物品准备】

无菌手术衣 2 件、治疗巾 4 块、纱布 20 块、纱球 6 个、手套 2 副、胎盘钳 1 个、5ml 注射器 2 个、消毒棉球若干个、消毒长镊子 2 把、聚维酮碘液、阿托品注射液 1 支、哌替啶注射液 1 支。

【操作步骤】

1. 保持膀胱截石位屈膝仰卧位，导尿以排空膀胱。

2. 重新消毒外阴，铺无菌孔巾，术者更换无菌手术衣及无菌手套。

3. 术者一手五指开拢，沿脐带伸入宫腔，找到胎盘边缘，掌心向上，以手掌尺侧缘钝性剥离胎盘，另一手在腹壁协助按压于宫底。待胎盘全部剥离，手握胎盘取出；若无法剥离，应考虑胎盘植入，切忌强行或暴力剥离。

4. 胎盘取出后应仔细检查是否完整，若有缺损应再次徒手伸入宫腔清除残留胎盘及胎膜，必要时行刮宫术。

5. 胎盘取出后立即测量出血量，遵医嘱给予止血剂。

6. 手术的全过程中密切观察产妇的生命体征，必要时备血、输血。

7. 手术过程中严格执行无菌操作。

【护理要点】

1. 严格执行无菌操作规程，动作轻柔。

2. 胎盘剥离遇到阻力时不可强行剥离，避免损伤子宫。

3. 术中如产妇紧张、有痉挛性狭窄环，可遵医嘱给予阿托品和（或）哌替啶。

4. 术中、术后密切观察产妇的生命体征、子宫收缩和阴道流血情况，遵医嘱给予缩宫素及抗生素。

第九节　诊断性刮宫

【目的】

1. 异常子宫出血或阴道排液患者，需进一步诊断。

2. 排卵障碍性子宫出血、闭经、不孕症患者为进一步了解子宫内膜变化及有无排卵等情况。

3. 怀疑同时有宫颈病变时，则对宫颈管和宫腔分别进行诊刮。

4. 宫腔内有组织残留、反复或多量异常子宫出血时，刮宫有助于诊断并迅速止血。

【物品准备】

无菌刮宫包 1 个（内有阴道窥器 1 个、宫颈钳 1 把、卵圆钳 1 把、宫颈扩张器 4～7 号各 1 个、子宫探针 1 个、长镊子 2 把、大小刮匙各 1 把、取环器 1 个、孔巾 1 块），棉球及棉签若干、无菌手套

1 副、复方碘溶液、装有固定液的标本瓶 2~3 个及 0.5% 聚维酮碘溶液。

【操作步骤】

1. 协助患者取膀胱截石位，双合诊查清子宫位置、大小及子宫屈向。

2. 消毒外阴，铺无菌孔巾，协助医生放置阴道窥器，暴露宫颈，消毒阴道和宫颈。

3. 宫颈钳钳夹宫颈前唇或后唇，用探针探测宫腔深度，按子宫屈向逐渐扩张宫颈管，用刮匙刮取宫腔前壁、侧壁、后壁及宫底和两侧宫角部，将刮出组织装入标本瓶送检。行分段诊刮时，先不探及宫腔，先用小刮匙刮取宫颈内口及以下的宫颈管组织，再刮取宫腔内膜组织，并将宫颈管和宫腔组织分开装入标本瓶，做好记录并及时送检。

4. 检查过程中密切观察患者生命体征的变化。

5. 检查中让患者做深呼吸等放松动作，分散注意力，以减轻疼痛。

6. 协助医师观察并收集刮出的子宫内膜组织装入标本瓶，做好记录、标记并及时送检。

【护理要点】

1. 术中严格无菌操作。

2. 出血、穿孔和感染是诊断性刮宫的主要并发症，因此需做好输液、配血准备。

3. 诊断性刮宫前 5~7 日禁止性生活。

4. 术中指导患者做深呼吸等，帮助患者转移注意力，减轻疼痛。

5. 术后保持外阴清洁，2 周内禁止性生活及盆浴。

6. 遵医嘱服用抗菌药物。

7. 1 周后门诊复查，根据病理检查结果决定进一步治疗方案。

第十节 输卵管通畅检查

【目的】

1. 不孕症，疑有输卵管阻塞者。

2. 输卵管再通术或输卵管成形术后测定手术效果。

3. 输卵管绝育术后测定手术效果。

4. 疏通输卵管黏膜轻度粘连者。

【物品准备】

阴道窥器 1 个，弯盘 1 个，长弯钳 1 把，卵圆钳 1 把，宫颈钳 1 把，子宫探针 1 根，宫颈导管 1 个，宫颈扩张器 1 套，压力表 1 个，纱布 6 块，治疗巾 1 块，孔巾 1 块，棉签、棉球若干，20ml 注射器 1 支，氧气等，0.9% 氯化钠 20ml，庆大霉素 8 万 U，地塞米松 5mg，透明质酸酶 1500U，可加用 0.5% 的利多卡因 2ml 以减少输卵管痉挛。

【操作步骤】

1. 协助患者取膀胱截石位，双合诊检查子宫大小及位置。

2. 常规消毒外阴、阴道，铺无菌巾，放置阴道窥器，充分暴露宫颈，再次消毒阴道及宫颈。

3. 用宫颈钳钳夹宫颈前唇，协助医生置入宫颈导管，使其与宫颈外口紧密相贴。用 Y 形管将宫颈导管与压力表、注射器相连，压力表高于 Y 型管水平。

4. 缓慢推注生理盐水或抗生素溶液，压力不超过 160mmHg。同时观察推注时阻力，有无液体回流及患者有无下腹疼痛等情况。

5. 检查过程中及时递送医生所需物品，检查结束后取出通液器及宫颈钳，再次消毒宫颈、阴道，取出阴道窥器。

【护理要点】

1. 所用无菌生理盐水或抗生素溶液的温度以接近体温为宜，以免液体过冷引起输卵管痉挛造成输卵管不通的假象。

2. 注入液体时必须使宫颈导管紧贴宫颈外口，防止液体外漏而导致注入液体压力不足。

3. 术后 2 周内禁止性生活和盆浴，遵医嘱应用抗生素。

目标检测

答案解析

一、A 型题

【A1 型题】

1. 确诊宫颈癌最可靠的辅助检查方法是（　　）
  A. 宫颈刮片细胞学检查   B. 碘试验
  C. 宫颈活体组织检查   D. 阴道镜检查
  E. B 型超声

2. 胎头吸引术的牵引时间主张 10 ~ 15 分钟，最长不超过 20 分钟，吸引次数不超过（　　）
  A. 1 次   B. 2 次
  C. 3 次   D. 4 次
  E. 5 次

3. 患者，剖宫产术后。出院时咨询护士，如果本人想再次生育，所需避孕的时间是（　　）
  A. 产后 1 个月   B. 产后 3 个月
  C. 产后 6 个月   D. 产后 1 年
  E. 产后 2 年

【A2 型题】

4. 患者，行会阴左后 - 侧切开术，产后 2 小时，护士送其回病房休息，应告知其正确的卧位是（　　）
  A. 左侧卧位   B. 右侧卧位
  C. 仰卧位   D. 半卧位
  E. 俯卧位

5. 患者，女，行宫颈活组织检查后，创面用无菌纱布压迫止血。护士应告知患者取出纱布的时间是术后（　　）小时
  A. 6   B. 12
  C. 18   D. 24
  E. 48

二、简答题

1. 简述会阴切开术的护理要点。
2. 简述诊断性刮宫的目的。

（张爱东）

书网融合……

本章小结	微课	题库

参考文献

[1] 单伟颖. 妇产科护理学［M］. 北京：中国医药科技出版社，2022.

[2] 单伟颖. 妇产科护理学［M］. 2 版. 北京：人民卫生出版社，2016.

[3] 韩叶芬，单伟颖. 妇产科护理学［M］. 3 版. 北京：人民卫生出版社，2021.

[4] 安力彬，陆虹. 妇产科护理学［M］. 9 版. 北京：人民卫生出版社，2017.

[5] 谢莉玲，张秀平. 妇产科护理学［M］. 3 版. 北京：人民卫生出版社，2020.

[6] 狄文，曹云霞. 妇产科学［M］. 北京：人民卫生出版社，2019.

[7] 谢幸，孔北华，段涛. 妇产科学［M］. 北京：人民卫生出版社，2018.

[8] 连方，吴效科. 中西医结合妇产科学［M］. 2 版. 北京：人民卫生出版社，2021.

[9] 贺丰杰，吴克明. 中西医临床妇产科学［M］. 北京：中国医药科技出版社，2019.

[10] 卡本尼托·莫耶特. 护理诊断手册［M］. 11 版. 北京：世界图书出版公司，2008.

[11] 丁文龙，刘学政. 系统解剖学［M］. 9 版. 北京：人民卫生出版社，2018.

[12] 余艳红，陈叙. 助产学［M］. 北京：人民卫生出版社，2017.

[13] 王玉琼，莫洁玲. 母婴护理学［M］. 3 版. 北京：人民卫生出版社，2017.

[14] 王卫平，孙锟，常立文. 儿科学［M］. 9 版. 北京：人民卫生出版社，2018.

[15] 曹泽毅. 中华妇产科学［M］. 3 版. 北京：人民卫生出版社，2014.

[16] 苏·麦克唐纳，盖尔·约翰逊. 梅斯助产学［M］. 北京：科学出版社，2021.

[17] 郭爱敏，周兰姝. 成人护理学［M］. 3 版. 北京：人民卫生出版社，2017.

[18] 谈勇. 中医妇科学［M］. 北京：中国中医药出版社，2019.